▶▶▶ 康复医学系列丛书

脊柱康复

主　编　岳寿伟

副主编　何成奇　张长杰

编　委（以姓氏笔画为序）

马　超　中山大学孙逸仙纪念医院康复医学科

王　茜　山东大学齐鲁医院影像科

王　健　山东中医药大学针灸推拿学院

王炳武　潍坊市人民医院脊柱外科

白玉龙　复旦大学附属华山医院康复医学科

白定群　重庆医科大学附属第一医院康复医学科

刘忠良　吉林大学第二医院康复医学科

闫军浩　北京大学医学部基础医学院

孙银娣　西安市红会医院中医骨科诊疗康复中心

杜　青　上海交通大学医学院附属新华医院康复医学科

杜良杰　中国康复研究中心脊柱脊髓神经功能重建科

李　刚　山东中医药大学附属医院骨科

杨卫新　苏州大学附属第一医院康复医学科

杨少华　桂林医学院附属医院康复医学科

吴　文　南方医科大学珠江医院康复医学科

何成奇　四川大学华西医院康复医学中心

沈　梅　大连大学附属中山医院康复医学科

张　杨　山东大学齐鲁医院康复医学科

张长杰　中南大学湘雅二医院康复医学科

陈亚平　首都医科大学附属北京同仁医院康复医学科

武俊英　山西医科大学第一医院康复医学科

武继祥　陆军军医大学西南医院康复理疗科

岳寿伟　山东大学齐鲁医院康复医学科

赵振彪　河北省人民医院康复医学科

高晓平　安徽医科大学第一附属医院康复医学科

人民卫生出版社

图书在版编目（CIP）数据

脊柱康复 / 岳寿伟主编 . — 北京：人民卫生出版

社，2018

（康复医学系列丛书）

ISBN 978-7-117-27419-7

Ⅰ . ①脊⋯　　Ⅱ . ①岳⋯　　Ⅲ . ①脊柱病－康复医学

Ⅳ . ① R681.509

中国版本图书馆 CIP 数据核字（2018）第 294310 号

人卫智网	www.ipmph.com	医学教育、学术、考试、健康，
		购书智慧智能综合服务平台
人卫官网	www.pmph.com	人卫官方资讯发布平台

康复医学系列丛书——脊柱康复

主　　编：岳寿伟
出版发行：人民卫生出版社（中继线 010-59780011）
地　　址：北京市朝阳区潘家园南里 19 号
邮　　编：100021
E - mail：pmph @ pmph.com
购书热线：010-59787592　010-59787584　010-65264830
印　　刷：北京顶佳世纪印刷有限公司
经　　销：新华书店
开　　本：787×1092　1/16　　印张：32
字　　数：799 千字
版　　次：2019 年 4 月第 1 版　2019 年 4 月第 1 版第 1 次印刷
标准书号：ISBN 978-7-117-27419-7
定　　价：238.00 元

打击盗版举报电话：010-59787491　E-mail：WQ @ pmph.com
（凡属印装质量问题请与本社市场营销中心联系退换）

主编简介

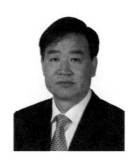

岳寿伟　教授、主任医师、博士研究生导师。山东大学齐鲁医院康复医学科主任，山东大学康复医学教研室主任。中华医学会物理医学与康复学分会主任委员，中国康复医学会副会长，中国医师协会康复医师分会副会长，山东省康复医学会会长，山东省康复医学质量控制中心主任委员。临床擅长脊柱疾病及神经系统疾病康复。先后主持国家自然科学基金项目 6 项。获山东省科技进步二等奖 1 项，三等奖 3 项，曾获"全国优秀科技工作者"称号。已发表 SCI 收录论文 30 余篇，国内期刊发表论文 100 余篇，主编著作 5 部，主译 1 部，副主编 3 部。已指导硕士及博士研究生 60 余名，博士后 3 名。担任《中国康复医学杂志》副主编，国家自然科学基金委员会医学科学部专家评审组成员。

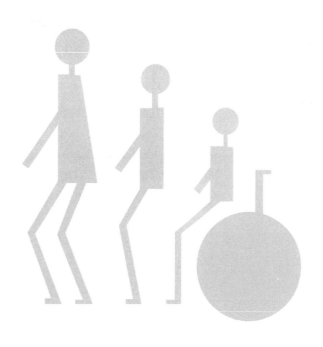

副主编简介

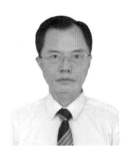

何成奇　教授、主任医师、博士研究生导师。四川大学华西医院康复医学中心主任,四川大学华西临床医学院康复医学院院长。中华医学会物理医学与康复学分会候任主任委员,中国医师协会康复医师分会骨科康复专业委员会副主任委员,四川省医师协会康复医师分会会长。临床擅长颈椎病、腰椎病、骨关节炎、骨质疏松、骨折术后及瘫痪的康复。先后获得华夏医学科技一等奖、教育部科技进步二等奖、中国医师奖、中国优秀科技工作者及香港理工大学荣誉教授等奖励及荣誉。主持国际项目 5 项、国家自然科学基金项目 4 项,四川省重大科技项目 1 项、863 重点项目子课题 2 项及其他项目 11 项。以第一作者发表 SCI 论文 53 篇、中文统计源期刊论文 223 篇,获专利 12 项。主编出版著作 16 部、副主编 9 部、参编 16 部。担任《中华物理医学与康复杂志》等五家期刊编委。

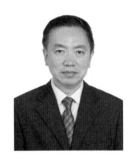

张长杰　教授、主任医师、医学博士。中南大学湘雅二医院康复医学科主任,国家临床重点专科负责人。中华医学会物理医学与康复学分会常务委员,中国康复医学会常务理事,湖南省医学会物理医学与康复学专业委员会候任主任委员,湖南省残疾人康复协会会长,湖南省康复医学会副会长,湖南省康复医学会运动疗法专业委员会、言语治疗专业委员会主任委员。擅长骨关节与神经系统病损的康复。科研方向为软组织损伤的修复与生物力学研究。先后在《中华物理医学与康复杂志》等杂志上发表论文 60 多篇。主编原卫生部规划教材《肌肉骨骼康复学》第 1、2 版,主编专著《骨科康复学》(第 2 版)。担任《中华物理医学与康复杂志》《中国康复医学杂志》《中国康复理论与实践杂志》编委。培养研究生 50 余名。

出版说明

2016 年 10 月发布的《"健康中国 2030"规划纲要》将"强化早诊断、早治疗、早康复"作为实现全面健康的路径,提出了加强康复医疗机构建设、健全治疗－康复－长期护理服务链等一系列举措。康复需在全面健康中发挥更加重要的作用,但从整体上来说,康复专业人员少、队伍年轻、缺少经验成为了该领域发展的瓶颈。通过出版的途径,有效发挥现有专家资源的优势,加强经验总结、促进学术推广,无疑是进一步提升从业人员的业务水平、解决当前瓶颈问题的重要举措。

正是瞄准于上述目标,同时也是基于目前国内康复医学领域学术著作积淀少,已有的图书在系统性、权威性、实用性等方面需要进一步加强的现实,人民卫生出版社在充分调研的基础上,策划了本套康复医学系列丛书。该套书由国际物理医学与康复医学学会前任主席、中华医学会物理医学与康复学分会前任主任委员励建安教授担任总主编,由国内相关领域的权威专家担任分册主编。全套书包括 16 个分册,内容涉及颅脑损伤康复、重症康复、糖尿病康复、呼吸康复、心脏康复、脊柱康复、骨与关节康复、脑卒中康复、儿童康复、老年康复、烧伤康复、工伤康复、周围神经疾病康复、脊髓损伤康复、疼痛康复、妇产康复。各分册间注重协调与互补,在科学性、前沿性的前提下,每个分册均突出内容的实用性,在内容的取舍方面强调基础理论的系统与简洁,诊疗实践方面的可操作性。

本套丛书不仅有助于满足康复医师、康复治疗师的需求,对相关专业人员也有重要的指导意义。

康复医学系列丛书编委会

康复医学系列丛书目录

1	脑卒中康复	主 编	贾子善	燕铁斌			
		副主编	宋为群	窦祖林	吴 毅		
2	颅脑损伤康复	主 编	黄晓琳				
		副主编	张 皓	范建中			
3	脊柱康复	主 编	岳寿伟				
		副主编	何成奇	张长杰			
4	脊髓损伤康复	主 编	许光旭	殷国勇			
		副主编	蔡卫华	刘元标			
5	呼吸康复	主 编	张鸣生				
		副主编	郑则广	郭 琪			
6	心脏康复	主 编	胡大一				
		副主编	孟晓萍	王乐民	刘遂心		
7	糖尿病康复	主 编	江钟立				
		副主编	孙子林	陈 伟	贺丹军		
8	周围神经疾病康复	主 编	王 强	郭铁成			
		副主编	王惠芳	张长杰	杨卫新		
9	骨与关节康复	主 编	周谋望	刘宏亮			
		副主编	谢 青	牟 翔	张长杰		
10	妇产康复	主 编	孙丽洲	朱 兰			
		副主编	丁依玲	瞿 琳	陈 娟		
11	儿童康复	主 编	李晓捷				
		副主编	唐久来	马丙祥			
12	老年康复	主 编	郑洁皎	俞卓伟			
		副主编	王玉龙	黄 钢			
13	重症康复	主 编	刘宏亮	周谋望			
		副主编	何成奇	范建中	张长杰		
14	疼痛康复	主 编	黄国志				
		副主编	曲文春	王家双	刘桂芬	陈文华	
15	烧伤康复	主 编	吴 军				
		副主编	于家傲	虞乐华	李曾慧平	沈卫民	武晓莉
16	工伤康复	主 编	唐 丹	陈 刚			
		副主编	赵玉军	欧阳亚涛	席家宁	刘 骏	刘宏亮

前言

脊柱由椎骨、骶骨和尾骨借助骨连结构成，是人体的中轴。它不仅承载着人体大部分的重量，而且在平衡肢体、协调运动、减轻震荡等方面发挥着重要作用。近年来，随着人口老龄化的加剧以及人们工作、生活方式的转变，脊柱疾病的发病率逐年升高，并且发病年龄呈现年轻化的趋势，给人们的健康带来了巨大的威胁。

随着生活水平的提高，人们对脊柱疾病的康复需求日益增加，从而促成了本书的诞生。本书诊治并重，以实用性为主，阐述了脊柱区应用解剖、生物力学，系统介绍了脊柱疾病的临床检查、影像学检查、电生理学检查、康复评定以及脊柱疾病的物理因子治疗、神经阻滞疗法、微创介入治疗、针灸推拿治疗、西方手法治疗、运动疗法、药物疗法、矫形器的应用等，最后分章节介绍了颈椎疾病、腰椎疾病、骨盆疾病、先天性疾病、软组织损伤、炎症性疾病、特殊类型脊柱疾病以及脊柱疾病围术期康复。书中详细介绍了广为接受的理论和确实有效的治疗方法，同时对于许多新技术、新进展也有所涉及。全书力争做到简明实用、图文并茂，可作为康复医学科、骨科、神经科、疼痛科等科室医务人员的参考书，也可为具备一定医学知识的普通读者提供指导。

由于编著者水平有限，书中难免有疏漏和欠妥之处，恳请各位专家和广大读者予以批评指正。

岳寿伟

2019 年 1 月

目录

第一章

概论

脊柱不仅是承担人体大部分重量的承重部位,还具有平衡肢体、协调运动、减震保护等作用,其结构使之既有坚韧的弹性,又有较灵活的运动能力。脊柱的稳定状态依靠其复杂结构的正常运转维持。发生于脊柱的疾病常以疼痛、功能障碍、结构异常为主要表现。

正常情况下,脊柱的静态及动态平衡依靠肌肉的收缩和舒张来维持。为维持所需体位的平衡和稳定,肌肉始终处于适应性变位状态。肌肉正常功能的实现不仅有赖于其支配神经,还依靠脊柱的关节、韧带、椎间盘等结构。同时,后者与肌肉协同作用,共同维持脊柱的平衡和稳定。

脊柱活动度由每一个椎体的活动度集合而成,使人体能够做屈伸、旋转、侧屈、环转等运动。不同节段的活动度各不相同,这与椎间盘厚度、椎间关节方向等因素直接相关。脊柱背侧主要被肌肉覆盖,这些肌肉具有协调躯干运动及承受外力的作用,可分为背肌和腰肌两类。其中,腰肌包括腰方肌和腰大肌。背肌又可分为浅深两层:浅层包括背阔肌和下后锯肌,深层包括骶棘肌、横突棘肌、横突间肌和棘突间肌。

脊柱具有保持身体平衡的功能,上下肢进行各种活动,如一侧上肢持重物或一侧下肢抬起时,身体平衡的维持均依赖脊柱的调节。脊柱还具有减震保护功能,脊柱的四个生理弯曲使脊柱如同一个弹簧,增加了缓冲震荡的能力,加强了姿势的稳定性,同时,椎间盘也可吸收震荡。在我们进行剧烈运动时,脊柱的生理弯曲和椎间盘通过改变自身的形状来保护人体不受外力冲击的影响,使得大脑等内脏器官免受损伤。脊柱与肋骨、胸骨和髋骨分别组成的胸廓和骨盆,对保护胸腔和盆腔脏器都起着重要作用。

第一节 脊柱发育学

一、脊柱的形成

脊柱以脊索为纵轴进行发育。开始时,神经管腹侧的细胞柱由尾端向中脑发展,随后出现分节的生骨板。生骨板由位于尾端的致密生骨节及位于头端非致密生骨节构成。在生骨节的致密区与非致密区间有一裂隙,称为节间隙。生骨节的尾端与下一骨节的头端共同形成未来椎体的原基或中心。来自主动脉的节间动脉位于生骨节间隙,即位于间充质细胞致密区的尾端,接近节间动脉的细胞接受营养多,离此动脉远的细胞接受营养少。前者为生骨节头端的致密区,后者为生骨节尾端的非致密区。生骨节细胞移行发展成胚胎椎体结构,向背侧发展形成神经弓,向腹外侧发展为肋突结构,向内侧发展成为侧突的间充质原基。在胸椎,肋突结构分化成肋骨;在颈椎,则形成横突孔的前面部分;在腰椎,其变成横突。

二、椎间盘的形成

在胚胎第 10 周,生骨节离节间动脉血液供应最远的部分仍保持未分化状态。生骨节的致密区向头端发展,形成软骨盘和纤维环的原基。原始椎间盘称为椎间盘膜的膜性结构,围绕椎体原基。在后期,这些膜性结构形成脊柱的前纵韧带、外纵韧带和后侧纵韧带。当椎间盘出现,索周鞘膜背侧的延伸部分将真正的椎体原基分为左右两半。

脊索在间充质期为一实质性条索。当受到持续性压力并且压力超过软骨源性椎体的生长能力时,脊索则由软骨源椎体内压到生骨节致密区间的生骨节间隙。在胚胎第 7 ~ 8 周,椎体中心的软骨细胞被间充质所包绕。前、后纵韧带发育后,前纵韧带牢固地固定于软骨椎体上,而后纵韧带不附着于椎体的后面,而是固定于椎间盘纤维环上。当软骨化进行时,脊索细胞在椎体内不断地移位到椎间盘组织内。此时,脊索组织由未进行软骨化细胞的致密部包绕,并由此形成真正的纤维环。同时脊索细胞内发生不同程度的黏液退变和增生,以后在此形成髓核。在脊索组织不断迁移时,纤维环亦增大。索周鞘本身仍在软骨源椎体的中心区,称为黏液状条。

三、椎体的骨化

在胚胎第 9 周,由于骨膜血管在软骨椎体的前面和后面经过,致使其表面出现切迹,随后这些血管进入椎体,在椎体前方和后方出现血湖。

在胚胎第 15 周时骨化在血管进入处发生,形成骨化中心。软骨源性间隔在椎体内将其分为前后两个骨化中心,到胚胎第 4 个月时由骨化中心形成椎体。早期骨化中心在椎体前、后侧。骨化中心在出生前第 22 ~ 25 周达软骨椎体的前界,在出生前 18 ~ 22 周达椎体的后界。约在胚胎第 5 ~ 6 个月,骨化中心扩大骨化后使椎体上下缘为两个软骨盘,并显示朝向椎间盘方向的软骨内成骨。前后大的骨化管腔形成椎体血管的进入处。沿着椎体前外侧周围又出现新的马蹄形软骨盘,即软骨环骨骺。在幼年时此为骨环骨骺的原基,14 ~ 15 岁时骺环融合,骺环异常骨化可引起椎体骨骺炎。这些软骨环是纤维环某些纤维的附着点,骨化后,骺环为 Sharpey 纤维附着点,但软骨盘和纤维环的后缘并非如此。

椎体的骨化中心并不延伸到整个脊柱的骨性结构。椎体后外侧的骨化,是由神经弓的骨化中心进行的。因此在生后头几年,椎体有两个命名为胚胎髓椎体软骨连合的软骨连合中心。

在出生时,脊柱骨有 3 个原始骨化中心,即椎体和左右两侧的神经弓部的骨化中心。它们彼此之间以透明软骨相连。椎体部分的原发骨化中心发育成椎体,神经弓的原发骨化中心发育成椎弓。

神经弓的骨化约在第 8 周,首先出现在上颈椎,以后逐渐向脊柱下方扩展。1 岁时腰椎两侧神经弓开始连合。随后颈、胸椎的神经弓亦发生类似的改变。颈椎的椎体大约在 3 岁时与两侧的神经弓连合,到 6 岁时两侧腰椎神经弓才能完全连合。在青春期以前,横突尖部一直是软骨状的。大约在 16 岁时,横突尖部、棘突尖部及椎体的上、下两面出现继发骨化中心。神经弓突起部的继发骨化中心,分别形成横突、关节突及棘突。在发生学上,每个横突分为一个肋骨部和一个外形上真正的横突。颈椎和腰椎虽不发生肋骨,但颈椎和腰椎的前部,实际在发生上即代表原先的肋骨部分,故又称横突为肋状突。椎体部分的继发骨化中心是一压力性骨骺,起到使椎体生长的作用。其他哺乳动物中压力性骨骺呈盘状,但在人类呈环状,它的中心部分为透明软骨并向后延伸到神经弓,这些骨骺形成椎体上下椎间盘中的软骨盘部分。软骨盘的外周为骺环,由于中心部软骨向后延伸到神经弓,故骺环在椎体前外周缘高而后缘平。

在腰椎可有两个附加骨化中心,这与其他哺乳动物相似:一个在腰椎上关节后外侧小的隆凸,另一个在腰椎横突。如果第 1 腰椎横突骨化中心不与椎体融合,即可出现所谓的腰肋。骶骨骨化依靠原发骨化中心和骶椎体上、下面的两个骺盘,骶骨的神经弓有两个骨化中心。尾骨仅有一个骨化中心。在 16 ~ 21 岁椎体停止生长,女性较男性早。此时骺板开始消失或完全消失,软骨下板形成。骺环与椎体融合。软骨盘覆盖椎体骨面,亦有软骨终板,作为髓核和纤维环的附着点。

在椎体与神经弓部骨化过程中,椎体内形成水平与垂直的骨小梁代替椎体中央呈放射状的骨小梁,在神经弓内主要在下部出现放射状排列的骨小梁。神经弓松质骨和椎体松质骨愈合,并且神经弓放射状骨小梁一部分延伸到椎体内,构成最大负荷状态的生物学力线。

四、椎间盘的发育

椎间盘的发育比较复杂。椎间盘由两个不同部分组成:椎间盘中心区域由脊索细胞组成,而周围区由来自脊柱节段下端上部的细胞构成。随着椎体内脊索的闭合,脊索细胞从椎体内迁移到椎间隙,此时椎间的脊索细胞逐渐增多,以后脊索组织黏液退变,至出生时遗留为髓核的主要来源。来自脊柱节段下端上部的细胞形成纤维环,并且在胚胎第 10 周,已分化为梭形的成纤维细胞。这些细胞排列在发育的髓核周围,其中间部分连于上下软骨性椎体间。由于髓核向外扩展,纤维环向四周膨出。由于脊索细胞的增殖,纤维软骨性纤维环分化明显,并初步显示出分层结构。从纤维环的内层向中心生长,构成髓核的纤维性部分。在出生后,这些纤维成分是髓核生长的主要来源。由此可见,髓核有两个起源:一是脊索组织;二是纤维环的内层。前者是出生前髓核的主要来源,后者是出生后髓核的主要来源。这种髓核的双重来源,解释了成人的髓核及纤维环之间缺乏清晰界限的原因。纤维环最外层与椎体或纵行韧带相连,而内层呈分层状。髓核在胎儿后期及婴儿时期生长很快,在髓核内有大量黏液间质,内有成簇、成束的脊索细胞。髓核的形态和在椎间盘中的位置因年龄而有不同,新生儿时 $L_{4 \sim 5}$ 髓核呈楔形,尖端向前,底端向后;2 岁时髓核位于椎间盘中央偏前;4 ~ 8 岁时髓核又移位于中心,呈球形或椭圆形,此时脊索细胞消失,髓核逐渐成为一个软而细胞较少的纤维软骨。婴儿髓核呈胶冻状,易从椎间盘挤出,在较大的儿童,髓核被局限于椎间盘内而不易变形。

在胚胎早期,血管进入椎间盘内:约在胚胎第 3 个月,血管行径与脊索平行,其他来自骨膜的血管也进入软骨,但不进入椎体骨化中央带,这些血管沿着椎体缘进入椎间盘,每隔一定距离朝向髓核方向发出细支。这些呈放射状排列的血管,与椎体的生长骺盘呈锯齿状外形有关。生长期儿童椎体亦可因血管而表现为凹陷状。沿着椎体边缘的血管可出现钙化带和骨化中心,后者在后期融合为骺环。出生后不久,椎间盘内的血管退变,至 18 ~ 25 岁大多数血管实际上已消失。椎体内的血管穿透软骨盘后与来自骨膜的血管形成吻合弓。血管穿透软骨盘所留下的空隙可使软骨盘软骨骨化。在血管完全退变时,这些软骨钙化环可由瘢痕组织或钙化替代。

　　脊柱的生长发育是一个复杂的过程,涉及基因、信号通路和各种不同的代谢过程,许多常见的异常情况与这些过程相关。此外,多个系统由一个前体分化生成,在胎儿时期一些早期缺陷或许可以有多种临床表现。临床医生应该在掌握正常胚胎发育的同时意识到先天性脊柱缺陷的共同表现,通过细致的体格检查来鉴别与其他系统畸形相关的情况,从而识别早期的脊柱缺陷。

第二节　脊柱的临床检查

　　脊柱构成人体的中轴骨,参与维持人体的正常姿势、平衡机体、支撑体重、缓冲震荡,是机体活动的枢纽。脊柱疾病是指脊柱相关组成结构如骨质、椎间盘、韧带、肌肉等发生病变,进而出现复杂多样的临床症状的一类疾病。

一、体格检查

　　通常需视诊、触诊、叩诊相结合,综合分析脊柱疾病的部位和性质。物理检查是最基础的检查,其中包括脊柱运动检查、特殊查体、神经系统查体、脊柱活动范围的检查等。颈椎屈伸异常多见于神经根型和脊髓型颈椎病,旋转活动异常的多为椎动脉型颈椎病。脊柱疾病特殊查体:压头试验阳性提示颈椎病,臂丛神经牵拉试验阳性提示神经根型颈椎病,直腿抬高试验及加强试验阳性提示腰椎间盘突出等。神经系统的检查:皮肤感觉的检查可以帮助测定神经损伤的部位;运动障碍检查用于测定肌张力、肌力;反射检查有利于脊髓损伤疾病的诊断与定位。物理检查具有操作简单、直观明了等特点。

二、影像学检查

　　影像学检查是临床常用的检查方法,随着医学影像设备和检查技术的不断发展,如 CT、MRI 的运用,影像学检查在临床疾病诊断中的作用越来越重要。由于骨关节与软组织系统在组织结构上的特点,影像学的各种成像技术都能在不同程度上反映出这类疾病的病理变化,从而大大提高了脊柱疾病的确诊率。

　　1. X 线　X 线应用于临床已有一百多年的历史,至今仍然是医学影像学检查的主要手段。X 线检查能显示各种基本病变改变的范围和程度,且检查方法简便、费用较低,所以目前仍是脊柱疾病的首选影像检查方法。许多脊柱疾病和脊髓疾病可以根据 X 线检查做出诊断,如骨质疏松、退行性变、脊椎骨折与脱位、强直性脊柱炎、脊柱骨肿瘤、脊柱畸形、脊椎结核等。X 线在观察脊椎序列、跳跃骨折、椎体的连续性方面有明显优势,对椎体滑脱、压缩骨折等的诊断比较灵敏。

　　2. CT　CT 具有简便、安全、可靠、可重复性强的特点,是观察骨关节及软组织病变的一种较理想的检查方式。CT 可观察到的脊柱疾病包括骨折、外伤、骨质增生、椎间盘病变、椎管狭窄、肿瘤、结核等,在临床上常用于脊椎骨赘、椎间盘突出、脊柱外伤、脊椎炎、脊椎椎管狭窄和脊椎肿瘤等疾病的诊断。研究发现,CT 对脊柱骨折的观察优于 X 线和 MRI。

CT 三维重建技术是借助计算机对生物组织结构影像的序列图像进行重新组合,以获得三维图像,并能进行定量测量的一项形态学研究的新技术。该技术在骨科疾病的诊断中应用广泛,如重叠因素较多的脊柱病变等。CT 三维重建技术能清晰、立体地显示解剖结构及病变,明确毗邻关系,提高诊断的准确率,有利于治疗方案的选择。

3. MRI　MRI 无骨性伪影,对软骨、肌腱、韧带显示率高,故对疾病的诊断具有很大的潜在优越性。基于以上优势,在脊柱检查方面,MRI 常用于椎间盘突出、脊椎肿瘤、髓内肿瘤、髓外硬膜外肿瘤、脊柱和脊髓外伤、脊髓空洞症等的诊断。MRI 对软组织分辨率高,特别是对水肿、挫伤、脊髓损伤、硬膜外血肿的诊断,且对判断新鲜或陈旧的骨折有很高的诊断率。由于 MRI 对骨髓的变化较敏感,故能早期发现骨转移、骨髓炎、无菌性坏死、白血病骨髓浸润等情况。

4. **超声检查**　超声成像是利用超声波的物理特性和人体组织声学参数进行的成像技术。与 CT、MRI 相比,超声虽然在某些方面受到限制,但它具有无创、廉价、短期内可重复检查的优点,更有其独有的优势:能动态、实时观察肌腱、韧带和关节的运动情况。在超声介入方面,超声的实时性使之成为一种理想的介入工具:可以实时观察穿刺针尖的位置及注药过程,使诊断和治疗更为准确和有效,超声的无创性又使介入操作更安全可靠。超声引导穿刺活检术可为临床提供准确的诊断信息,以便选择合适的治疗方案;超声引导下的神经根管注射、脊神经阻滞等为缓解颈腰神经性疼痛提供了安全准确的治疗途径。

三、电生理检查

在脊柱疾病检查中主要有肌电图检查与体感诱发电位检查,主要应用于周围神经损伤。

(一)肌电图检查

肌电图检查临床主要用于周围神经损伤、运动神经元病变及肌肉疾患等疾病的诊断和治疗效果评价。在脊柱疾病方面,可用于评价颈椎病、腰椎病、椎间盘突出症、椎管狭窄引发的神经根受累情况,以及脊髓前角细胞疾病如运动神经元病、脊髓空洞症、脊髓灰质炎。有研究者认为,表面肌电图可作为腰椎间盘突出症与神经根型颈椎病临床疗效评价的客观指标之一,具有较好的临床应用价值。电生理检查与根性病变的临床过程的相关性比影像学好,但对病因的判断缺乏特异性。

(二)体感诱发电位

体感诱发电位可以反映神经的功能状态,临床广泛应用于周围神经及脊髓损伤的诊断和预后判定、颈椎病脊髓功能的评价,也可用于椎管狭窄、椎间盘突出症、髓内肿瘤、脊髓外伤等疾病的评价。腰椎节段性体感诱发电位能反映腰骶神经根受损的严重程度及功能状态,对诊断腰椎管狭窄有重要的临床价值。

四、热断层扫描成像技术

断层扫描成像技术(TTM 技术)可获得人体各个部位组织器官的代谢热信息,从而对人体状况进行全面评估。TTM 技术对细胞早期功能改变或异常高度敏感,能够通过人体体表热断层技术推算得出体内热源的深度、强度和形状,从而对疾病进行定位、定性和定量诊断。TTM 技术可用于脊柱增生、颈腰椎退变、椎间盘突出等的检查,也有学者应用热断层扫描成像技术观察腰椎间盘突出症的临床疗效。

第三节　脊柱病的中医认识与治疗

一、脊柱疾病与经脉

对于脊柱相关疾病,中医历代文献有很多论述。两千多年前的《黄帝内经》对脊柱的形态已有认识,"经脉"与现代脊神经及走行于脊柱旁的交感神经极其相似。"经脉为始,营其所行,知其度量,内次五脏"。而"督脉"则与脊髓和脊神经更加接近,"督脉者,起于少腹以下骨中央……绕篡后,别绕臀,至少阴与巨阳中络者合,少阴上股内后廉,贯脊属肾,与太阳起于目内眦,上额交巅,上入络脑,还出别下项,循肩内,挟脊抵腰中"。《素问·气府论》在论述"脊椎法"时指出"督脉气所发者二十八穴:项中央二,发际后中八,面中三,大椎以下至尻尾及旁十五穴"。明确指出脊柱旁开的十五穴是"督脉气所发"。这些论述认为督脉穴位及足太阳膀胱经在脊柱旁的穴位主病,为督脉所发的疾病。同时,还指出了督脉与脑、头面、五官、咽喉、胸、肺、心、肝、脾、肾、胃肠及生殖器官的联系,认为这些部位的病变都与督脉、脊柱有关。在《黄帝内经》的基础上,成书于公元 3 世纪的《针灸甲乙经》对脊柱、督脉源性病变有更详细的记载,认识到某些疾病是由于督脉及脊柱旁足太阳膀胱经穴位的病变引起的,主张对这些穴位施行针灸治疗。如"头痛项急,不得倾倒,目眩,鼻不得喘息,舌急难言,刺风府""伤寒热感烦呕,大椎主之心胀者,心俞主之,亦取列缺;肺胀者,肺俞主之,亦取太渊;肝胀者,肝俞主之,亦取太冲;脾胀者,脾俞主之,亦取太白"等,明确指出内脏的病变与脊柱督脉及督脉旁穴位的关系。现代医学研究是从脊神经及交感神经与内脏器官的关系来认识脊源性疾病的。督脉的循行类似脊髓与脊神经的走向,足太阳经行走于脊柱 1.5 寸旁线,类似交感神经在脊柱旁的位置;其 3 寸旁线几乎与脊神经后支的皮神经通路一致。由此可见,将中医有关督脉、足太阳经(背部)穴位与相关脏腑器官病变的关系的论述与现代脊源性疾病相对照,即可发现其研究目标是一致的。

二、对脊柱发病机制的认识

脊柱的特殊解剖结构与脊柱及其相关疾病的发生有密切关系。脊柱是人体的主干,直立是"柱"、横卧是"梁",四肢与头颅均直接或间接地附着在脊柱上,任何部位的负重、受冲击或压迫,其外力均可传达到脊柱。同时脊柱也是全身的主要平衡机构,身体任何部分的动作都需通过它的适当调整才能平衡地进行。因此人体各部分的活动均发生在脊柱的周围,这就构成了脊柱易发生损伤的主要因素。

脊柱的特殊解剖结构构成了脊柱易于损伤的内因,脊柱的骨错缝、筋出槽以及六淫、七情、瘀血等因素是脊柱相关疾病的诱因,在二者的共同作用下,脊柱相关疾病极易发生。对于不同年龄段的人群,脊柱病变的好发部位及类型有所不同,如儿童易出现寰枢椎半脱位,青壮年易患椎间盘突出症,老年人则常见骨质增生及由脊柱内在平衡失常所引起的心血管疾病。另外,个人体质的强弱与脊柱相关疾病的发生有密切关系,年轻力壮、气血旺盛、肾精充实、筋骨强劲、关节滑利者,抵抗外邪能力强,外力足够大时才会引起损伤。同时,脊柱疾患与职业也有一定的关系,如颈椎损伤常发生于长期低头或伏案工作的人,汽车司机易发生颈部挥鞭性损伤;急慢性腰部劳损多发于经常弯腰负重操作的工人;运动员、舞蹈及杂技演员易发生脊柱各个部位的运动性损伤。

脊柱相关疾病的发生,外因和内因都很重要,二者是相互关联的。不同的外力可以引起不同的伤病,而同一外力在不同的条件下所致损伤的部位、性质和程度又有所不同。外力的大小、方向、速度、持续时间、接触人体的部位,物体的重量、体积、形状、硬度等的不同可造成脊柱不同部位和不同程度的损伤。脊柱病变的发生节段常位于活动与相对静止区域的交接处。因此各种致病因素作用于人体所引起的脊柱疾病是多种多样的,病变的机制也是异常复杂的。但在不同病因所引起的各种病理变化中,存在共同的规律,即脊柱的内外平衡失调。掌握了各种病因引起此类疾病的变化规律,可以进一步了解脊柱相关疾病的本质,从而有效地指导治疗。脊柱相关疾病的病理变化与脊柱内在的平衡功能、患者的体质和致病因素的性质极为相关。脊柱相关疾病虽然临床表现错综复杂,但就其病理过程来说有其内在的联系,主要是脊柱失稳,导致脊柱小关节错缝,影响了信息传导的通路,从而出现了临床症状。

三、中医整脊疗法

大量史学资料证明,中国不仅是中医药的故乡,也是世界整脊学的发源地。中医典籍对脊柱伤病的记载有几千年的历史,战国的《黄帝内经》《五十二病方》,西汉的《治百病方》《引导图》,东汉张仲景的《伤寒杂病论》,晋代王叔和的《脉经》和皇甫谧的《针灸甲乙经》,隋朝的《诸病源候论》,唐朝孙思邈的《备急千金要方》,清代吴谦等人编辑的《医宗金鉴》等典籍中不仅有针灸、按摩、外敷用药等脊柱的治疗方法,也记载了筋骨肌肉疾病根据病因进行的分类、症状上的辨别以及利用力学原理对脊柱骨折的复位固定等内容。在针灸方面以《脉经》和《针灸甲乙经》为代表;在按摩方面有孙思邈提到的"老子按摩法";在症状病因的分类上《素问》强调肾功能和腰脊之间的关系,认为"腰者肾之府,转腰不能,肾将惫矣";在脊柱骨折的复位固定等治疗方法上,《回回药方》提出了利用力学原理对脊椎骨折复位的杠抬按压法,《证治准绳》和《医宗金鉴》对不同部位脊柱的骨折损伤也提出了不同的复位固定及治疗方法。

第四节　脊柱西方手法治疗

一、发展史

脊柱疾病徒手操作治疗的历史可以追溯到 Hippocrates 时代。有资料记载 Hippocrates 曾使用脊柱牵引疗法,这一方法一直沿用到中世纪。由于整个欧洲在中世纪都依赖教会来治疗疾病,医疗及徒手操作技术没有明显进步。文艺复兴时期,法国的 Ambroise Paré 医生利用夹板来稳定结核患者的脊柱。17 世纪到 19 世纪末期,脊柱正骨在欧洲十分流行。

1813 年,Pehr Henrik Ling 医生在瑞典斯德哥尔摩创立了皇家体操研究中心。他将医疗体操分为两个系统:按摩和锻炼。将按摩定义为在躯体上的运动,而锻炼是躯体某一部位的运动。"Ling 的协调学说"认为机体的健康状态依赖于以下三个主要元素间的平衡:机械的

（运动/锻炼/徒手操作）、化学的（食物/药物）和动态的（心理学）。Ling 培训其物理治疗师使用徒手治疗，以恢复机体的协调状态。

1874 年，Andrew Still 创立了整骨疗法。基于"动脉走行规律"，他认为，机体有自愈能力，通过脊柱徒手操作纠正脊柱结构后，血液可以流向躯体各处，以恢复机体的稳态及自愈能力。Andrew Still 的理论强调结构与功能的关系，通过脊柱整骨恢复脊柱结构来治疗疾病。

20 世纪 60 年代，物理治疗师成为了实践和指导脊柱徒手治疗的国际领先者。挪威物理治疗师 Freddy Kaltenborn 发明了如今的北欧整脊方法，1964 年他出版了第一本关于脊柱徒手治疗的教科书，此书首次提出了关节运动学的徒手治疗。他的技术较为特殊，延续生物力学原则的重要性，如凹/凸和关节运动学的原则。在挪威乃至欧洲、北美和亚洲都盛极一时。

1964 年，澳大利亚物理治疗师 Geoffrey Maitland 出版了第 1 版《脊柱徒手治疗》。他提出了"可复制体征"治疗的概念，完善了应用轻度振动手法以抑制关节疼痛的技术，而他提出的 Ⅰ～Ⅳ 级体系进一步描述了振动手法技术。此外，Maitland 还建立了隶属于澳大利亚多所大学的长期徒手治疗的教育项目，这些项目推动了肌肉骨骼物理治疗研究的快速发展。

二、治疗原则

徒手物理治疗在脊柱疾病的检查和治疗中均重视生物力学原则的应用，具体表现为：利用可视化力学测试分析脊柱主动和被动运动，并采用标准化生物力学术语进行记录，施加外力后，应用关节松动或徒手技术在平行或垂直于关节表面的解剖平面上产生运动。因此在脊柱的检查和治疗中，了解脊柱的解剖和生物力学特性是学习徒手物理治疗方法的前提。

第五节　脊柱功能评定

医疗筛查是检查患者资料，以确定该患者是否需要咨询专科医师的评价方法。脊柱疾病治疗前必须进行医疗筛查的严重危险因素（red flag）包括：骨折、肿瘤、步行不稳、直肠和膀胱功能紊乱、多节段的肌力减弱和感觉改变、持续性疼痛且卧床休息不能缓解、长期使用类固醇药物等。如果患者症状和体征中有任何上述危险因素，必须咨询相关的专科医师，做进一步的诊断性检查。一些综合资源可以协助临床医师对患者的医疗问题进行筛查，以确定其进一步检查的方式。此外，胃肠疾病、社会心理问题及心血管疾病都需要谨慎处理。如果这些医疗问题没有被临床医师诊断及处理，则需转诊。如果已经做了处理，康复医师和物理治疗师可以在持续监控这些医疗问题的同时继续进行评估及治疗。

对于一些严重问题，如癌症、骨折、腹痛等，其筛查策略应以病史采集及查体结果作为证据基础。例如腰痛、高龄、应用皮质类固醇、创伤导致的疼痛等单独发生时不需要关注，但是当这些因素都发生在同一个体上并伴随背痛，则高度怀疑是骨折。骨折或肿瘤等威胁生命的情况都是重要的病情，一旦怀疑需立即转诊给相关专科医师。

一、功能评定量表

多部腰痛指南分别推荐了关于疼痛、功能、抑郁、躯体和自主感觉以及脊柱活动度的评定方法,如基于视觉模拟评分法(visual analogue scale,VAS)、OID 量表、改良的躯体感知问卷(modified somatic perception questionnaire,MSPQ)和脊柱活动度改良 Schober 试验等。

功能障碍指数、功能和疼痛指数对脊柱疾病治疗反应的评估比单纯的损伤评价更准确。功能障碍指数问卷,如恐惧回避心理问卷(fear-avoidance beliefs questionnaire,FABQ)、改良版 Oswestry 功能障碍指数(modified Oswestry disability index,mODI)和颈椎功能障碍指数(neck disability index,NDI)等,可帮助量化患者对功能障碍的认知能力、功能障碍对患者的心理影响及对康复进程进行预测。患者个性化功能量表(patient-specific functional scale,PSFS)和数字疼痛分级量表(numeric pain rating scale,NPRS)可帮助量化患者的疼痛和功能障碍等级。这些量表可用于持续评估患者疗效,在临床实践和研究中用于确定治疗方法的有效性。

FABQ 可量化患者对体力活动、工作、再次损伤风险的恐惧程度,以及患者对于改变行为以避免疼痛的需求程度。该问卷由 16 个部分组成,患者需从 0 到 6 进行打分,0 表示完全不同意,6 表示完全同意。FABQ 工作分量表(FABQW)由第 6、7、9、11、12、15 项组成,FABQ 体力活动分量表由第 2、3、4、5 项组成。

害怕运动是患者从急性腰痛发展为慢性腰痛的主要因素。研究发现恐惧回避的表现往往出现在急性腰痛患者身上,在对该类患者为期 4 周的随访中是其功能障碍和工作状态的预测因子。也就是说,那些在最初的评价中对工作有较高程度恐惧的腰痛患者,在经过 4 周的治疗后很难完全恢复到工作状态。对于 FABQ 得分较高的患者,使用基于主动运动的治疗方法逐渐在可控环境中进行患者所恐惧的活动,能帮助患者克服恐惧。FABQW 得分较低者,腰椎、骨盆区域脊柱手法治疗的成功率更高。在非工作相关腰痛患者中,比起 FABQW,FABQ 能更好地预测治疗 6 个月的疗效,FABQW 得分高于 20,预示 6 个月内 ODI 指数无改善的风险增加。因此,FABQ 应当包含患者所有与腰痛病情相关的因素,以更好地指导治疗决策。FABQ 在经过对解剖定位适当的微调后,同样适用于颈部、上肢和下肢肌肉骨骼病变者。

mODI 是评定腰痛患者特定部位功能障碍的量表,广泛应用于腰痛研究中。问卷由 10 项组成,分别涵盖不同的功能部分,每项得分在 0 ~ 5 分,分值越高表明功能障碍程度越重。总分由各项得分相加,以百分比的形式表示(0% ~ 100%),如果患者回答了所有项目,总分的 2 倍即为百分比,如 25 × 2 = 50%。

NDI 是针对具体病情的问卷,已证明对颈痛的患者可靠且有效,广泛应用于颈痛的研究中,与 mODI 的结构和评分方式类似。NDI 由 10 项针对不同功能障碍的问题组成,每项 0 ~ 5 分,分数越高功能障碍越严重。总分由各项得分相加,以百分比的形式表示(0% ~ 100%),如果患者回答了所有项目,总分的 2 倍即为百分比,如 25 × 2 = 50%。

PSFS 是关于患者功能状况的测试方法,患者会被问到一些由于他们的病情导致很难完成的指定活动(最多三个),并对每个活动的受限程度从 0 到 10 进行打分,得分是三项活动的平均分。PSFS 已被证实对颈痛、颈神经根病、膝关节疼痛、上肢骨骼肌肉问题以及腰痛的病情变化具有较好的效度和信度。PSFS 能用于许多不同疾病的评估,而 mODI 仅用于腰椎有问题的患者,NDI 是为颈椎病和颈椎神经根病的患者设计的。

在身体图表上标注疼痛位置是一个很好的临床评定手段。有研究建议除患者完成身体图表作为医疗筛查表的一部分,治疗师也需在最初的面谈中完成一份。患者会在身体图表的解剖部位上标注不适区域,这在最初的医疗诊断中并没有包括。这些症状需要治疗师进一步分析以确定症状是来自内脏还是躯体结构,是与某种疾病有关的多种疼痛还是多种疾病导致的疼痛。另外,有些患者可能会很情绪化地标注或圈出整个身体来表达他们的疼痛。对于这些患者应使用其他问卷,如FABQ以进一步量化患者的心理状况,对于此类患者需要多学科介入,包括主动运动和心理咨询。

NPRS是通过从0(无痛)到10(无法想象的严重疼痛)11个级别来评估患者疼痛程度的,这个量表对于疼痛强度的测量有实时性和预测效度。在临床上,从最坏的、最好的、目前的疼痛程度三个方面进行NPRS评分,可为患者48h内的病情评估提供信息。信度是指当变化发生的时候,精确检测变化的测量能力。NPRS在临床和研究中都有较好的信度,NPRS评价出现2分的改变代表患者的疼痛发生了具有临床意义的改变,这个改变已超出测量误差的范围。

二、腰椎 ICF 评定

《国际功能、残疾和健康分类》(International Classification of Functioning, Disability and Health, ICF)可以根据一个全球性框架协议和分类标准来明确典型腰痛患者的功能障碍,由于"主要身体功能"对腰痛的影响,完整版ICF核心版中包含"神经骨骼肌肉和运动相关功能"的详细分类。此外,完整版ICF核心版还包括"其他肢体功能"相关的分类,代表性内容有"睡眠、精力和内驱力"等对腰痛有重要影响的关键因素。

ICF核心版中有"心理功能"相关的内容,如情感功能、性格和个性功能、自我体验等。众多的横断面研究显示,心理学因素与腰痛存在相关性。这些心理学因素包括:焦虑、抑郁、躯体化症状、职责性压力、工作满意度差、工作压力、对身体的负面认知、自我认知功能低下及自我驱动力差。抑郁状态和躯体化症状在急性腰痛向慢性腰痛转变的过程中发挥重要作用。ICF核心版中"躯体功能(b1602)"心理相关的内容中,并无躯体化症状的部分。在确定最终版ICF核心版内容的时候,该部分内容需进一步讨论。

"运动功能相关的躯体结构和脊柱结构"包含在"躯体结构"部分中。研究显示:多种脊柱结构的功能同腰痛的发生有关,包括韧带、椎间小关节、椎骨骨膜、椎旁骨骼肌及其筋膜、血管、纤维环和神经根。其他常见的问题有椎管狭窄和椎间盘突出。

参与和活动受限是腰痛患者最常见的问题。事实上,该部分内容的分类多达29种之多,远远超过躯体功能部分(19种)。该部分内容涵盖腰痛患者的核心功能,包括运动功能和自我照料。

人际交往和关系、社区生活、娱乐生活等方面同腰痛也存在相关性。当专家团队对腰痛进行全面多学科的评估时,上述因素也应考虑在内。文献当中也有上述因素与腰痛相关性的研究。

完整版ICF核心版包含3项劳动和就业相关的活动和参与分类,这与腰痛导致较高的经济负担的事实相符。腰痛是45岁以下人群最常见的旷工原因,考虑到工人的补偿及医疗费用,腰痛也是最昂贵的工伤因素。

值得注意的是,ICF中最具代表性的部分——环境因素。其中,"医疗服务体系和政策"部分含有的分类最多。由于存在显著的国家间差异,该部分更应进行充分的讨论。根据文献报道,在医疗保险涵盖腰痛的国家中,劳动就业参与受限的比例明显增高。此外,考虑到患者教育和培训项目在腰痛治疗中的重要作用,完整版ICF核心版应包含教育培训服务体系和政策相关的内容。依据我们目前对功能 - 健康的理解以及满足预测腰痛失能的需要，完整版 ICF 核心版中还应当包括:产品与技术、社会支持和人际关系、相关利益人的态度、医疗卫生资源等内容。自然环境因素对腰痛有潜在的影响,这在 ICF 中也有所体现,见"气候和感应"部分。"患者个人消费相关的物品"(e110)含有药物相关的内容,这体现了药物干预的重要性(表 1-1)。

表 1-1 腰痛综合 ICF 核心版身体功能、身体结构、活动与参与、环境因素的类别

ICF 组成	等级次序	ICF 编码	ICF 分类标题
身体功能	1	b280	痛觉
	2	b152	情感功能
	3	b730	肌力功能
	4	b710	关节活动度功能
	5	b455	运动耐力功能
	6	b134	睡眠功能
	7	b740	肌肉耐力功能
	8	b735	肌张力功能
	9	b715	关节稳定功能
	10	b130	能量和驱动力功能
身体结构	1	s120	脊柱及相关的结构
	2	s760	躯干结构
	3	s770	运动相关的附属骨骼肌肉结构
活动与参与	1	d415	体位的维持
	2	d430	抬起并搬运物体
	3	d410	基本体位的变换
	4	d450	步行
	5	d850	工作
	6	d859	劳动就业,指明的或未指明的
	7	d640	家务劳动
	8	d540	穿衣
	9	d240	处理压力和其他心理情况的能力
	10	d760	家庭关系
	11	d530	如厕
	12	d845	工作的获取、维持和终止
环境因素	1	e580	医疗服务体系和政策
	2	e570	社保服务体系和政策
	3	e355	医疗卫生人员
	4	e450	个人对医疗卫生人员的看法

ICF 组成	等级次序	ICF 编码	ICF 分类标题
	5	e410	直系亲属的态度
	6	e135	职业相关的产品与技术
	7	e110	个人消耗的物品
	8	e310	直系亲属
	9	e155	建筑物的设计、改造
	10	e550	法律服务体系和政策

第六节　脊柱手术发展史

一、金属内植物的应用

20 世纪 50 年代初，Harrington 首先在脊柱侧凸矫形手术中使用了金属内植物，俗称"哈氏棒"，脊柱外科手术由此翻开了新的一页。

20 世纪 60 ~ 70 年代，哈氏棒被广泛应用于脊柱侧凸、骨折脱位及部分腰椎退变畸形如椎体滑脱的治疗中。

20 世纪 70 年代，广泛开展的脊柱生物力学研究为内植物设计和应用提供了充分的理论依据。节段性三维空间可调整的内植物，如椎弓根植入螺钉，更适应脊柱的解剖和功能特性。

20 世纪 80 年代末，椎间植骨融合器应用于临床，大大提高了椎体滑脱、腰椎退行性变、椎间盘突出、椎管狭窄等疾病的中远期治疗效果，而且明显缩短了患者的卧床时间，更有利于患者脊柱功能的恢复。

20 世纪 90 年代，一批性能优良的内植物开始应用于脊柱外科领域，使得脊柱骨折合并截瘫、腰椎退变畸形、椎体滑脱、脊柱侧凸并后凸畸形等复杂疾病可达到解剖复位并牢固固定。同时，可调整式、动力加压及自锁式的前路固定系统也迅速发展。

20 世纪 90 年代后期，骨科三维定向导航技术问世，将 CT 和 MRI 检查的数据输入定位导航系统内，手术中根据已储存的数据在患者骨结构上取若干点，经传感器与计算机连接处理后，即可在显示器上显示所需内植物在椎体内的三维解剖结构图形，使得螺钉等内植物在三维空间内做到了精确定位，最大限度地避免了神经、血管和脏器的损伤，提高了内植物的安全性。

二、脊柱微创技术

20 世纪 90 年代以来，激光被广泛应用于临床各领域。不同物质产生的激光有不同的物理特性。钬、钕激光具有气化组织、作用深度可控、可在液体等介质中传播等特性，对半月板、骨赘等病变的处理有很好的效果，对椎间盘组织的处理较机械切割亦有明显优势。经皮激光间盘减压术是应用激光的光化学效应直接气化突出的椎间盘组织，能够即刻解除突出物对神经根的压迫，缓解神经受压症状。同时，由于激光的热能效应，可以使神经周围的血管扩张,循环加快,减少炎性代谢产物,从而减轻神经根的炎性刺激,达到消除疼痛的目的。

三、内镜微创技术

随着光电技术的发展,内镜下的微创手术技术作为 20 世纪末外科手术中的特殊技术应用到临床,在部分科室甚至几乎取代了传统的切割手术。20 世纪 80 年代,人们开始采用经皮穿刺椎间盘切除术实现神经根减压的目的,但其"盲目"性阻碍了该疗法的发展。到 90 年代,通过使用直径 4mm 的装有光纤维光源、显微摄像仪及器械通道的脊柱内镜,配以直径 2.7mm 的精细髓核钳、刨削刀等器械,"盲目"的手术变成了直视下的手术。有的仪器还可在这一通道内引入激光纤维,在直视下分清解剖结构,对病理组织如突出的椎间盘进行烧灼气化。

椎间孔镜微创技术的应用是脊柱手术的又一进步,该技术使用特殊设计的椎间孔镜和相应的配套脊柱微创手术器械、成像和图像处理系统以及双频射频机共同组成一个脊柱微创手术系统。应用该技术,在彻底切除突出或脱垂髓核的同时可清除骨质增生、扩大椎管,还可使用射频技术修补破裂的纤维环。该微创技术通过侧方入路到达目标区域,避免了传统后路手术及椎间盘镜手术对正常椎间盘、椎管和神经的干扰,创伤小,不影响脊柱的稳定性。

(岳寿伟)

参 考 文 献

[1] 胡有谷. 腰椎间盘突出症 [M]. 4 版. 北京:人民卫生出版社,2011:8-11.

[2] Cieza A. ICF core sets for low back pain[J]. J Rehabil Med, 2004, Suppl 44:69-74.

第二章

脊柱区应用解剖

第一节　脊柱的形态解剖

脊柱构成了人体的中轴,由多个椎骨借椎间盘、关节和韧带紧密连结而成。在椎体的后方有连续的椎管,容纳并保护脊髓、神经根及其被膜和血管组织。一系列成对的外侧椎间孔在相邻脊椎间容纳着脊神经及其相关的血管。椎间连接包括椎体间的软骨连接、滑膜(关节突)关节、韧带及其肌肉和筋膜的复合体。直接影响脊柱运动并连接脊柱的肌肉主要分布于其后方。有些肌肉距脊柱较远且不与之直接相连,但也支配着脊柱的运动,如腹壁前外侧肌群。脊柱作为一个整体,其血液供应及神经支配都遵照普遍的解剖学原理,下面将详细介绍。

脊柱的形态不但受到体外机械和环境因素的影响,还受到体内遗传、代谢和激素等因素的影响,这些因素共同影响着脊柱对日常运动的反应能力。

脊柱的前面由椎体和椎间盘构成,前方主要被前纵韧带覆盖,该韧带与椎前筋膜、胸内筋膜及腹后壁的腹膜下间隙组织形成了一层筋膜,感染或其他病理过程能沿该筋膜进行扩散。

脊柱的侧面被颈、腰部的关节突和胸部的横突分隔开来。它的前部由椎体侧面和椎间盘构成。椎间孔位于椎弓根之间,在颈部和上胸部最小,而在下胸部和上腰部逐渐增大。该孔使椎管腔和椎旁软组织相通,而后者在肿瘤和其他病理过程的扩散中起着重要作用。

脊柱后面由椎弓板、棘突及与之相连的韧带和关节突关节构成,被背部的深肌群覆盖。

脊柱具有保护脊髓及其神经根、支持体重、传递重力的作用,还参与构成胸腔、腹腔及盆腔,同时也是一些骨骼肌的附着部。

一、椎骨

幼年时,椎骨总数为 33 个,即颈椎 7 个,胸椎 12 个,腰椎 5 个,骶椎 5 个及尾椎 4 个。颈椎、胸椎及腰椎终生不愈合,可以活动,故称为可动椎或真椎;骶椎及尾椎,达一定年龄后,相互愈合成骶骨及尾骨,不能活动,因此称为不动椎或假椎。

椎骨的形态有其共性及特性。一方面,椎骨的形态大致相似;另一方面,由于所处部位、承受压力及邻近结构的不同,不同部位的椎骨有其自己的特点。分别叙述如下。

(一)椎骨的一般形态

椎骨主要由前方的椎体及后方的椎弓构成,二者之间围成的孔称椎孔。所有椎孔相连形成的管道称椎管,容纳脊髓及其被膜和脑脊液等。

椎体一般呈短圆柱形,中部略细,上、下两端膨大。上面平坦而粗糙,有椎间盘附着;前面在横径上凸隆,垂直径上略凹陷,有滋养血管通过的小孔;后面在横径上凹陷,垂直径上平坦,也有数个静脉通过的小孔。

椎体主要由骨松质构成,表层的骨密质较薄,受暴力外伤时可被压缩,形成压缩性骨折。

椎弓呈弓形,自椎体后面两侧发出,由一对椎弓根、一对椎弓板、一个棘突、四个关节突及两个横突构成。

椎弓根细而短,呈水平位,连结椎体的后外侧。每侧椎弓根的上、下缘各有一凹陷,分别称椎上切迹及椎下切迹。上位椎骨的下切迹与下位椎骨的上切迹围成的孔称椎间孔,有脊神经及血管等结构通过。

椎弓板为椎弓后部呈板状的部分,上缘及前下部表面粗糙,有黄韧带附着;前上面表面光滑,构成椎管后壁,临床常切除这部分椎弓板进入椎管,以治疗椎管内疾病。

棘突位于椎弓的正中,一般呈矢状位,有肌肉与韧带附着,可使脊柱伸直及轻微旋转。棘突的大小、形状及方向,各部分椎骨有所不同。

在椎弓根与椎弓板的连结处,有一对上关节突及一对下关节突。上关节突向上突起,其关节面向后;下关节突向下方突起,其关节面向前。二者分别与相邻椎骨的关节突形成关节突关节。关节突为关节囊及肌肉的附着点,有防止椎骨向前脱位的作用。

横突起自椎弓根与椎弓板连结处,略呈冠状位,向外侧走行,为肌肉及韧带的附着处,对脊柱的侧屈及旋转起辅助作用。在胸椎,其与肋骨相关节,可限制肋骨的运动。

(二)各部椎骨的形态

1. **颈椎(图2-1)** 颈椎在所有椎骨中是最小的,共有7个($C_1 \sim C_7$)。其中,第1、第2和第7颈椎,因形状特殊被称为特殊颈椎,其余4个则为普通颈椎。

(1)普通颈椎:椎体较小,呈横椭圆形,横径大于矢状径,上、下面呈蝶鞍状。上面在横径上略凹陷,其侧缘向上的突起称椎体钩。下面则在矢状径凹陷,其前缘与椎间盘交叠,横径隆凸,两侧缘圆滑称唇缘,其与上位相邻颈椎的椎体钩形成关节,即钩椎关节(又称Luschka关节),其内侧为椎间盘,外侧则有韧带分布。如椎体钩过度增生,可使椎间孔发生狭窄,压迫脊神经而产生相应症状,是颈椎病的病因之一。椎体的前面凸起,其上、下缘均有前纵韧带附着。后面平坦,有两个或多个椎体静脉孔,其上、下缘有后纵韧带附着。

椎弓根较细,自椎体两侧伸向后外方。椎上切迹、椎下切迹较狭窄,两者上下的弯曲度相近。椎弓板窄长,自椎弓根延伸至后内侧,会合于中线,因此椎孔呈三角形,孔径较大。

在椎弓根与椎弓板的连结处发出关节突,其关节面平滑,呈卵圆形,近水平位。上关节突的关节面朝向后上方,下关节突关节面则朝向前下方。由于关节面呈水平位,当颈椎受斜行或横行暴力冲击时,易导致其沿前后及左右方向脱位。

颈椎棘突稍斜向后下方,较短。除第1和第7颈椎外,其余颈椎棘突末端分叉。

颈椎横突略短而宽,其根部有一圆形孔,称为横突孔,内有椎动脉、椎静脉及神经通过。横突上方有一深沟,即脊神经沟,有脊神经通过。横突末端分成前、后两个结节,称为前结节及后结节,为附近诸肌的附着点。上部颈椎的后结节位于前结节的后外侧,而下部颈椎则位于后侧。第6颈椎的前结节较粗大而隆起,位于颈总动脉的后方,

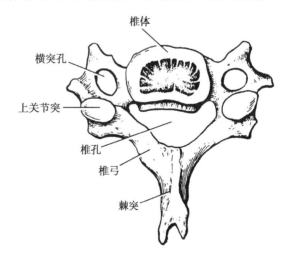

图2-1 颈椎(上面)

引自柏树令、应大君主编《系统解剖学》第8版

称第 6 颈椎颈动脉结节。当头颈部出血时,可于此处按压颈总动脉,进行止血。

(2)特殊颈椎

1)第 1 颈椎(图 2-2):又名寰椎(C₁),位于脊柱的最上端,与枕骨相邻。其呈环形,外形不规则,无椎体及棘突,由两侧的侧块及连结于侧块之间的前、后弓构成。

连结两侧侧块前方的弓形板称前弓。其前方凸隆,中央有一个小结节,称为前结节,是颈长肌及前纵韧带的附着点;后面凹陷,有圆形或卵圆形的关节面,称齿突凹,与枢椎的齿突形成关节。前弓上缘为寰枕前膜的附着处,下缘则为前纵韧带的附着处。

后弓连于两侧侧块后面,呈弓形,较前弓长且曲度也较大。后面中部粗糙的隆起称后结节,为棘突遗迹,为项韧带及头后小直肌的附着点。后弓起始部下面两侧各有一浅切迹,与枢椎的椎弓根上缘形成椎间孔,有第 2 颈神经通过。后弓与侧块连结处的上面,有一深沟称椎动脉沟,有椎动脉及第 1 颈神经及其分出的后支枕下神经通过。有时,此沟被一弓形板所覆盖,而成一孔或短管。后弓的上缘为寰枕后膜的附着处。

前、后弓比较细小,与侧块连接处更为脆弱,易因暴力而发生骨折。

侧块为寰椎两侧肥厚的骨质,长轴朝向前内侧,位置略倾斜。上方有肾形凹陷关节面,向内上方,称上关节面,与枕骨髁相关节。关节凹中部狭窄,有一切迹将其为前、后二部,部分人群无此切迹。此外,两侧上关节面的大小和形状亦略有差别,一侧窄而长,另一侧则粗而短。侧块下面为圆形凹陷的关节面,朝向内下称下关节面,与枢椎上关节面相关节。寰椎上关节凹与下关节面的周边,分别为寰枕关节囊与寰枢关节囊的附着处。侧块的内侧面有一个粗糙的结节,为寰椎横韧带的附着处。结节上侧还有一小结节,相当于普通颈椎横突的前结节。侧块前方为头前直肌的附着处。

横突较其他颈椎长,上下扁平,较粗大,末端较肥厚而粗糙,不分叉,为肌肉及韧带的附着处。横突孔也较大。

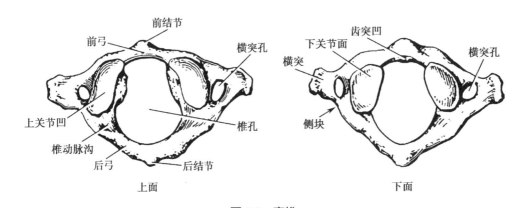

图 2-2　寰椎
引自柏树令、应大君主编《系统解剖学》第 8 版

2)第 2 颈椎(图 2-3):又名枢椎(C₂),是颈椎中最肥厚的一个。形状与其他颈椎类似,自椎体的上面向上发出指状突起,称齿突。齿突较长,男性约 2.0cm,女性约 1.9cm,根部略窄,前、后面均有卵圆形的关节面,称为前关节面及后关节面,分别与寰椎前弓上的齿突凹及寰椎横韧带相关节。齿突的尖部称齿突尖,为齿突尖韧带的附着处。齿突尖的两侧有翼状韧带附着。齿突根部较窄,可因暴力而发生骨折,压迫脊髓造成严重的损伤而危及生命。

枢椎椎体比其他颈椎小,其上面于齿突根部两侧,有圆形或卵圆形的关节面,朝向外上方,称上关节面,与寰椎下关节面相关节。其前面中部的两侧微凹,为颈长肌的附着处。

椎弓根较短而粗,下方有下关节突,关节面朝向前下,与第3颈椎相关节。椎弓根的上缘有一条宽沟,与寰椎围成了椎间孔。椎弓板较厚,呈棱柱形。椎下切迹较深,椎孔较大。

棘突粗大,下面有深沟,末端分叉。横突较短小,上面无沟,末端不分叉。枢椎的横突孔斜向外上方。

3)第7颈椎(图2-4):又名隆椎(C_7),形状及

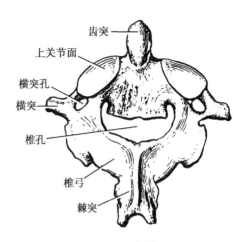

图 2-3　枢椎
引自柏树令、应大君主编《系统解剖学》第 8 版

大小与下部的胸椎相似,但特点是棘突长而粗大,近水平位,末端不分叉且呈结节状,于皮下往往形成一隆起,故名,常作为体表辨认椎骨序数的标志。横突粗大,后结节大而明显。前结节较小,有时甚至阙如。横突孔较小,有椎静脉通过。

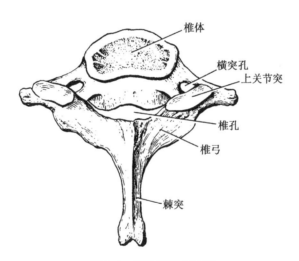

图 2-4　第 7 颈椎(上面)
引自柏树令、应大君主编《系统解剖学》第 8 版

2. 胸椎　胸椎共 12 个($T_1 \sim T_{12}$),固定肋骨并参与胸廓的形成。

(1)胸椎的一般形态(图2-5):椎体呈短柱状,横切面呈心形,其矢状径比横径略长。上、下面较粗糙,为椎间盘的附着处。前面在垂直径上略凹陷,后面则在横径上凹陷。椎体的两侧面在横径上略为凸隆,上下各有一半圆形的浅窝,上方者稍大,位于椎弓根前,称为上肋凹;下方者略小,位于椎下切迹前方,称为下肋凹。上、下肋凹均为半关节,两个相邻椎骨的上、下肋凹与其椎间盘相合构成一个全肋凹,与肋骨头形成关节。

椎弓根短而细,发自椎体的后面,伸向后方。椎下切迹比椎上切迹深而明显。椎孔较小。棘突较长,伸向后下方。上关节突呈薄板状,近冠状位,发自椎弓根与椎弓板的连结处,关节面平坦,朝向后外方。下关节突位于椎弓板的前外侧,关节面呈卵圆形,略凹陷,朝向前下内

方。由于胸椎关节突近冠状位,故不易发生脱位。

横突呈柱状,发自椎弓根与椎弓板连结处,伸向后外。末端圆钝,前面有一凹面,称横突肋凹,与肋骨的肋结节相关节。

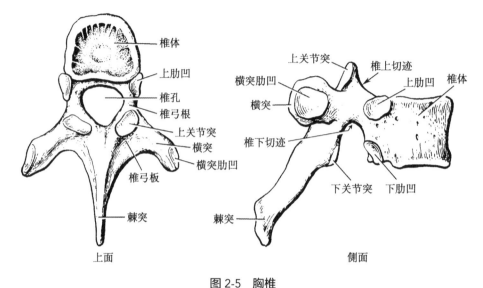

图 2-5 胸椎

引自丁文龙、王海杰主编《系统解剖学》第 3 版

(2)各部胸椎的形态:与颈椎比较,胸椎有其自身特点。胸椎椎体自上向下逐渐增大,上部椎体与颈椎相似,而下部则类似腰椎。第 1 胸椎椎体与颈椎相似,横径比矢状径长 2 倍;第 2 胸椎体的横径变小;第 3 胸椎体最小,矢状径增长;第 4 胸椎体,由于矢状径较长,故横切面呈心形;第 5 至第 8 胸椎的矢状径继续增长,而横径则变化较小。

椎弓板由上向下依次增厚。除第 1 胸椎外,椎上切迹一般不明显,而椎下切迹则较深且显著。

横突自上而下逐渐变短,上 6 个胸椎的横突肋凹凹陷,朝向前外方;其余的则较平坦,朝向前外上方。

第 5 至第 8 胸椎的棘突最长,几乎垂直,彼此重叠呈叠瓦状排列;上部及下部胸椎棘突略为倾斜。

第 1 胸椎:上肋凹为圆形的全肋凹,与第 1 肋骨小头相关节;下肋凹较小,呈半圆形,与第 2 肋骨小头的关节面上半部相关节。棘突厚而长,呈水平位,有时可能比第 7 颈椎棘突还长。因此,在辨认椎骨序数时,易与第 7 颈椎混淆。

第 9 胸椎:只有上肋凹,下肋凹往往阙如。

第 10 胸椎:在椎体两侧的近上缘处,通常各有一个全肋凹,与第 10 肋骨小头形成关节。但有时只有半个上肋凹而无下肋凹。横突肋凹很小或阙如。

第 11 胸椎:椎弓根的两侧各有一个全肋凹,与第 11 肋骨小头相关节。横突较短,无横突肋凹。棘突呈三角形,下缘呈水平位,上缘则倾斜。

第 12 胸椎:椎体大,两侧面近上缘处各有一个圆形全肋凹,与第 12 肋骨小头相关节。横突小,无横突肋凹,有上、下及外侧三个结节,上、下结节相当于腰椎的乳突和副突。棘突呈三角形。

3. 腰椎　共有 5 个，$L_1 \sim L_5$。

（1）腰椎的一般形态（图 2-6）：椎体高而大，是所有椎骨中最大的，呈横肾形。上下面较平坦，前面比后面略凹陷。

椎弓根短而粗，伸向后方。椎上切迹较浅，椎下切迹则宽而深。椎弓板较胸椎短宽且厚，并非互相重叠。椎孔呈三角形。

棘突为长方形扁板，几乎呈水平位，伸向后方，上下缘略肥厚，后端钝圆。

关节突比胸椎关节突粗大，呈矢状位。上关节突关节面凹陷，朝向后内；下关节突关节面则凸隆，朝向前外。腰椎关节突呈矢状位，且上、下关节突呈内外关系，因此不易发生单纯性脱位。当发生脱位时，往往合并一侧关节突的骨折。上关节突后缘有一卵圆形的隆起，称乳突。

横突薄而长，前后略扁平（第 5 腰椎除外），伸向后外方。横突根部的后下侧，有一小结节，称为副突。

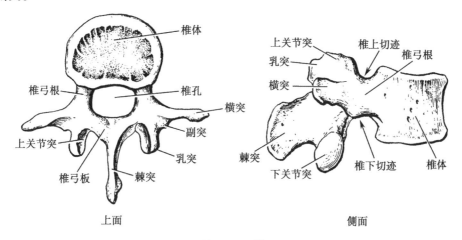

图 2-6　腰椎
引自柏树令、应大君主编《系统解剖学》第 8 版

（2）各部腰椎的形态：第 1 至第 3 腰椎的两侧上关节突间的距离大于两侧下关节突间的距离，第 1 至第 3 腰椎横突逐渐变长，第 3 腰椎最长。第 4、5 腰椎横突则逐渐变短且向上倾斜。

第 5 腰椎的椎体最大，前厚后薄，下方与骶骨相邻。椎弓根扁平且宽厚。由于椎弓板突向椎孔，使椎孔变小。下关节突与骶骨的上关节突相关节。棘突为腰椎中最小的，末端圆钝且下弯。横突短而粗，呈圆锥形，发自椎体与椎弓根连结处，先伸向外，后转向外上，倾斜度较大。

4. 骶骨（图 2-7、图 2-8）　由 5 个骶椎（$S_1 \sim S_5$）愈合而成，呈扁平的三角形，稍向后下方弯曲。位于盆腔后上部，两侧则与髂骨相关节，可分为基底、尖端、外侧部、骨盆面及背面。

骨盆面斜向前下方，在横径和垂直径上均凹陷，第 2 骶椎处可略突出。中部有 4 条粗糙的横线，为 5 个骶椎愈合的遗迹。横线两端各有一孔，称骶前孔，借椎间孔与骶管相通，有骶神经的前支及血管通过。相邻骶前孔之间的骨板相当于肋突，内侧与椎体愈合，外侧则互相融合构成骶骨外侧部。

骶骨背面粗糙，凸向后上方。在正中线上，有 3 ~ 4 个结节连接而成的纵形隆起，称骶正中嵴，为棘突愈合的遗迹。骶正中嵴两侧骨板略为凹陷，由椎弓板融合而成。其外侧，有一列不太明显的粗线称骶中间嵴,为关节突愈合的痕迹。骶正中嵴下端突出,称骶角,相当于第 5 骶椎的下关节突,与尾骨角相关节。两骶角之间的缺口称骶管裂孔,为骶管下口。在进行会阴部一些手术时,可经此孔在骶管内硬膜外隙进行阻滞麻醉。骶中间嵴的两侧各有 4 个大孔,称骶后孔,其与骶前孔相对,但略小,借椎间孔与骶管相通,有骶神经的后支及血管通过。在临床上,可经此孔做骶神经的阻滞麻醉。两侧骶后孔的外侧各有一条由 4 个隆起形成的不连续的粗线,称骶外侧嵴,为横突愈合的遗迹,有肌肉及韧带在此附着。

骶管裂孔的形状不一,可呈三角形、尖长形、方形、长方形、马蹄形及不规则形等,其中以三角形及尖长形居多。这 6 种类型的骶管裂孔,对骶管阻滞麻醉一般并无阻碍。

骶前、后孔外侧的部分为外侧部,由横突等愈合而成。上部宽而肥厚,下部薄而窄小。上部两侧有耳状的关节面称为耳状面,其与髂骨相关节。耳状面两侧对称,与第 2 或第 3 骶椎高度一致。耳状面后方的骨面粗糙不平,称骶粗隆,是骶髂韧带的附着处。耳状面下方的骶骨外侧缘粗糙,有骶棘韧带及骶结节韧带附着。其末端形成突起称骶骨下外侧角,其下方有一切迹,与第 1 尾椎横突及骶尾外侧韧带围成一孔,内有第 5 骶神经前支通过。

骶骨底朝向上方,由第 1 骶椎上部构成。中央平坦而粗糙,呈卵圆形,与第 5 腰椎相接,其前缘明显向前突出称岬,是女性骨盆内测量的重要标志。底的后方,有呈三角形的大孔,称骶管上口。口的后外侧壁相当于第 1 骶椎的椎弓。孔的外上侧,有突向上方的上关节突,其中央有一凹陷的关节面,一般斜向后内,但也可呈冠状位或矢状位,与第 5 腰椎下关节突相关节。上关节突的后外侧较粗糙,相当于腰椎的乳突。由第 1 骶椎伸向两侧的部分称骶翼,向下移行于骶骨的外侧部。

骶骨尖狭小,垂直向下,由第 5 骶椎下部构成。下面呈卵圆形,与尾椎相关节。年老时,骶骨尖多与尾骨愈合。

骶管由各个骶椎的椎孔连接而成,纵贯骶骨全长,长度约为 6.5cm 左右。有上、下两口,下口(骶管裂孔尖端)有时可完全闭塞,影响阻滞麻醉。骶管的侧壁上有 4 个椎间孔,借此与骶前、后孔相交通。

女性骶骨短且宽,横径较大,弯曲度较小,向后倾斜,第 1 骶椎较小,耳状面略短;男性骶骨横径较小,纵径较长,弯曲度较大,耳状面亦较长。

5. 尾骨(图 2-7、图 2-8)　为三角形的小骨块,通常由 4 个尾椎($Co_1 \sim Co_4$)愈合而成。上宽下窄,朝向前下方。在幼年时,尾椎彼此分离,成年后互相愈合。第 1 尾椎最大,具有椎体、横突及退化的椎弓。椎体的上面构成尾骨底部,有一卵圆形骨面,与骶尖相接。骨面的后外侧,有 2 个向上的突起,称尾骨角,相当于椎弓根及上关节突,与骶骨角之间由韧带围成一裂孔,形成最后一对椎间孔,有骶神经通过。横突发育不全,自椎体两侧伸向外上方,与骶骨下外侧角之间,由韧带围成一裂孔,有骶神经的前支在此通过。

第 2 尾椎比第 1 尾椎小,有椎体及横突的遗迹,两侧及后面有微小结节,即退化的椎弓。

第 3 及第 4 尾椎退化成结节状的小骨块。

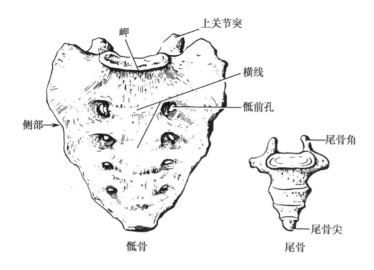

图 2-7　骶骨和尾骨（前面）

引自柏树令、应大君主编《系统解剖学》第 8 版

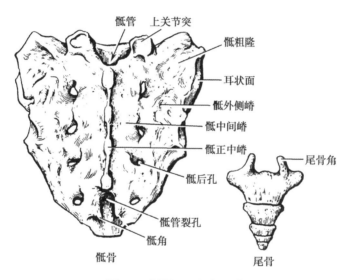

图 2-8　骶骨和尾骨（后面）

引自柏树令、应大君主编《系统解剖学》第 8 版

二、椎骨的变异

（一）颈椎的变异

寰椎可能出现部分或全部与枕骨愈合,出现率约为 1.17%。前、后弓可因骨化不全而出现分裂。椎动脉沟有时则形成一骨管。

枢椎与第 3 颈椎有时发生融合,齿突也可出现分裂现象。

第 2 至第 5 颈椎的棘突有时不分叉,而第 6 及第 7 颈椎棘突则出现分叉;第 6 颈椎棘突有时很长,甚至超过第 7 颈椎棘突。因此,在辨认椎骨序数时,须加注意。第 6 或第 7 颈椎的棘突,可过度发育而形成颈肋。颈肋长短不一,末端游离或以韧带、软骨与第 1 肋软骨相连,有时可产生临床症状。

（二）胸椎的变异

胸椎可增至 13 个或减少为 11 个。胸椎之间有时发生融合。第 1 胸椎可出现一侧或双侧的双肋凹。第 10 胸椎的横突肋凹有时会阙如。另外,还可能出现半边椎（只有半侧椎体、一侧椎弓、一侧横突、一侧关节突及半侧棘突）等变异情况。

（三）腰椎的变异

腰椎可有 4 个或 6 个。有时,第 1、2 或第 3 腰椎肋突异常发育形成腰肋,其出现率为 3%,多见于第 3 腰椎。有的腰肋很长,与横突前面或横突末端愈合。胚胎期的两侧椎弓板未愈合或发育不全,形成脊柱裂,多见于腰椎及骶椎。当裂损较大时,椎管内容物可经此向外膨出,形成脊膜膨出或脊髓脊膜膨出。

（四）骶骨的变异

骶椎可出现 4～10 个。成年后,有时第 1 及第 2 骶椎不愈合,前者则变为类似第 6 腰椎,称骶椎腰化;有时第 5 腰椎与第 1 骶椎愈合,则称为腰椎骶化,二者的变异常常是引起慢性腰痛的原因之一。有的骶骨耳状面很短,约与第 1 或第 2 骶椎高度一致;有的则很长,可达第 4 骶椎处。有时骶骨可出现一侧或双侧副耳状面。若两侧椎弓板不愈合,骶管的后壁可全部或部分开裂,形成脊柱裂。另外,还可出现浮棘（即棘突游离,与椎间弓只借膜质相连）、一侧骶角阙如及骶骨部分或全部阙如等变异。

（五）尾骨的变异

有时尾椎有 5 个,也可出现 3 个。尾骨可部分或全部阙如。

第二节　椎　间　盘

椎骨之间借连结组织相连,分为椎体间连结与椎弓间连结两种。（图 2-9）

椎体间连结依靠前纵韧带、后纵韧带及椎间盘实现（图 2-10）。椎间盘是自第 2 颈椎至骶骨椎体相邻面之间的主要连接。成人有 23 个椎间盘。椎间盘的周围部称纤维环,由多层同心圆状排列的纤维软骨环构成,坚韧且富于弹性,紧密连结两个相邻椎体。在中部稍偏后,

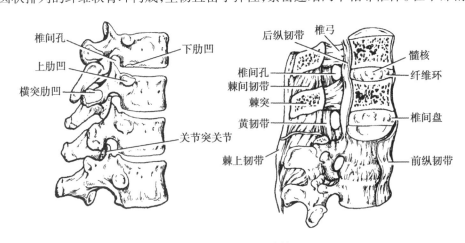

图 2-9　椎骨间的连结

引自柏树令、应大君主编《系统解剖学》第 8 版

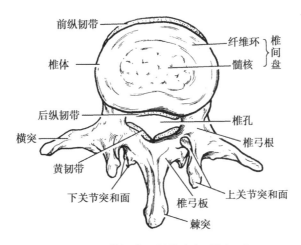

图 2-10　椎间盘和关节突（腰椎上面）
引自柏树令、应大君主编《系统解剖学》第 8 版

为白色而有弹性的胶样物质,称髓核。椎间盘的形状与大小,一般与其所连结的椎体上下面相近似。各部椎间盘厚薄不同,中胸部较薄,颈部较厚,腰部最厚。颈、腰部椎间盘皆前边厚后边薄,而胸部椎间盘则相反。另外,椎间盘的厚薄及大小可随年龄而有差异。椎间盘与椎骨上下面及终板的软骨薄层相附着。后者并未达到椎体的外周,而被环状骨突起所围绕。终板既含透明软骨,又含纤维软骨。纤维软骨成分的位置更接近椎间盘,有时认为它并不是终板本身的一部分。髓核上下方终板的纤维软骨与纤维环的最内侧板共同形成胶原纤维平面,包围并环绕着髓核。胸椎间盘除了与前、后纵韧带相连外,外侧还被关节内韧带连至邻近肋骨头。椎间盘约占脊柱长度的 1/4,颈、腰部椎间盘比胸部的厚,也更柔韧。

纤维环分为内、外两区,外侧区为较窄的胶原纤维带,内侧区为较宽的纤维软骨带。在纵断面,各软骨环凸向周缘,为不完整的环形;在横断面,约有半数的软骨环不完整,特别是在纤维环后外侧。纤维环后部的软骨环纤维排列方式复杂,但其他各部的软骨环纤维则以与垂直轴成约 65°夹角的方向斜行,且相互交叉重叠。连续板层的纤维彼此反方向斜向穿过,限制了脊柱的转动。深部纤维的倾斜度在不同板层有所不同。有时,后部纤维主要是垂直的,这可能会使其容易脱出。

颈部和腰部的髓核发育较好。在新生儿,髓核大而软,呈凝胶状,内含有少量的多核脊索细胞和来自纤维环内层的细胞及胶原纤维。由于后部的纤维环较前部和两侧的纤维环薄,层数也少,因此髓核并非居于椎间盘中心而是偏后。脊索细胞于 10 岁以后消失。随着年龄的增长,髓核的凝胶样物质逐渐被纤维软骨替代,含水量逐步减少,胶原纤维增粗,蛋白多糖减少,硫酸角质素和硫酸软骨素增加,胶原和蛋白多糖的交联增加,椎间盘束水能力减弱,质地变硬,抗损伤能力减弱。但也有证据表明,腰椎间盘在正常老化过程中整体高度并不减小。随着纤维环的放射状隆起增加,其高度保持不变,或可能增加凸出。脊柱高度随年龄增长而下降是由于椎体深度下降引起的。任何年龄段的人在椎间盘不负重情况下,其髓核的压力都很低。

椎间盘具有弹性垫的作用,可缓冲外力对脊柱的冲击。另外,椎间盘也可增加脊柱的运动幅度。

成年人的椎间盘可逐渐发生退行性变,髓核和纤维环的胶原纤维变性。因此,过度的劳损等可诱发纤维环破裂,使髓核或纤维环或二者同时膨出,称椎间盘突出症。椎间盘突出症多见于颈部和腰部活动度较大的区域,此处椎间盘后部较薄弱,且所受压力较大,故椎间盘多向后侧或后外侧突出,常压迫脊髓和脊神经根,出现临床症状。

(1)椎间盘内压:第 3 和第 4 腰椎椎间盘的内部压力常因姿势不同而异,坐位时为 10 ~ 15kg/cm²,而直立时减少 30%,卧位时则减少 50%。

(2)椎间盘破裂的部位:胸椎椎间盘破裂,以后部及后外侧部居多,约占 57%,而前部及外侧部约 43%。腰椎椎间盘突出者有 87% 发生在后部和后外侧部,近 13% 发生在前部和前外侧部。

(3)椎间盘的血管:幼年时其血管分布比成人丰富,一些血管可分布至深层。但随年龄增长,深层血管逐渐变少且口径也减小,13 岁后已基本无血管穿入深层。

(4)椎间盘的神经:一般仅分布于纤维环的浅层,深层和髓核则无神经分布。

椎间盘脱出症最常发生于年龄为 20 ~ 55 岁的人群,且最常见于 L_4/L_5 及 L_5/S_1 水平。同时,也常累及颈椎间盘,尤其是 C_5/C_6 和 C_6/C_7。相比之下,胸椎间盘脱出则比较少见。纤维环后层发生急性撕裂或慢性退化都可使髓核发生变形或疝出。髓核突出将导致脊柱内外平衡失调,椎间盘功能紊乱,各种韧带间的弛张度也失去平衡。

椎间盘最常在后纵韧带稍外侧脱出,压迫一侧的 1 ~ 2 条脊神经。少数情况下,会从中央即后方中线处脱出。此时,神经结构将受到双侧压迫,累及脊髓和马尾。若纤维环完全破裂,则一部分髓核组织将进入椎管,并在椎管内迁移,压迫距椎间盘破裂部位较远的脊神经。椎间盘的物质本身便可对脊神经产生刺激作用。

腰椎间盘内部的破损较脱出更为常见,并被认为是背部疼痛的主要原因。通常在髓核压力减轻后,纤维环内层便会突入髓核中。

第三节　椎管内部结构

椎管起自于枕骨大孔,止于骶骨,与脊柱弯曲形状相似。颈部和腰部椎管较粗,呈三角形,但胸部椎管较细,呈圆形。这种差异与脊髓(及膨大)的直径变化一致。在 L_1 ~ L_5 之间,椎管逐渐变细,但女性仍较男性粗。

临床上可将椎管分为 2 区,即位于关节突关节内侧缘之间的中央区和位于关节突关节以下进入椎间孔的两个外侧区。进入或远离椎间孔的外侧区又可以分为亚关节(外侧隐窝)区、有孔区和孔外区。上述外侧区形成了脊神经管(根管)。若把外侧隐窝看作根管而并非中央区的一部分,则椎管中央区比椎弓根间的放射线学距离略小。

椎管狭窄可发生于单个或多个脊椎水平,多见于腰部和颈部。椎管狭窄可累及中央管或根管。常见的椎管狭窄是退行性变,由椎间盘突出和关节突关节的骨关节炎等病变导致。通常情况下,较小的腰骶椎间孔与此类椎管狭窄的发生关系密切。

较严重的椎管狭窄会压迫脊神经并影响其血供,而固定性根管狭窄则会伴有脊神经压迫,但较少出现脱出的椎间盘牵拉神经根的现象。缺血损伤比实际物理性压迫更易引起神经和神经根的损伤。

腰骶神经根在相应椎间孔的内上方从马尾神经发出,于椎管内斜下行一段距离后进入神经根管,然后由相应的椎间孔穿出,后侧方的椎间盘突出可侵犯背根神经节。

黄韧带的附着使椎管后壁非常平滑。当脊柱处于最大屈曲位时，黄韧带比中立位延长35%～45%，最大伸展位时将缩短10%且增厚，由此可引起椎管内容量的明显变化。若黄韧带发生退变，除本身弹性减低外还将变得肥厚，在脊柱伸展时则出现褶皱或折叠而突入椎管，使椎管容量进一步减小。当颈椎过伸时，褶皱的黄韧带突入椎管与前方椎体后缘互相挤压，引起以颈髓中央管为中心的损害，多见于椎管已发生狭窄的老年人。黄韧带外侧一直延伸至椎间孔并构成其后壁，并在椎间孔外侧与小关节的关节囊相融合。因此，肥厚的黄韧带经常造成神经根管狭窄，其临床表现与椎间盘突出症和中央型椎管狭窄症均有差别。

第四节　椎间孔和脊神经根

椎间孔是进出椎管的主要途径，与主要的椎间关节关系密切（中线黄韧带边缘间有次要途径，常部分融合）。由于椎间孔的结构、内容物和对各种病变的敏感性，因此其具有重要的生物机械性、功能性和临床方面的意义。

多数椎间孔的前缘由上向下依次为上位椎体的后外侧部、椎体结合处（包含椎间盘）的后外侧部和下位椎体后外侧部的小部分；其上缘为上位椎骨下切迹深弓的骨密质；下缘为下位椎骨上切迹浅弓的骨密质；后缘为滑膜小关节突关节纤维囊的一部分。颈椎的椎间孔较明显，因为其上下切迹深度几乎相同，且与椎弓根方向一致，均朝向前外方。横突在椎间孔外侧，方向相同。胸椎和腰椎的椎间孔朝向外，横突则向下。另外，第1～10胸椎的椎间孔前下缘由肋头关节和两个滑膜关节囊构成。腰椎间孔位于腰大肌与脊柱连接处的两条主线之间。每个孔壁均由纤维组织覆盖，依次是骨膜（椎管是否有真正的骨膜存在争议）、软骨膜、环状组织和囊状组织。孔更外侧的部分有时有狭窄的纤维带和跨孔韧带存在。真正的孔是脊神经管网（或根管）的管孔。孔内有部分混合的脊神经及其被膜、2～4根脊膜返支、数量不定的椎动脉和沟通椎内外静脉的丛状静脉。外伤或累及孔边缘组织的任何病变均会对这些结构，尤其是神经产生损伤。特殊情况下，平面关节的骨关节炎、骨刺或椎间盘变性均会导致椎间孔口径减小产生骨性压迫，进而引起神经压迫和刺激。（图2-11）

脊髓是中枢神经系统的一部分，近乎圆柱状，占据椎管的上2/3。它从第1颈椎上缘延伸至第1和第2腰椎连接处，但其终端水平因人而异，可高达第12胸椎的近尾端，低达第2与第3腰椎间的椎间盘。脊髓的位置可随脊柱的弯曲而轻度上升。脊髓由外向内依次被硬脊膜、蛛网膜、软脊膜所包绕，分别形成硬脊膜下腔和蛛网膜下腔，前者是一个潜在腔隙，后者则充满了脑脊液。脊髓是延髓的延续，在脊髓圆锥处变窄。在脊髓圆锥顶端，有一个结缔组织状细丝即终丝，降至第1尾椎背部。各部分脊髓的宽度不同，除了两个膨大（颈膨大和腰骶膨大）外，从头到尾逐渐变细。膨大部位并非圆柱状，而是横向变宽，尤其是颈膨大。（图2-12）

颈膨大是支配上肢的脊神经的来源，从第3颈节至第2胸节，最大周长约为38mm，位于第6颈节。

腰骶膨大是支配下肢的脊神经的来源，从第2腰节至第3骶节。

后外侧沟在后正中沟两侧的外1.5～2.55mm处。脊神经的后根沿此沟进入脊髓。后正中沟及后外侧沟之间的白质为脊髓后索。在颈部及上胸部，后索分为两大束，薄束及楔束。后外侧沟与前正中裂之间为前外侧索，可分为前索和外侧索，由从脊髓表面发出的脊神经前

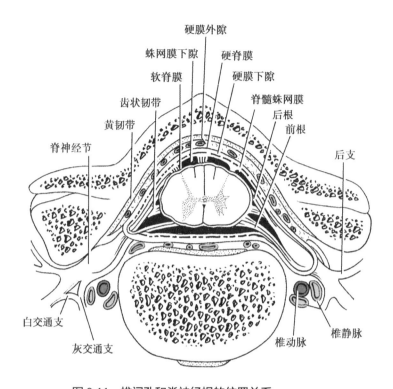

图 2-11 椎间孔和脊神经根的位置关系

引自张绍祥、张雅芳主编《局部解剖学》第 3 版

根分隔。前索在脊神经前根内侧,而外侧索则在脊神经前根和后外侧沟之间。在上颈部,两侧侧索发出小神经支形成脊髓副神经,在椎管内沿脊髓侧面上行,经枕骨大孔进入颅后窝。

终丝长约 20cm,是结缔组织形成的丝状物。它从脊髓圆锥顶端下行,上 15cm 是硬脊膜和蛛网膜的延续,一直延伸到第 2 骶椎的底缘;下 5cm 是外终丝,与硬脊膜融合后下行至第 1 尾节背侧。终丝为软脊膜的延续,已退化的第 2、第 3 尾神经的神经纤维束黏附其上。中央管在终丝内延续 5 ~ 6mm,终丝周围为蛛网膜下腔。

脊神经的前根及后根与脊髓相连,分别穿过蛛网膜下腔并经过硬脊膜,在椎间孔内或附近汇合,形成混合的脊神经。由于脊髓比脊柱要短,接近尾部的神经根都要在椎管里下行不同的距离,沿着或越过脊髓到达相应椎间孔。因此,在脊髓圆锥的远端,形成了聚集在脊髓鞘内的马尾神经,围绕在终丝周围。(图 2-12)

前根发自脊髓前外侧沟,含有躯体运动纤维,在部分节段上还有交感神经传出纤维。后根形成卵圆形的膨大,称脊神经节。每个脊神经后根分出 6 ~ 8 支小根,随后以垂直顺序成排进入脊髓后外侧沟。通常认为,后根中仅有传入神经纤维(躯体神经与内脏神经),从脊神经节假单极神经元发出,但也包含少部分的传出神经纤维(3%)和扩血管的自主神经纤维。

神经节内的每个神经元都有一条短干,它分为内侧支,经后根进入脊髓;外侧支则到达周围的感觉末端器官。中央支是轴突而外周支则是延长的树突。脊髓及其所发出的一对脊神经所在的区域称为一个脊髓节段,但在脊髓表面并无明确标记。

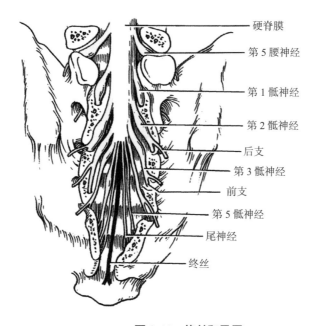

图 2-12 终丝和马尾

引自王怀经、张绍祥主编《局部解剖学》第 2 版

（图中标注，从上到下：硬脊膜、第 5 腰神经、第 1 骶神经、第 2 骶神经、后支、第 3 骶神经、前支、第 5 骶神经、尾神经、终丝）

神经根自硬膜囊走出后向外下方斜行,经侧方的椎间孔离开椎管。神经根与椎间孔及其周围组织关系密切,椎间孔内的骨纤维管狭窄及软组织的增生、肥厚、粘连等病变均可压迫附近的神经,导致血液循环障碍,造成不同程度的感觉及运动功能障碍。

第五节 脊柱的韧带

一、椎体间和椎弓间的韧带

除椎间盘连结之外,椎体间还借前、后纵韧带连结。

（1）前纵韧带:非常坚韧,是人体中最长的韧带。上方起自枕骨咽结节,向下经寰椎前结节及各椎体前方,止于第 1 或第 2 骶椎的前面。各部分的韧带宽窄与厚薄各不相同,胸椎部分较窄而略厚;颈、腰部则较宽而略薄。前纵韧带由三层并列的纵行纤维构成,浅层纤维跨越 3 ~ 4 个椎体,中层纤维跨越 2 ~ 3 个椎体;而深层纤维则仅连结相邻椎体。前纵韧带与椎间盘及椎体边缘连接紧密,但在椎体上下缘之间的部分则较为松弛。前纵韧带可以限制脊柱过度后伸。

（2）后纵韧带:细长而坚韧,位于椎管前壁。起自第 2 颈椎体,向上移行于覆膜,向下沿各椎体的后面至骶管,与骶尾骨后的深韧带相移行。该韧带的宽窄与厚薄在各部分也有所不同,在颈椎、上胸椎部分较宽;而下胸椎、腰椎部分较窄。后纵韧带可分为浅、深两层,浅层纤维可跨越 3 ~ 4 个椎体;而深层纤维只连结相邻椎体。后纵韧带与椎体上下缘之间连结紧密,但与椎体后面的连结较松弛,其间有椎体的静脉通过。

椎弓间的连结:包括关节突关节、椎弓间韧带、横突间韧带、棘间韧带、棘上韧带及项韧带。

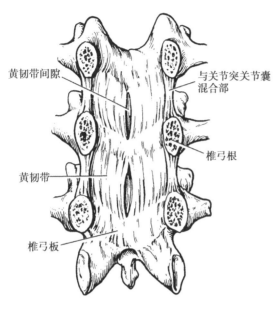

图 2-13 黄韧带（腰椎前面）

引自柏树令、应大君主编《系统解剖学》第 8 版

（1）关节突关节：由上位椎骨下关节突与下位椎骨上关节突组成，关节面覆盖透明软骨。关节囊附着于关节软骨周缘，颈椎关节囊较松弛，胸椎较紧张，腰椎则较厚。此关节为平面关节，可做轻微运动。

（2）椎弓间韧带：也称黄韧带（图 2-13），本身呈膜状，由弹性纤维构成，位于相邻的椎弓之间。起自上位椎弓板下缘前方，止于下位椎弓板的上缘及后面。韧带前面凹陷，正中有一裂隙，有静脉经过。各部分的黄韧带厚薄与宽窄不同，颈椎较薄而宽；胸椎及腰椎则较窄而略厚，其中以腰椎为最厚。黄韧带限制脊柱过度前屈，同时维持身体直立。此韧带有时发生肥厚，可压迫马尾或神经根，常发生于第 4 至第 5 腰椎之间。

（3）横突间韧带：连接相邻两个横突，在颈椎此韧带常阙如，胸椎部呈细索状，腰椎部则发育较好，呈膜状。

（4）棘间韧带：连结相邻两个棘突，较薄。从棘突根部至其尖部，呈矢状位，前方与椎弓间韧带融合，后方则移行为棘上韧带。在腰椎部该韧带宽而厚，呈四方形，胸椎部则窄而长，颈椎部则常常发育不良。

（5）棘上韧带：细长且坚韧，起自第 7 颈椎棘突，向下沿各椎骨棘突尖端下行，止于骶正中嵴，向上则移行为项韧带，在其两侧与背部腱膜延续，前方与棘间韧带愈合。各部分的棘上韧带宽窄与厚薄均不相同，腰椎部宽而肥厚，胸椎部则呈细索状。韧带浅层纤维跨越 3 ~ 4 个椎骨棘突，中层跨越 2 ~ 3 个，而深层纤维只连结相邻两个棘突。当脊柱前屈时棘上韧带紧张，脊柱后伸时则松弛。

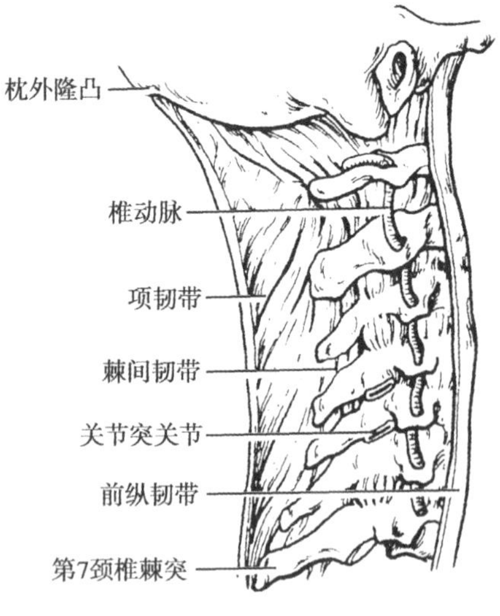

（6）项韧带（图 2-14）：为三角形的弹力纤维膜。其底部向上，附着于枕外隆凸和枕外嵴；尖部向下，与寰椎后结节及下六个颈椎棘突尖相连；后缘游离而肥厚，为斜方肌的附着部。四足类动物的项韧带很发达，可协助周围肌群支持头颈；而人类项韧带则属退化结构，作用类似黄韧带，可维持身体直立姿势。

二、寰椎与枕骨及枢椎的连结

1. 寰枕关节 由枕髁与寰椎上关节凹构成。关节囊松弛，上方起自枕髁周围，向下止于寰椎上关节凹周缘。关节囊后部及外侧部肥厚，而内侧部则很薄，有时甚至阙如。关节囊周围有如下

图 2-14 项韧带

引自柏树令、应大君主编《系统解剖学》第 8 版

韧带。

(1)寰枕前膜:较宽阔,连于枕骨大孔前缘与寰椎前弓上缘。韧带前面的中部因有前纵韧带移行而增厚,而两侧略薄,多与关节囊相愈合。

(2)寰枕后膜:较寰枕前膜薄而略窄,连结枕骨大孔后缘与寰椎后弓上缘。其中部略厚,前面与硬脊膜紧密相连,后面接头后小直肌,两侧移行为关节囊。与寰椎后弓的椎动脉沟围成一管,其内有椎动脉及枕下神经通过。

(3)寰枕外侧韧带:连结寰椎横突上面与枕骨颈静脉突,加强关节囊外侧壁。

寰枕关节为椭圆关节,沿额状轴(位于两侧颈静脉突之间)能使头部做仰俯运动。沿矢状轴(在额状轴的稍上方)运动时,则可侧屈运动。头部的前俯运动主要受关节囊后部和覆膜的限制;寰枕前膜和寰枕外侧韧带则限制头部的后仰运动。翼状韧带和关节囊外壁可限制过度侧屈运动。(图 2-13)

寰枕关节的动脉:主要来自椎动脉和脑膜后动脉的分支。

寰枕关节的神经:主要为枕下神经的分支。

2. 寰枢关节(图 2-15) 包括左右寰枢外侧关节、寰齿前关节和寰齿后关节。

(1)寰枢外侧关节:由寰椎下关节面与枢椎上关节面构成。关节囊附着于关节周缘,薄且松弛,关节囊后部及内侧部则有韧带加强。

(2)寰齿前关节:由枢椎齿突的前关节面与寰椎齿突关节面构成,关节囊薄而松弛。

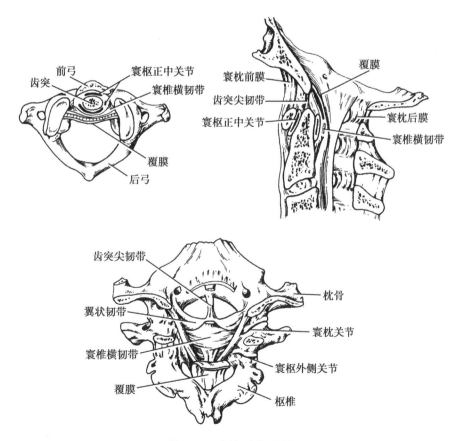

图 2-15 寰枕、寰枢关节

引自柏树令、应大君主编《系统解剖学》第 8 版

（3）寰齿后关节：由齿突后关节面与寰椎横韧带构成。齿突后关节面呈圆形、横椭圆形或沟状。寰椎横韧带的前中央部有纤维软骨构成的关节面，与齿突后关节面形态互相吻合。关节囊薄而松弛，关节腔往往与寰枕关节相通。

（4）寰枢关节的韧带

1）寰枢前膜：长而坚韧，位于两侧寰枢关节之间，上方起自寰椎前弓前面和下缘，向下止于枢椎体前面。该膜中部因与前纵韧带相移行而增厚。

2）寰枢后膜：薄而宽，位于寰椎与枢椎之间，连结寰椎后弓下缘与枢椎椎弓上缘。该膜中部略厚，两侧有第2颈神经穿过。

3）寰椎横韧带：坚韧而肥厚，连结寰椎左右侧块的内侧面。该韧带前面微凹，中部略宽，有由纤维软骨构成的关节面，与枢椎齿突后关节面相关节。此韧带将寰椎的椎孔分成为较小的前部和较大的后部两部分，前部只有齿突，而后部则容纳脊髓及其被膜等。自韧带中部向上、向下各发出一条纵行纤维束，前者称为上脚，末端附着于枕骨大孔前缘；后者称为下脚，与枢椎体后面相连。此上、下脚与寰椎横韧带共同构成寰椎十字韧带。当暴力引起寰椎横韧带撕裂时，齿突易移向后方压迫延髓导致严重后果。

（5）连结枢椎与枕骨之间的韧带

1）覆膜：位于椎管内，宽阔且强韧，自斜坡沿齿突及周围韧带后方下降，于枢椎体后方移行于后纵韧带。其外侧与寰枢外侧关节囊相愈合，前面则连结寰椎十字韧带。

2）翼状韧带：强韧的圆索条状韧带，左右各一条，位于寰椎横韧带上方。起自齿突尖两侧，斜向外上方，止于枕髁内侧面，且分别与寰齿前、后关节囊及寰枕关节囊相愈合。该韧带可限制头部过度的前俯和旋转。

3）齿突尖韧带：细小的索条状韧带，位于两侧翼状韧带上缘之间，连结齿突尖与枕骨大孔前缘，并分别与寰枕前膜和寰椎十字韧带（上脚）相融合。当头部后仰时该韧带紧张，前俯时则变松弛。

（6）寰枢关节的运动：虽然此关节由四个独立关节构成，但只有一个通过齿突尖的垂直轴，寰椎与颅骨可沿此轴向两侧旋转。另外，寰椎与枢椎之间还可出现轻微向前后和侧方的运动。

寰枢关节的动脉：主要来自椎动脉分支。

寰枢关节的神经：主要来自第1和第2颈神经之间神经袢的分支。

三、腰骶连结

即第5腰椎与骶骨之间的连结，其结构与游离椎骨间的连结基本相似，但椎间盘较厚，韧带发育良好，后纵韧带薄弱，无横突间韧带。此外，两侧有髂腰韧带。

骶尾关节位于第5骶椎体与第1尾椎体之间，借椎间盘相连。椎间盘呈卵圆形，薄而软，前后较厚而两侧较薄，中央部常有空腔。骶尾联合周围的韧带如下：

（1）骶尾前韧带：位于骶骨及尾骨前面，为前纵韧带向下的延续，止于骶、尾骨的前面。

（2）骶尾后深韧带：为后纵韧带的延续，沿第5骶椎体和第1尾椎体后面下降，于第1尾椎下缘与终丝及骶尾后浅韧带融合。

（3）骶尾后浅韧带：为棘上韧带的延续，自骶管裂孔边缘沿尾骨后方下降。

（4）骶尾外侧韧带：连结骶骨外侧缘下端与第1尾椎横突。该韧带上方与骶结节韧带愈合，并与骶骨外侧缘之间围成孔隙，有第5骶神经的前支通过。

(5)尾侧韧带:连结于尾骨尖与皮肤之间。

四、尾椎间的连结

幼年时,尾椎间主要借骶尾前韧带和骶尾后韧带相连,可于第 1 和第 2 尾椎间见到明显的椎间盘。随年龄的增长,尾椎间的连结逐渐骨化形成骨性结合。

第六节　脊柱的筋膜和肌肉

一、背部浅筋膜

背部浅筋膜同身体其他部位浅筋膜相延续,其特点是项部浅筋膜致密,脂肪组织中有纤维隔,而腰部浅筋膜有丰富的蜂窝状脂肪组织。背部深筋膜的浅层很薄弱,遮盖在背阔肌和斜方肌的浅面;而深层很发达,尤其是腰背部特别发达,呈腱膜状。项部的深筋膜称项筋膜,背部和腰部的深筋膜称胸腰筋膜,分述如下:

（一）项筋膜

位于斜方肌、菱形肌和上后锯肌深面,遮盖头夹肌、颈夹肌和头半棘肌。上方附着于上项线,下方移行为胸腰筋膜,内侧自上而下愈着于项韧带、第 7 颈椎和上六个胸椎棘突。上部与斜方肌深面筋膜结合较松,下部与菱形肌和上后锯肌深面筋膜留有裂隙。该层筋膜深面向项部各肌伸出许多肌间隔,形成各肌的肌纤维鞘。

（二）胸腰筋膜

分深浅两层,浅层居斜方肌、背阔肌和下后锯肌深面,遮盖竖脊肌和背深部短肌。该筋膜向下逐渐发达,至腰背部时,由于有背阔肌和下后锯肌起始腱膜的增强而格外发达。此层筋膜向上移行为项筋膜,向下附着于髂嵴和骶外侧嵴,内侧附着胸椎、腰椎棘突、棘上韧带和骶正中嵴,外侧在胸背部附着于肋骨角和肋间筋膜,在腰部与腹横肌起始腱膜融合,并于竖脊肌外侧缘与胸腰筋膜深层融合。该层筋膜在胸背部被菱形肌遮盖,较薄且透明;在腰背部呈腱膜状,白色有光泽。胸腰筋膜深层位于竖脊肌深面,向上附着于第 12 肋下缘,向下附着于髂嵴,内侧附着于腰椎横突,胸腰筋膜的深浅两层外侧缘融合,构成腹肌的起始腱膜。此筋膜的上部,介于第 12 肋和第 1 腰椎横突之间的部分特别增厚,称腰肋韧带。胸腰筋膜的深浅层共同围成竖脊肌的肌纤维鞘,包绕着竖脊肌和背深部的短肌。

二、背肌

背肌(图 2-16)在维持人类的直立姿势方面有重要意义。其中,项部肌肉对维持头的直立姿势很重要,由于头颅重心偏在关节前方,因此项部肌肉经常处于紧张状态,同时颈部脊柱活动性较大,故项部肌肉损伤较常见。

腰肌也对维持直立姿势和负重很重要,经常锻炼腰肌,可以避免腰部脊柱损伤,尤其是腰椎间盘突出症。

背部肌肉排列成连续多层,其中只有深层肌肉才是真正的背部肌肉,可依据其位置和神

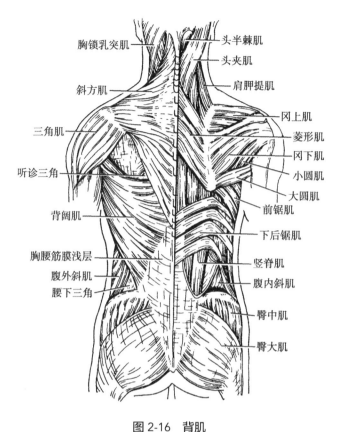

图 2-16　背肌

引自丁文龙、王海杰主编《系统解剖学》第 3 版

经支配对其进行区分。颈部以下肌肉位于胸腰筋膜后层的深部。腰部的胸腰筋膜各层轮廓较清楚,占据筋膜的后、中两层之间。

位于上述真正背肌较浅层的肌肉是外部"移入"肌,其中最浅的肌肉走行于上肢和中轴骨之间,包括斜方肌、背阔肌、肩胛提肌和菱形肌。该层下方有后锯肌群和上、下锯肌,这些肌肉通常很薄,其功能可能与呼吸有关,还可能与本体感觉有关。这些外部肌肉均由脊神经前(腹侧)支支配。

背肌也有深、浅之分。浅层包括颈部和上胸部的夹肌及整个躯干的竖脊肌群。深层则包括脊横肌群,分为半棘肌、多裂肌、回旋肌和枕骨下肌。最深层是棘间肌和横突间肌。后肌群并不全受脊神经后支支配,腰横内侧肌、胸横间肌、颈横后肌内侧部受背支支配,但其他肌肉则受前支的支配,因此,这些肌肉并非真正的背部肌肉。

(一)上后锯肌

上后锯肌位于菱形肌深方,为很薄的菱形扁肌,其腱膜起自项韧带下部和下两个颈椎棘突及上两个胸椎棘突。该肌纤维斜向外下,止于第 2～5 肋骨角外侧面。此肌收缩可上提上部肋骨以助吸气,受肋间神经 $T_2 \sim T_5$ 支配。

(二)下后锯肌

下后锯肌形状与上后锯肌类似,位于背阔肌中部的深面,较上后锯肌宽阔。该肌借腱膜起自下位两个胸椎棘突及上位两个腰椎棘突,肌纤维斜向外上方走行,止于下 4 位肋骨外面,止点恰在肋角的外侧。此肌收缩时可下拉肋骨向后,并固定肋骨,协助膈肌的呼气运动。

该肌受肋间神经 T_9 ~ T_{12} 支配。

（三）夹肌

夹肌位于项部，被斜方肌、菱形肌、上后锯肌和胸锁乳突肌所掩盖，为一不规则三角形扁肌。在发生上，属于背深层肌特殊分化出来的部分。依其部位不同，又可分为两部分：

1. 头夹肌 为夹肌上部大部分的肌束，起自项韧带下部（第 3 颈椎以下）以及第 7 颈椎和上 3、4 个胸椎棘突及其棘上韧带。该肌纤维斜向外上方，止于上项线的外侧部，并位于胸锁乳突肌深面，有部分肌束则止于乳突后缘。

2. 颈夹肌 为头夹肌下方的部分肌束，起自第 3 ~ 6 胸椎棘突，肌纤维斜向外上方，位于肩胛提肌深面，止于第 2、3 颈椎横突后结节。

单侧夹肌收缩使头转向同侧，两侧共同收缩使头后仰。头夹肌受中位颈神经（C_2 ~ C_5）后支的内侧支支配，颈夹肌受下位颈神经和上位胸神经后支的内侧支支配。

（四）竖脊肌

竖脊肌又称骶棘肌，在背肌中最粗大，居上述背肌的深面，填充于棘突与肋角之间的深沟内。该肌以总肌腱及肌束起自骶骨背面、第 11 ~ 12 胸椎和腰椎的棘突及其棘上韧带、髂嵴后部及胸腰筋膜。肌束向上走行，在腰部分为三个纵行的肌柱，外侧为髂肋肌，中间为最长肌，内侧为棘肌，每个肌柱自下而上又分为三部分。详述如下：

1. 髂肋肌 位于最外侧，自下而上分为三部分：即腰髂肋肌、胸髂肋肌和颈髂肋肌，这三部分肌肉互相重叠。腰髂肋肌起自竖脊肌总腱，向上走行，借许多肌腱止于下 6 个肋骨的肋角下缘。胸髂肋肌起自下 6 个肋角上缘，腰髂肋肌止点内侧，向上分别止于上 6 个肋角上缘和第 7 颈椎横突后面。颈髂肋肌起自第 3 ~ 6 肋，胸髂肋肌止点内侧，终止于第 4 ~ 6 颈椎横突后结节。三部分肌肉互相重叠，外形上是一块肌肉。此肌通过肋骨作用于脊柱，一侧收缩使躯干向同侧屈曲，而两侧同时收缩则竖直躯干。髂肋肌受脊神经（C_8 ~ L_1）的后支支配。

2. 最长肌 在髂肋肌的内侧，自下而上也分为三部分：胸最长肌、颈最长肌和头最长肌。除起于竖脊肌总腱外，胸最长肌部分肌纤维起自腰椎横突和副突的后面和胸腰筋膜的中层，以圆形肌腱止于全部胸椎横突尖端，以肌性组织止于下 9 肋或 10 肋的肋角和肋结节间的肋面。颈最长肌位于胸最长肌内侧，肌腱较薄，起自于上 4 个或 5 个胸椎的横突，向上止于第 2 ~ 6 颈椎横突的后结节。头最长肌位于颈最长肌和头半棘肌之间，起自上 4、5 个胸椎横突，下 3、4 个颈椎下关节突，于头夹肌和胸锁乳突肌深面止于乳突后缘上方。最长肌的一侧收缩可使脊柱向同侧屈曲，两侧收缩则能竖直躯干。胸最长肌和颈最长肌受脊神经（C_4 ~ L_5）后支的支配，而头最长肌则受脊神经（C_1 ~ T_4）支配。

3. 棘肌 在最长肌的内侧，紧贴棘突两侧，较上述两肌薄弱，又可分为胸棘肌、颈棘肌和头棘肌。胸棘肌位于胸最长肌内侧且与其紧密交织，以 3 ~ 4 个肌腱起自第 11 胸椎至第 2 腰椎棘突，随后汇合为一小肌，向上跨越 4 ~ 8 个椎体，以肌腱分别止于上位胸椎棘突。颈棘肌起自第 7 颈椎棘突和项韧带，有时还起自第 1 ~ 2 胸椎棘突，止于枢椎棘突，有时部分纤维止于第 3 ~ 4 颈椎的棘突。头棘肌较弱小，位于头半棘肌内侧，常与之交织在一起。但是，二者在形态上可被区分，头棘肌肌腹常常被一不完整的肌腱所分割，故又称颈二腹肌。胸棘肌可伸脊柱胸段，颈棘肌和头棘肌可伸脊柱颈段。棘肌接受脊神经（T_2 ~ L_1）后支的支配。（图 2-17）

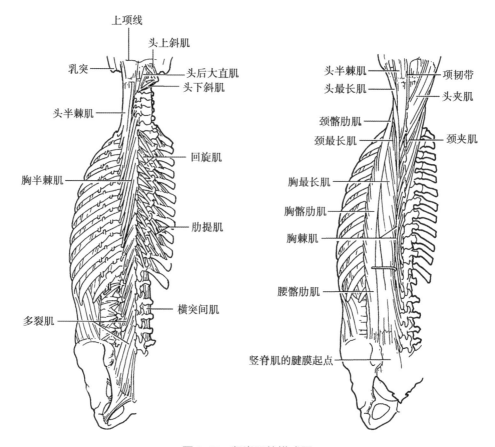

图 2-17 竖脊肌的模式图

引自刘树伟、李瑞锡主编《局部解剖学》第 8 版

（五）横突棘肌

由斜行肌束构成，排列于骶骨至枕骨的整个项背部，为竖脊肌所遮盖。其肌纤维起自下位椎骨的横突，斜向内上方止于上位椎骨的棘突。该肌由浅至深又可分为三层：浅层肌束最长，跨过 4 ~ 6 个椎骨，纤维走行较直，称半棘肌；中层肌束较短，走行较斜，越过 2 ~ 4 个椎骨，称多裂肌；深层肌束最短、最斜，位于上、下两个椎骨之间，或越过一个椎骨，称回旋肌。

1. 半棘肌 按其止点和分布的位置，可分为胸半棘肌、颈半棘肌和头半棘肌，腰部则没有此肌。胸半棘肌的肌腹细小，两端有较长的肌腱，起自第 6 ~ 10 胸椎横突，止于第 6 颈椎至第 4 胸椎的棘突。颈半棘肌位于头半棘肌深面，起自上 5 ~ 6 个胸椎横突，止于第 2 ~ 5 颈椎棘突，大部分肌束止于第 2 颈椎棘突。头半棘肌位于头夹肌和颈夹肌的深面，体型偏瘦的人项部可见两条纵行的凸隆，即头半棘肌的表面投影。该肌起自上 6 位或 7 位胸椎横突尖端以及第 4 ~ 6 颈椎关节突，有时还部分起自第 7 颈椎和第 1 胸椎棘突，肌束向上汇集，形成宽阔肌腹，止于枕骨上、下项线间的内侧部。胸半棘肌和颈半棘肌两侧收缩可伸脊柱胸段和颈段，单侧收缩可使相应部分的脊柱转向对侧。头半棘肌单侧收缩可使头伸直并使面部稍转向对侧。半棘肌受脊神经（T_1 ~ T_{11}）后支的支配。

2. 多裂肌 位于脊柱沟内半棘肌的深面，形状类似半棘肌，但较短。该肌分布于骶骨到第 2 颈椎之间，在腰部和颈部发达，起自骶骨背面、骶髂后韧带、髂后上棘、腰椎乳突、胸椎横突和下位 4 个颈椎关节突,止于全部颈椎(寰椎除外)的棘突,其肌纤维长短不一,浅层纤维跨越 3 ~ 4 个椎骨,中层纤维跨越 2 ~ 3 个椎骨,深层纤维连接相邻椎骨。多裂肌受脊神经(C_3 ~ S_5)后支的支配。

3. 回旋肌 位于多裂肌深面,分为颈回旋肌、胸回旋肌及腰回旋肌。肌束似多裂肌,但是更短。胸回旋肌较发达,包括 11 对近似方形的小肌,其中第一对位于第 1、2 胸椎之间,最后一对位于第 11、12 胸椎之间。胸回旋肌起自椎骨横突后上部,止于上位椎骨椎弓板下缘和外侧面,部分肌纤维向上跨越一个椎弓,止于上位椎骨棘突根部。前者称回旋短肌,后者称回旋长肌。颈回旋肌和腰回旋肌肌束外形不规则,数量不恒定,起止与胸回旋肌相似。回旋肌受脊神经(T_1 ~ T_{11})后支的支配。该肌两侧同时收缩可使脊柱伸直,单侧收缩则可使脊柱转向对侧。

(六)枕下肌

枕下肌包括四对短小但发育良好的肌肉,即两对直肌和两对斜肌。这些肌肉只出现在高等哺乳动物中,皆位于头半棘肌的深面,作用于寰枕及寰枢关节,均由枕下神经支配,分述如下:

1. 头后大直肌 呈三角形,起于第 2 颈椎棘突,肌纤维斜向外上方走行,肌腹逐渐增宽,止于枕骨下项线的外侧。一侧肌肉收缩可使头转向同侧,两侧同时收缩可使头后仰。

2. 头后小直肌 呈三角形,起于寰椎后结节,肌纤维向上走行,止于下项线内侧。该肌肉收缩可使头后仰。

3. 头上斜肌 呈粗柱状,起自寰椎横突,肌纤维斜向内上方走行,止于下项线上方外侧部。一侧收缩可使头向对侧转动,寰枕关节侧屈;两侧同时收缩可使头后仰。

4. 头下斜肌 呈粗柱状,起自第 2 颈椎棘突,向外上方走行止于寰椎横突。该肌可使头向同侧转动且屈曲。

(七)横突间肌

横突间肌位于相邻椎骨的横突间。此肌在颈部最发达,共有 7 对,最上一对位于寰椎和枢椎之间,最下一对位于第 7 颈椎和第 1 胸椎之间。横突间肌以脊神经前支为界,分为前横突间肌和后横突间肌。后者又可分为内、外两部,分别由相应脊神经的前支和后支支配。前横突间肌和后横突间肌外侧部起止于相邻颈椎肋突(横突孔外侧)之间,后横突间肌的内侧部则起止于相邻颈椎横突孔内侧之间。在胸部,此肌仅存在于第 10 胸椎至第 1 腰椎之间,每一横突间肌都为单一的肌块,相当于颈部后横突间肌的内侧部。在腰部,横突间肌分为内侧横突间肌和外侧横突间肌,前者连于腰椎副突和下位腰椎乳突;后者又可进一步分为前、后两部分,前部连于相邻椎骨横突之间,后部连于横突与副突之间。腰横突间肌受脊神经的前支支配,可使脊柱侧屈。

(八)棘间肌

棘间肌为成对排列的短肌,位于棘间韧带或项韧带两侧,起止于相邻椎骨棘突之间。颈部的棘间肌最为明显,共有 6 对,起止于相邻棘突的分叉部,但有时其起止点间相隔 1 个或多个椎骨棘突。最上方的棘间肌位于第 2、3 颈椎棘突之间,最下方的棘间肌位于第 7 颈椎和第 1 胸椎的棘突之间。在胸部,该肌位于第 1、2(或 2、3)胸椎和第 11、12 胸椎之间。腰部的 5 个腰椎之间有 4 对棘间肌。有时,第 12 胸椎和第 1 腰椎之间及第 5 腰椎和骶骨之间也会出现此肌。该肌可协助伸直脊柱,接受脊神经后支的支配。

（九）肋提肌

呈三角形,位于脊柱两侧,共 12 对。该肌起自第 7 颈椎和第 1 至第 11 胸椎横突尖,斜向外下方走行,止于下位肋结节外侧的肋骨上缘。其中,上 8 对肌肉称肋短提肌;下 4 对肌肉肌束较长,越过一个肋骨止于下位肋骨,称肋长提肌。此肌可以提肋,协助肋间外肌增大肋间隙以助吸气。肋提肌受胸部脊神经后支的支配。

多数情况下,横突间肌、棘间肌和肋提肌是维持姿势肌,在脊柱做整体运动时,可以稳定相邻椎骨,使竖脊肌的作用更加有效。脊柱运动时,这些肌肉各自间断地收缩和舒张,以控制躯干的姿势。

第七节　脊柱的神经

脊柱的神经支配主要来自脊神经,其在椎间孔内或附近发出分支。同时,经灰交通支或直接来自胸交感神经节的交感神经纤维也是重要来源。脊神经分支主要是脊神经后支、脊膜支和窦椎神经的返支。后支发出分支支配小关节、骨膜、肌肉和皮肤。虽然窦椎神经的起点和分支形式存在争议,但多数人认为其是腹部神经分支的返支。这些神经接受交感神经的加入,再重新进入椎间孔,支配椎管壁的结构、硬脊膜及硬膜外软组织。

在体内的节段性结构中(如胸部节段),脊神经有着相似的轮廓。脊神经后支分为内侧支和外侧支,穿入背部深层肌肉,支配邻近的肌肉以及从后正中线到肩胛线间的皮肤。脊神经前支通过灰白交通支与相应的交感神经节相连,沿着体壁弯曲走行,支配躯干侧面的肌肉。在腋中线附近,它发出侧支,穿过肌肉再分成前、后皮支,主要神经在体壁前行,支配腹肌并终于皮支。

每对脊神经借前后根与脊髓相连,每个后根有一个脊神经节(后根神经节)。严格地说,脊神经只是指前根、后根联合后到发出分支之前的短小节段。这段脊神经是位于椎间孔内的。脊神经共有 31 对:8 对颈神经,12 对胸神经,5 对腰神经,5 对骶神经及 1 对尾神经。字母 C、T、L、S 和 Co 加上具体的数字可以表示某一根脊神经。脊神经从椎间孔发出,在胸、腰、骶、尾水平,脊神经在同名椎骨的下位椎弓根处出椎管。然而,$C_1 \sim C_7$ 神经是通过相应椎骨上位椎骨椎弓根处,C_1 离开椎管是在枕骨与寰椎之间,故又被称为枕下神经。C_8 神经走行于第 7 颈椎和第 1 胸椎之间。

第八节　脊柱的动脉

脊椎的内容物和附属软组织都接受来自胚胎节间躯体动脉后支的血供,这些动脉的名称依脊柱水平而定。这些节间血管在胸腰部延续为肋间后动脉和腰动脉。在颈部和骶部,血管间的纵向吻合支延续为向脊柱提供血供的血管。在颈部,大部分颈动脉由肋后吻合支形成,大部分颈深动脉由肋后横向吻合支形成。颈升动脉和脊髓外侧动脉是肋后吻合支的延续。

脊柱胸、腰段的血供由降主动脉的成对分支供应。在两侧,动脉主干(肋间后动脉和腰动脉)绕椎体分布,向椎体发出分支,然后发出主要的后支。后支供应平面关节、椎板后面及其上方的肌肉和皮肤,随后进入椎间孔。在关节后方和软组织分支之间有分布于若干节段的自由吻合支。在颈椎和骶椎水平,上述纵行动脉有直接的脊髓分支,该分支向椎骨、硬膜和硬膜外组织供血,同时还通过分支向脊髓和神经根供血。这些动脉进入椎管后又分为中央后动脉、椎板前动脉和根动脉。中央后动脉是椎体和椎间盘外周的主要营养动脉,在后纵韧带深面与穿过中线及中线上下的血管吻合。椎弓、硬膜外组织、硬膜和黄韧带接受椎管后壁的椎板前动脉及其吻合丛的血供。

第九节　脊柱的静脉

脊柱的静脉沿整个脊柱和椎管内外形成复杂的静脉丛。这两个静脉丛缺少静脉瓣,相互自由吻合后汇入椎间静脉。早在胎儿期,这些静脉丛和纵向静脉就建立了广泛联系。发育完成后,这些静脉丛通过与动脉相伴行的静脉汇入腔静脉系和奇静脉/腰升静脉系。

脊柱的静脉还与硬脑膜静脉窦、颈部和骨盆的深静脉相交通。脊柱静脉丛扩张幅度较大,能在颈、胸、腹静脉阻塞的患者体内形成静脉回流的侧支循环。缺少静脉瓣使它们为恶性疾病和败血症的广泛播散提供了良好途径。体腔压力的改变会传递到这些静脉丛,进而传递到脑脊液。

脊柱前方和后方都分布有椎外静脉丛,在颈部多见并能形成自由吻合支。椎外侧前静脉丛位于椎体前方,与椎底和椎间静脉相交通,且接受来自椎体的分支。椎外侧后静脉丛在椎板后方,环绕棘突、横突和关节突,与椎内静脉丛相吻合,汇入椎静脉、肋间后静脉和腰静脉。

椎内静脉丛位于硬脊膜和脊椎之间,接受来自骨、红骨髓和脊髓的分支,形成了比椎外静脉丛更致密的网络,并排形成4个相互连结的纵向血管,两个在前方,两个在后方。

椎内侧前静脉丛是椎体和椎间盘后面的较大静脉丛,位于后纵韧带侧方,在该韧带深面与椎底大静脉开口处的横向静脉分支相连。两侧的椎内侧后静脉丛位于椎弓和黄韧带前方,借穿过黄韧带的及位于黄韧带之间的静脉与椎外侧后静脉丛相吻合。内侧静脉丛通过各脊椎附近的静脉环相互沟通,在枕骨大孔周围与椎静脉、枕窦和乙状窦、基底静脉丛、舌下神经管静脉丛及枕髁导静脉相连形成致密的静脉网。

椎基底静脉来自椎体后孔,在骨中的形态如同颅骨板障中弯曲的隧道。椎基底静脉通过椎体内的小口流入椎外侧前静脉丛。它们在椎骨后方形成1~2个短分支,开口于横向静脉分支并与椎体内侧前静脉丛相沟通。椎基底静脉随年龄的增长而逐渐扩大。

椎间静脉与脊神经相伴穿椎间孔进入脊髓和椎内外静脉丛,终止于椎静脉、肋间后静脉、腰静脉和骶外侧静脉等。肋间后上静脉经头臂静脉汇入腔静脉系,肋间后下静脉则汇入奇静脉系。腰静脉在横突前接受纵行的腰升静脉便终止于此,或者也可绕过椎体汇入下腔静脉。椎基底或椎间静脉是否有静脉瓣仍有争议,但有证据表明其血流是可逆的,这就解释了盆腔肿瘤,如前列腺癌如何在椎体内进行转移,即当腹腔内压上升或体位改变引起血流暂时逆行时,癌细胞可通过与之相接触的盆腔静脉扩散进入椎内静脉丛。(图2-18)

颈部的淋巴引流,总体而言,深部淋巴管伴随着动脉走行。颈椎的淋巴流入颈部深淋巴结,胸椎的淋巴流入肋间(后)淋巴结,腰部淋巴流入主动脉外侧和主动脉后淋巴结,盆部淋巴流入骶外侧和髂内淋巴结。

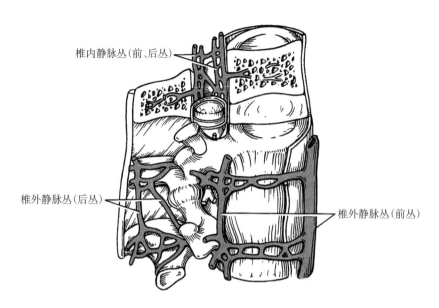

图 2-18　椎静脉丛

引自王怀经、张绍祥主编《局部解剖学》第 2 版

第十节　脊　柱　曲　度

脊柱的整体观:脊柱可支持躯体和保护脊髓。成年男性脊柱长约 70cm,女性的略短,约 60cm。脊柱长度可因姿势不同而略有差异,静卧可比站立时长 2 ~ 3cm,主要由于站立时椎间盘负重被压缩所致。椎间盘总厚度约为脊柱全长的 1/4。随着年龄增长,椎间盘可因胶原成分的改变而变薄,骨质疏松可导致椎体较宽而高度减小,脊柱肌肉动力学下降致胸曲和颈曲凸度增加,这些都将导致老年人脊柱长度减小。

脊柱的前面观:自第 2 颈椎到第 3 腰椎的椎体自上而下随负载增加而逐渐加宽,到第 2 骶椎为最宽。自骶骨耳状面以下,由于重力已由髂骨传到下肢骨,椎体已无承重意义,体积便逐渐缩小。

脊柱的后面观:所有椎骨的棘突连成纵嵴,位于背部正中线上。颈椎棘突短而分叉,近水平位;胸椎棘突细长,斜向后下方,呈叠瓦状;腰椎棘突呈板状,水平伸向后方。

脊柱的侧面观:成人脊柱有颈、胸、腰、骶 4 个生理性弯曲。其中,颈曲和腰曲凸向前,胸曲和骶曲凸向后。这些弯曲增大了脊柱弹性,对维持人体的重心稳定和减轻震荡有重要意义。胸曲和骶曲凹向前方,这在胚胎时便已形成。婴儿出生后的抬头、坐起及站立行走对颈曲和腰曲的形成有明显的作用。脊柱的每一个生理弯曲,都有各自的功能意义:颈曲支持头的抬起;腰曲使身体重心垂线后移,维持身体的前后平衡,保持稳固的直立姿势;胸曲和骶曲则在一定意义上扩大了胸腔和盆腔的体积。

新生儿脊柱没有固定的弯曲,特别柔软。如果将其从机体分离出来,很易弯(屈或伸)成一个完整的半圆。骶椎骨化和融合后会形成一个微小的骶曲。脊柱的胸段会最先发育为一个相对固定的向前凹的弯曲。婴儿在 3 个月或 4 个月时可以抬头,9 个月时可以坐直,12 ~ 15 个月时开始行走。这些功能的获得可以对脊柱的第二弯曲产生很大的影响,并能改变脊柱,特别是腰段脊柱的大小比例。在开始行走后,腰曲对维持躯干的重心尤为重要。

成人的颈曲前凸,并且弯曲程度最小,其范围从寰椎到第二胸椎,尖端在第4、5颈椎之间。胸曲向后凸起,范围从第2胸椎到第11、12胸椎,尖端在第6~9胸椎间,由胸椎椎体向后的幅度增加而导致。腰曲前凸,女性较大,从第12胸椎延伸至腰骶角。由于椎间盘向前的幅度较大,并且某些椎体向后是楔形导致腰曲后三节的凸出增加,其尖部在第3腰椎水平。骶曲凹向前下,包括骶骨和尾椎,从腰骶连接处延伸至尾骨尖。(图2-19)

老年人因年龄增大会引起骨结构的改变而导致椎体增宽变短。这种改变对女性来说更为严重。脊柱的骨结构变化常伴有椎间盘胶原成分的改变及肌肉活动性的下降。这些变化将导致脊椎,特别是腰椎的活动性进行性下降。与年龄相关的骨质疏松症发生于女性中胸部("贵妇驼")会增加胸的后凸和颈的前凸。总之,上述脊柱的变化将直接导致个体身高下降。

腰椎中部的椎体宽度随年龄增大而有所增加。男性椎体后部的高度相对于前部而言有所减小,而无论男女其椎体前部的高度相对于宽度都将减小,腰椎椎体的骨密度随年龄增大而减小,这主要是由于骨横梁减少(女性更为突出,由绝经后骨质疏松症引起),同时伴有椎间盘直径和凹陷幅度的增加。

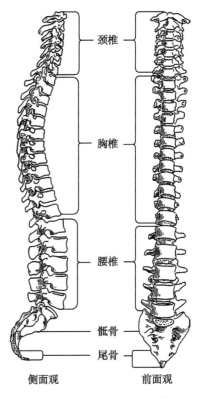

图2-19 脊柱的形态和弯曲

其他变化也可影响椎骨。椎体前面和侧面的骨密质能形成骨刺。虽然存在个体的差异,但这种情况在20岁以上的大多数个体中均可发生。骨刺在椎体前面最为常见,从不累及环状骨骺。骨刺的发生并无征兆,但会明显限制脊柱的运动。

(闫军浩)

参 考 文 献

[1]　张朝佑. 人体解剖学(上、下册)[M]. 3版. 北京:人民卫生出版社,2009.

[2]　斯坦丁. 格氏解剖学[M]. 徐群渊,主译. 北京:北京大学医学出版社,2008.

[3]　基思·L·莫尔,阿瑟·F·达利. 临床应用解剖学[M]. 李云庆,主译. 郑州:河南科学技术出版社,2006.

[4]　段红光. 腰椎间盘突出症的发病机制和诊断[J]. 中国全科医学,2012, 15(36): 4227-4230.

[5]　戴力扬. 脊柱韧带的功能解剖与临床[J]. 中国临床解剖学杂志,1989, 2:117-120.

[6]　柏树令. 系统解剖学[M]. 北京:人民卫生出版社,2005.

[7]　史本超,靳安民. 颈椎椎间孔韧带的临床解剖学研究[D]. 广州:南方医科大学,2015.

第三章	生物力学

　　脊柱系统虽然较为复杂,但仍然遵循力学的基本规律,如力、速度、力矩、能量守恒等。利用力学原理、理论和技术去理解在动态的三维空间里人类脊柱骨骼、肌肉、神经等组织结构的特征和系统功能,可以更好地指导我们治疗脊柱系统相关疾病。

第一节　生物力学的基本概念

　　1. **生物力学**(biomechanics)　研究生物体内力学问题的科学叫生物力学。它是力学、生物学、医学等学科相互渗透的学科。

　　2. **脊柱生物力学**(spine biomechanics)　脊柱是人体中的主要受力结构,脊柱的损伤和许多疾病都与受力情况相互关联,如腰椎间盘突出症与脊柱受压的负荷及弯矩有关。脊柱生物力学是研究脊柱及其韧带、周围肌肉力学功能及运动的科学。

　　3. **应力**(stress)　单位面积上的作用力叫应力。作用于物体上的力与其作用平面平行的分量叫剪应力(shear stress)。使物体伸长的作用力叫张应力(tensile stress),使其缩短的作用力叫压应力(pressure stress)。

　　4. **杨氏模量**(Young modulus)　在低水平的张力应变下,应力与应变量成正比例,他们之间的比例系数称为杨氏模量,又称弹性模量。

　　5. **运动节段**(motion segment)　系由相邻两椎体及其间的软组织构成,能显示与整个脊柱相似的生物力学特性的最小功能单位,又称脊柱功能单位(functional unit)。通常将其分为前后两部分:前部分由两个椎体、椎间盘和后纵韧带组成;后部分由相应的椎弓、椎间关节、横突、棘突和韧带组成(图 3-1)。

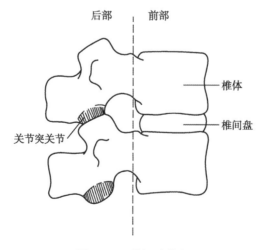

图 3-1　腰椎运动节段

第二节　脊柱生物力学

一、脊柱功能

脊柱前部的椎间盘和后部的小关节在负重及应力分布方面存在着一种独立的、动态的关系。在侧方、前方剪应力作用、轴向压缩及屈曲运动时，前部的椎间盘是主要的负重部位。如伴有较大的位移时，后部的小关节也承受部分载荷，在后方剪应力（背伸运动）和轴向旋转时，小关节则是主要的负重部位。

脊椎主要功能包括：①运动功能，提供椎体三维空间的运动范围；②承载功能，将载荷从颈部传至骨盆；③保护功能，保护椎管内容纳的脊髓及神经根。椎体、椎间盘及前纵韧带、后纵韧带提供脊柱的支持功能和吸收对脊柱的冲击能量。运动范围主要依靠椎间关节复合体完成。躯干及韧带保证脊柱的稳定性和维持身体的姿势。

二、脊柱运动学

神经和肌肉的协同作用产生脊柱的运动。脊柱作为柔软性负载体，其运动形式是多样的。脊柱的运动范围较大，但组成脊柱的各个节段的运动范围却较小，节段间的运动是三维的，表现为两椎骨的角度改变和位移。脊柱的活动通常是多个运动节段的联合运动，包括沿横轴、矢状轴和纵轴的旋转和平移。限制任何部位的活动都可增加其他部位的活动。脊柱的运动还表现为耦合（coupling）特性，即不同方向移位之间、不同方向的旋转运动之间以及位移之间与旋转之间的耦合。脊柱有数种耦合运动形式，最明显的是侧屈和屈伸之间的耦合，轴性旋转在腰椎侧屈之间的耦合关系与颈椎和上胸椎相反，棘突转向凹侧。通常将与外载方向相同的脊柱运动称主运动（main motion），把其他方向的运动称为耦合运动（coupling motion）。如当脊柱承受轴向旋转力矩时，脊柱的轴向旋转运动称主运动，而伴随的前屈／后伸运动和侧转运动称耦合旋转运动。

1. **运动特性**　在脊柱运动中，椎体与椎间盘韧带、关节囊等组织相比，变形量极小，分析运动时可被视为刚体，而椎间盘等其他物体被视为塑性物体。

2. **自由度**　按照刚体运动学理论，椎骨的三维运动有六个自由度即前屈／后伸、左／右侧弯和左／右旋转运动方向上的角度以及上／下、前／后和左／右方向的位移。其中三个为平动自由度，三个为转动自由度。

3. **运动范围**

（1）颈椎的活动度：颈椎是脊椎活动度最大的部分。颈椎为头部提供支撑，连接头部及胸部，保护其中的神经系统，因此颈椎必须有复杂精细的灵活性和稳定性机制，以满足该区域骨骼肌肉系统的需求。颈椎的灵活性很大，因此很容易受到不稳定损害的影响。颈椎活动由两个部分完成：①上颈椎（枕－寰－枢复合体）的联合运动；②下颈椎（$C_2 \sim C_7$）的联合运动。前者以旋转运动为主，后者以屈伸运动为主。枕－寰－枢复合体是人体中轴骨中最复杂的关节。枕～C_1 和 $C_1 \sim C_2$ 的关节均有伸屈运动，枕～C_1 的屈伸范围为 13.4°，$C_1 \sim C_2$ 关节约 10°，二者使枕－寰－枢复合体的伸屈范围达 23.4°。轴性旋转只发生在 $C_1 \sim C_2$

关节,其旋转范围可达 47°,相当于整个颈椎旋转度的 40% ~ 50%。枕 - 寰 - 枢复合体之间的平移度很小,枕 ~ C_1 间的轴性平移约 1mm,前后平移小于 1mm,C_1 ~ C_2 的侧向平移一般只有在侧屈和轴性旋转时才会发生。下颈椎的屈伸活动主要在中段,C_5 ~ C_6 活动度最大,侧屈与旋转运动越向下越小。在同年龄段的男性和女性受试者中,女性受试者所有的主动关节活动度(AROM)都比男性更大,但颈椎屈曲活动除外。表 3-1 展示了 20 ~ 29 岁男性颈椎平均 AROM。颈椎 AROM 随年龄增长呈现下降趋势。

因为颈椎旋转时椎间盘存在剪切力,到中年时,颈椎间盘后外侧会出现裂缝。有证据显示,椎间盘的凝胶状髓核在十几岁时开始纤维变性,并逐渐被椎关节纤维软骨裂隙取代,以增加脊柱的活动度。椎间盘前外侧方的钩椎关节即 Luschka 关节可加固椎间盘,这使得颈椎可在多平面进行活动,并辅助限制过大的关节活动范围。

表 3-1　通过颈椎活动度测量仪器测得的 20 ~ 29 岁男性的主动关节活动度

运动	平均值(°)	标准差	范围(°)
屈曲	54.3	8.8	42 ~ 68
伸展	76.6	12.8	60 ~ 108
左侧屈	41.4	7.1	30 ~ 58
右侧屈	44.9	7.2	30 ~ 58
左侧旋转	69.2	7.0	52 ~ 83
右侧旋转	69.6	6.0	59 ~ 80

(2)胸椎的活动度:从解剖和功能的角度上,胸椎一般分为上胸段(T_1 ~ T_4)、中胸段(T_5 ~ T_9)和下胸段(T_{10} ~ T_{12}),上胸段作为从颈椎到胸椎的过渡区,胸下段作为从胸椎到腰椎的过渡区。在矢状面上,上胸段平均每节段为 4°,中段为 6°,下段为 12°。在冠状面上,上胸段的侧屈活动范围为 6°,最下节段为 9°。胸椎的轴性旋转范围自上而下逐渐减小,上胸段的活动范围为 8°,下胸段只有 2° 左右。由于肋骨关节的原因,胸椎中段是最稳定的部分,而 T_{11} 和 T_{12} 椎体因为缺乏前方完整的肋骨连接而是以"浮肋"的形式连接,所以具有更多的灵活性。上胸段随颈椎的运动而运动,与颈椎运动具有相似的力学。

胸椎的关节突关节一般在额状面上会有一个与垂直面夹角在 0° ~ 30° 的缓坡。胸椎棘突往往角度向下并延伸至尾椎骨的横突水平。胸椎部分可有约 30° ~ 40° 的前屈和 20° ~ 25° 的后屈。最近的一个二维(2D)摄影分析研究测量显示,40 个健康年轻人站立位下,前屈平均范围为 11.5°,后屈的平均范围为 8.7°。在不负重位置(俯卧或仰卧),胸椎后屈曲度约平均增大至 14.5°,将近 60% 的运动发生在上 6 个胸椎节段,剩下 40% 的运动在胸部的下半部分。向前弯曲是由于轻微的向上和向前的滑动运动(即上滑),发生在上一椎体的下关节面和下一椎体的上一关节面。向后弯曲正好是相反的动作:略向后向下滑动(即下滑),也发生在上一椎体的下关节面和下一椎体的上一关节面。

(3)腰椎的活动度:脊柱腰段的主动关节活动度为屈曲 60°,伸展 25°,左右侧屈各 25°,左右旋转各 30°。Troke 等建立了 16 ~ 90 岁的 405 位受试者的腰椎活动度的标准化数据库。前屈活动度的中位数最年轻组为 73°,最年老组为 40°。后伸活动度中位数分别为 29° 和 6°,最年老组比最年轻组减小了 79%。侧屈分别为 28° 和 16°,轴向旋转维持在 7°。Troke 等发现,随年龄变化,不同性别的受试者间的腰椎关节活动度中位数并无较大差异(表3-2)。

表3-2 所有受试者的腰椎最大及最小中线活动范围(受试者年龄范围,16～90岁)

运动	男性		女性	
	最大值(中位数值,°)	最小值	最大值(中位数值,°)	最小值
屈曲	73	40	68	40
伸展	29	7	28	6
右侧屈曲	28	15	27	14
左侧屈曲	28	16	28	18
右侧旋转	7	7	8	8
左侧旋转	7	7	6	6

腰骨盆区域的运动与髋关节相协调,形成了前屈和后伸的腰骨盆节律。直立位时膝伸展,此时髋关节屈曲,骨盆前倾,使腰椎前屈。每个动作对前屈的相对贡献取决于肌肉长度(如腘绳肌)、关节活动性[如髋关节、关节突关节和骶髂关节(sacroiliac joints,SIJs)]及神经肌肉控制。在腰骨盆节律的正常功能中,屈髋的作用大于腰前屈,且在整个功能性活动中最先启动。

腰椎前屈时,椎间盘纤维环的后部纤维变紧而前部纤维变松并向前膨出。椎间盘的髓核被压向前,且后部表面的压力减小。基于 CT 扫描资料,前屈时中央管面积增加24mm,即11%,而后伸使中央管横截面积减小 26mm^2,即 11%。神经孔面积前屈时增加 13mm^2(12%),后伸时减小 9mm^2(15%)。

4. 椎体承载 椎体主要承受压缩载荷,腰椎骨截面上的载荷比颈、胸椎要大。椎体骨密质较薄,其主要由骨松质构成。骨松质的骨小梁是按纵横主应力迹线方向分布,椎体是椎骨受力的主体。椎体骨密质虽然较薄,但可承受椎体压力的45%～75%。椎体的抗压强极限约为 5～7MPa。椎体的最大承载量与椎体的上下位置有很大的关系。在腰椎,压缩性载荷主要由腰椎椎体承受,只有 18% 的载荷由小关节承担。椎体的强度随年龄的增长而减弱,尤其超过 40 岁将更加明显。

第三节 椎间盘生物力学

一、结构特点

椎间盘由纤维环、髓核、透明软骨终板和 Sharpey 纤维组成。纤维环由坚韧的纤维组织环绕而成,各层纤维方向不同,彼此呈 30°～60° 交角,增加了纤维环的抗载荷能力。髓核外观呈半透明的凝胶状,主要由软骨基质和胶原纤维组成,通过 Sharpey 纤维附于椎体骺环。透明软骨终板是椎体的上下软骨面,构成椎体的上下界,与相邻椎体分开。年轻人的髓核含水量约85%,其余是胶原纤维和蛋白多糖。髓核随年龄增长及椎间盘退变,水分可逐渐降至70%。胶原维持椎间盘的形状和张力,蛋白多糖通过与水的相互作用维持组织刚度、抗压力和黏弹性。

二、椎间盘的功能

正常椎间盘由胶冻状的髓核和纤维环组成,形成封闭的有一定压力的内环境,其功能有:保持脊柱的高度;连结椎间盘的上下两椎体,并使椎体有一定的活动度,使椎体表面承受相同的压力;对纵向负荷起缓冲作用;维持后方关节突间一定的距离和高度,保持椎间孔的大小;维持脊柱的生理曲度。

三、椎间盘的生物力学

椎间盘具有黏弹性、蠕变性和滞后现象。椎间盘在力学上讲为黏弹性物质,当承载时,可储存能量,载荷去处后又将能量释放。脊柱的屈、伸和侧屈对椎间盘产生压应力,而旋转产生张应力,髓核组织仅能轻度压缩,其液体静压力对纤维环和软骨终板呈均匀分布,因此,椎间盘在椎体间起缓冲弹簧垫的作用,可吸收载荷能量并使载荷分布均匀。在外力作用下,椎间盘发生应变,若应变保持一定,则相应的应力将随时间的增加而下降,该现象称为应力松弛(stress relaxation),随时间的延长,而持续变形,称为蠕变(creep)。腰椎间盘加载和卸载时的应力曲线不重合,称为滞后(hysteresis)。由于椎间盘具有上述力学特性,所以当变形速度提高时,为了得到同样的变形,就需施加更大的载荷。研究表明,椎间盘的蠕变在开始阶段速率很高,随时间的延长,速率降低,在 30min 后,变形不在继续。若载荷不大时,卸载后经过一段时间,变形可完全消失,但当载荷过大时,则出现永久变形。

四、椎间盘的抗应力能力

椎间盘承受的载荷远大于其上面的体重。在坐位时,腰椎间盘上的载荷约是躯干重量的 3 倍。而活动时还要加上动力性载荷,是椎间盘载荷达静态位置时的 2 倍。Nachemson 通过测量 L_3 椎体不同体位时的椎间盘内压力发现,在受试者前倾 20° 坐位且手负重量时椎间盘所受压力最大。直立位时椎间盘内压力较坐位时小,仰卧位时腰椎间盘所受压力最小(图 3-2)。椎间盘中的纤维环的层状结构和相邻胶原纤维的交叉决定了其有很强的抗压应力的能力。有学者观察到,施加极大的压应力使椎间盘产生永久性变形,仍不会发生髓核突出。在单纯的压缩载荷下,首先发生的是终板骨折,这时椎间盘内物质将进入椎体,形成 Schnorl 结节,在 CT 片上可出现"猫眼征",虽然椎间盘抗压能力很强,但对张压力特别是扭转压力的耐受能力相对较弱。纤维环容易受扭转压力破坏的原因是:纤维环两相邻纤维束相互交叉,在扭转时,只有半数纤维抵抗同一方向的扭矩,而且当旋转中心位于椎间盘内时,外层纤维的剪应力大于内层,故外层纤维可首先被拉断。实际上,在日常活动

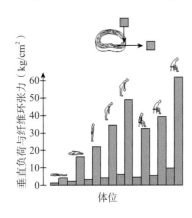

图 3-2 体重 70kg 的受试者摆出预定体位时,单位面积垂直负荷与 L_3 椎间盘纤维环后侧的切面应力

中,椎间盘的承载方式很复杂,通常是压应力、张应力和扭转应力的组合,这些应力同时作用于椎间盘上,可对椎间盘造成很大的危害。

五、退行性变的腰椎生物力学

随着退行性变的加重,椎间盘组织结构发生变化,最终改变了椎间盘的力学特性。最明显的变化有:形变增加、椎间盘内液体静力压和渗透压降低、疲劳周期缩短和抗损强度减弱,流体静力压与渗透压以及与基质承受压力时的方式改变以及其双相黏弹特性的改变。正常的髓核具有与黏性液体相似的活动方式。出现退变后,髓核表现出剪应力参数增加,即变得僵硬,这无疑是伴随胶原成分增多的髓核成分转换的结果。退变不仅仅影响到椎间盘髓核和纤维环,而且还影响到软骨终板。退变终板变薄、细微破裂或损伤明显增加了其流体力学渗透性,让软骨终板在受力时将液体快速挤出。虽然这样对营养运输有利,但这种液体的快速挤出损害了终板提供的流体力学压力负荷支撑机制,导致整个椎间盘负荷分散得更加不一致,增高了剪应力,因而引起椎间盘特定部位的损伤。

第四节 椎间关节及韧带的生物力学

一、小关节的生物力学

整个脊柱中包含了 24 对骨突关节。各个骨突关节均由 2 个相对的关节面组成。从力学角度,骨突关节被划分成平面关节,这些关节被关节软骨覆盖并由分布有滑液且有着良好神经支配的囊所围绕。尽管通常存在例外和自然变异,大多数骨突关节的关节面都较为平整。骨突关节面轻度上凸主要发生在颈椎上段和整个腰椎节段。

"突起"一词表示骨骼"向外生长",这强调了关节突的突起性质。关节突具有机械屏障的作用,它允许脊柱按照某些方式运动,阻止脊柱进行其他形式运动。一般而言,在较低胸段、腰段与腰骶段内近乎垂直的骨突关节阻碍一块椎骨在另一块椎骨上的过度向前平移。这在功能角度上非常重要,因为过度的向前平移会减小椎管的体积,即由脊髓或通过的脊神经根占据的空间。

各个关节内关节面所属平面的方向会影响脊柱不同节段的运动学特征。一般而言,水平关节面支持轴向运动,而垂直关节面(矢状面或者额面)阻止进行轴向旋转运动。然而,大部分骨突关节面均处于水平面和垂直面之间。影响脊柱各个节段主要运动方式的因素包括:椎间盘的大小(相对于相关的椎骨体),椎骨的整体形状,局部肌肉作用及肋骨或者韧带的附着部位。(表 3-3)

表 3-3 描述骨突关节的关节动力学特征的术语

术语	定义	功能实例
关节面靠近	某个关节面朝其北段关节面方向运动。挤压力通常会导致关节之间发生靠近运动	L_1 与 L_2 通常导致绕轴旋转,对侧骨突关节的靠近(挤压)

术语	定义	功能实例
关节面分离(间隙)	某个关节面的背离其配对关节面的方向移动。牵引力通常会导致关节之间发生分离运动	通过治疗牵引来减压或使骨突关节分离
关节面滑动	某个关节面相对于另一类关节面沿直线或曲线方向运动。当外力作用方向与关节面相切时,可以导致关节面之间发生滑动。剪切力可以阻止关节面之间发生相对滑动	颈椎中下部位的屈曲-伸展运动

（一）结构特点

脊椎节段的活动类型取决于椎间小关节面的取向,而小关节面的取向在不同的节段有一定的变化。下颈椎的小关节面与冠状面平行,与水平面呈45°,允许颈椎前屈、后伸、侧弯和左右旋转。胸椎的小关节面与冠状面呈20°,与水平面呈60°,允许侧弯、旋转和一定程度的屈伸。腰椎小关节面与冠状面呈45°,与水平面垂直,允许前屈、后伸、侧弯,限制过度的旋转运动。

（二）承载能力

腰椎小关节能承受不同类型的载荷,其承受压缩载荷的作用因体位和姿势而异。当腰椎处在最大前屈位时,其小关节承受了约90%的张应力但并不承受压应力;腰椎后伸至最大限度时,小关节承受的压应力占33%。当腰椎承受剪切应力时,由于椎间盘的蠕变和松弛特性,可有效抵抗载荷,故小关节承受的剪应力明显加大,承载比例可达45%,与椎间盘大致相等。

二、韧带的生物力学

（一）前纵韧带和后纵韧带

脊柱前纵韧带抗张力能力最强,其次是棘上韧带、棘间韧带和后纵韧带,前纵韧带的最大破坏载荷是后纵韧带的2.2倍。前纵韧带的刚度最大,其次是后纵韧带,棘间韧带最弱。前纵韧带和后纵韧带有较大的刚度,对于在伸屈运动时抵挡椎间盘膨隆和椎体位移有重要意义。棘上韧带变形能力最大,前纵韧带和后纵韧带变形能力最小。

（二）黄韧带

呈节段性,有丰富的弹性纤维。黄韧带的抗张应力为30～50N,在脊柱韧带中范围最大。腰椎前屈时,黄韧带受到拉伸,弹力纤维被拉长,处于贮能状态。当外力解除后,弹力纤维内所贮存的能量又会立即释放出来,使其恢复原状。腰椎后伸可使黄韧带松弛,由于预张力的作用,黄韧带不会出现皱褶或弯曲凸入椎管。当腰椎间盘退变后,长期的椎间距缩小,使黄韧带松弛,小血管迂曲变形,弹力纤维退行性变,黄韧带肥厚,其预张力消失,造成侧隐窝狭窄。

（三）棘上韧带和棘间韧带

既起到稳定脊柱活动的作用,又能加强脊柱的外在稳定。棘上韧带位于棘突后部末端,呈窄条状,因其距脊柱伸屈轴心较远,所以,在脊柱做前屈运动时,棘间部分有较大的变形能力。

第五节 脊髓和神经根的生物力学

一、脊髓的生物力学

(一)结构特点

当脊髓无软脊膜包裹时,其特性如半流体性黏聚体,包裹软脊膜的脊髓为一具有特殊力学特性的结构。如除去周围的神经根、齿状韧带等组织,将脊髓悬吊起来,其长度可因自身重量而延长 10%,此时若想使其继续延长,可突然出现弹性阻力。

(二)位移曲线

脊髓的负荷位移曲线有两个明显的不同阶段。第一阶段也可称初始阶段,很小的拉伸即可产生很大的位移;第二阶段,相同的牵拉只形成小的位移,造成第一阶段变化的力约0.01N,第二阶段脊髓在断裂前可承受 20 ~ 30N 的拉力。脊髓生物力学特性与组织特性有关,第一阶段有较大的伸缩性是脊髓折叠性形成的,可在很小的外力下折叠或展开,第二阶段脊髓展开或折叠已达极限,脊髓组织直接承受外力阻力将以 10 为指数而迅速增加。

(三)脊柱活动与脊髓的关系

椎管长度的改变总是伴有脊髓的相应改变,脊髓的折叠与展开可满足脊柱从完全伸直到完全屈曲所需的 70% ~ 75% 的长度变化。生理活动的极限部分由脊髓本身的弹性变形来完成。脊髓在长度改变的同时,同样伴有横截面积的变化。

二、神经根的生物力学

(一)结构特点

与周围神经不同,脊神经根只在近脊神经节处才有一薄层神经外膜,而外周神经却有厚厚的神经外膜。脊神经由神经纤维和胞体组成,而外周神经只由神经纤维组成。

(二)应力曲线

脊神经仅能被牵拉15% ~ 23%。直腿抬高试验时脊神经可在神经根管内滑动2 ~ 5mm。假如神经受到压迫,这种正常的神经根活动就会受到限制,在被牵拉的过程中,可产生神经的激惹和炎症,此时神经内的张力升高,在神经内可能发生小范围结构上的破坏,从而造成神经根生物力学特性的改变。

第六节 脊柱相关肌肉的生物力学

一、肌肉的类型

根据肌细胞分化情况可将肌细胞分为骨骼肌、心肌和平滑肌。骨骼肌按其在运动中的作用不同,又分为原动肌、拮抗肌、固定肌和协同肌。

在不同的运动中,某块肌肉可担当原动肌、拮抗肌、固定肌或协同肌等不同的角色。即使在同一运动中,由于重力的协助或抵抗力不同,同一块肌肉的作用也会改变。

二、力的产生

(一)被动长度-张力曲线

受到神经系统刺激时,肌节内的收缩蛋白使整块肌肉收缩或缩短,这些蛋白质中,最明显的是肌动蛋白与肌球蛋白,受到结构蛋白与非收缩性细胞外结缔组织(即肌外膜、肌束膜与肌内膜)的生理支持。出于功能目的,这些非收缩性组织为并联与串联组件。串联弹性组件指的是与活性蛋白串联的组织,例如,肌腱与肌联蛋白等大结构蛋白。相反,并联弹性组件指的是围绕着活性蛋白或与活性蛋白并联的组织。这些非收缩性组织包括细胞外结缔组织(如肌束膜)与围绕并支持肌纤维的一组其他结构蛋白。

当并联与串联弹性组件在肌肉中被拉伸时,就产生了被动长度-应力曲线。该曲线与拉伸橡皮圈而产生的曲线相似(图3-3)。肌肉内的被动要素与数学指数函数的形式类似,在使所有松弛肌肉达到初始张力水平的临界长度之后,它们开始产生被动张力。在达到该临界长度后,张力逐渐增大,直到肌肉达到很高的刚性水平为止。在更大的张力下,组织最终断裂或失去功能。

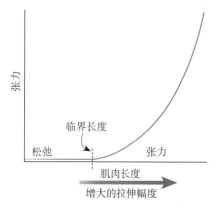

图3-3　肌肉的被动长度-张力曲线

当一块肌肉被逐渐拉伸时,在肌肉的初始被缩短长度中,组织变得松弛,直到达到产生被动张力的临界长度为止。当超过临界长度时,张力就像指数函数一样。

(二)主动长度-张力曲线

肌肉组织的独特构造使其对来自神经系统的刺激做出回应而产生有意志性的主动力。由于肌节内肌动蛋白与肌球蛋白之间的排列,主动力的大小取决于肌纤维的瞬时长度。纤维长度的变化,无论是源于主动收缩还是源于被动伸长,改变肌动蛋白与肌球蛋白的重叠量。肌纤维的理想静息长度是使横桥数量达到最多,进而使力的潜力达到最大时的长度。由于肌节从其静息长度被拉长或缩短,潜在横桥的数量减少,以至于产生的主动力的量减少,即使在完全收缩或努力的条件下也不例外。产生的主动长度-张力曲线由一个反向的U形来描绘,其最高点出现在理想静息长度时。

三、肌肉的收缩特性

大多数情况是在控制长度和张力状态的条件下研究肌肉的收缩特性的。在等长试验中,保持肌肉的长度恒定,测定它的收缩力,相反,在等张试验中则使肌肉收缩对抗一恒定的负荷,来测量肌肉收缩时随时间变化的长度。近来应用等速即保持肌肉以恒定的速度缩短或延伸来研究肌肉的功能活动。

(一)负荷与收缩

肌肉收缩产生力量,如果阻力负荷低于肌肉所产生的力时肌肉发生的收缩称为向心性收缩(concentric contraction);如果阻力负荷大于肌肉收缩所产生的力,肌肉被拉长,称为离心性收缩(eccentric contraction)。收缩通常是指肌肉在激活状态下的活动,而不论它的长度是否增加、不变或减少。

(二)电生理特性

神经活动的状态可通过在一定频率下单一刺激、重复刺激或其他刺激的模式来控制。单一刺激时,肌肉的张力很快上升,之后在不同的时间内降至基线,通常小于200ms,称为肌肉的单收缩(twitch),是对单一神经刺激做出的收缩反应。如果第一次神经刺激的反应已回到基线,肌膜处于稳定状态,紧接着再出现第二次神经活动,重复刺激的结果不会增加收缩力,只是另一单收缩的开始。但是,如果神经的刺激频率增加,在前一刺激引起的收缩张力未恢复到基线前下一刺激又发生,此时引起的张力强度要比单一收缩时要高。随着刺激频率的增加,肌肉张力表现出综合效果,即高频率的刺激可使张力达到最大并保持在此水平,这称为强直收缩(tetanus)。强直收缩所产生的张力要比单收缩产生的张力高数倍,这是中枢神经系统通过改变刺激频率来改变肌肉收缩力的有效机制。机体通过有秩序的募集运动单位并调节刺激频率使得肌肉获得最佳的收缩,产生肢体运动。

四、各节段脊柱相关肌肉的特点

(一)颈椎

从解剖上看,颈深伸肌与颈深屈肌非常适合于控制颈椎的节段运动。一般认为,颈部多裂肌与颈半棘肌为主要的颈深伸肌,节段性附着在颈部椎体上,可维持颈椎的稳定与对神经肌肉的控制。附着在颈部椎体前侧的颈长肌与头长肌(颈深屈肌),主要维持前方的动态稳定与神经肌肉控制。慢性颈痛和挥鞭样损伤的患者,其表层肌肉(前斜角肌和胸锁乳突肌)过度活跃而颈深屈肌(颈长肌和头长肌)激活不够,容易出现屈颈肌运动控制问题。同样,颈痛患者的表层颈伸肌与上颈段旋转肌,如头夹肌,肌电活动更为活跃,而中、下颈部的颈深伸肌(多裂肌与颈半棘肌)则激活不足。

(二)胸椎

胸部的肌肉分为三层:表层、中层和里层。表层主要是肩胛带肌肉,包括斜方肌、背阔肌、菱形肌、肩胛提肌和前锯肌。表层的双侧肌肉同时活动有助于扩展胸腔,单侧肌肉收缩有助于胸部的侧屈和旋转。例如,右边的中斜方肌帮助胸部向右侧屈和上胸腔的向左侧轴向旋转。中层肌肉包括上后锯肌和下后锯肌,这些相对较薄的肌肉对于躯干运动起很小的作用,更多地可能参与通气过程。胸背部的深层肌肉包括竖脊肌群、横突棘肌和短节段肌群。竖脊肌群由棘肌、长头肌、髂肋肌组成。竖脊肌群共同附着于骶骨上,附着点又宽又扁。竖脊肌更适于形成跨椎体的大的躯体运动,而不是控制椎间运动。两侧肌肉的同时收缩产生躯体的后伸运动。单侧髂肋肌的收缩产生侧屈运动,单侧上部的长头肌和髂肋肌收缩参与同侧轴向旋转。位于竖脊肌深层的是横突棘肌肌群:半棘肌、多裂肌、回旋肌。横突棘肌群常常起自横突,向上成角,一般附着于棘突。这些肌肉恰好可以对脊柱的运动提供一个好的节段性控制。当横突棘肌两侧肌肉同时收缩时,能产生脊柱的后伸运动,当单侧横突棘肌收缩,产生对侧的轴向旋转运动。

(三)腰椎

腰背部肌肉可分为整体运动肌群和局部稳定肌群。整体运动肌群系统中包括大块的可以产生转矩的肌肉,作用于躯干及脊柱,但没有直接附着在脊椎上。该类肌肉包含腹直肌、腹外斜肌和腰髂肋肌胸部的一部分。局部稳定肌群系统包括直接附着在腰椎的、负责局部椎体稳定的和直接控制腰段的肌肉。腰部多裂肌、腰大肌、腰方肌、棘间肌、横突间肌、髂肋肌和最长肌的腰椎部分、腹横肌(transversus abdominis,TrA)、隔膜、腹内斜肌的后纤维共同组成局部稳定肌群系统。腰部多裂肌是双羽状的起止点。它起于关节面侧下方的乳突腱划。从这一点,它向上向中间在上 1/3 处分开走行。两条这样的肌肉与远处的肌肉组织连接在一起,止于一个插入棘突后下方的腱划。成簇的腰椎多裂肌有序排列,成为它们止点所处椎体后面矢状位的旋转肌,同时棘突的长度提供了一个很好的力学基础。多裂肌对伸展时后部平移没有作用,但会形成一个短力臂来协助脊椎轴向旋转。进行轴向旋转时最主要的施力肌群为腹斜肌,但它同时会产生引起屈曲的力矩。研究发现,旋转时竖脊肌和多裂肌会主动对抗这种屈曲力矩。虽然多裂肌被说成是腰椎脊柱侧屈肌,但因为它距离运动轴太近,而不能对侧屈产生作用。任何明显由多裂肌产生的侧屈会引起合并对侧轻度轴向旋转的伸展动作,这可能是上位腰椎伴随侧屈更多出现耦合对侧旋转的部分原因。多裂肌通过维持腰椎节段稳定及增加节段强度来控制腰椎节段运动。

(岳寿伟　张杨)

参 考 文 献

[1]　卡潘德吉.骨关节功能解剖学 [M].6 版.顾冬云,戴尅戎,主译.北京:人民军医出版社,2011.

[2]　唐纳德·A.诺伊曼.肌肉骨骼系统肌动学复健医学基础 [M].2 版.林居正,主译.台北:Elsevier Taiwan,2013.

[3]　努丁,弗兰克尔.肌肉骨骼系统基础生物力学 [M].3 版.邝适存,郭霞,主译.北京:人民卫生出版社,2011.

[4]　岳寿伟.肌肉骨骼康复学 [M].3 版,北京:人民卫生出版社,2018.

[5]　肯尼思·奥尔森.脊柱手法治疗学 [M].岳寿伟,张杨,主译.北京:科学出版社,2018.

第四章

临床检查

第一节 基本原则和方法

脊柱骨科及康复科的临床检查是在一般医学物理学检查的基础之上,应用运动系统和神经系统的特点所进行的具体的特殊的物理检查,是收集患者信息、综合诊断疾病的基础。脊柱骨科和康复科的临床检查需要遵循一定的基本原则和方法进行。

一、基本原则

(一)详细采集病史

采集病史的过程可以体现医师的综合素质。一个有经验的医师应该在临床检查之前首先进行艺术性的病史采集,思路清晰,问诊内容全面,医患沟通融洽而且流畅,既全面了解病情又重点突出。

(二)检查顺序

一般按照望、触、动、量的顺序进行检查,必要的时候结合叩诊和听诊。一般按照先健侧后患侧、先远处后患处、两侧对比、统观全身、重点突出的原则。

(三)暴露检查部位

要遵循充分暴露的原则,充分暴露患处局部,如果需要与健侧对比,需要暴露对侧肢体,必要时暴露全身。要进行静态与动态的检查。一定要注意保护患者的隐私,检查女患者时,必要时应有女性工作人员陪同检查。

(四)主动与被动检查相结合

在进行检查的时候先让患者主动运动进行检查,然后再由医生做进一步的被动检查。这样有利于了解患者的疼痛情况和功能障碍的情况,同时还可以避免因为不当的活动导致患者不配合或加重损伤。

(五)分析和归纳

对检查结果进行分析之后再进行归纳,得出初步诊断,并有针对性地制定相应的辅助检查方案,随后再针对辅助检查结果进行分析归纳,做出最后诊断。

二、基本方法

(一)望诊

望诊的主要内容包括:站立位,从正面、后面和侧面观察患者脊柱及骨盆的动态和静态的姿势;皮肤的情况;脊柱生理弧度包括颈椎前凸、胸椎后凸、腰椎前凸、骶椎后凸情况;双肩、骨盆、中垂线的对称性;脊柱的活动度、脊椎的畸形以及肌肉体积的变化等。

（二）触诊

触诊一般通过触摸、按压或者叩击的方法来了解病变的部位范围和性质。如通过触摸观察皮肤温度的变化等。通过按压观察肢体水肿的情况；寻找压痛点以及压痛的范围、深浅度和性质；寻找软组织结节等；通过叩击可以检查肢体传导疼痛情况、腹部和胸部的声音传导情况；可以通过叩击周围神经的神经传导情况，如 Tinel 征。

（三）动诊

检查颈椎和腰椎功能活动度包括前屈、后伸、侧屈和旋转；活动时的疼痛情况以及向四肢的放射性疼痛麻木等情况。同时应注意其他异常，如活动时弹响。可检查四肢关节活动度、关节周围肌肉肌力和肌张力、肌肉痉挛、挛缩，以及关节弹响等情况。

（四）量诊

包括躯干和四肢的长度、周径、运动范围、肌力测量、感觉的定量评估等。

1. 常用的脊柱相关的骨性标志

（1）横线：两侧肩胛骨上角连线平 T_2 水平；两侧肩胛冈连线平 T_3 水平；两侧肩胛骨下角连线平 T_7；肩胛骨下角与髂骨嵴连线的中点平 T_{12} 水平；两侧髂骨嵴最高点连线位于 L_4 水平；两侧髂后上棘间连线位于 S_1 ～ S_2 棘突间隙水平。

（2）纵线：后正中线为各棘突、棘上韧带、棘间韧带所在部位；距离棘突旁开 1.5cm 的纵线为椎板间线，相当于腰肌、椎板、小关节及椎弓根部位；距离正中线旁开 3 ～ 6cm 的纵线为骶棘肌外缘线，相当于骶棘肌外缘、横突尖部。

（3）其他解剖标志：C_1 横突平乳突下一横指；C_6 横突平环状软骨；T_2 水平与胸骨颈切迹水平；T_4 与胸骨角水平；T_9 位于胸骨体与剑突连接处；L_2 水平与下肋缘平齐；L_4 水平与髂嵴平齐；髂后上棘相当于骶髂关节上部。

2. 颈部长度测量 头部中立位，自颏至胸骨颈静脉切迹的距离即为颈部长度。

3. 胸椎长度测量 测量 C_7 和 T_{12} 棘突之间的距离；此距离在前屈时比后伸时增加 4 ～ 6cm。

4. 躯干长度测量 测量 C_7 和 S_1 棘突之间的距离即为躯干长度，此距离在前屈时比后伸时可增加 15cm。

5. 脊柱活动度测量

（1）颈椎正常活动度：前屈 35° ～ 45°；后伸 35° ～ 45°；侧屈 45°；左右旋转 60° ～ 80°；

（2）腰椎正常活动度：前屈 90°；后伸 30°；左右侧屈 20° ～ 30°；左右旋转 30°。

6. 肌力测定 常用徒手 0 ～ 5 级肌力评定方法评定。

7. 感觉功能的定量评估 可用感觉功能障碍 6 级法区分其程度，见表 4-1。

表 4-1 感觉功能障碍 6 级区分法

分级	感觉障碍表现
0 级	完全无感觉
1 级	有深痛感觉
2 级	有痛觉及部分触觉
3 级	痛觉和触觉完全
4 级	痛、触觉完全，且有两点区别觉，但距离较大
5 级	感觉完全正常

（五）听诊

包括听脊柱活动时的弹响、摩擦音；骨传导试验（音叉震动骨传导音对比）、血流杂音（如心脏杂音、血管瘤、动静脉瘘等）等。

三、神经系统检查

（一）周围神经检查

脊柱疾病可以导致周围神经的问题，通过周围神经的检查可以对脊柱情况进行更加全面的了解。在进行周围神经检查时，首先对四肢进行一般检查：包括垂腕、爪状指、猿手、足下垂等畸形；再进行运动功能、感觉功能、反射、营养改变以及是否有神经敏感现象等。对于上肢，要分别注重检查腋神经、桡神经、尺神经、正中神经等所支配的皮肤和肌肉进行检查；在下肢，注重对于坐骨神经、腓总神经、胫神经、股神经等神经所支配的皮肤和肌肉进行检查。

（二）脊髓功能检查

脊髓功能的检查包括感觉、运动、反射、交感神经和括约肌功能等。主要通过望、触、动、量的方法进行检查。

1. **望诊** 通过望诊，观察患者胸式呼吸、腹式呼吸的状况判断肋间内外肌、膈肌的功能状况；观察四肢的运动情况、步态等判断患者脊髓损伤的大体节段和程度，如 C_5 脊髓损伤的患者上肢处于屈肘位难以伸肘；马尾神经损伤的患者常常足下垂呈跨域步态。

2. **触诊** 通过触诊可以检查患者的触觉、痛觉、温度觉、直肠深压觉；检查皮肤温度、肢体水肿情况；检查患者有无尿潴留、肛门括约肌是否痉挛、体会肛门括约肌是否有收缩等。检查者应重点掌握 28 个关键感觉点，以及应用大头针、棉签等进行针刺觉和触觉的检查方法。见表 4-2。

表 4-2 关键感觉点

关键感觉点	位置
C_2	头颅底部枕骨粗隆外侧 1cm。替代点：距离耳后 3 ～ 5cm
C_3	锁骨上窝处
C_4	肩锁关节顶部
C_5	肘前窝外(桡)侧
C_6	拇指近端背侧
C_7	中指近端背侧
C_8	小指近端背侧
T_1	肘前窝内(尺)侧，靠近肱骨内上髁
T_2	腋窝顶部
T_3	锁骨中线第 3 肋间
T_4	锁骨中线第 4 肋间，乳头水平
T_5	锁骨中线第 5 肋间，位于乳头和剑突水平正中
T_6	锁骨中线，剑突水平

关键感觉点	位置
T_7	锁骨中线,剑突与脐水平的 1/4 处
T_8	锁骨中线,剑突与脐水平的 1/2 处
T_9	锁骨中线,剑突与脐水平的 3/4 处
T_{10}	锁骨中线,与脐水平
T_{11}	锁骨中线,脐与腹股沟韧带 1/2 处
T_{12}	锁骨中线,腹股沟韧带中点
L_1	T_{12} 与 L_2 关键点的 1/2 处
L_2	大腿前中部,腹股沟韧带中点与股骨内髁之间连线的 1/2
L_3	股骨内髁
L_4	内踝
L_5	第 3 跖趾关节背侧
S_1	足跟外侧
S_2	腘窝中点
S_3	坐骨结节
$S_4 \sim S_5$	肛门周围,小于 1cm 的范围内,黏膜皮肤交界处的外侧

3. 动诊　通过动诊可以检查患者肢体肌力、肌张力、肌腱反射、提睾反射以及腹壁反射等,从而判断脊髓损伤水平和程度。如患者肌张力低下,可考虑为下运动神经元性损伤、脊髓休克期或者严重的脊髓损伤。如患者球海绵体反射、跗反射出现标志着脊髓休克期结束。肌腱反射低下或消失的节段常常是脊髓损伤的节段,该节段损伤后反射弧被中断。检查者应重点掌握 10 块关键肌及其对应的脊髓节段。见表 4-3。

表 4-3　10 块关键肌及其对应脊髓节段

关键肌	脊髓节段
肘屈肌	C_5
腕背伸肌	C_6
肘伸肌	C_7
指屈肌(中指指深屈肌)	C_8
指展肌	T_1
髋屈肌	L_2
膝伸肌	L_3
踝背伸肌	L_4
足踇长伸肌	L_5
踝跖屈肌	S_1

4. 量诊　是通过上述诸项检查后详细记录患者的运动评分、感觉评分、运动平面、感觉平面、脊髓损伤的水平和分级等。

第二节　症　　状

一、疼痛

(一) 软组织性疼痛

1. 肌筋膜炎　脊柱退行性病变所导致的软组织疼痛常常为肌筋膜炎表现。以肩背部、腰部持续疼痛,疼痛向其他肌肉,主要向协同肌扩散。疼痛范围常与激发点敏感程度相关。慢性疼痛时轻时重,晨起或休息后重,稍活动后减轻。慢性疼痛者常可找到筋结或条索状筋束。

2. 颈型颈椎病　表现为颈肩部疼痛超过 2 个月不愈,反复发作,劳累、受凉后加重,休息后减轻,常伴有颈椎生理曲度的减小、消失或反曲畸形。不同的颈椎节段受累导致不同部位的颈部疼痛、压痛、肌肉痉挛等表现。

3. 第三腰椎横突综合征　患者多为青壮年,常有腰扭伤或劳损史,腰痛或腰臀部疼痛,活动时加剧,部分患者可有沿同侧竖脊肌(骶棘肌)向大腿放射痛。L_3 横突尖端部有深压痛。

4. 腰肌劳损　呈弥漫性疼痛,腰背部,有时包括臀部弥漫性疼痛,以两侧腰部、椎旁及骶嵴上更为明显。晨起痛剧,活动后缓解,傍晚加重。休息后又好转。多有诱发因素:其中以体力劳动、体育锻炼、过累、受潮及受凉为多见。腰背部僵硬、活动受限及肌肉紧张等多见。检查时有深压痛;可有邻近部位放射痛及皮下结节。

(二) 椎间盘性疼痛

1. 颈椎间盘性疼痛　颈椎间盘退变或突出导致颈部肩部和上肢疼痛。单纯的椎间盘退变和膨出主要导致颈部和肩部疼痛不适。一般 $C_2 \sim C_3$ 椎间盘退变导致上颈部疼痛,$C_3 \sim C_5$ 椎间盘退变导致中颈部疼痛,$C_5 \sim C_7$ 椎间盘退变导致下颈部和肩背部疼痛。久坐伏案后加重,休息后减轻。

2. 腰椎间盘性疼痛　腰椎间盘退行性变和突出导致腰腿疼痛,反复发作,久坐、劳累和受凉后加重,卧床休息后减轻,咳嗽喷嚏时加重。由于 L_4/L_5、L_5/S_1 椎间盘突出多见,多见坐骨神经疼痛。但椎间盘膨出或轻度突出者疼痛为牵涉性疼痛,放射部位不超过腘窝。

(三) 神经根性疼痛

1. 颈神经根性疼痛　颈椎病神经根受压刺激时有颈肩臂的疼痛向前臂或手指放射,伴有手麻、手或臂无力感,持物不稳或失落。颈椎病好累及 C_6 和 C_7 神经根,C_6 神经根受累可致拇指疼痛,C_7 神经根受累则中指疼痛。若头半棘肌痉挛刺激枕大神经可致偏头痛。

2. 胸神经根性疼痛　胸椎退行性变可导致肋间神经受累,产生肋间神经疼痛。

3. 腰神经根性疼痛　腰椎退行性变可导致不同节段的腰神经根受压或刺激产生不同部位的疼痛,如腰痛向大腿前部的放射痛多为 L_3、L_4 神经根受累;腰痛向足背反射性疼痛多为 L_5 神经根受累;腰部疼痛向小腿后部放射为 S_1 神经根受累。

(四) 小关节病性疼痛

1. 颈椎小关节病　患者颈椎伸展受限同时伴有肩部或肩胛区的牵涉痛。

2. 腰椎小关节病　临床主要表现为腰痛,呈持续性的钝痛,活动时加重,腰痛常放射至臀及大腿后伸时产生疼痛或加剧。下腰部僵硬特别是晨起、未活动时。腿部的痉挛性疼痛,主要位于膝关节以上。变换体位及姿势可缓解疼痛。腰椎小关节区压痛。下肢无神经系统的病理体征。

（五）腰椎滑脱性疼痛

表现为腰痛或下肢酸痛沉重症状，站立、行走、弯腰或过度负重时症状加重，休息后缓解；常间歇性发作，伴坐骨神经痛或疼痛麻木。

（六）牵涉痛

为椎间盘膨出或突出刺激窦椎神经导致的上肢或下肢疼痛，这种疼痛一般不向肢体末端放射，在下肢不过腘窝，上肢臂丛神经牵拉试验阴性，下肢直腿抬高试验或股神经牵拉试验阴性。

（七）椎管狭窄性痛

1. **颈椎管狭窄**　临床表现为四肢麻木，过敏或疼痛，四肢可同时发病，也可以一侧肢体先出现症状，但大多数患者感觉障碍先从上肢开始，尤以手臂部多发，躯干部症状有第 2 肋或第 4 肋以下感觉障碍，胸、腹或骨盆区发紧，谓之"束带感"，严重者可出现呼吸困难。继感觉障碍后出现四肢无力、僵硬、痉挛、大小便功能障碍等。

2. **胸椎管狭窄症**　具有如下临床症状：①一侧或双侧下肢沉、僵、无力、行走不稳；②一侧或双侧下肢广泛性麻木和（或）疼痛；③脊髓源性间歇性跛行；④大小便功能障碍或性功能障碍；⑤胸腹部束带感；⑥沿肋间神经分布的胸壁或腹壁放射性疼痛。

3. **腰椎管狭窄症**　缓慢加重的腰背疼痛，下肢酸胀、乏力、疼痛甚至麻木、步态失稳，行走后加重，休息后减轻，再行走就又出现上述症状。此为典型的神经性间歇性跛行。严重的腰椎管狭窄症患者会出现会阴部麻木、刺痛，大小便功能和性功能障碍等。

二、麻木

（一）神经根性麻木

通常由于椎间孔变小，相应神经根受压而出现沿神经根分布区分布的麻木等症状。在颈椎可出现颈、肩、臂或前臂部的疼痛麻木，可伴有肢体肌力减弱，并伴有肱二头肌、肱三头肌肌腱反射异常；在下肢可以出现沿股神经、坐骨神经分布的大腿、小腿或者足部的疼痛麻木，并伴有肌力减弱、膝腱反射或跟腱反射减退。其麻木特点为在某一神经根分布区内所有的浅深感觉都发生减退甚至消失，无感觉分离。

（二）脊髓性麻木

颈椎、胸椎、腰椎等疾病导致椎管狭窄、脊髓受压或破坏导致的脊髓损伤平面以下的肢体感觉障碍。根据在损伤平面上负责感觉的神经结构损伤的程度或成分的不同，患者可以表现为不同的感觉障碍，可以有感觉分离。同时伴有肌力减退、肌张力增高、肌腱反射活跃或亢进、大小便功能障碍。

（三）马尾神经性麻木

主要表现为鞍区感觉障碍，伴大小便功能障碍及性功能障碍、足下垂、无肌张力增高。其麻木特点为组成马尾神经的 L_3 以下的神经根分布区内所有的浅深感觉同时发生不同程度的减退甚至消失，无感觉分离。

三、肌肉无力

（一）神经根性

表现为受累神经根支配范围的肌肉无力和感觉减退。无肌张力增高。肌腱反射减退。病理征阴性。影像学有神经根管狭窄和神经根受压的证据支持诊断。

（二）脊髓性

表现为损伤平面以下的肢体肌肉无力，同时伴有感觉障碍，不全性脊髓损伤者有感觉分离、浅反射减退、肌腱反射亢进。影像学有椎管狭窄脊髓受压和脊髓内异常信号的证据支持诊断。

（三）马尾神经性

表现为括约肌无力、大小便功能障碍、足背伸无力甚至足下垂。有巨大椎间盘突出、或椎管狭窄、占位、马尾神经受压的影像学证据支持诊断。

四、活动受限

（一）颈椎活动受限

1. 颈椎旋转受限　正常颈椎旋转活动范围约为 70°，一半的旋转活动发生在寰枢关节，其余一半发生在下颈椎的椎间关节。旋转活动受限同时伴有定位明确的肌肉紧张提示肌张力增高；旋转受限同时如伴有弥散性的疼痛提示软组织受刺激或炎症；旋转受限同时伴有局限性剧烈疼痛提示关节突综合征或关节囊受刺激。

2. 颈椎伸展受限　伸展运动主要发生在下颈椎。患者正常情况下可以看到天花板。伸展受限可能为关节突关节固定后；如伸展受限伴局限性疼痛可能为退行性变后关节间隙减小，椎间孔狭窄使关节囊受刺激所致。伸展受限并伴有枕骨下区疼痛可能为枕骨下肌群紧张；如伸展受限同时伴有颈前区疼痛，可能表示有颈前肌群的劳损；如伸展受限同时伴有肩部或肩胛区的牵涉痛则提示下颈椎小关节病；如伸展受限同时伴有神经根分布区的相应皮节的牵涉性疼痛则提示颈椎退变同时有神经根疾患。

3. 颈椎屈曲受限　正常的颈椎可以在屈曲时下颌触及前胸或与前胸之间有两个手指尖的距离。如屈曲受限并伴有颈背部或颈肩部疼痛加重可能提示颈椎退行性病变及项背肌或斜方肌等肌肉劳损。如屈曲受限并伴有低头时头晕加重则提示颈椎不稳。如屈曲受限并伴有低头时背部放电感则提示椎管狭窄脊髓受压或粘连。

4. 颈椎侧屈受限　正常侧屈范围为 45°。侧屈受限提示关节囊纤维化或退变性关节病。侧屈受限伴有同侧疼痛通常提示关节疾患。侧屈受限同时伴有对侧颈部疼痛则提示对侧肌肉劳损、肌张力增加。侧屈受限同时伴有同侧肩部甚至肩胛区弥散性牵涉性疼痛提示在侧屈时有关节突关节的减小和刺激。如侧屈、对侧上肢外展后伸时诱发对侧上肢相应皮节的剧痛、麻木或麻刺感则提示有神经根刺激。

（二）腰椎活动受限

正常情况下腰椎活动范围为前屈 90°、背伸 30°、左右侧屈各 30°、左右旋转各 30°。

1. 腰椎间盘突出　患者以屈曲受限最明显，同时多伴有坐骨神经痛症状，直腿抬高试验或阳性。

2. **腰椎滑脱** 患者的腰椎活动受限伴有腰椎前凸增大、棘突间台阶感。

3. **腰椎小关节病** 患者腰痛呈持续性钝痛、小关节处固定压痛点、腰椎活动受限。

4. **强直性脊柱炎** 腰背疼痛、晨僵、腰椎活动受限、胸廓活动度减小。腰椎生理曲度减小或消失,驼背畸形,严重者颈椎活动亦受限。

五、自主神经症状

(一) 颈部交感神经症状

1. **交感神经兴奋症状** 头痛或偏头痛;眼裂增大、视物模糊、眼睛胀痛、干涩、视野内冒金花;心率增快、心律不齐、心前区疼痛、血压增高;肢体发凉;多汗;耳底疼痛、耳鸣、听力下降;发音不清等。

2. **交感神经抑制症状** 头昏眼花、眼睑下垂、流泪、鼻塞、心动过缓、血压偏低、胃肠蠕动增加或嗳气等。

(二) 腰部交感神经症状

如下肢发凉、无汗或下肢水肿等。

六、头晕

(一) 椎动脉型颈椎病头晕

该型颈椎病以椎动脉原因导致的椎基底动脉供血不足为主要表现,头晕伴有偏头痛、耳鸣或耳聋、记忆力减退,可有猝倒。

(二) 交感神经型颈椎病头晕

该型颈椎病以颈椎节段性不稳刺激交感神经导致椎基底动脉供血不足,同时伴有上述交感神经兴奋或抑制的症状。且上述症状与颈部姿势、活动有明显的相关性,坐位或站立时加重,卧位时减轻或消失。

七、马尾神经受压症状

包括感觉异常、肌力下降、大小便功能障碍等。

(一) 感觉异常

L_3 以下的神经根受累,导致相应分布区的疼痛、感觉减退。如 S_1 神经根受累,外踝腹肌及足外侧痛触觉减退;$S_3 \sim S_5$ 神经根受累,肛门周围感觉减退甚至消失。

(二) 肌力下降

L_3 以下的神经根受累,导致相应神经支配的肌肉力量减退。如 S_5 神经根受累,踝及趾背伸肌力下降,足下垂;$S_3 \sim S_5$ 神经受累,肛门括约肌肌力下降,大小便功能障碍。

(三) 大小便功能障碍

马尾神经受压会导致大小便无力、尿潴留、大便干结等症状。需要与圆锥上、圆锥部位的脊髓损伤所导致的大小便功能障碍相鉴别。马尾神经受压者不伴有肌肉痉挛、腱反射亢进等上运动神经源性体征;其感觉障碍位于 L_3 以下,无感觉分离;伴有足下垂。脊髓损伤所导致的大小便功能障碍其感觉平面高于 L_3,有感觉分离;有痉挛及腱反射亢进。

第三节 体 征

一、生理曲度变化

(一) 颈椎

颈椎病患者最常见的颈椎生理曲度改变是颈椎生理曲度减小、消失或反曲畸形。部分患者颈椎生理曲度增大,一般是相邻胸椎的生理曲度异常导致,需要检查是否有胸椎生理曲度增大。

(二) 胸椎

胸椎生理曲度改变分为增大和减小两大类。其中,生理曲度增大又称为后凸畸形,又分为圆弧状后凸畸形和角状后凸畸形两种,前者多见于椎体发育不良症等,后者多见于脊柱结核患者。

(三) 腰椎

腰椎生理曲度改变分为增大和减小两大类。生理曲度减小或消失常见于腰椎退行性病变。腰椎生理曲度增大常见于腰椎滑脱、水平骶椎等。

二、压痛

(一) 肌筋膜炎

在广泛的疼痛区域内具有典型的最痛点(末梢神经卡压征),按压该痛点时疼痛向邻近部位扩散,深部组织内可触及大小不等($1 \sim 5mm^2$)的硬结,压之有放射痛。

(二) 棘突间压痛

颈椎病早期压痛点与定位关系密切,椎间盘突出明显的相应节段棘突间隙压痛以及上肢神经分布区的放射痛有助于病灶定位。腰椎棘突间隙压痛和下肢放射痛有助于椎间盘突出和神经根受压的节段诊断。

(三) 椎旁压痛

棘突两侧 $1.0 \sim 1.5cm$ 处,通常反映脊神经受累。尤其是在腰椎棘突两侧的压痛和下肢神经根分布区放射痛有助于责任节段的判断。

(四) 锁骨上窝的压痛

多见于前斜角肌综合征。

(五) 乳突和枢椎棘突之间的压痛

多提示枕大神经受累。

(六) 神经干或神经分支部位的压痛

多见于颈椎、腰椎疾病导致的神经根受压,在神经分支或神经干有明显疼痛,如臀部、坐骨切迹、腘窝正中、小腿后侧等。

三、反射异常

(一) 浅反射

临床常用的浅反射有角膜反射、足底反射、肛门反射、球海绵体反射、腹部皮肤反射和提睾反射等。浅反射减弱或消失标志着反射弧的损毁或中断；神经官能症等可导致浅反射活跃或亢进。临床表示方法为：消失为（−），减弱为（±），正常为（+），亢进为（++）。

1. **角膜反射**　以脱脂棉签轻触角膜，引起闭眼。中枢位于脑桥。

2. **足底反射**　以安全针或叩诊锤柄从后向前刮划足底外侧，可引起足趾屈曲。反射中枢位于 $L_5 \sim S_2$。

3. **肛门反射**　于肛门周边针刺或用手指插入肛门内可以引起肛门括约肌收缩。其中枢位于 $S_3 \sim S_4(S_5)$。

4. **球海绵体反射**　检查者急捏刺激阴茎龟头或女性阴蒂，插入肛门内的手指可感触到肛门外括约肌的收缩。其中枢位于 $S_2 \sim S_4$。

5. **腹部皮肤反射**　划刮刺激上中下腹部皮肤引起腹肌收缩反应。反射中枢位于 $T_6 \sim T_{12}$。

6. **提睾反射**　自上向下划刮大腿根部内侧皮肤，引起同侧睾丸上提。中枢位于 $L_1 \sim L_2$。

(二) 深反射

1. **腱反射及其记录方法**　常用腱反射检查表示深反射。注意用叩诊锤叩打肌腱或骨，不要叩打肌腹，叩打肌腹所产生的收缩与腱反射不同，常在腱反射消失的病例中出现。常用的腱反射记录方法为：Mayo Clinic 9 段方法，完全无肌肉收缩记录为 −4，仅微弱肌肉收缩记录为 −3，中等程度下降为 −2，轻度低下为 −1，正常为 0，轻度亢进为 +1，中度亢进为 +2，伴阵挛为 +3，最大程度亢进为 +4。−2 以下的低下和 +2 以上的亢进者病理性可能性大。

常用的腱反射及其反射中枢、脊柱节段和对应的周围神经见表 4-4。

表 4-4　常用的腱反射及其反射中枢、脊柱节段和对应的周围神经对应关系表

腱反射	反射中枢（髓节）	脊柱节段	周围神经
肱二头肌	$C_5 \sim C_6$	$C_4 \sim C_5$ 椎间	肌皮神经
肱桡肌	$C_5 \sim C_6$	$C_4 \sim C_5$ 椎间	桡神经
肱三头肌	C_7	$C_5 \sim C_6$ 椎间	桡神经
旋前肌	C_7	$C_5 \sim C_6$ 椎间	正中神经
指屈肌	C_8	$C_6 \sim C_7$ 椎间	正中神经、尺神经
胸大肌	$C_5 \sim C_8$、T_1		胸神经
股四头肌（PTR）	$L_3 \sim L_4$	T_{11} 椎体	股神经（神经根：$L_3 \sim L_4$ 椎间）
腓肠肌（ATR）	$S_1 \sim S_2$	T_{12} 椎体	胫神经（神经根：$L_5 \sim S_1$ 椎间）

2. **反射的逆转**　在叩打某一肌腱时没有诱发出该肌腱反射而出现了别的肌腱反射的现象叫作反射的逆转。如做桡骨膜反射时无肱桡肌收缩，而出现屈曲手指的收缩反应，由此判断，病变可能在 $C_5 \sim C_6$ 髓节，该节段病变导致桡骨膜反射减弱，而 C_8 髓节屈指肌反射亢进。其他如检查肱二头肌腱反射时出现肱三头肌收缩及伸肘动作。下肢膝反射逆转见于

L$_2$ ~ L$_4$ 髓节病变,在叩击膝腱时诱发出腘绳肌的收缩和膝屈曲。总之,通过反射逆转可初步判断反射减弱水平部位的脊髓障碍。部分患者在做肌腱反射时不伴有反射减弱,而表现为反射扩大,表明全面反射亢进,说明可能为颅内病变之锥体束障碍,但缺乏定位诊断意义。

（三）病理反射

1. Hoffmann 反射（征）（中枢：C$_8$ ~ T$_1$） 使患者中指末节屈曲,迅速划其指甲,如出现包括拇指及其他手指屈曲则为阳性。提示锥体束损害。如发现患者双侧不对称性出现此征阳性则更有诊断意义。

2. Tromner 反射（征）（中枢：C$_6$ ~ T$_1$） 患者腕关节轻度背屈,手指轻度屈曲,检查者用中指或环指用力弹击中指末节的掌侧,如有拇指的内收运动则为阳性。

3. Wartenberg 反射（中枢：C$_6$ ~ T$_1$） 患者前臂旋后,手指轻度屈曲,检查者示指及中指放在除拇指以外的 4 个手指上,叩击示指和中指后引起拇指的内收屈曲运动,正常者阙如或很轻。

4. Wartenberg 征 检查者用一只手固定患者腕关节,除拇指之外各指屈曲,检查者钩拉已经屈曲的手指,令患者对拉,如引起拇指内收屈曲运动,拇指活动明显,仅单侧出现时有病理意义。

5. Rosslimo 反射 检查者叩击患者足趾的跖底面,如出现足趾屈曲则为阳性。

6. Mendel-Bechterew反射 检查者叩击患者足背中央部,引起足趾屈曲运动即为阳性。

7. Babinski 反射（中枢：L$_4$ ~ S$_1$） 患者下肢伸展,检查者用叩诊锤柄自足底外侧由后向前划,如出现足踇趾逐渐伸展,其他各趾扇形张开即为阳性。

8. Chaddock 反射 是 Babinski 反射的变法,沿足背的外缘从后向前划过外踝,诱发出足踇趾背屈为阳性。

9. Oppenheim 反射 沿胫骨内缘由上向下刺激出现足踇趾逐渐伸展,其他各趾扇形张开为阳性。

10. Gorgon 反射 捏腓肠肌肌腹,出现足踇趾逐渐伸展,其他各趾扇形张开为阳性。

11. Schaeffer 反射 强捏跟腱,出现足踇趾逐渐伸展,其他各趾扇形张开为阳性。

12. Gonda 反射 即压趾试验。检查者用手紧压患者的第 4 趾或小趾,使之强烈跖屈,持续数秒后突然放手,若出现踇趾背屈,即为阳性。

（四）感觉异常

1. **浅感觉** 浅感觉包括温度觉、针刺觉、触觉。

（1）温度觉检查：用于检查的水温为温水 40 ~ 50℃,冷水 5 ~ 10℃。将冷水及温水放入试管,触患者皮肤,与正常部位进行对比评定。

（2）针刺觉：以头面部正常感觉部位为对比部位。由大头针轻刺皮肤,问是否感觉到疼痛,并与钝觉进行对比,正常记为 2 分;能够辨别开针刺觉和钝觉但与面部比较有所减退,记录为 1 分;不能分辨开针刺觉和钝觉,记录为 0 分。

（3）触觉：将棉签头部位的棉花制作成 0.5 ~ 1cm 的尾巴状,轻触皮肤并与正常部位进行对比,正常者记录为 2 分,减退记录为 1 分,消失记录为 0 分。

2. **深感觉** 深感觉是指感受肌肉、肌腱、关节和韧带等深部结构的本体感觉。肌肉是处于收缩或舒张状态;肌腱和韧带是否被牵拉以及关节是处于屈曲还是伸直的状态等的感觉。位置觉障碍、运动觉障碍说明传导深感觉的神经纤维或大脑感觉中枢病损。

（1）振动觉检查：振动觉障碍见于脊髓后索损害。用振动音叉（128Hz）对准关节及骨突部位,询问感觉情况。以正常部位的感觉为 10 分,问患者评定分数是多少。

(2)位置觉检查:令患者闭目,检查者固定中节手指或足趾关节,另一手活动患者的手指及足趾的末节关节,让患者说出活动方向。

3. 复合感觉

(1)皮肤书写觉:患者闭眼,在其皮肤上用铅笔写数字、字母等,令其说出所写内容,并与正常部位对照。

(2)两点辨别觉:患者闭目,用分开的双脚规刺激两点皮肤,如患者有两点感觉,再将两脚规距离缩短,直到患者感觉为一点为止。身体各部对两点辨别感觉灵敏度不同,以舌尖、鼻端、手指最明显,四肢近端和躯干最差。如触觉正常而两点辨别觉障碍,见于额叶病变。

(3)立体识别觉:患者闭眼,在其手中放入橡皮擦、硬币、火柴盒,令其说出物体的形状、大小、软硬等,并说出物体的名称。

四、肌力下降

常用徒手肌力评定方法对肌力进行评价。见表 6-1。

五、肌张力异常

肌张力增高一般见于上运动神经元损伤性疾病,病灶发生在脊髓前角运动细胞之上的神经组织内;而肌张力低下的疾病见于下运动神经元性损伤性疾病,见于包括脊髓前角运动细胞之下的神经组织损伤。

(一)肌张力检查方法

上肢检查时令检查者一手做患者的手腕背屈、掌屈运动及前臂旋前、旋后运动,同时另一只手置于肌腹处体会肌张力变化情况;检查下肢时用一手进行所要检查的肌肉的牵伸运动,同时另一手体会其肌张力的变化。

(二)Ashworth 肌张力评定

见表 4-5。

表 4-5　改良 Ashworth 肌张力评定

级别	临床表现
0 级	无肌张力增加
Ⅰ级	肌张力轻度增加,受累部分被动屈伸时,关节活动度(ROM)之末出现的突然卡住,然后释放或出现最小的阻力
Ⅰ + 级	肌张力轻度增加,被动屈伸时,在 ROM 后 50% 内突然出现卡住,当继续把 ROM 检查进行到底时,始终有较小的阻力
Ⅱ级	肌张力较明显增加,通过 ROM 的大部分时,阻力均较明显地增加,但受累部分仍能较容易地移动
Ⅲ级	肌张力严重增高,进行被动关节活动度(PROM)检查有困难
Ⅳ级	僵直,受累部分不能屈伸

六、阵挛

阵挛是在深反射亢进时,用一持续力量使被检查的肌肉处于紧张状态,则该深反射涉及的肌肉就会发生节律性收缩,称阵挛。常见者有踝阵挛和髌阵挛。

(一)踝阵挛

嘱患者仰卧,髋关节与膝关节稍屈,医生一手持患者小腿,另一手持患者足掌前端,用力使踝关节过伸。阳性表现为腓肠肌与比目鱼肌发生节律性收缩。意义与深反射亢进征相同,见于锥体束损害。

(二)髌阵挛

患者仰卧,下肢伸直,检查者用拇食两指夹住髌骨上缘,突然向下方推动,并维持不放松,附着在髌骨上缘的股四头肌腱被拉长,当膝反射增高时引起该肌收缩,肌腱继续拉长,髌骨即出现连续上、下有节律的颤动。

第四节 特殊检查

一、脊柱及骨盆特殊检查

(一)弯腰试验

令患者双臂伸直,双手对掌,自然下垂,低头弯腰,检查者站立于患者头侧,切线位观察患者背部,如有一侧背部有隆起,呈剃刀背畸形,为阳性,提示有脊柱侧凸畸形。

(二)髋关节过伸试验

患者俯卧位,检查者一手固定患者骶部,另一手将患侧膝关节屈曲至90°,握其踝部向上提拉使髋关节过伸,如出现疼痛为阳性。提示存在髋关节或骶髂关节关节病变。

(三)拾物试验

令患者拾起地上的东西,如患者不是弯腰去拾,而是屈髋、屈膝、直背,小心翼翼、一手撑在膝上作为支撑,蹲下去捡东西,则为阳性。提示存在骶棘肌痉挛。

(四)斜扳试验

令患者仰卧位,被检查侧尽量屈髋屈膝,检查者一手固定同侧肩部,另一手按住被检查侧的膝外侧部,向对侧推,如出现疼痛,为阳性,提示被检查侧骶髂关节有病变。

(五)骶髂关节扭转试验(Gaenslen 征)

令患者仰卧,被检查侧大腿垂于床缘外,对侧髋膝屈曲并用双手抱住,检查者一手固定对侧膝部,另一手按压被检查侧膝部,使大腿后伸,如出现疼痛为阳性,提示被检查侧骶髂关节在扭转中受刺激,为骶髂关节病变。

(六)骨盆分离或挤压试验

令患者仰卧位,检查者用双手将双侧髂嵴用力向外下方挤压,如出现疼痛,为骨盆分离试验阳性;反之,双手将两侧髂骨翼向中心相对挤压,如出现疼痛,为骨盆挤压试验阳性。提示骨盆骨折等。

(七)"4"字试验(Patrick 试验)

被检查侧下肢髋关节外展外旋屈膝,小腿置于对侧膝盖上方,呈"4"字状,一手将被检查侧膝关节向下压,另一手固定对侧骨盆,正常可贴及床面,如不能触及床面并引起疼痛,为阳性,说明髋关节旋转受限。

二、周围神经特殊检查

(一) 椎间孔挤压试验(Spurling 试验)

令患者头偏向患侧,检查者左手掌放于患者头顶部、右手握拳轻叩左手背,则出现肢体放射性痛或麻木、表示力量向下传递到椎间孔变小,有根性损害;对根性疼痛厉害者,检查者用双手重叠放于头顶、向下加压,即可诱发或加剧症状。当患者头部处于中立位或后伸位时出现加压试验阳性,称为 Jackson 压头试验阳性。

(二) 臂丛神经牵拉试验(Eaton 试验)

术者一手扶患侧颈部,一手握患腕,向相反方向牵拉,如出现沿神经根分布区的放射状麻木疼痛等为阳性。

(三) 直腿抬高试验

患者仰卧位,膝关节伸展状态下抬起下肢,如沿坐骨神经出现神经痛样疼痛,继之屈曲膝关节状态下再屈曲髋关节则疼痛消失。标志着下肢伸展时腰部神经根被牵拉致痛,排除髋关节及髂腰肌等肌群疾患。一般直腿抬高小于 70° 为阳性。

(四) 直腿抬高试验之加强试验

在直腿抬高疼痛之后将下肢降低 10° ~ 15°,使患者足背屈,诱发出坐骨神经之神经痛,为阳性。

(五) Fajersztajn 健腿抬高试验(交叉 Laseque 试验)

双下肢伸展位,抬高健侧下肢,诱发出患者下肢坐骨神经样痛,多为患侧神经根内侧的腰椎间盘突出。

(六) 弓弦试验(Bowstring sign)

在直腿抬高疼痛之后将患肢膝关节屈曲 20°,疼痛消失,以手指压迫腘窝中央部,使膝关节伸展,再一次引起坐骨神经之神经痛,为阳性。

(七) 股神经牵拉试验(ELY 征)

患者取俯卧位,对侧下肢伸直,检查者站于被检查侧,一手握住患者检查侧踝部,另一手固定同侧骨盆,使屈曲膝关节,使足跟尽量贴近臀部,出现被检测大腿前方牵拉痛,大腿前方或后方放射痛,或骨盆抬离床面为阳性,常见于 L_3/L_4 椎间盘突出症患者。本试验目的主要是了解股神经是否受压,对神经压迫的节段判断有参考价值。

(杜良杰)

参 考 文 献

[1]　龚成,郭伟,李艺,等. 下腰痛患者脊柱活动度、等长肌力与 ODI 评分之间的相关性研究 [J]. 空军医学杂志, 2017, 33(5):312-314.

[2]　李雷.《颈椎病诊治与康复指南》解读 [J]. 中国实用乡村医生杂志, 2007, 12:45-47.

[3]　穆景颂,倪朝民.常见病康复诊疗规范——腰椎间盘突出症分级康复诊疗指南解读[J].安徽医学,2017,38(5):674-675.

[4]　白一冰,徐岭,赵文亮,等《退变性腰椎管狭窄症临床诊疗指南》手术治疗简介[J].国际骨科学杂志,2012,33(3):213-214.

[5]　吕江宏,潘蓉.神经根型颈椎病疗效评价研究概况[J].甘肃科技,2015,31(23):126-129.

[6]　郭铁成,卫小梅.改良的Ashworth分级应用于上下肢肌张力评估时的比较[J].中国康复,2008,5:313-315.

[7]　岳寿伟.腰痛的评估与康复治疗进展[J].中国康复医学杂志,2017,32(2):136-139.

[8]　李建军,杨明亮,杨德刚,等."创伤性脊柱脊髓损伤评估、治疗与康复"专家共识[J].中国康复理论与实践,2017,23(3):274-287.

[9]　杜良杰,李建军.项背肌功能锻炼颈椎康复器的临床应用[J].中国康复理论与实践,2006,5:445-446.

第五章

影像学检查

医学影像技术不断发展,目前已经可以无创性评价人体内部解剖和功能的变化,并成为现代医学实践的重要组成部分。新的检查方法也促进了临床诊断和治疗水平的提高,因此,医学成像不仅是疾病诊断的重要方法,而且在疗效评估、手术规划和医学研究中也扮演着越来越重要的角色。

本章介绍了脊柱病变的基本成像技术,包括 X 线摄影、计算机断层扫描、磁共振成像、超声检查、核医学成像等。这些成像方法基于不同的成像原理,提供人体的解剖和病理生理信息。其中,X 线和 CT 成像是根据不同组织对 X 线衰减程度不同的特性成像,磁共振成像则根据不同组织弛豫的不同而成像。超声检查依据声波在不同器官内的传导速度不同以及在不同组织界面发生反射的原理而成像。核医学属于分子影像学范畴,包括单光子发射型计算机断层扫描(SPECT)、正电子发射体层成像(PET)/CT 等成像技术,通过追踪放射性标记的分子来反映人体的组织特性。每种检查方法各异而互补,故而针对不同解剖和疾病特点应选用不同的检查方法。例如,对于急性椎体骨折多选用 CT 检查,能够快速扫描,及时诊断和准确评价病情。相比而言,磁共振检查需时较长,需要患者的配合,必要时还要对患者进行镇静和监测。但 MRI 的优势在于能够更清晰地显示骨挫伤及椎旁软组织损伤,所以,对于骨挫伤患者的骨髓水肿的显示,MRI 优于 CT。

第一节　X 线诊断

平片能对脊柱的骨质结构作出快速评价,而且价格低廉,因而经常作为初步筛选检查,例如疑似骨折、脊柱序列不齐、先天性脊柱缺陷等。尽管存在解剖结构叠加的问题,平片仍可用于评估脊柱侧凸患者的脊柱曲线异常及诊断单个椎骨的解剖异常,如峡部裂和脊椎滑脱等。X 线平片也可用于脊柱感染的诊断,但发现时往往已较晚,此时椎骨及软组织均可受累,或伴有椎骨变形或塌陷。

一、脊柱 X 线检查适应证

1. 脊柱外伤、骨折、脱位、退行性变的诊断;
2. 先天发育畸形的诊断及术前评价;
3. 炎症、感染、肿瘤样病变、良恶性肿瘤的诊断及鉴别诊断;
4. 脊柱手术后复查及随访、植入物的观察及评价。

二、脊柱 X 线检查方法

脊柱摄片检查主要有下列选择：

1. 常规摄取正侧位片，对颈椎、胸椎、腰骶椎分段检查，获取正位和侧位两个相互垂直的位置，基本能显示脊柱的形态。

2. **特殊体位** 对于特殊患者，如椎弓崩解，需采用特殊体位摄片，常用斜位片，从左右两侧拍摄斜位片，通常左右斜45°为宜，借以显示椎间孔、关节突关节的形态和位置变化。

3. **功能位** 对于颈胸椎，还可按功能位摄片，如过屈位、过伸位片。

三、脊柱 X 线解剖

（一）脊柱正位 X 线解剖

正位 X 线片上，脊柱位于中央，呈纵形柱状，由椎骨连结而成，自上向下椎骨由小逐渐增大。椎体呈方形或长方形，骨皮质表现为致密细线影，椎体内有纵横排列的骨小梁影。椎体两侧有横突影。在横突内侧可见椭圆形环状致密影，为椎弓根横断面影像，称椎弓环。在椎弓根的上下方为上下关节突的影像。椎弓板由椎弓根向后内延续，在中线联合成棘突，投影于椎体中央的偏下方，呈尖向上类三角形的线状致密影，大小与形状可有不同。颈椎棘突呈分叉状阴影，胸椎棘突则排列成纵行的致密阴影，而腰椎棘突为类似水滴状的影像。骶骨为倒置的三角形阴影，正中线呈条状边缘不规则致密阴影，为骶正中嵴。骶正中嵴外侧有骶前、后孔形成的互相重叠的密度减低影。相邻的上、下椎体间为透亮间隙，即椎间隙，代表椎间盘，上、下缘基本平行。邻近的椎间隙宽度大致接近，但胸部椎间隙最小，腰部椎间隙最大。

（二）脊柱侧位 X 线解剖

脊柱侧位 X 线片上，可见颈、胸、腰、骶四个生理弯曲。椎体位于脊柱的前部，近似四方形，前后径略大于高径，前缘和后缘均为平滑的曲线。椎弓居其后方，椎弓板位于椎弓根与棘突之间。颈椎棘突长短大小不一，胸椎棘突呈叠瓦状，腰椎棘突矢状位呈宽板状，垂直向后。上下关节突分别起于椎弓根与椎弓板连接处之上、下方，下关节突在下个脊椎上关节突的后方，以保持脊椎的稳定，不向前滑。脊椎小关节间隙为匀称的半透明影。椎间孔居相邻椎弓、椎体、关节突及椎间盘之间，呈半透明影。各椎骨的椎体后缘连线和棘突前缘连线之间，从上到下呈弯曲的柱状低密度影为椎管侧位影像，内有脊髓。椎间盘的纤维软骨板、髓核及周围的纤维环系软组织密度，故呈宽度匀称的横行半透明影，称之为椎间隙。胸椎间隙较窄，腰椎间隙较宽。

脊柱周围的软组织，包括肌肉、血管、神经和关节软骨等，由于组织密度差别不大，缺乏明确的自然对比，X 线片上无法显示其各自的组织结构，观察受到较大的限制。在一帧对比度良好的 X 线平片上，仅可通过较低密度的脂肪组织形成的对比观察到皮下脂肪层和大致的肌间轮廓，其余则均为一片中等密度影像（图 5-1 ～图 5-4）。

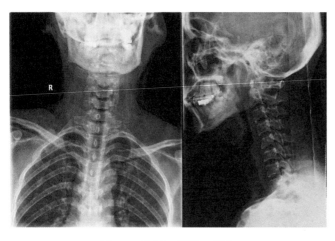

图 5-1 颈椎正侧位 X 线像

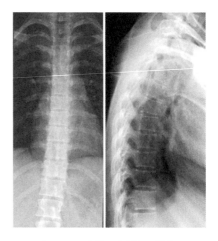

图 5-2 胸椎正侧位 X 线像

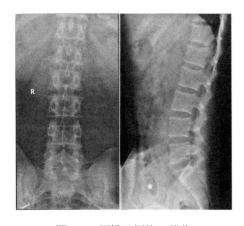

图 5-3 腰椎正侧位 X 线像

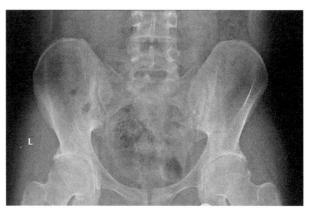

图 5-4 骶椎正位 X 线像

（王 茜）

第二节 CT 检查

目前,在颈痛或下腰部疼痛的患者,拍摄 X 线平片的仍有一定比例,但诊断价值有限。这是因为 X 线平片的对比度、分辨率较低,仅能区分骨、水、脂肪和空气这几种具有典型密度的组织,而不易区分软组织如疝出的椎间盘等。另外,脊柱常规 X 线平片检查通常包括侧位和后前位,对于部分疾病不容易显示,例如在脊柱峡部裂的患者需进行斜位检查,会因此而增加患者的 X 线剂量。而且由于用平片早期检测脊柱疾病的敏感性较低,选择 CT 或 MRI 等具有更高灵敏度的替代技术非常必要。

CT 检查具有较高的密度分辨率,能够很好地显示骨性结构,尤其在观察椎体骨刺、韧带钙化及椎管狭窄等组织的退变情况时具有显著优势。而且检查方便快速,并可通过三维重建及多方位重组等技术显示脊柱病变的细节,发现微小病变,目前在临床广泛应用。

一、脊柱 CT 检查适应证

1. 鉴别颈椎椎管内占位性病变和脊髓本身的病变,CT 扫描可获得清晰的显示。

2. 多个节段的颈椎病变,其病变范围难以从临床神经系统检查得以确定,CT 扫描可以明确病变上下界限,对于手术方法和进路的选择有一定提示作用。

3. 颈椎外伤,尤其无明显骨折脱位的微小损伤或颈椎椎间盘损伤或突出,在普通 X 线片上难以发现问题时,CT 扫描常能提示损伤部位和状况。

4. 颈椎动态或生物力学的研究方面,CT 可以从水平结构的变化,探查椎管矢状径的变化,及其他结构的动力学状况。

二、脊柱 CT 检查方法

(一) CT 平扫

患者仰卧位,先行定位扫描,以选定扫描范围和层面。目前设备通常采用螺旋 CT 或多层螺旋 CT 机,轴位连续扫描病变区并重建薄层图像,根据需要重组椎间盘轴位图像及脊柱矢状位、冠状位图像,椎间盘图像层厚 1 ~ 2mm,3 ~ 5 层为一组,冠、矢状位最大强度投影(MIP)重组图像,层厚 3 ~ 5mm,用以观察椎体等骨性病变,或根据需要自行选定重组方位。

(二) CT 增强扫描

采用含碘对比剂,50 ~ 100ml,用高压注射器或手推方法注射并追加同等剂量的生理盐水。注射对比剂开始后 30s 扫描,获取动脉期图像,60s 扫描获取静脉期图像,根据需要在 3 ~ 5min 或更晚时相扫描,获得延迟期图像。CT 增强扫描主要脊柱用于血管性疾病和椎管内肿瘤的诊断。

三、正常脊柱的 CT 解剖

在脊椎 CT 的横断图像上,椎体在骨窗下显示为由薄层高密度骨皮质包绕的海绵状松质骨结构。在椎体中部层面上有时可见松质骨中的 "Y" 形低密度线条影,为椎体静脉管。由椎体、椎弓根和椎弓板构成椎管的骨环,环的两侧为横突,后方为棘突,椎管内结构包括极低密度的硬膜外脂肪、低密度的硬膜囊及脊髓,与周围结构有较好的对比。黄韧带为软组织密度,附着在椎弓板和关节突的内侧,正常厚度 2 ~ 4mm。椎间孔位于上下椎弓根之间,上 1/3 中含神经根,CT 可清楚地显示神经根呈小结节状或条索状,连于椎管内硬膜囊的前外侧,直径为 2 ~ 3mm。侧隐窝呈漏斗状,其前方是椎体后外面,后方为关节突,侧方为椎弓根内壁,其前后径不小于 3mm,隐窝内有穿出的神经根。在椎间孔中 1/3 平面可见关节突关节。在横断位 CT 图像上,关节突关节间隙清晰可见,正常宽度为 2 ~ 4mm。椎间盘由髓核与纤维环组成,其密度低于椎体,CT 值为 50 ~ 110Hu,表现为均匀的软组织密度影,颈段椎间盘呈圆形,后缘平直;胸、腰段椎间盘后缘深凹或浅凹,L_5/S_1 后缘平直或稍后凸(图 5-5 ~ 图 5-7)。

椎管径线测量:CT 可直接测量椎管的前后径,自椎体后缘中点至棘突基底部中线,为椎管前后缘最大距离,正常为 15 ~ 25mm,平均为 16 ~ 17mm。横径为两侧椎弓根之间最大距离,正常为 20 ~ 30mm,平均为 20 ~ 21mm。腰椎管前后径为 12mm 时,应视为比较狭窄,小于或等于 10mm 时为绝对狭窄。腰椎管的横径小于 16mm 者亦应考虑为椎管狭窄。

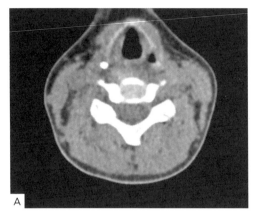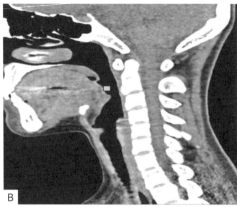

图 5-5　颈椎 CT 轴位及矢状位

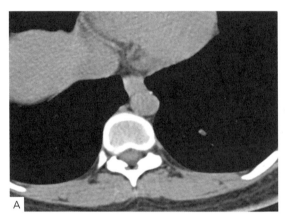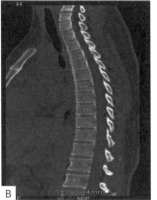

图 5-6　胸椎 CT 轴位及矢状位

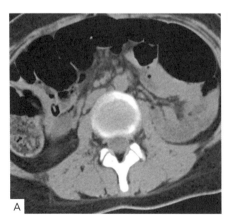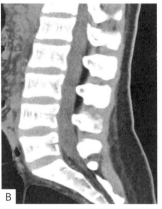

图 5-7　腰骶椎 CT 轴位及矢状位

（王　茜）

第三节　磁共振成像

　　脊柱的磁共振成像检查可以直接作出横断面、矢状面、冠状面和各种斜面的体层图像，而且由于磁共振成像具有较高的软组织分辨能力，对椎管内结构如脊髓、神经根、血管、肿块等及椎周软组织的显示明显优于 CT。

　　脊柱的 MRI 评价包括脊柱曲度、椎体高度，是否存在异常骨髓信号等。MRI 对椎间盘和韧带的显示明显优于 CT，MRI 对脊髓的评价最为重要，能够清晰显示脊髓的压迫、椎管的狭窄以及脊髓的异常信号等。此外，脊椎旁软组织和肌肉病变也是评估的重要内容。MRI 评估脊髓损伤是非常有用的。对临床检查显示肌肉无力或瘫痪的患者，MRI 特别有助于诊断或排除脊髓损伤和急性脊髓压迫。MRI 能够在脊柱骨折、感染或肿瘤等病变的早期检测到细微变化，比 CT 扫描能更好地评估脊髓周围的肿瘤、脓肿和其他占位性病变。

一、适应证与禁忌证

（一）适应证

　　MRI 在脊柱及脊髓的应用最具优势，适用于脊柱及脊髓多种疾病的诊断。对于肿瘤、感染、血管病变、脊髓变性、发育畸形、退行性病变、出血性病变的显示均优于 CT。对后颅凹及颅颈交界区病变的诊断具有独特的优势。MRI 多方位、大视野成像能清晰地显示脊柱的解剖结构，多参数技术在脊柱及椎管内病变的鉴别诊断中具有重要价值，还可通过水成像技术，不需用造影剂即可达到脊髓造影的目的，对椎管内疾病的诊断有很大的价值。MRI 具有软组织高分辨特点及血管流空效应和流入增强效应，对占位性病变的诊断具有特别的价值。但钙化的检出不如 CT。

（二）禁忌证

　　MRI 系统的强磁场和射频场有可能使心脏起搏器失灵，也容易使各种体内金属性植入物移位，在激励电磁波作用下，体内的金属还会因为发热而造成伤害。因此 MRI 检查具有绝对禁忌证及相对禁忌证。

　　绝对禁忌证包括装有心脏起搏器者，装有铁磁性或电子耳蜗者以及中枢神经系统的金属止血夹等。

　　相对禁忌证包括体内有金属置入物，如心脏金属瓣膜、人工关节、固定钢板、止血夹、金属义齿、避孕环等；带有呼吸机及心电监护设备的危重患者；体内有胰岛素泵等神经刺激器患者。妊娠 3 个月以内的早孕患者除非必要不应行 MRI 检查。

　　婴幼儿、烦躁不安及幽闭恐惧症患者，应给适量的镇静剂或麻醉药物（由麻醉师用药并陪同），提高检查成功率。急危重患者，必须做 MRI 检查时，应由临床医师陪同观察，所有抢救器械、药品必须就近齐备在扫描室外。

二、脊柱 MRI 检查技术

　　应用脊柱表面线圈，患者采取仰卧位，通常行快速自旋回波（TSE）序列扫描，常用序列包括 Sag-T_1WI；Sag-T_2WI；Tra-T_2WI，必要时加扫抑脂序列。需要时用含 Gd 对比剂行增强扫描。

三、正常脊柱的 MRI 解剖

脊柱的 MRI 检查以矢状面为主，可清楚地显示脊柱的连续解剖并全面地观察脊髓的解剖和病变，辅以横断面和冠状面，以确定病变与周围组织的关系。常规用自旋回波序列 T_1WI 和 T_2WI，需要时用钆 - 二乙烯三胺五乙酸（Gd-DTPA）增强扫描。在 MRI 上，韧带、肌腱、纤维软骨和空气均呈低信号，肌肉和透明软骨呈中等偏低信号。正常成人骨髓因含脂肪成分而在 T_1WI 和 T_2WI 上均呈较高信号。MRI 能清楚显示脊椎、椎管和椎间盘，并能显示椎管内结构，包括硬膜外间隙、硬膜囊、蛛网膜下腔、脊髓、神经根及马尾等结构。（图 5-8 ~ 图 5-10）。

（一）椎体及附件

在 T_1WI 和 T_2WI 上脊椎各骨性结构的皮质呈低信号，而骨髓呈高或等 - 高信号。在矢状面上可见椎体后缘的中间部位有短的条状凹陷为正常基椎静脉。椎体的附件包括椎弓、椎板、棘突、横突和上、下关节突等，这些附件的骨皮质在 T_1 加权和 T_2 加权图像上均呈低信号。

（二）椎间盘

椎间盘在 T_1WI 上信号较低且不能区分纤维环和髓核，在 T_2WI 上纤维环为低信号、髓核为高信号。

（三）韧带

位于椎体前、后缘的前纵韧带和后纵韧带在 T_1WI 和 T_2WI 上均为低信号，一般不能与骨皮质区别，退行性变时可见增厚，钙化呈各序列低信号。

（四）椎硬膜外间隙

为骨性椎管与硬脊膜间一狭细的腔隙，其间主要含有硬膜外脂肪、静脉、营养动脉、脊神经及少量结缔组织。脂肪组织在 T_1WI、T_2WI 图像上呈高信号。在脊柱的不同节段其硬膜外脂肪的分布有所不同，在颈段其硬膜外间隙仅有少量脂肪，而胸段和腰骶段其硬膜外间隙则有较多的脂肪组织。

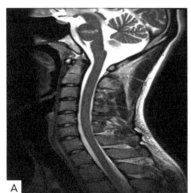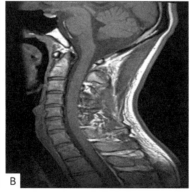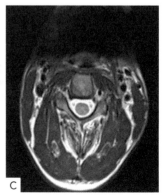

图 5-8　颈椎 MRI 图像

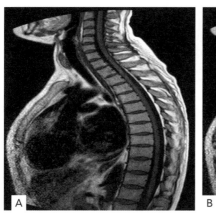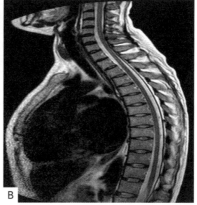

图 5-9 胸椎 MRI 图像

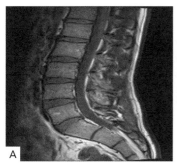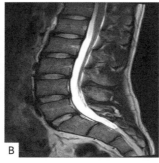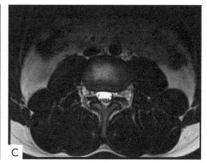

图 5-10 腰骶椎 MRI 图像

（五）蛛网膜下腔

硬膜囊内含脑脊液的腔隙，T_1 加权图像上呈低信号，T_2 加权图像上呈高信号。

（六）脊髓

脊髓位于蛛网膜下腔的中央。在 T_1WI 和 T_2WI 均呈现中等信号，T_1WI 高于脑脊液信号，T_2WI 低于脑脊液信号，呈现带状，上端起自颅底水平，圆锥部成人止于 L_1 水平，婴儿止于 L_2 水平，T_{11} ~ T_{12} 水平脊髓逐渐变细，连接终丝。止于盲囊，其移行处为脊髓圆锥部。脊髓中央有中央管，一般不易显示，有时显示在矢状面呈长 T_1 长 T_2 很细的带状信号。脊髓灰质在横断面上呈"H"形或蝴蝶状，周围是白质束。"H"形中间的灰质联合在中央管的前方或后方横过。

（王 茜）

第四节 肌肉骨骼超声

超声成像（ultrasound imaging，USI）作为一种广泛应用的医学影像学技术，近年来，在肌肉骨骼系统疾病的诊断和介入治疗中的重要作用越来越受到临床医师的广泛关注。与 CT、MRI 相比，其具有无辐射、便捷、经济及床边操作等优点，特别是能进行实时动态观察，可提供其他影像学方法无法获得的重要信息。尽管超声对脊柱的成像有一定的局限性,但随着诊断和治疗经验的积累及超声仪器的迅速发展,超声可清晰显示棘突、关节突关节及间隙、椎管、硬膜外间隙、椎间孔、脊神经根、椎动脉及椎旁肌肉、韧带等,在脊柱疾病的康复中有良好的应用前景。

一、超声成像

(一) 概述

超声波(ultrasonic wave)是指频率在 20 000Hz 以上的机械振动波,简称超声(ultrasound)。能够传递超声波的物质,称为传声介质,它具有质量和弹性,包括各种气体、液体和固体。声波在介质内传播的过程中,由于介质的黏滞性、热传导性、分子吸收以及散射等因素导致声能减少和声强减弱的现象称为声衰减(acoustic attenuation)。在绝大多数软组织中,引起声衰减的主要原因是声吸收。在人体组织中声衰减程度一般规律是:骨组织(或钙化) > 肌腱(或软骨) > 肝脏 > 脂肪 > 血液 > 尿液(或胆汁)。组织中含胶原蛋白和钙质越多,声衰减越大;液体内含蛋白成分多时,声衰减明显。在超声诊断的频率范围内,生物软组织的声衰减系数大多与频率成正比。超声波频率越高,分辨力越好,但衰减越强,穿透力越差;反之,频率越低,分辨力越差,但衰减越弱,穿透力越强。超声波在传声介质中的传播特点是具有明确指向性的束状传播,这种声波能够成束地发射并用于定向扫描人体组织。

医用超声波中的探头是一种声电换能器,能将电能转换为超声能,同时兼有超声波发射器和接收器的功能,常用的探头分为线阵型、扇型、凸阵型等。超声成像技术是利用超声波照射人体,通过接收和处理载有人体组织或结构特征信息的回波,获得人体组织性质与结构的可见图像的方法和技术。

超声与其他影像技术相比,具有其独特的优点,具有很高的软组织分辨力(可清晰显示肌肉、筋膜、韧带、血管和神经等)及异常情况(肌肉撕裂、筋膜炎、神经受压等),其操作简单快捷,可在床边检查以及重复检查,对可疑部位可从多方向进行检查,检查过程中可同时配合肌肉和肌腱活动,实时、动态观察变化以协助诊断等,加之检查费用低、无辐射,容易被患者所接受,所以超声显像在肌肉骨骼系统中应用越来越受到关注。

(二) 超声波的基本物理特性

超声波是一种机械振动波。对于机械波来说,频率越低,其波长越长,但方向性越差;频率越高,波长越短,波传播的方向性越显著。超声波有很好的指向性,可在较小的目标上产生有规律的反射信号,这就是利用超声波回声探测的基础。超声波在人体内传播时与光波类似,也有反射、折射、散射、衍射以及衰减等特性。

声衰减是指声波在介质中传播时,由于介质的黏滞性、热传导性、分子吸收以及散射等原因导致声能减少,而产生声强减弱的现象。声衰减的原因主要有三方面:介质对声波的吸收、声波的散射,以及随着传播距离的增加,声波向传播轴线周围横向扩散。为获得高分辨率的图像,应该尽量选用较高的频率,但是频率高的超声波比频率低的超声波衰减大,因此可探测的距离小。所以必须在探测距离和空间分辨率之间选择,针对不同的场合选取合适的频率。例如,在检查浅表器官时,可选用较高的频率,以得到比较高的分辨率;而对深部组织,如腰神经根检查时,宜选用低频探头。人体不同组织的声衰减情况如表 5-1 所示。

表 5-1　人体组织的声衰减系数 α[单位:dB/(cm·MHz)]

介质	水	血液	脂肪	肝	肾	平行肌肉	横断肌肉	颅骨	肺	空气
α	0.002	0.18	0.63	0.94	1.0	1.3	3.3	2.0	40.0	12.0

(三)超声仪器及常用参数

超声诊断仪通常由主机、控制面板、显示屏和多个探头组成。按图像信息显示的成像方式,可分为:A 型超声诊断仪、B 型超声诊断仪、D 型超声诊断仪、M 型超声诊断仪等。

B 型超声成像的基本原理:超声探头将一束高频超声脉冲发射到生物体内,再接收经过各组织之间界面处反射的回波,经电子电路和计算机的放大、处理、显示,形成图像。超声波在不同声阻抗的组织边界形成反射回声的差异是超声成像的工作基础。声阻抗是超声波传导的阻力;声阻抗越大,则组织对超声波的传导有更大的阻力。不同组织的声阻抗不同,如表 5-2 所示。在声阻抗差别大的界面,产生高回声图像,因此,在空气和软组织的界面、软组织和骨的界面产生高回声图像;而脂肪、浅层和深层肌肉、血管组织间的声阻抗差别较小,只产生低回声图像。即高回声图像不应理解为组织密度高。

表 5-2　不同组织的声阻抗(单位:10^6 Rayls)

组织	空气	脂肪	血液	肌肉	骨
声阻抗	0.0004	1.35	1.70	1.75	7.8

超声换能器即超声探头,既是超声发射器,也是接收器。每个探头周期中 1% 的时间用于产生超声,余下 99% 的时间用于接收返回的超声波,通过压电效应,将回声的机械能转回电能、并转换成二维的灰度图像。根据其频率范围,分为低频(3 ~ 8MHz)和高频(9 ~ 12MHz);根据探头形状,可分为线阵探头和凸阵探头。线阵探头是高频探头,组织穿透力较弱,但具有良好的近场组织分辨率,适用于表浅、较小组织结构的成像;凸阵探头是低频探头,有较强的组织穿透力,但分辨率较低,适用于深部、较大组织结构的成像。

应用超声对肌肉骨骼进行检查前,需根据检查部位和目标,调整参数,包括:探头频率、显示深度、聚焦位置、增益、时间增益补偿和彩色多普勒血流成像等。首先,选择合适频率的超声探头是决定图像质量的首要条件。高频率可提供更好的轴向分辨力和侧向分辨力。然而高频率声波容易衰减;过度的衰减会影响图像质量。超声波频率越高,衰减越明显。一般来说,高频超声的适宜探测深度约为 3 ~ 4cm。然后,通过调整上述参数,获得更清晰的图像;如需显示血管,可加彩色多普勒血流成像。

(四)正常组织超声特征

不同组织的声像图特征如表 5-3、图 5-11 所示。

表 5-3　各种组织超声图像特征

组织	声像图特征
皮肤	最表浅的一均匀强回声
皮下脂肪	较均匀的低回声区,可压缩
筋膜 / 肌腱	高回声
肌肉	异质性低回声(肌纤维呈低回声,肌内膜、肌束膜及肌外膜呈强回声)
动脉	无回声 / 低回声,搏动性,不会受压变形

组织	声像图特征
静脉	无回声 / 低回声,非搏动性,受压会变形
神经	类圆形或椭圆形低回声束,呈筛网样结构
胸膜	高回声线
骨骼	连续、光滑的极强回声线,后方为无回声影

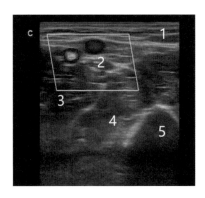

图 5-11　不同组织的超声表现

1 :皮下脂肪;2 :正中神经;3 :肱二头肌;4 :肱肌;5 :肱骨;彩色多普勒显示肱动脉、肱静脉

(五) 超声成像常见伪影

　　先进的超声仪器和图像处理器能提高图像质量,但操作者需熟知超声检查中可能产生的伪像。伪像是由超声的物理特性决定的,也即超声在传导过程中与人体介质存在着相互作用(反射、折射、散射、绕射、衰减等)的结果。实际上超声成像需要利用一些伪像产生实性、含液、含气等不同器官的声像图。识别超声伪像的意义:①更科学地解释声像图;②避免伪像可能引起的误诊或漏诊;③利用某些特征性的伪像帮助诊断和鉴别诊断,以提高我们的诊断水平。

　　在肌肉骨骼系统超声检查和治疗中密切相关的是各向异性伪像和声影。各向异性伪像是由于超声束不能同时保持与肌腱各部分纤维呈垂直方向,导致肌腱在声像图上显示为回声强弱不同,甚至低至无回声,多见于肌腱、韧带、神经和肌肉组织。解决或改善办法:改变探头方向,调整声束入射角,还可采用先进的实时复合扫描技术。声影是当扫描声束遇到声衰减程度很高的物质,如骨骼、结石、瘢痕,声束完全被遮挡时,在其后方出现无回声区;边缘模糊的声影常是胸膜 - 肺气体反射伪像或 "彗星尾" 征后方的伴随现象。

　　此外,其他常见的伪像包括:镜面伪像、部分容积效应、振铃状伪像、旁瓣伪像、后方回声增强等。

二、脊柱及周围结构的超声表现

　　因超声波不能穿透骨骼,故骨骼后方为无回声影,正常骨骼声像图呈连续、光滑的极强回声线,后方为无回声影。利用这一特性,超声在脊柱区扫查过程中,可通过脊柱的骨性结构的形态特点来判断脊柱节段、关节突关节、脊神经根位置、骶管等。

应用超声对脊柱进行检查时,一般先通过触诊骨性标志进行初步定位,在皮肤上标记;然后超声探头从脊柱后正中线棘突长轴开始扫查,缓慢向侧方移动到关节突关节、横突;对靶节段还需进行短轴扫查。本节书以蓝色长方形框代表超声探头位置。

(一)颈椎的超声检查

人体的颈椎一共有 7 块椎体,除第 1 和第 2 颈椎因形状特殊属特殊颈椎外,其余 5 个颈椎形态基本相似,称为普通颈椎。第 1 颈椎为寰椎,呈环形,没有椎体、棘突和上关节突,由前弓、后弓和两个侧块构成。第 2 颈椎又名枢椎,椎体有一个向上的齿突,与寰椎的下关节面构成寰枢关节。普通颈椎的每节椎骨均由椎体、椎弓和突起三部分组成。突起包括棘突、上关节突、下关节突和横突。寰椎没有或只有退化的棘突基部,从 C_2 开始棘突有分叉;超声扫查时可以通过棘突这一结构特点来进行颈椎节段定位。颈椎横突短而宽,较小,中央部有椭圆形横突孔,约 5mm×5.5mm,内有椎动脉、椎静脉;横突末端分成横突前、后结节,两结节间的深沟有脊神经的前支通过。横突孔是颈椎特有的结构,第 7 颈椎横突只有后结节,椎动脉在前结节前方经过进入横突孔;超声扫查时也可以通过这一结构特点来进行颈椎节段定位。

颈椎棘突、关节突关节、横突长轴超声检查:受试者取坐位,头部保持中立位,超声探头从后正中线开始,显示棘突,见图 5-12、图 5-13;缓慢向侧方移动,可以显示椎板;继续向外侧扫描,出现关节突关节长轴"锯齿征"图像,见图 5-14、图 5-15。探头移至颈部侧面,显示横突及椎动脉,见图 5-16 ~ 图 5-19。

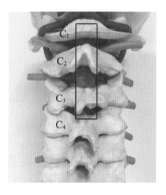

图 5-12 颈椎棘突长轴超声
定位示意图

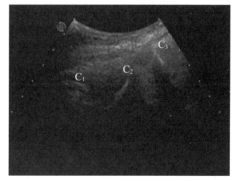

图 5-13 颈椎棘突长轴声像图
C_1、C_2、C_3:颈 $_1$、颈 $_2$、颈 $_3$ 棘突

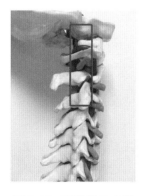

图 5-14 颈椎关节突关
节长轴超声定位示意图

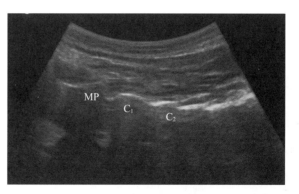

图 5-15 颈椎关节突关节长轴声像图

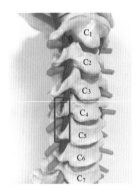

图 5-16 颈椎横突长轴
超声定位示意图

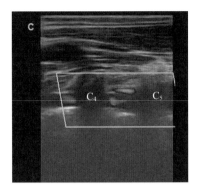

图 5-17 颈椎横突长轴声像图

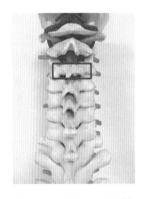

图 5-18 颈椎棘突短轴
超声定位示意图

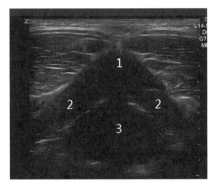

图 5-19 颈椎棘突短轴声像图
1：棘突；2：椎板；3：椎管

　　颈椎横突短轴超声检查：受试者取侧卧位，应用高频线阵探头进行扫查，探头横向置于颈部侧方，从颈根部开始，由下往上扫查，见图 5-20，其解剖示意图见图 5-21。根据横突前、后结节的高回声"双驼峰"征，以及旁边椎动脉（上、下稍移动探头可显示）来识别，前、后结节的高回声之间的圆形或椭圆形低回声区为神经根。第 7 颈椎横突只有一个巨大的后结节，见图 5-22；向头侧缓慢移动探头，第 6 颈椎横突有尖锐的前结节，见图 5-23；第 5 颈椎横突短轴声像图呈典型的"双驼峰"，见图 5-24；第 4 颈椎横突短轴声像图也为"双驼峰"，但较平坦，见图 5-25。

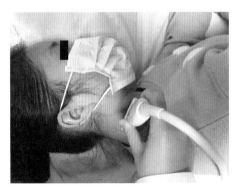

图 5-20 颈椎横突短轴超声检查体位和探头位

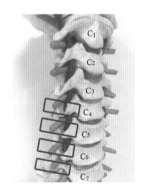

图 5-21 颈 4~7 横突短轴超声定位示意图

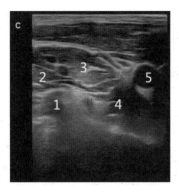

图 5-22　颈$_7$横突短轴声像图

1：后结节；2：中斜角肌；3：前斜角肌；

4：椎动脉；5：颈动脉；N：神经根

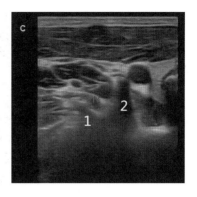

图 5-23　颈$_6$横突短轴声像图

1：后结节；2：前结节；N：神经根

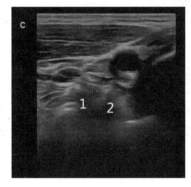

图 5-24　颈$_5$横突短轴声像图

1：后结节；2：前结节；N：神经根

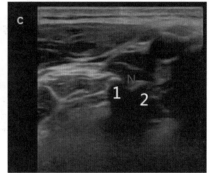

图 5-25　颈$_4$横突短轴声像图

1：后结节；2：前结节；N：神经根

临床应用：颈椎横突短轴成像可用于超声引导颈神经根注射。

（二）胸椎的超声检查

胸椎有 12 块椎骨，椎骨自上而下（即 $T_1 \sim T_{12}$）逐渐增大。胸椎与颈椎、腰椎有明显区别，它有肋骨协助维持稳定。一个典型的胸椎椎骨包括椎体、椎弓和突起，突起有棘突、横突及上、下关节突。棘突较长，伸向后方，并依次相掩，呈叠瓦状。在椎体侧面后部上缘和下缘处，各有半球形肋凹，与肋骨形成肋横突关节。

胸椎超声检查：受试者取俯卧位，一般用低频（3 ～ 8MHz）探头。先进行胸椎长轴扫查：超声探头从后正中线开始，可清晰显示棘突，见图 5-26、图 5-27。缓慢向侧方移动，出现关节突关节长轴"锯齿征"线，见图 5-28、图 5-29。探头向侧方进一步移动，可显示横突长轴图像，见图 5-30、图 5-31；继续向外侧，可显示肋骨。胸椎短轴扫查，从靶胸椎开始进行扫描，需缓慢上下移动探头，显示棘突短轴图像，见图 5-32、图 5-33。

临床应用：胸椎棘突短轴成像可用于超声引导胸椎椎旁阻滞。

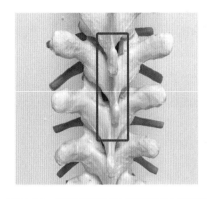

图 5-26 胸椎棘突长轴超声定位示意图

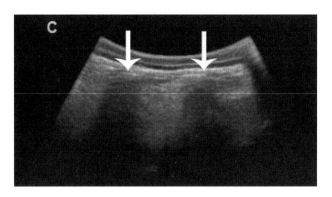

图 5-27 胸椎棘突长轴声像图

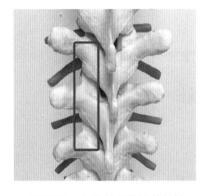

图 5-28 胸椎关节突关节长轴
超声定位示意图

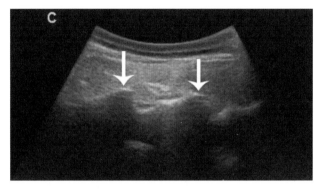

图 5-29 胸椎关节突关节长轴声像图

白色箭头:关节突关节

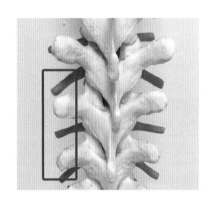

图 5-30 胸椎横突长轴超声定位示意图

（图中未显示肋骨）

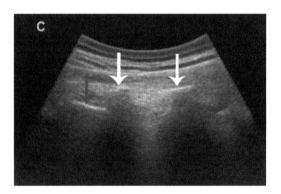

图 5-31 胸椎横突长轴声像图

白色箭头:横突;红色箭头:肋骨

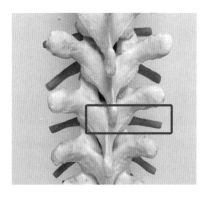

图 5-32 胸椎棘突短轴超声定位示意图

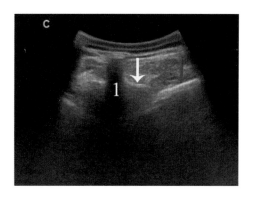

图 5-33 胸椎棘突短轴声像图

1:棘突;白色箭头:椎板;红色箭头:胸膜

(三)腰椎的超声检查

腰椎有 5 个,由椎体、椎弓及从椎弓上发出的突起(包括上、下关节突、横突和棘突等)组成。腰椎的椎体较颈椎和胸椎大而厚,主要由松质骨组成。椎体和椎体之间由椎间盘连接。

腰椎超声检查:受试者俯卧位,腹部垫薄枕减少腰椎前凸,一般用低频(3~8MHz)探头。需根据受试者体型调整机器参数以获得最优图像。先进行腰椎长轴扫查:超声探头从骶骨正中线开始,显示骶骨、棘突,见图 5-34、图 5-35。缓慢向侧方移动,出现关节突关节长轴"锯齿征"线,见图 5-36、图 5-37。探头向侧方进一步移动,可显示横突长轴特征"三叉戟"征,横突之间低回声的软组织为腰大肌,见图 5-38、图 5-39。腰椎长轴扫查后,从骶骨开始进行短轴扫描,分别显示棘突、关节突关节短轴,见图 5-40 ~ 图 5-43。

临床应用:腰椎关节突关节长轴成像可用于超声引导进行平面外进针方式的腰神经根注射;腰椎棘突短轴成像可用于超声引导进行平面内进针方式的腰神经根注射;腰椎横突短轴成像可用于超声引导进行平面内进针方式的腰神经后支注射。

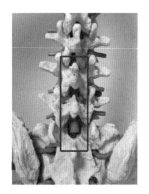

图 5-34 腰椎棘突长轴
超声定位示意图

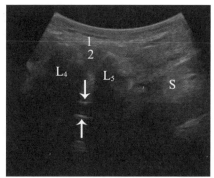

图 5-35 腰椎棘突长轴声像图

1:棘上韧带;2:棘间韧带;L_4、L_5:腰 $_4$、腰 $_5$ 棘突;S:骶骨;白色箭头:背侧、腹侧硬脊膜,中间为硬膜外腔

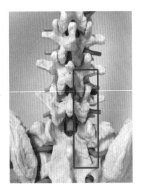

图 5-36　腰椎关节突关节
长轴超声定位示意图

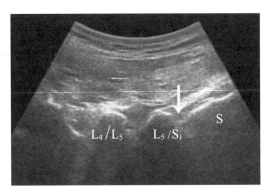

图 5-37　腰椎关节突关节长轴声像图

L_4/L_5、L_5/S_1:腰$_4$/腰$_5$、腰$_5$/骶$_1$:关节突关节;
S:骶骨;白色箭头:骶后孔

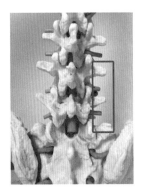

图 5-38　腰椎横突长轴
超声定位示意图

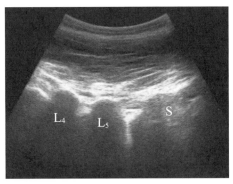

图 5-39　腰椎横突长轴声像图

L_4、L_5:腰$_4$、腰$_5$横突;S:骶骨

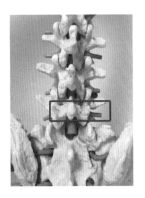

图 5-40　腰椎棘突短轴
超声定位示意图

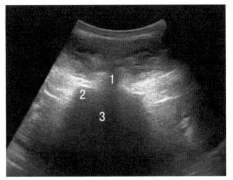

图 5-41　腰椎棘突短轴声像图

1:棘突;2:椎板;3:椎体;红色箭头:神经根

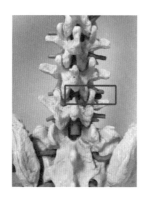 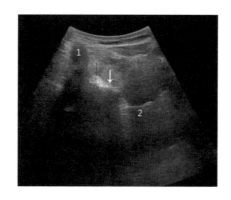

图 5-42　腰椎关节突关节
短轴超声定位示意图

图 5-43　腰椎关节突关节短轴声像图
1：棘间韧带；2：横突；红色箭头：下关节突；
白色箭头：上关节突

（四）骶椎的超声检查

5 块骶椎合成 1 块骶骨，呈倒三角形。中间凸起为骶正中嵴，外侧有 4 对骶后孔，骶神经由此通过；骶骨下端为骶骨裂孔。

骶椎超声检查：受试者俯卧位，腹部垫薄枕减少腰椎前凸，一般用低频（3 ~ 8MHz）探头。需根据受试者体型调整机器参数以获得最优图像。本节介绍骶骨的超声检查和表现。首先触诊确定两侧骶骨角，将超声探头横向置于两侧骶骨角之间，见图 5-44，骶骨短轴声像图表现为两个 U 形的高信号，以及中间稍高回声的骶尾韧带和下方极高回声的骶骨，见图 5-45。再将探头选择 90°，见图 5-46，骶管长轴声像图，可清晰显示骶尾韧带和硬膜外腔，见图 5-47。

临床应用：骶管长轴成像可用于超声引导骶管穿刺注射。

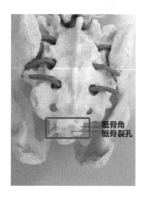 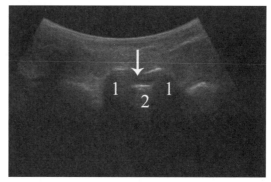

图 5-44　骶管短轴超声
定位示意图

图 5-45　骶管短轴声像图
1：骶骨角；2：骶骨；白色箭头：骶尾韧带

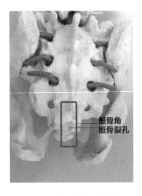

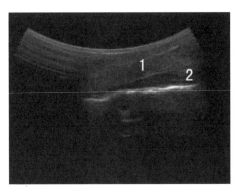

图 5-46 骶管长轴超声 定位示意图

图 5-47 骶管长轴声像图
1：骶尾韧带；2：硬膜外腔

（五）骶髂关节的超声检查

骶髂关节由骶骨和髂骨组成，属于滑膜关节。其特点是关节中不规则的凹陷和凸起使骶髂关节内多点连接、稳定性更强。

骶髂关节超声检查：受试者俯卧位，髋关节垫薄枕，一般用低频探头。将超声探头先横向置于骶骨中部的骶正中嵴上，再缓慢将探头向外侧移动，逐渐显示髂骨内侧缘，及显示骶髂关节间隙，见图 5-48、图 5-49。

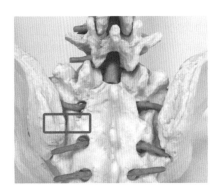

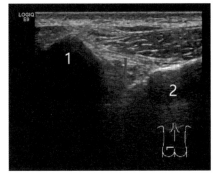

图 5-48 骶髂关节超声定位示意图

图 5-49 骶髂关节声像图
1：髂骨；2：骶骨；红色箭头：骶髂关节

三、超声在脊柱疾病诊断中的应用

因超声波不能穿透骨骼，故超声不能对脊柱骨性结构和椎间盘的异常情况进行诊断。但超声可清晰显示脊柱周围软组织，可对触发点、慢性肌筋膜炎等进行客观、定量评估。

（一）肌肉触发点的超声表现

肌肉触发点的超声表现：①肌肉内局限低回声区，局部肌肉挛缩瘢痕形成所致，见图 5-50；②肌肉间局限高回声区，肌外膜炎症粘连所致；③混合性异常回声区，因局部反复炎症反应所致。应用剪切波弹性成像（shear-wave elastography，SWE）可定量测定组织弹性，检测肌肉在放松和生理收缩状态下的弹性；通过测定杨氏模量值可敏感、客观评估肌肉触发点的硬度，见图 5-51。触发点局部硬度明显高于周围正常组织。

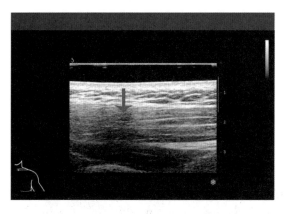

图 5-50 斜方肌触发点的局限低回声区

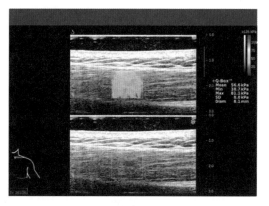

图 5-51 斜方肌触发点的剪切波弹性成像

(二) 慢性腰 / 背肌肌筋膜炎的超声表现

慢性腰背痛与胸腰筋膜慢性筋膜炎密切相关。浅层胸腰筋膜主要由致密结缔组织构成,中间有疏松结缔组织分隔。慢性筋膜炎的病理变化为筋膜小撕裂、炎症、纤维化、粘连和脂肪浸润等。慢性筋膜炎的超声表现:痛侧浅层筋膜致密结缔组织层较健侧增厚、局部回声增强,见图 5-52;应用弹性成像可定量测定活动中筋膜剪切应变力变化情况,见图 5-53。慢性腰背痛患者痛侧浅层筋膜在活动中剪切应变系数较健侧减低。

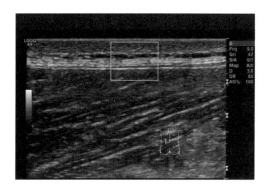

图 5-52 慢性筋膜炎声像图

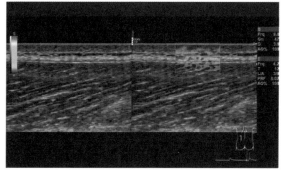

图 5-53 慢性筋膜炎超声弹性成像

(三) 骶髂关节功能紊乱的超声表现

应用振动多普勒成像(Doppler imaging of vibrations,DIV)可客观评估骶髂关节功能紊乱情况。此技术是通过测定和比较骶骨、髂骨振动强度衰减值来进行评估。如两者振动强度衰减值差异显著,考虑骶髂关节松弛;如两者振动强度衰减值差异很少或无差异,考虑为骶髂关节僵硬。已有研究表明,应用 DIV 可有效评估怀孕期骨盆痛孕妇的骶髂关节功能。

四、超声成像在脊柱疾病康复治疗中的应用

(一) 超声监测核心肌群训练

核心肌群作为脊柱主动子系统的主要组成部分,对维持脊柱的稳定性和活动性起重要作用。多裂肌在腰椎稳定性中有独特作用,在所有椎旁肌中,多裂肌作用占 2/3。近年来,应

用超声成像在慢性下背痛的多项研究中发现,与 MRI 比较,超声测量多裂肌横断面积(muscle cross-sectional area,CSA)具有良好的效度和信度;慢性非特异性腰痛患者多裂肌CSA 较健康人减少,收缩时肌肉厚度也减少。单侧下背痛患者痛侧多裂肌 CSA 减少;单侧下背痛患者在完成某项动作时,痛侧多裂肌出现收缩启动较健侧延迟、肌肉收缩程度减少。

在核心肌群训练中可通过康复超声成像(rehabilitative ultrasound imaging,RUSI)来监测肌肉收缩情况。在指导慢性腰痛患者核心训练中,可联合应用超声成像和表面肌电观察患者多裂肌收缩时厚度增加幅度、肌电振幅均方根值来保证动作能有效诱发多裂肌收缩,以及评估训练后多裂肌 CSA 变化情况,见图 5-54、图 5-55。

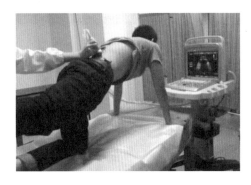

图 5-54　超声联合表面肌电监测核心肌群训练

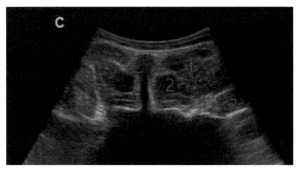

图 5-55　多裂肌声像图

1:竖脊肌;2:多裂肌;3:腰大肌

(二) 超声引导注射治疗

超声可清晰显示脊柱的骨性结构,可进行超声引导颈椎小关节腔内注射、骶髂关节注射等;超声可清晰显示脊柱周围肌肉、韧带等,可进行超声引导斜方肌触发点注射、腰大肌注射、腰椎棘上 / 棘间韧带注射等;根据脊柱骨性结构和神经相对解剖关系,可进行超声引导颈神经根注射、胸椎椎旁阻滞、腰神经根 / 腰脊神经后支阻滞、骶管注射等。

本节以腰神经根注射为例。可根据操作者经验、患者体型等选择平面内成像法或平面外成像法进行注射。超声引导腰神经根注射:患者俯卧位,腹部垫薄枕减少腰椎前凸,一般用低频探头。需根据受试者体型调整机器参数以获得最优图像。按上述腰椎超声检查顺序扫描腰椎,根据患者症状、体征结合 MRI 结果,确定注射的靶节段。平面内成像法:显示靶节段腰椎棘突短轴声像图,打开彩色多普勒,在图像上模拟画出穿刺路径,仔细辨认路径中有无血管、神经,并测量穿刺角度和深度;常规消毒皮肤,超声探头横向置于腰椎棘突,穿刺针从平行于探头压迹长轴的中间位置进针,见图 5-56,22G 穿刺针按拟定路径刺入,接近靶点时需缓慢进入,并实时观察穿刺针方向有无偏离;可注入少量药液用彩色多普勒确定针尖位置是否接近靶神经根,最后注入药液,见图 5-57。平面外成像法:患者体位和腰椎超声检查同前;显示腰椎关节突关节长轴声像图,打开彩色多普勒,在图像上模拟画出穿刺路径,仔细辨认路径中有无血管、神经,并测量穿刺深度;超声探头纵向置于关节突关节,穿刺针从垂直于探头压迹的中间位置进针,见图 5-58,22G 穿刺针按拟定路径刺入,接近靶点时需缓慢进入,并实时观察穿刺针针尖位置;可注入少量药液用彩色多普勒确定针尖位置是否接近靶神经根,最后注入药液,见图 5-59。

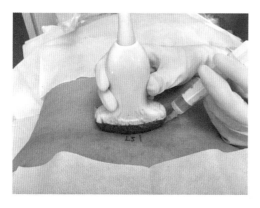

图 5-56 超声引导平面内成像法腰神经根注射

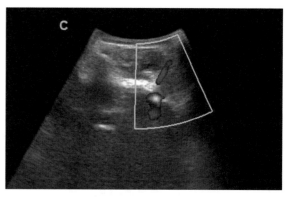

图 5-57 平面内成像法腰神经根注射声像图

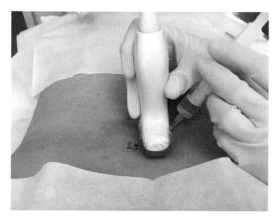

图 5-58 超声引导平面外成像法腰神经根注射

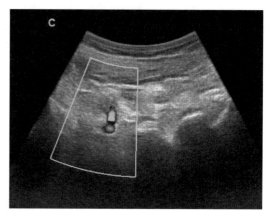

图 5-59 平面内成像法腰神经根注射声像图

两种成像方式注射比较:采用平面内成像法时,穿刺针在声像图中表现为一条高回声的直线,可清晰显示整个穿刺针;但初学者会发生针体前端偏离成像平面,药液误入椎管,出现并发症;且穿刺路径长,会增加患者不适。采用平面外成像法时,穿刺针针尖声像图中表现为一个高回声的点,初学者有时较难确定声像图的高回声光点到底是针尖还是针体,也很难引导穿刺针到达靶目标。穿刺定位技巧:可通过图像中注射靶点与探头位置关系,在皮肤上做标记,以及从声像图中测量皮肤到靶点进针深度,从而使针尖更准确到达注射靶点。

(马 超)

第五节 其他特殊影像学检查

一、脊髓血管成像

对脊髓血管的观察可行 X 线、CT 血管造影或磁共振血管成像(MRA),其中基于 X 线的数字减影血管造影(DSA)在脊柱外科中主要应用于颈椎、颈脊髓肿瘤、血管畸形以及颈椎间盘突出症的诊断。随着 DSA 与介入放射学技术的兴起,血管造影已成为颈椎疾病的临床诊断和治疗工作的一个组成部分(图 5-60)。

DSA 及 CT 血管造影均是将高密度水溶性的含碘对比剂注入血管内,使其与周围软组织形成明确的人工对比。通过快速摄影、X 线电影摄影或螺旋 CT 快速扫描后三维重建,可显示局部血管的解剖结构,还可显示动脉期、静脉期等不同时相表现,用以临床诊断(图 5-61)。MRA 可通过注射含钆对比剂或不需注射对比剂,通过 MRA 序列获得原始图像,经三维重建后显示血管影像(图 5-62)。

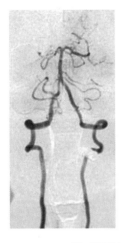 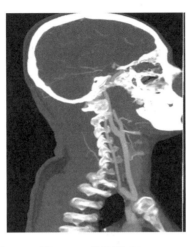 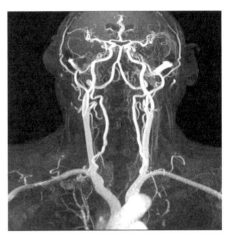

图 5-60　DSA 椎动脉造影　　　图 5-61　椎动脉 CTA　　　　　图 5-62　椎动脉 MRA

二、脊髓造影

脊髓造影又称椎管造影(myelography),用于诊断椎管内占位性病变和因创伤所致椎管形态变化及其与脊髓的相互关系,是一种常用和有效的检查手段。椎管造影迄今已有 70 余年历史,造影技术不断得到改进,造影剂的研制和选择应用也日臻完善。尽管 CT 扫描、磁共振成像(MRI)等新技术的出现,但椎管造影仍不失为一种较常用的检查手段。

脊髓造影的主要目的是明确椎管内病变,例如脊髓内、外的肿瘤压迫,以及脊柱解剖结构的损伤和病变所形成的神经压迫(椎间盘、骨赘和骨折片等)。并通过造影确定病变节段水平和病变范围,例如椎管狭窄的部位和范围及损伤后椎管形态的变化,以及作为临床治疗前后的辅助判断。

脊髓造影分为 X 线 / CT 造影或磁共振脊髓成像,前两者需要通过腰椎穿刺将对比剂注入椎管内,后者应用磁共振水成像原理显像。X 线脊髓造影需在注射含碘对比剂后,透视下观察对比剂在椎管内的充盈和流通情况,以诊断椎管内占位性病变和蛛网膜粘连。CT 脊髓造影在将水溶性含碘注射对比剂注入蛛网膜下腔后再进行 CT 扫描,在高密度含碘脑脊液衬托下可清晰显示脊髓、马尾和神经根,并增强脊髓与占位性病变相互之间的对比度。MR 脊髓成像不需椎管内注射对比剂即可获得脊髓、蛛网膜下腔及脑脊液影像,类似脊髓造影。

(一)X 线 / CT 脊髓造影的适应证和禁忌证

1. 适应证

(1)采用其他检查手段不能明确的脊髓内或脊髓外的病变,经脑脊液动力学检查证明蛛网膜下腔有梗阻,但病变部位和范围又不十分明确的,应选择造影作出诊断。

（2）经临床检查病变性质不明确，脊髓内、外或椎管结构（椎体后缘、椎间盘、黄韧带和关节突等）的病变，选择造影有助于确诊。

（3）多节段的神经损害。椎管内肿瘤约有 4% 是多节段占位；多节段的椎间盘突出也不少见。这种病变在临床上有时很难作出判断；在极少数情况下椎间盘突出和肿瘤共存，采用全脊髓造影非常必要。

（4）为确定某些椎板切除术后患者症状复发的原因，也可选择造影术。这种手术后变化，常是蛛网膜炎、神经根粘连、硬膜囊瘢痕压迫或椎间盘突出复发后引起的，椎管造影可以显示其病理变化。

2. 禁忌证　全身情况差，不能承受造影检查操作的搬动和刺激的患者不应采用。

对于穿刺局部皮肤炎症和碘剂过敏者应列为造影禁忌证。

某些无手术指征或不宜手术的患者。

（二）MR 脊髓造影

MR 脊髓造影是 MR 水成像（MRH）的一种，MRH 又称液体成像，是近年来发展迅速的磁共振成像技术之一，它是指使用重 T_2WI 技术，使实质器官及流动血液呈低信号，而长 T_2 静态或缓慢流动液体呈高信号，犹如直接注入对比剂后的造影像一样，形成鲜明影像对比图像的 MR 成像技术。作为一种安全、无需对比剂、无创伤性的影像学检查手段，磁共振水成像技术可提供有价值的诊断信息，在某种程度上代替诊断性内镜逆行胰胆管造影术（ERCP）、经皮冠状动脉腔内成形术（PTC）、静脉肾盂造影（IVP）、X 线椎管造影、X 线涎管造影、泪道造影等传统检查。

MR 脊髓造影检查前的相关准备及线圈同脊柱 MRI，先行脊椎 MRI 常规检查，根据平扫图像，定位做 MR 脊髓造影检查。将原始图像作最大强度投影（MIP）重建，并去除干扰脊髓显示的其他影像（如胃肠等）。

（三）脊髓造影的正常影像学表现

脊髓造影可显示蛛网膜下腔、神经根、马尾及脊髓。脊髓位于对比剂柱的中间，呈柱状充盈缺损，形态与脊髓一致。蛛网膜下腔呈高密度，两侧对称，外壁光滑清楚。神经根周围充以对比剂，远端逐渐变细。马尾位于脊髓圆锥以下的蛛网膜下腔内，呈条束状低密度（图 5-63 ～图 5-65）。

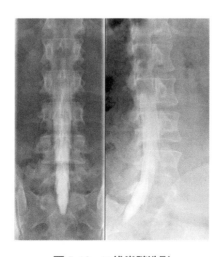

图 5-63　X 线脊髓造影

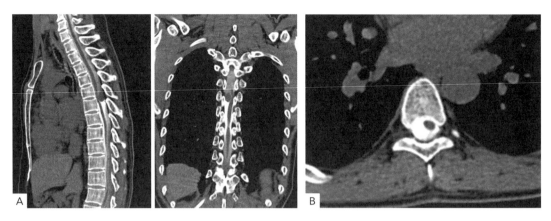

图 5-64 CT 脊髓造影

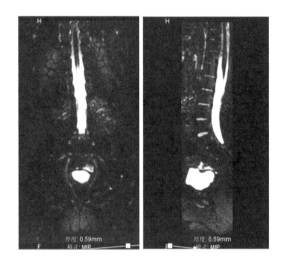

图 5-65 MR 脊髓造影

三、脊柱核素扫描

放射性核素显像是一种具有较高特异性的功能显像和分子显像,着重提供脏器与病变组织的功能信息。基本原理是:将放射性药物引入人体,经代谢后在病变部位与正常组织之间形成放射性浓度差异,探测到这些差异并通过计算机处理成像。

骨的核素显像是目前核医学科使用率最高的检查项目,它不仅可显示骨骼形态,更能反映骨骼和病变的血流和代谢状况,常早于 X 线发现病变,并可进行全身扫描,对各种骨骼疾病的诊断和治疗效果的观察具有重要价值,在骨骼病变的诊断中具有早期诊断和探查范围广的显著优势。

核素显像仪器是诊断核医学的重要工具,其研发过程经历了扫描机、γ 照相机到计算机断层扫描仪的过程。1979 年 Kuhl 和 Edwards 成功研制了第一台单光子发射型计算机断层扫描仪(single photon emission computed tomography,SPECT),它是 γ 照相机与电子计算机技术相结合形成的一种核医学显像检查仪器,是在 γ 照相机平面显像的基础上,应用电子计算机技术增加断层显像功能,实现了断层显像。SPECT 克服了平面显像组织、器官重叠造成的掩盖小病灶的缺陷,提高了对深部病灶的分辨率和定位准确性。但是与 CT、MRI 相比,SPECT 对组织器官的解剖结构及毗邻关系显示仍然不足。

随着医学影像技术的飞速发展,图像融合技术已经广泛应用于临床,相继出现了 SPECT/CT 与 PET/CT 等融合仪器。SPECT/CT 是将 SPECT 和 CT 设备有机地融合,同时可利用 X 线 CT 扫描数据对 SPECT 图像进行衰减校正,实现了功能图像与解剖图像的同机融合。两种影像学技术的优势互补,相互印证,为临床提供了更多的诊断信息,显著提高了诊断的准确率。PET/CT 是目前最尖端的显像设备,^{18}F-FDG PET/CT 全身显像目前主要用于肿瘤的早期诊断、分级及分期,以及疗效评价方面,但由于价格昂贵,影响了其临床应用广度。

(一)骨显像检查适应证

1. 肿瘤:评价原发性良性和恶性骨损害及有无远位转移;

2. 创伤和骨折,尤其 X 线片阴性的小骨折、应力性或负荷性骨折;

3. 评价代谢性骨病变(骨质疏松、骨软化、甲旁亢骨病变、肾性骨营养不良、甲亢性骨病变、肢端肥大症、肥大性肺性骨关节病等);

4. 各种骨关节炎症(退行性骨关节炎、风湿性关节炎、类风湿关节炎、强直性脊柱炎);

5. 骨病灶活检前的定位。

(二)注意事项

1. 检查前排空小便。如有尿液污染衣裤、皮肤,应擦洗皮肤及更换衣裤后方可检查。有植入金属假肢、假乳房的应告知医生所植入的部位。

2. 因用于骨显像检查的大部分药物都由尿排泄出体外,所以,注射显像剂后的 2h 内尽量多饮水 500ml 以上。

3. 检查前两天不宜作钡餐、钡灌肠等检查。以免钡剂滞留于肠道影响影像观察。

4. 肾小球滤过率测定:尽可能前三天停用利尿药,如氢氯噻嗪、呋塞米等。检查前 30min 饮水 300ml 左右,检查时排空小便。

5. 检查中如遇小儿或不能合作的患者,检查前可用镇静剂。因疼痛不能配合检查的可事前使用镇痛药。检查前应除去受检部位所佩戴或携带的金属物品,如首饰、金属纽扣、皮带、钥匙、硬币等。

(三)SPECT 检查

1. **检查方法** SPECT 分为静态与动态显像;平面与断层显像;局部与全身显像;运动与静息显像等,按临床要求选择显像方法。骨扫描为全身显像,指显像剂进入人体后,全身采集放射性的分布信息,获取全身性分布图像,对寻找骨转移灶十分有价值。^{99m}Tc- 亚甲基二磷酸盐(MDP)是目前临床上最常用的骨显像剂,属多膦酸盐,可被骨中的羟基磷灰石晶体吸附或被未成熟的骨胶原结合,沉积在骨骼中,使骨骼显像,对骨组织病变具有重要诊断价值。全身骨显像对鼻咽癌、肺癌、乳腺癌、结肠癌、前列腺癌等最易骨转移的病例,能早期查出转移灶。在诊断原发性骨肿瘤及协助外科治疗方案决策中亦起到不可忽视的作用。但是放射性核素 ^{99m}Tc 具有电离辐射效应,单光子发射型计算机断层扫描仪可对骨扫描受检者、医护人员及其周围的人员造成辐射,有一定的潜在危害。

2. **图像解读** SPECT 骨显像的图像中,肋骨清晰可辨,脊椎显影清晰,是骨显像适当的标志,也是判断骨显像图质量的标志(图 5-66)。成年人,正常全身骨显像呈对称性的放射性浓聚,中轴骨及附肢骨显影清晰且左右对称,软组织放射性分布较低。不同部位因其结构、代谢程度、血供状态不同,放射性分布也不同。密质骨或长骨骨干摄取较少,松质骨或扁骨——颅骨、颌骨、胸骨、肩胛骨、肋骨、椎骨、骨盆、长骨骨端摄取较多,显影清晰,并且两侧分布对称均匀。老年人,颈椎下段及膝部放射性增高,常为退变引起;肩胛骨下角、骶髂关节、胸锁关节、坐骨放射性增加,可能为重力作用所致。10 岁以下儿童,全身骨普遍增浓,骨骺端更明显。显像剂通过尿路排泄,正常肾脏及膀胱显影。

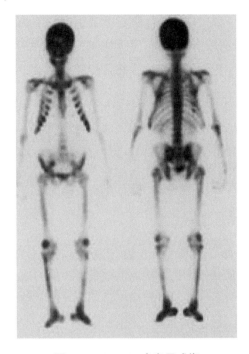

图 5-66　SPECT 全身骨成像

（王　茜）

第六节　脊柱常见疾病的影像学表现

一、脊柱退行性变

(一) 椎间盘突出

1. X 线平片

(1)椎间隙均匀或不对称性狭窄,特别是后宽前窄。脊椎排列变直或有侧弯现象。

(2)椎体边缘,尤其是后缘出现骨赘,系因椎间盘退行性变所致,诊断需与临床资料结合。

(3)髓核向椎体脱出称为 Schmorl 结节,可于椎体上或下面显示一圆形或半圆形凹陷区,其边缘有硬化线,可对称见于相邻两个椎体的上下面,并累及几个椎体,常见于胸椎,临床上多无症状。

(4)椎间盘:属软组织密度,X 线不能直接观察,仅靠椎间隙和椎体骨质改变等间接征象,推测病变的存在,诊断受到较大的限制。因此,临床拟诊椎间盘突出的患者,一般都应行 CT或 MRI 检查(图 5-67)。

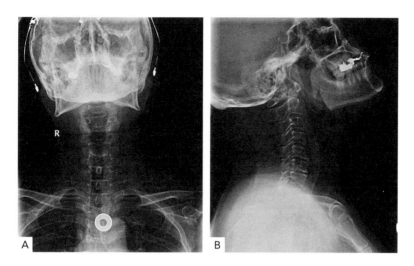

图 5-67　颈椎间盘突出 X 线正侧位

2. CT 检查　CT 图像上椎间盘的密度低于椎体但高于脊膜囊。据椎间盘变形的程度由轻到重可分为椎间盘变性、椎间盘膨出、椎间盘突出。

(1)椎间盘膨出:为椎间盘的边缘均匀地超出相邻椎体终板的边缘,椎间盘后缘与相邻椎体终板后缘形态一致即向前微凹,也可呈平直或对称性均匀一致的轻度弧形。

(2)椎间盘突出:直接征象是突出于椎体后缘的局限性弧形软组织密度影,其内可出现钙化;间接征象是硬膜外脂肪层受压、变形甚至消失。硬膜囊受压和一侧神经根鞘受压。CT 显示颈椎间盘突出要比腰椎困难,主要是由于颈椎间盘较薄,颈段硬脊膜外脂肪少,对比差的缘故(图 5-68、图 5-69)。

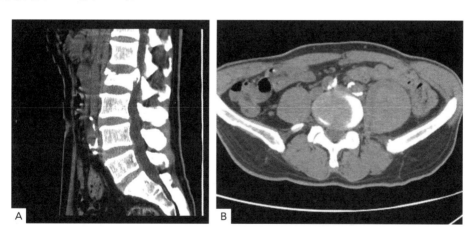

图 5-68　腰椎间盘突出 CT 图像:$L_4 \sim L_5$ 椎间盘膨突

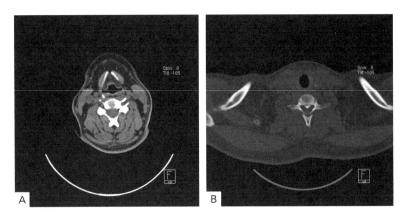

图 5-69　颈椎间盘突出 CT 图像：C_4 ~ C_5 椎间盘突出并 C_6 ~ C_7 后纵韧带骨化

3. MRI 检查

（1）椎间盘变性：变性椎间盘水分丢失，T_2WI 上其高信号消失，矢状面上还可见椎间盘变扁。

（2）椎间盘膨出：除有椎间盘变性的改变外，矢状面上可见椎间盘向前后隆起。在横断面上膨出的椎间盘均匀地超出椎体边缘，也可表现为椎体后缘光滑的弧形影，突向椎管，此时与轻度椎间盘突出很难区分，但脊膜囊和神经根鞘受压不明显。在矢状面图像上，突出的椎间盘呈半球状、舌状向后方或侧后方伸出，其信号强度与其主体部分一致。横断面图像上，突出的椎间盘呈三角形或半圆形局限突出于椎体后缘，边缘规则或略不规则。CT 所能显示的硬膜外脂肪层受压、变形、消失以及硬膜囊受压和神经根鞘受压等均可在 MRI 上获得很好的显示，此外，MRI 还能直接显示脊髓受压，上述改变在 T_2WI 上表现得更明显。

（3）椎间盘突出：一般用矢状面和横断面扫描，横断面对于向侧方突出的椎间盘的显示较矢状面更清晰。

（4）髓核游离：其突出部分与髓核本体不相连或脱落时，即造成椎间盘髓核游离，相应硬膜外脂肪、硬膜囊或神经根受压移位（图 5-70 ~ 图 5-73）。

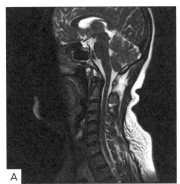
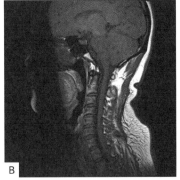
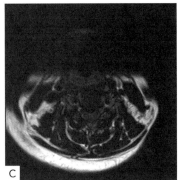

图 5-70　颈椎 MRI 示 C_3 ~ C_7 椎间盘突出并椎管狭窄

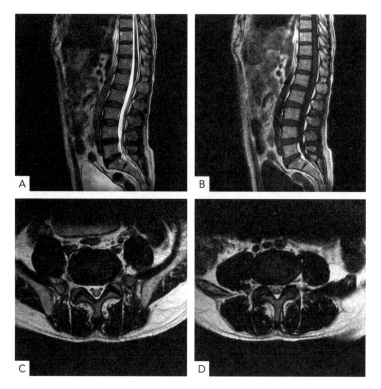

图 5-71　腰椎 MRI 示 L$_4$ ~ L$_5$ 椎间盘膨出

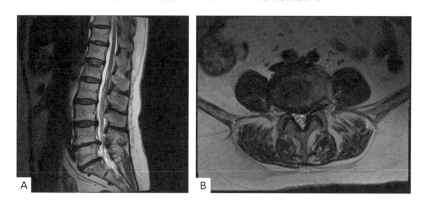

图 5-72　腰椎 MRI 示 L$_4$ ~ L$_5$ 椎间盘变性及突出

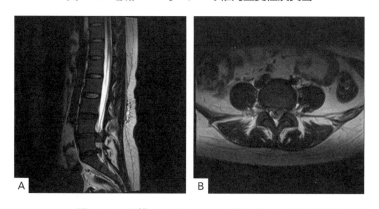

图 5-73　腰椎 MRI 示 L$_4$ ~ L$_5$ 椎间盘突出并髓核脱出

（二）其他退行性变

X线平片可很好地显示骨质增生、小关节退变,后纵韧带的骨化在侧位X线平片上显示为椎体后缘的纵行条状高密度影。CT不仅能够显示骨质结构的改变,对于椎间盘及椎间小关节积气等退变也能够清晰显示,黄韧带肥厚和钙化可压迫硬膜囊后缘,严重时可致椎管有效矢状径狭窄(图5-74)。MRI具有较高的软组织分辨率,可显示不同程度的终板变性、骨髓水肿,并能够显示脊髓受压后的变性等改变。

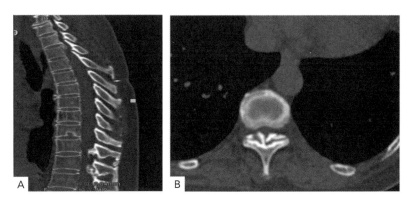

图 5-74　脊柱退行性变CT图像:椎体骨质增生、Schmorl结节及黄韧带钙化

二、外伤

（一）脊柱骨折

脊柱结构比较复杂,且临近脊髓、神经根,外伤后诊治不当,常引起多种并发症。X线片由于其前后结构重叠,征象观察受到较大的限制。因此,脊椎骨折,特别是爆裂骨折,在X线平片的基础上应进一步行CT检查,必要时还行MRI检查。

1. **X线平片**　表现为椎体压缩呈楔形,前缘骨皮质嵌压。由于断端嵌入,所以不仅不见骨折线,反而可见横形不规则线状致密带。有时,椎体前上方有分离的骨碎片。其上下椎间隙一般保持正常。严重时常并发脊椎后突成角、侧移,甚至发生椎体错位。常并发棘间韧带撕裂,使棘突间隙增宽,也可并发棘突撕脱骨折。横突也可发生骨折。

2. **CT检查**　X线检查常不能完全显示脊椎外伤的范围和严重程度,而CT可以充分显示脊椎骨折、骨折类型、骨折片移位程度、椎管变形和狭窄以及椎管内骨碎片或椎管内血肿等。CT还可以对某些脊髓外伤情况作出判断。

CT较容易发现各种附件骨折和椎间小关节脱位,如椎弓骨折、椎板骨折和横突骨折等。CT检查的重点是观察骨折对脊髓和神经根的影响,了解有无骨折片突入椎管以及骨折移位对脊髓的压迫情况。

3. **MRI检查**　在脊柱外伤,MRI可用以观察椎体骨折,椎间盘突出和韧带撕裂。同时还可以观察脊髓挫裂伤和脊髓受压等,有较高的诊断价值(图5-75)。

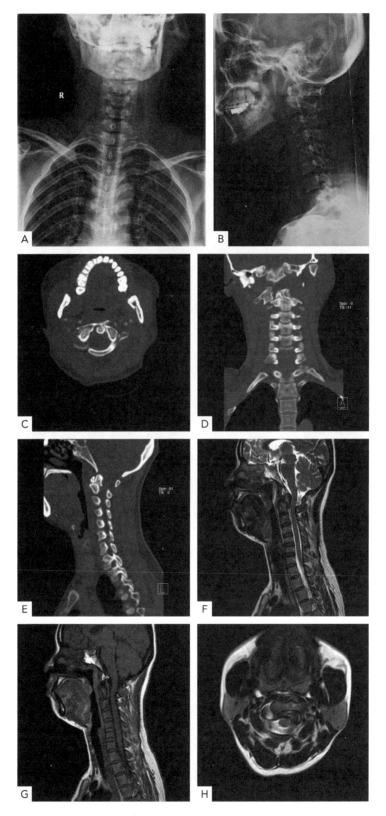

图 5-75　齿状突骨折的 X 线、CT 及 MRI 图像

（二）脊柱脊髓损伤

X 线检查是确定脊柱骨折脱位及损伤机制的重要方法,在所有辅助检查中,X 线摄片是必需的,不能被 CT、MRI 等所替代。而 CT、MRI 则对脊柱脊髓损伤的伤情判断及预后估计有很好的参考价值。MRI 检查除能显示脊柱损伤的范围及程度外,尚能对脊髓损伤的性质、范围、程度及其预后估计提供有益的依据。电生理检查对脊髓损伤的诊断亦十分有益(图 5-76)。

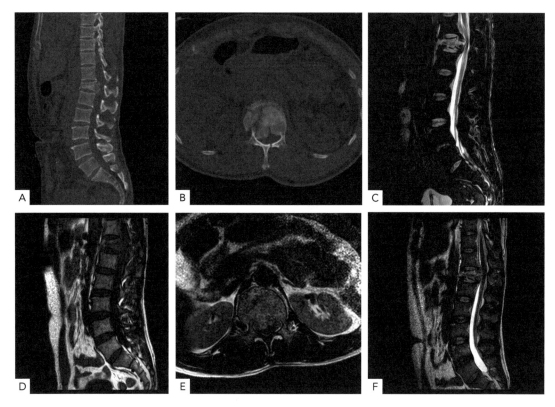

图 5-76　T_{12} 骨折并脊髓损伤的 CT 及 MRI 图像

三、脊柱炎症

（一）结核

脊柱结核的 X 线表现为椎体骨质破坏,椎间隙变窄,成角畸形及冷脓肿形成,以胸椎下段及腰椎上段多见,常累及相连的 2 ~ 3 个椎体,病变以溶骨性破坏为主,骨增生硬化则不显著。CT 平扫显示椎体松质骨破坏,骨皮质失去完整性,可见死骨和轻微骨增生和塌陷,早期椎间盘相对完整,后发生破坏,间隙变窄,脓肿呈单房或多房。MRI 检查具有早期诊断价值,在炎性浸润阶段即可显示异常信号,还可用以观察脊髓有无受压和变性。此外,脊柱结核还需与布氏杆菌性脊柱炎及化脓性脊柱炎相鉴别。

1. X 线检查　脊柱结核的 X 线表现具有一定的特征性,结合临床可作出正确诊断,早期脊柱结核骨质破坏较轻微且软组织肿胀(冷脓肿)往往亦轻微,X 线片上很难发现,多见于寰枢关节、腰骶椎。故在 X 线片阴性而临床高度怀疑结核时,宜早期选择 CT 检出,避免漏诊、误诊。

脊柱结核 X 线征象分析：

(1)脊椎骨质破坏：椎体骨质破坏是脊柱结核的主要征象。早期根据骨质最先破坏的部位,脊椎破坏可分中心型、边缘型、韧带下型及附件型,但临床上见到的常很难分型。由于骨质破坏和脊柱承重的关系,椎体塌陷变扁,呈楔形,甚至椎体完全消失为最常见的表现。少数病例为所谓附件型,主要见棘突、横突、椎弓等附件骨质破坏。

(2)椎间隙变窄或消失：病变引起相邻的椎体终板破坏,髓核疝入椎体,椎间盘完全破坏,椎间隙变窄或消失。

(3)椎旁冷脓肿：脓液会聚集在椎体一侧的骨膜下形成椎旁脓肿;当脓液突破骨膜后,由于重力关系沿肌肉筋膜间隙向下垂方向流注,形成流注脓肿。在腰椎可形成腰大肌脓肿,表现为腰大肌轮廓不清或呈弧形突出;在胸椎表现为胸椎两旁梭形软组织肿胀影;在颈椎形成咽后壁脓肿,表现为咽后壁软组织影增宽,并呈弧形前凸。

(4)脊柱畸形：因病变广泛,可发生脊椎畸形,可见脊椎后凸或侧凸畸形。

(5)死骨：较少见。可见中心型的骨破坏区中沙粒状高密度死骨影。

2. CT 检查 CT 显示椎体及附件的骨质破坏、死骨和椎旁脓肿优于平片。椎体骨质破坏可引起椎体塌陷后突以致椎管狭窄,CT 可以显示这一改变。结核性脓肿的位置因发病部位而异,呈液性密度,注射对比剂后周缘有环形强化。CT 还可发现椎管内硬膜外脓肿。

3. MRI 检查 脊椎结核的骨破坏区在 T_1WI 呈低信号,T_2WI 为高信号并混有少许低信号影。骨破坏区周围骨髓因反应性水肿在 T_1WI 上也呈低信号而 T_2WI 上呈高信号。矢状面和冠状面图像有利于椎间盘的观察。如椎间盘受累可见椎体终板破坏、椎间隙变窄和 T_2WI 上椎间隙信号增高。结核性脓肿在 T_1WI 上呈低信号、在 T_2WI 上呈高信号,其内可见斑点状或索条状低信号影,代表脓肿内的纤维化或钙化,增强后脓肿壁可强化。由于 MRI 可多平面成像,对脓肿的部位、大小、形态和椎管内侵犯的显示优于平片和 CT(图 5-77)。

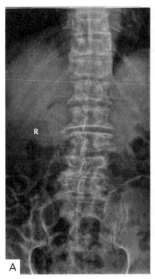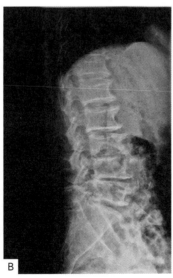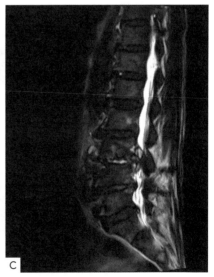

图 5-77 腰椎结核的 X 线、CT 及 MRI 图像

可见骨质破坏、椎旁软组织增厚及冷脓肿,MRI 增强扫描见椎体不均匀强化、冷脓肿边缘强化

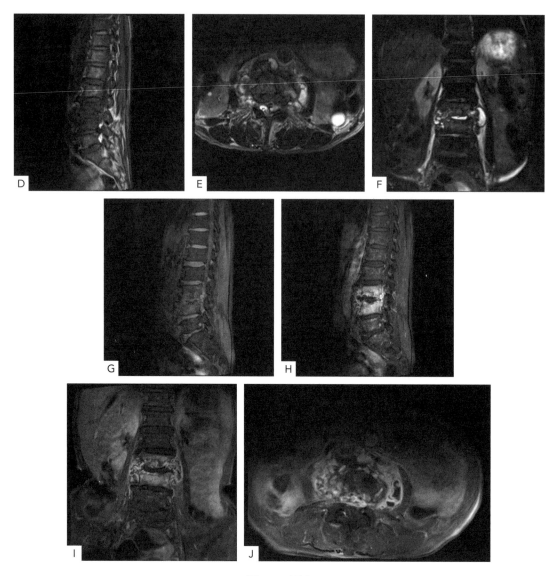

图 5-77（续）

（二）布氏杆菌性脊柱炎

布氏杆菌性脊柱炎表现为椎体边缘虫蚀样骨质破坏，椎体破坏周围可见骨质硬化，一般无死骨，椎体缘骨质增生明显，呈鸟嘴样，可形成骨桥。相邻椎体缘有骨桥形成。无椎体压缩或只有轻度楔形变，椎间隙变窄比较轻。椎旁可见条状或梭形软组织影，范围较小。布氏杆菌性脊柱炎还可导致椎小关节不规则骨质破坏，关节间隙进行性变窄，甚至消失，周围骨质明显增生；椎体前缘或后缘可见韧带骨化。

布氏杆菌性脊柱炎引起韧带炎，促使脊椎韧带发生钙化或骨化，可在椎体前纵韧带、后纵韧带、黄韧带等处出现纤细的钙化或骨化影，CT 对微小病变的显示优于 X 线，能够清晰显示椎体破坏、韧带骨化、椎小关节的形态范围，可以显示不同程度的椎体的骨质破坏、椎间隙狭窄、椎旁脓肿等。CT 具有很好的显示韧带骨化的能力，但对椎体破坏、椎间盘受累、椎旁软组织改变不如 MRI 敏感。MRI 可显示早期的椎体骨炎及部分合并的椎间盘、椎旁软组织异常信号。布鲁氏杆菌性脊柱炎早期的椎体骨炎、椎间盘受累及椎旁软组织轻度肿胀等早期病理改变,病变椎体充血、水肿,含水量增加。MRI 对组织内水、蛋白质含量改变非常敏感,临床症状出现后几个月内,X 线平片及 CT 扫描未见明显异常时,MRI 即可清晰显示受累椎体及椎旁软组织的信号改变。病变的椎体充血水肿使其在 T_1WI 上信号减低,与正常骨髓内脂肪信号的高信号形成对比。(图 5-78)

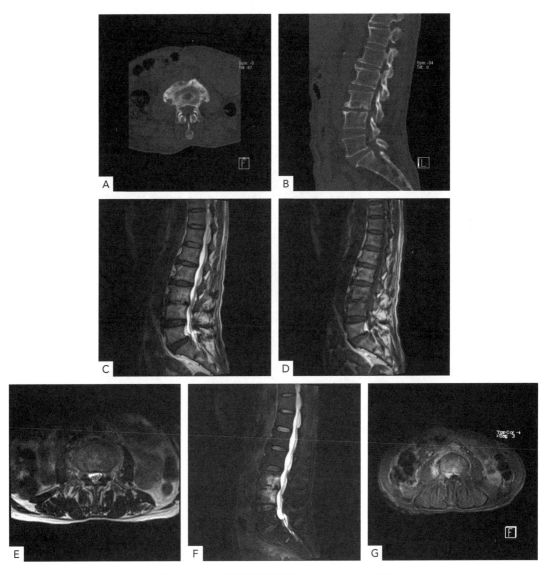

图 5-78　布氏杆菌性脊柱炎的 CT 及 MRI 图像

(三)脊柱化脓性病变

化脓性脊椎炎约占骨髓炎 2% ~ 4%,且多发于成人,腰椎多见,大多发生于椎体。按侵犯部位分为脊椎骨髓炎和椎间盘炎。以椎体病变为主的称为脊椎骨髓炎,以椎间盘病变为主的称为椎间盘炎。X 线表现特点为骨质的破坏并周围明显的骨质增生硬化。病变起始于椎体终板下松质骨,早期多无明显 X 线征象。病变逐渐向椎体中心发展的同时,可破坏椎

间盘,致椎间隙变窄,相邻椎体的边缘也出现破坏。病变向周围蔓延形成椎旁软组织脓肿,
但常比结核形成的寒性脓肿小得多。破坏的同时病变修复,表现为明显的椎体骨质硬化,并
在椎旁或前缘形成特征性的粗大骨桥(图 5-79)。

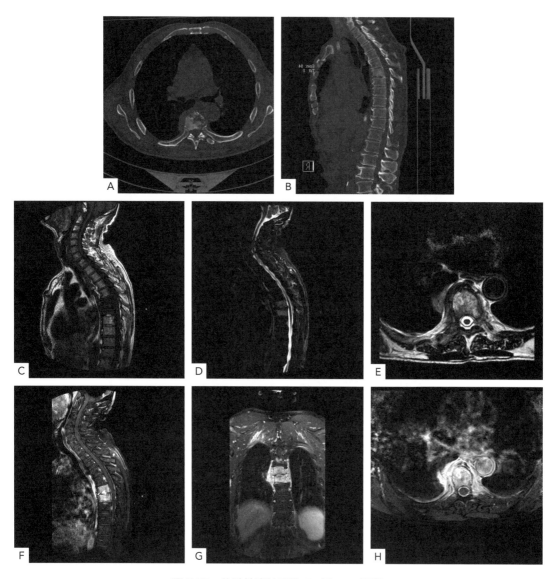

图 5-79 化脓性脊柱炎的 CT 及 MRI 图像

(四) 强直性脊柱炎

强直性脊柱炎主要侵犯中轴骨骼,以骶髂关节炎和进行性脊柱强直为其特点。骶髂关
节为最早受累的关节,并且 100% 被累及,双侧对称性发病,是诊断的主要依据。

X 线及 CT 均可清晰显示骨及关节的病变。早期关节面侵蚀破坏、边缘增生硬化,随后
关节间隙变窄,骨性强直。上行累及脊柱,形成"方椎",椎旁韧带骨化,脊柱呈"竹节状"等。
CT 比平片能更早、更清晰地发现及显示关节面的侵蚀。MRI 对软组织及骨髓改变非常敏感,
对诊断早期病变具有重要作用。骶髂关节有典型滑膜关节炎的 MRI 表现,关节血管翳为长
T_1 长 T_2 信号,明显强化,与侵蚀灶相延续。在梯度回波(GRE)序列中,关节软骨形态及信

号改变情况均能明显显示,可见小的不规则形缺损、关节软骨边缘毛糙。此外,MRI 能清晰显示骨髓病变改变,病变区表现为 T_1WI 低信号及 T_2WI 显著高信号。在骨质侵蚀、骨质硬化的敏感度上 MRI 弱于 CT,但 MRI 能反映关节旁骨髓脂肪沉积和骨髓水肿情况,明显优于 CT。因此,二者各有优点,应有机结合,做到准确诊断,早期干预,改善预后(图 5-80)。

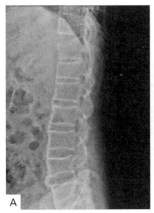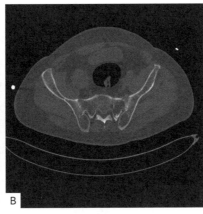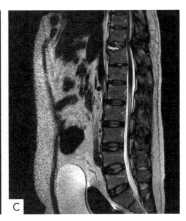

图 5-80　强直性脊柱炎的 X 线、CT 及 MRI 图像

四、发育畸形

脊柱发育畸形多样,单纯的畸形较少见,多为几种畸形合并存在。椎体畸形可见蝴蝶椎、半椎体、脊柱纵裂等,可合并脊柱侧凸畸形(图 5-81、图 5-82)。椎管内常见畸形包括脊髓纵裂、脊髓栓系、椎管内脂肪瘤等,可合并脊髓空洞和(或)脊髓低位、脊膜膨出、脊髓脊膜膨出、皮毛窦等。

发生神经管闭合不全时,可见脊柱裂、脊膜膨出或脊髓脊膜膨出,本病为硬脊膜和蛛网膜通过脊椎缺损处向中线突出,突出部位有皮肤覆盖,男女发病率近似,虽可发生于鼻腔到骶尾部的任何部位,但以腰部最为常见。

MRI 表现为在脊椎缺损处有蛛网膜疝出于皮肤下,表面有皮肤覆盖,疝囊呈现长 T_1 长

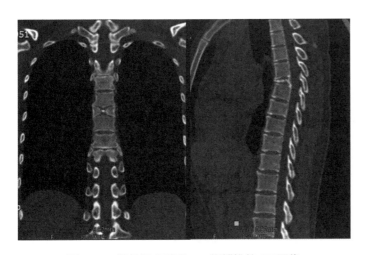

图 5-81　椎体发育畸形——蝴蝶椎的 CT 图像

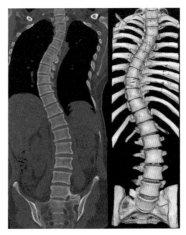

图 5-82　脊柱侧凸畸形的 CT 图像

T$_2$脑脊液信号,脊膜膨出时其内无神经组织,脊髓脊膜膨出时疝囊内会有脊髓或神经根,膨出到皮肤表面,是最为常见的一种神经管闭合不全,MRI 对诊断具有非常重要的价值(图 5-83)。此外,还可见到脊髓纵裂,即脊髓、圆锥或终丝被纤维组织,骨或软骨分割为两半,每半各有背腹角与它们各自的神经根相对应,纵裂的脊髓各有一个独立的硬膜囊。一般多位于下胸椎及腰骶椎。一般在下端分裂的脊髓又合成一个脊髓,脊髓纵裂常合并其他发育异常,如脊髓栓系,脂肪瘤等。MRI 可以显示脊髓纵裂的位置、范围及分隔的性质和情况,特别应强调纵裂的起止点、分隔的性质、合并的其他异常以便临床治疗。

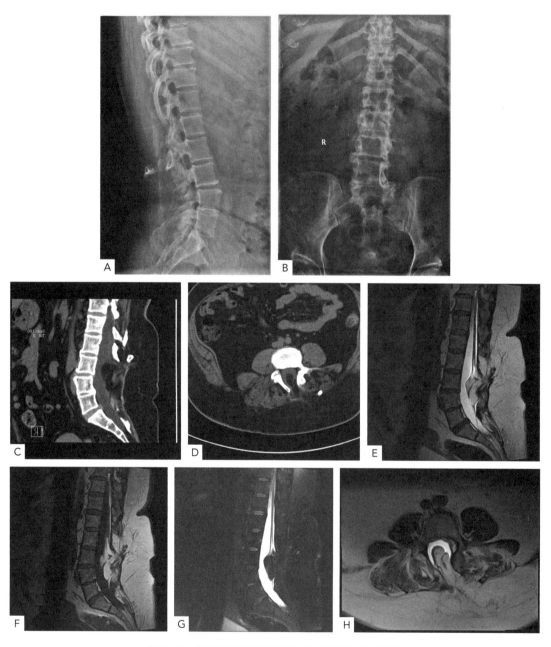

图 5-83　神经管闭合不全的 X 线、CT 及 MRI 图像

L$_3$ ~ S$_1$ 脊柱裂,脊髓栓系、脊髓脊膜膨出及椎管内脂肪瘤

五、脊柱肿瘤

(一)多发性骨髓瘤

在 CT 及 MRI 出现之前,X 线检查是骨髓瘤的主要影像学检查手段。主要表现有骨质疏松、骨质破坏、骨质硬化和软组织肿块等。

CT 扫描以独特的高密度分辨率和清晰的横断面图像显示了它的优越性。它能清晰显示病变的内部结构和周围软组织情况、病变范围及扩展情况、髓腔内外的侵犯程度等。骨髓瘤的主要 CT 表现为溶骨性骨质破坏,边缘不规则、模糊,骨皮质破坏缺损,有时伴骨膜增生,局部软组织肿块。另外,在 CT 扫描时,调节适当的窗宽和窗位,有利于发现细微的病变。

由于 MRI 成像的优势,MRI 成为目前评价骨髓病变的一种最佳的影像学检查方法,为临床诊断及随访提供更为准确的信息。骨髓受浸润时,骨髓内的脂肪细胞被肿瘤组织所取代,出现 T_1WI 低信号,T_2WI 高信号。病灶可为弥漫性或局灶性。增强扫描有助于观察椎体多发性骨髓瘤对治疗的反应,治疗缓解者则骨髓异常信号消失,或虽然病灶存在但病灶无增强或仅边缘强化。若原来弥漫性病灶转化为局灶性,则提示对治疗部分缓解(图 5-84)。

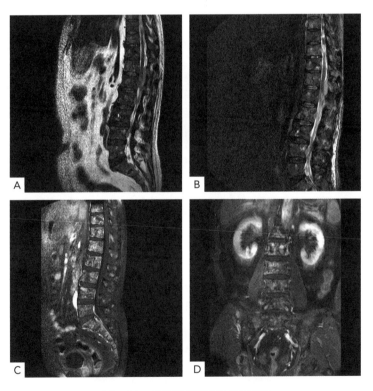

图 5-84　多发性骨髓瘤 MRI 图像
MRI 平扫示胸腰骶椎多发椎体长 T_2 信号,L_1 附件破坏并软组织肿
块突入椎管内、压迫脊髓,增强扫描病变显著不均匀强化

(二)转移瘤

多见于老年人,疼痛是最常见的首发症状,很快出现严重的脊髓压迫症。以胸椎最为常

见,其次为腰椎、颈椎,骶椎少见。原发瘤以乳腺癌、肺癌、前列腺癌多见,其次为淋巴瘤、肾癌、黑色素瘤等。

　　MRI 表现:椎体、椎弓根及附件骨质破坏,呈长 T_1 长 T_2 信号,受累椎体呈跳跃式分布,椎间盘正常。在硬膜外可见不规则软组织块影,易向椎旁软组织内侵犯,硬膜囊和脊髓有不同程度受压、移位。增强后可见肿瘤强化。发现骨转移瘤的敏感性和特异性均较同位素高(图 5-85、图 5-86)。

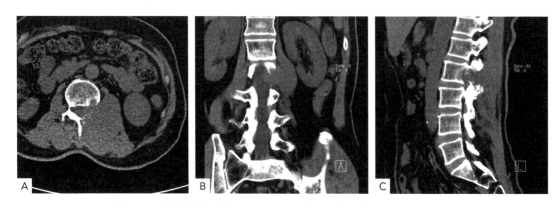

图 5-85　脊柱转移瘤的 CT 及 MRI 图像(肝癌患者,L_3 椎体转移瘤)
肝癌患者,L_2 椎体及附件骨质破坏,椎旁及椎管内见软组织肿物,左侧腰大肌及竖脊肌受累

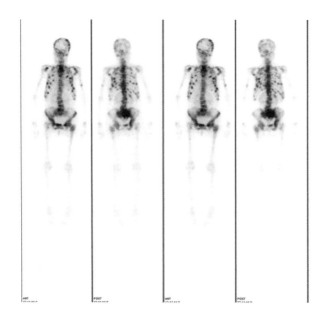

图 5-86　脊柱转移瘤的 SPECT 图像
男,58 岁,右肺癌,准备手术切除肿瘤,ECT 显示全身多发性骨转移

六、椎管内疾病

　　椎管内肿瘤包括发生于椎管内各种组织的原发性和继发性肿瘤,根据肿瘤发生的部位,可将其分为髓内肿瘤如室管膜瘤、星形细胞瘤、血管母细胞瘤,髓外硬膜下肿瘤如神经鞘瘤、

脊膜瘤、脂肪瘤,髓外硬膜外肿瘤如转移瘤、淋巴瘤、脊索瘤等。MRI 对椎管内肿瘤的定位和定性诊断,已被证明是最安全、最方便和最精确的影像学诊断方法。

(一)室管膜瘤

本病占髓内肿瘤的 55% ~ 65%,常见于 20 ~ 60 岁,男性居多,发生于脊髓中央管和终丝室管膜细胞,由于生长缓慢,症状相对较轻,故发现时均较大,室管膜瘤病程上有两个特点,一是易发生脊髓空洞,二是因为肿瘤多发生于脊髓薄弱的后部,易向后侵犯周围组织。

MRI 显示脊髓不规则增粗,肿瘤 T_1 加权图像呈等或低信号、T_2 加权图像呈高信号,注射 Gd-DTPA 后明显均一或不均匀强化,可发生出血和囊变及脊髓空洞。病变起源于脊髓中央管,多位于脊髓中央(图 5-87)。

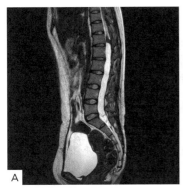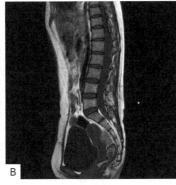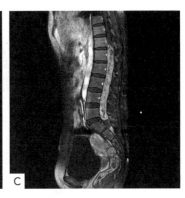

图 5-87　室管膜瘤的 MRI 图像

腰椎管内软组织肿物,呈长 T_1 长 T_2 信号,增强扫描显著不均匀强化,骶管内见强化结节

(二)神经鞘瘤

是最常见的髓外硬膜下肿瘤,由于 CT 对软组织的密度分辨率受限,神经鞘瘤主要需经 MR 检查和诊断。在 MRI 上肿瘤呈长 T_1 长 T_2 信号,囊变部分信号异常及明显,增强扫描实质部分有强化,脊髓位于髓外多引起同侧蛛网膜下腔扩大,脊髓移位,肿瘤呈圆形或椭圆形,境界清楚,有包膜包绕,可向椎间孔生长呈哑铃型(图 5-88)。

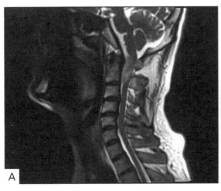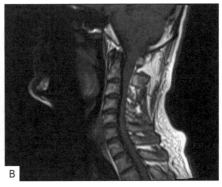

图 5-88　神经鞘瘤的 MRI 图像

C_2 水平硬膜囊内肿物,脊髓受压,增强扫描显著强化,病变部分延伸至左侧椎间孔区

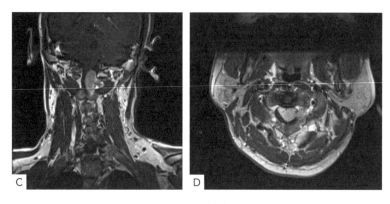

图 5-88 (续)

（三）脊膜瘤

发生于硬膜下,多见于胸段椎管,L_1 以下少见。呈长 T_1 长 T_2 均等信号,大的脊膜瘤可以有囊变,导致信号不均匀,增强扫描均匀强化,由于瘤体浸润硬脊膜,故邻近硬脊膜也有强化,即硬膜尾征(图 5-89)。

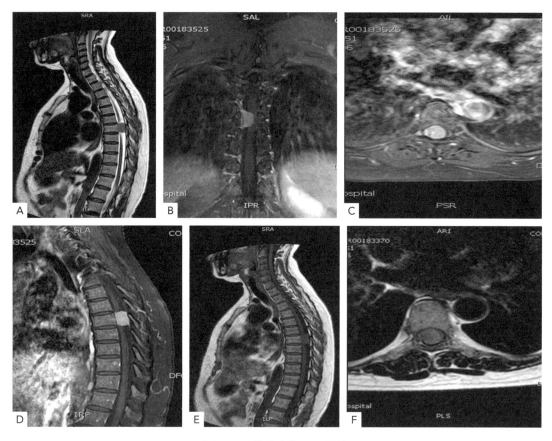

图 5-89 脊膜瘤的 MRI 图像

T_7 水平椎管内占位,MR 平扫呈等信号,脊髓受压,增强扫描病变显著均匀强化,邻近脊膜显著强化

（四）椎管内血管畸形

系胚胎期脊髓血管的发育异常，类似脑血管畸形，包括数种类型，以动静脉畸形（arteriovenous malformation，AVM）最常见。动静脉畸形依部位又可分为硬膜外和硬膜内两类。硬膜内 AVM 更重要，可发生于脊髓各节段，脊髓内外可同时受累，临床上有节段分布的疼痛和运动障碍。

CT 检查：脊髓局限性增粗，密度不均，可有点状钙化，呈迂曲条状、团块状强化，有时可见增粗的供血动脉和引流静脉。CTM 显示，脊髓表面见点、条状光滑的充盈缺损。

MRI 检查：脊髓膨大，脊髓内异常血管团呈流空信号，粗大的引流静脉位于脊髓背侧。增强扫描可检出小的 AVM。

DSA、CTA 和 MRA 可直观显示畸形血管团的大小、形态及供血动脉的来源和引流静脉的方向等（图 5-90）。

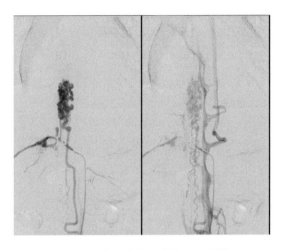

图 5-90　脊髓动静脉瘘的 DSA 图像

（王　茜）

参 考 文 献

[1] Kalichman L, Kim DH, Li L, et al. Computed tomography–evaluated features of spinal degeneration: prevalence, intercorrelation, and association with self-reported low back pain[J]. Spine Journal, 2010, 10(3):200-208.

[2] Karpova A, Arun R, Davis AM, et al. Reliability of quantitative magnetic resonance imaging methods in the assessment of spinal canal stenosis and cord compression in cervical myelopathy[J]. Spine, 2013, 38(3):245-252.

[3] Shah LM, Ross JS. Imaging of Spine Trauma[J]. Neurosurgery, 2016, 51(3):180-202.

[4] Marbourg JM, Bratasz A, Mo X, et al. Spinal Cord Injury Suppresses Cutaneous Inflammation: Implications for Peripheral Wound Healing[J]. J Neurotrauma, 2017, 34(6):1149-1155.

[5] Klein JP. Chapter 36 – Imaging of noninfectious inflammatory disorders of the spinal cord[J]. Handbook of Clinical Neurology, 2016, 136:733.

[6]　Moorthy S, Prabhu NK. Spectrum of MR imaging findings in spinal tuberculosis[J]. Ajr American Journal of Roentgenology, 2002, 179(4):979-983.

[7]　Acharya J, Gibbs W. Imaging spinal infection[J]. Radiology of Infectious Diseases, 2016, 3(2):84-91.

[8]　Sujata P, Jyotsnarani Y, Uppin SG, et al. Imaging features of primary tumors of the spine: A pictorial essay:[J]. Indian Journal of Radiology & Imaging, 2016, 26(2):279-289.

[9]　Merhemic Z, Stosic-Opincal T, Thurnher MM. Neuroimaging of Spinal Tumors[J]. Magnetic Resonance Imaging Clinics of North America, 2016, 24(3):563-579.

康复医学评定

康复医学评定(rehabilitation evaluation)是在收集评定对象的病史和相关资料基础上,实施检查和测量,对结果进行比较、综合、分析、解释和形成康复功能诊断的过程。康复医学评定贯穿于康复治疗的全过程,通过评定,发现和确定功能障碍的部位、性质、特征以及障碍发生的原因和预后,为预防和制定康复目标和康复治疗方案提供依据。本章以《国际功能、残疾和健康分类》为内容框架,对脊柱疾患的功能、结构、活动与参与能力评定进行重点介绍。

第一节 国际功能、残疾和健康分类

《国际功能、残疾和健康分类》(International Classification of Functioning, Disability and Health, ICF)在 2001 年第 54 届世界卫生大会上通过。ICF 整合了功能、残疾和健康的概念,对于康复医学实践和研究的发展而言,具有重要的意义。

ICF 由两部分组成:第 1 部分包括功能和残疾两个组成部分,即身体功能和结构、活动与参与;第 2 部分包含环境因素和个人因素(图 6-1)。"健康状况"是涵盖急性或慢性疾病、障碍、损伤或创伤的综合术语,此外,还包括妊娠、老龄化、应激、先天畸形或遗传变异等状况。"功能"是身体功能和结构、活动、参与的概括性术语,它表示个体与其所处的背景性因素(环境和个人因素)之间相互作用的积极方面。"残疾"则是涵盖了损伤、活动受限以及参与受限的概括性术语,属于 ICF 的消极方面。图 6-1 显示了功能与残疾的相互作用、转化和演进的模式。示意图说明个体的功能或残疾被认为是健康状况(疾病、损伤、创伤、障碍等)与背景性因素(环境和个人因素)之间动态的相互作用和复杂联系的结果,而这种相互作用和复杂联系是双向的。该分类不再将残疾视为个体的障碍,而被认为是由社会环境所影响而建立的一种复合概念。新的分类概念的建立,为临床康复医学工作模式、为实施残疾人全面健康提供了坚实的理论框架与指南。康复医学评定不仅涉及功能受限、结构异常、活动与参与受限方面的评定,还包括对于影响患者参与、回归家庭与社会的非个人因素即环境因素的评定,三个受限层面的评定是实现全面康复的前提与基础。

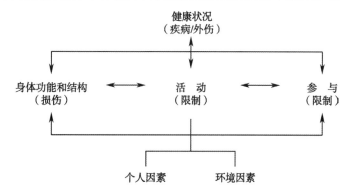

图 6-1 基于 ICF 的功能和残疾模式

引自黄晓琳、燕铁斌主编《康复医学》第 5 版

第二节 功 能 评 定

一、生理功能评定

（一）感觉功能评定

1. 感觉评定

（1）躯体感觉评定：躯体感觉是由脊髓神经及某些脑神经的皮肤、肌肉分支所传导的浅层感觉和深部感觉，包括浅感觉、深感觉和复合感觉。

（2）体表节段感觉评定：每一对脊髓后根的感觉纤维支配一定的皮肤区域，此种节段性分布在胸髓节段最为明显，在体表上的排列较为规律和整齐，有助于脊神经或脊髓损伤的定位诊断。

（3）感觉定量测定：采用特定仪器对受试者的感觉功能进行定量分析。如神经感觉分析仪，是一种利用温度和振动的方法将受试者感觉功能量化的检测仪器，能够测试冷感觉、热感觉、冷痛觉、热痛觉及振动觉的感觉阈值。

2. 疼痛评定

（1）疼痛特征病史：疼痛发生的时间与诱因、疼痛部位、疼痛性质、疼痛程度、缓解与加重因素、伴随症状、治疗经过及特殊问题。

（2）疼痛部位评定：一般应用疼痛示意图的方法，以量化疼痛区域的大小，评定疼痛部位的改变，疼痛性质和程度的变化。

（3）疼痛强度评定：视觉模拟评分法（visual analog scale，VAS）和（或）数字分级评分法（numerical rating scale，NRS）是临床上最常用的疼痛强度评定方法。视觉模拟评分法由一条100mm 的直线组成，线的起始端表示"无痛"，线的终末端表示"无法忍受的痛"，患者将自己感受到的疼痛强度标记在这条直线上，线的起始端到标记点之间的距离（mm）为该患者的疼痛强度。数字疼痛评分法是用数字计量评测疼痛的幅度或强度。数字范围为 0 ~ 10，0代表"无痛"，10 代表"最痛"，患者选一个数字来代表去感受的痛的程度。

无痛 = 0   1   2   3   4   5   6   7   8   9   10 = 无法忍受的痛

（4）疼痛特性评定：根据疼痛的生理感觉、患者的情感因素和认识成分等多方面因素设计疼痛问卷调查表，因此能够较准确评价疼痛的性质和强度。其中，McGill 疼痛问卷（MPQ）和简化 McGill 疼痛问卷较为常用。简化 McGill 疼痛问卷由 11 个感觉类和 4 个情感类对疼痛的描述词以及现时疼痛强度（present pain intensity，PPI）和 VAS 组成。所有描述词可根据个人感受选择"无痛""轻度痛""中度痛"和"重度痛"。

（二）运动功能评定

1. 关节活动度（range of motion，ROM） 指关节运动时所通过的运动弧或转动的角度，分为主动关节活动度（AROM）和被动关节活动度（PROM）。脊柱疾患的 ROM 评定可以确定活动受限的关节部位及程度，寻找和确定关节活动受限的原因。测量脊柱 ROM 的工具有量角器、电子角度计和皮尺。其中，使用量角器测量脊柱 ROM 的方法如下：

（1）颈椎

1）前屈、后伸

A. 体位：坐位或立位。

B. 量角器的用法

a. 轴心：肩峰。

b. 固定臂：在矢状面上通过肩峰的垂直线。

c. 移动臂：外耳道与头顶的连线。

d. 正常值：前屈 0°～60°，后伸 0°～50°。

2）左、右侧屈

A. 体位：坐位，固定脊柱防止胸腰椎侧屈。

B. 量角器的用法

a. 轴心：第 7 颈椎棘突。

b. 固定臂：第 7 颈椎棘突和第 5 腰椎棘突的连线。

c. 移动臂：枕骨粗隆或头顶与第 7 颈椎棘突的连线。

d. 正常值：左侧屈 0°～50°，右侧屈 0°～50°。

3）左、右旋转

A. 体位：坐位或仰卧位。

B. 量角器的用法

a. 轴心：头顶。

b. 固定臂：通过头顶的矢状轴。

c. 移动臂：鼻梁与枕骨粗隆或头顶的连线。

d. 正常值：左旋 0°～70°，右旋 0°～70°。

（2）胸腰椎

1）前屈

A. 体位：站立位或坐位，固定骨盆。

B. 量角器的用法

a. 轴心：第 5 腰椎棘突侧面投影。

b. 固定臂：通过第 5 腰椎棘突的垂直线。

c. 移动臂：第 5 腰椎棘突与第 7 颈椎棘突的连线。

d. 正常值：前屈 0°～45°。

2）后伸

A. 体位：站立位、俯卧位或坐位，固定骨盆。

B. 量角器的用法

a. 轴心：第 5 腰椎棘突侧面投影。

b. 固定臂：通过第 5 腰椎棘突的垂直线。

c. 移动臂：第 5 腰椎棘突与第 7 颈椎棘突的连线。

d. 正常值：前屈 0°～20°。

3）侧屈

A. 体位：站立位或坐位，固定骨盆。

B. 量角器的用法

a. 轴心：第 5 腰椎棘突侧面投影。

b. 固定臂：通过第 5 腰椎棘突的垂直线。

c. 移动臂：第 5 腰椎棘突与第 7 颈椎棘突的连线。

d. 正常值：左、右侧屈 0° ～ 35°。

4）旋转

A. 体位：坐位或站位，固定骨盆。

B. 量角器的用法

a. 轴心：两侧肩胛骨上缘的连线与椅背延长线的交点。

b. 固定臂：椅背的垂直线。

c. 移动臂：两侧肩胛骨上缘的连线。

d. 正常值：左、右旋转 0° ～ 45°。

关节活动度的测量结束并非评定工作已经完成，更重要的工作是判断测量关节活动范围的异常情况（受限或过大），寻找异常的原因，如脊柱关节解剖、肌肉力量、疼痛以及周围软组织的异常。

2. 肌力（muscle power）　肌肉运动时最大收缩的力量。脊柱肌力评定的目的是确定肌力减弱部位和程度、软组织损伤的鉴别诊断、协助脊柱神经肌肉疾病的损伤定位以及为肌力训练等康复治疗方案提供依据。脊柱肌力的评定方法有徒手肌力评定、等速肌力测试和简单器械测定。

（1）徒手肌力评定：由 Robert Lovett 于 1912 年创立。Lovett 肌力评级分为正常（normal）、良好（good）、尚可（fair）、差（poor）、微弱（trace）和无收缩（zero）6 个等级（表 6-1）。此外，每一等级可以用"＋"和"－"进一步细分。

表 6-1　Lovett **分级法评定标准**

分级	名称	评级标准
0	零（zero，0）	未触及肌肉收缩
1	微弱（trace，T）	触及肌肉轻微收缩，但不能引起关节活动
2	差（poor，P）	在减重状态下能完成关节全范围运动
3	尚可（fair，F）	能抗重力完成关节全范围运动，但不能抗阻力
4	良好（good，G）	能抗重力、抗一定阻力完成关节全范围运动
5	正常（normal，N）	能抗重力、抗充分阻力完成关节全范围运动

徒手肌力评定方法评估脊柱肌力的方法如下：

1）颈前屈

A. 主动肌：胸锁乳突肌。

B. 副动肌：头长肌、颈长肌、斜角肌（前、中、后）、舌骨下肌群、头前直肌。

C. 5 级和 4 级：患者仰卧，肩部放松，固定胸廓下部，抬头屈颈，能抵抗加在前额部的较大或中等阻力。

D. 3 级和 2 级：体位同上，患者屈颈幅度达全范围或部分范围。

E. 1 级和 0 级：当患者试图屈颈时，能否触及胸锁乳突肌收缩。

2）颈后伸

A. 主动肌:斜方肌、颈部竖脊肌。

B. 副动肌:多裂肌、头上斜肌、头下斜肌、头后大直肌、头后小直肌、肩胛提肌。

C. 5级和4级:患者俯卧,颈屈曲位,胸廓下方垫一枕头,固定上部胸廓和肩胛骨,患者能抵抗加在枕部的较大或中等阻力,伸展颈椎达全范围。

D. 3级和2级:体位同上,患者伸展颈椎达全范围或部分范围。

E. 1级和0级:患者俯卧,头部予以支持,在颈后能否触及肌肉收缩。

3）躯干前屈

A. 主动肌:腹直肌。

B. 副动肌:腹内斜肌、腹外斜肌。

C. 5级和4级:患者仰卧位,下肢被固定,双上肢置于颈后或体侧,患者能充分屈曲躯干达全范围。

D. 3级:患者仰卧位,下肢被固定,双上肢置于颈后或体侧,患者的头、肩峰及肩胛骨上缘离开台面,而肩胛骨下角与台面保持接触。

E. 2级:患者仰卧位,下肢被固定,双上肢置于颈后或体侧,患者仅能屈颈抬头。

F. 1级和0级:患者仰卧位咳嗽时,在上腹壁能否触及肌肉收缩。

4）躯干后伸

A. 主动肌:竖脊肌、腰方肌。

B. 副动肌:半棘肌、多裂肌。

C. 5级和4级:患者俯卧位,腹下方垫一个枕头,固定骨盆和下肢,两上肢和肩部离开台面,腰椎后伸时抵抗加在胸廓下部较大或中等阻力,且使胸廓下部离开台面。检查胸椎后伸时,应固定骨盆和胸廓下部,阻力加在胸廓上部。

D. 3级和2级:患者俯卧位,固定骨盆和下肢,患者后伸胸腰椎达全范围或部分范围。

E. 1级和0级:患者俯卧位,固定骨盆和下肢,患者试图后伸胸腰椎时能否触及肌肉收缩。

5）躯干旋转

A. 主动肌:腹外斜肌。

B. 副动肌:背阔肌、竖脊肌、多裂肌、腹直肌。

C. 5级:患者仰卧位,双手置于颈后,固定下肢,屈曲躯干并旋转胸廓向一侧,然后向另一侧。

D. 4级:患者仰卧位,双手置于体侧,固定下肢,屈曲躯干并旋转胸廓向一侧,朝向运动方向的一侧肩胛骨完全抬离台面,对侧肩胛骨仅有部分抬起。

E. 3级:患者仰卧位,双手置于体侧,固定下肢,屈曲躯干并旋转胸廓向一侧,仅有朝向运动方向的一侧肩胛骨完全抬离台面。

F. 2级:患者坐位,上肢自然放在体侧,固定骨盆,患者可旋转胸廓至两侧。

G. 1级和0级:患者仰卧,试图转体时在肋下缘能否触及肌肉收缩。

6）上提骨盆

A. 主动肌:腰方肌。

B. 副动肌:腹内斜肌、腹外斜肌、背阔肌。

C. 5级和4级:患者仰卧位,腰椎适当伸展,双手抓住检查台边缘以固定胸廓,向头的方向提拉一侧骨盆,并可对抗加在踝关节处的较大或中等阻力。

D. 3 级和 2 级:体位同上,在轻对抗下(取代重力)可达全范围活动为 3 级,无对抗下可达全范围活动为 2 级。

E. 1 级和 0 级:体位同上,试图上提骨盆时在腰部竖脊肌外缘的深面(腰方肌)能否触及肌肉收缩。

(2)等速肌力测试法:在角速度恒定的条件下,对抗可变阻力而产生的收缩形式称为等速收缩。在等速收缩过程中,关节活动范围内的每一点上肌肉都产生最大输出量。采用等速运动设备,记录运动中肌肉功能的相关数据,这种技术被称为等速肌力测试法。该方法适用于躯干肌的肌力 > 3 级,对脊柱运动的肌肉功能进行精准评估以及精准康复,且具有较高的信度与效度。

(3)简单器械测定:如背拉力计,通过完成提拉动作测定躯干后伸肌力。

(三)平衡功能评定

平衡是人体保持姿势与体位,完成各项日常生活互动,尤其是各种转移动作、行走及跑跳等复杂运动的基本保证。对于脊柱骨折、骨质疏松、脊柱侧凸以及影响姿势控制的颈腰椎疾患等问题,平衡功能评定可确定其是否存在影响行走或其他功能性活动的平衡功能障碍,寻找其主要原因,指导康复治疗计划的制订及预测跌倒的风险。平衡功能评定方法包括仪器评定与量表评定。

1. 仪器评定　由力台和计算机专用分析软件组成。测试者双脚站在力台上的指定位置,人体重心移动信号通过压电传感器转换成电信号。通过连续测定和记录身体作用于力台表面的垂直力位置来确定身体摆动的轨迹,对身体自发摆动状况进行定量分析。

(1)静态平衡功能评定:在睁眼和闭眼站立时,记录在规定时间内身体重心移动情况。常用参数包括:重心移动类型、重心移动轨迹、重心移动范围、Romberg 率、偏移距离等。

(2)动态平衡功能评定:通过改变足底支持面的稳定性,评价被测试者能否及时进行姿势调整以及维持平衡的能力。常用参数包括:重心移动的轨迹和长度、重心移动范围及频谱分析等。

(3)跌倒风险评估:采用以色列 Tetrax 仪进行一成套测试,包括 8 个测试方案:在睁眼、闭眼条件下分别站在坚硬或质软的材料上,当头转向前、后、左、右不同方向时测定其平衡功能。以指数评估其风险程度:当指数位于 0 ~ 36 提示跌倒风险低;37 ~ 58 中度跌倒风险;59 ~ 100 提示高度跌倒风险。

2. 量表评估

(1)Berg 平衡量表(Berg balance scale,BBS):正式发表于 1989 年,由加拿大的 Berg 等人设计。该量表为综合性功能检查量表,它通过观察多种功能活动来评价患者重心主动转移的能力,对患者坐、站位下的动静态平衡进行全面检查。检查工具包括秒表、尺子、椅子、小板凳和台阶。Berg 平衡量表是一个标准化的评定方法,显示出较好的信度、效度和敏感性。Berg 评定量表将平衡功能从易到难分为 14 项内容进行检查(表 6-2)。每一评定项目分为 0、1、2、3、4 五个功能等级予以记分。4 分表示能够正常完成所检查的动作,0 分则表示不能完成或需要大量帮助才能完成,总分低于 45 分提示跌倒风险增大。

表 6-2 Berg 平衡量表

序号	检查项目	Berg 平衡量表评分标准
1	从坐位站起	4分:不用手扶并能独立站起保持稳定 3分:用手扶能独立站起 2分:几次尝试后用手扶站起 1分:需要他人小量帮助才能站起稳定 0分:需要他人中等或大量帮助才能站起保持稳定
2	无支持站立	4分:能安全站立 2min 3分:在监视下能够站立 2min 2分:在无支持条件下能够站立 30s 1分:需要若干次尝试才能够站立 30s 0分:无帮助时不能站立 30s
3	无支持坐位	4分:能安全端坐 2min 3分:在监视下能够保持坐位 2min 2分:在无支持条件下能够坐 30s 1分:能够坐 10s 0分:不能坐 10s
4	从站立位坐下	4分:最小量用手帮助安全坐下 3分:借助双手能控制身体的下降 2分:用小腿的后部顶住椅子来控制身体下降 1分:独立地坐,但不能控制身体下降 0分:需他人帮助坐下
5	转移	4分:稍用手扶就能够安全地转移 3分:绝对需要手扶才能安全转移 2分:需要口头提示或监视才能够转移 1分:需要一个人的帮助 0分:为了安全,需要两人的帮助或监视
6	无支持闭目站立	4分:能安全站立 10s 3分:监视下能够安全站立 10s 2分:能站立 3s 1分:闭目不能达 3s,但站立稳定 0分:为了不摔倒需要两个人帮助
7	双脚并拢无支持站立	4分:能独立地将双脚并拢并安全站立 1min 3分:能独立地将双脚并拢并在监视下安全站立 1min 2分:能独立地将双脚并拢,但不能保持 30s 1分:需要别人帮助将双脚并拢,但能够双脚并拢站 15s 0分:需帮助将双脚并拢,双脚并拢站立不能保持 15s
8	站立上肢前伸并向前移动	4分:能够前伸出 > 25cm 3分:能够前伸出 > 12cm 2分:能够前伸出 > 5cm 1分:能够前伸出,但需要监视 0分:前伸出时失去平衡或需要外部支持

续表

序号	检查项目	Berg 平衡量表评分标准
9	站立位从地面拾起物品	4分:能够轻易地安全将物品捡起 3分:能够将物品捡起,但需要监视 2分:伸手向下达 2 ~ 5cm 且独立保持平衡,但不能将物品捡起 1分:试着伸手向下捡东西并需要监视,但不能完成 0分:不能
10	站立转身向后看	4分:从左右侧向后看,体重转移良好 3分:仅从一侧向后看,另一侧体重转移较差 2分:仅能转向侧面,但身体平衡可以维持 1分:转身时需要监视 0分:转身时需要帮助
11	转身 360°	4分:在≤ 4s 的时间内安全转身 360° 3分:在≤ 4s 的时间内仅能从一个方向安全转身 360° 2分:能够安全地转身 360°,但动作缓慢 1分:需要密切监视或口头提示 0分:需要帮助以防止摔倒或完全不能做
12	将一只脚放在台阶或凳子上	4分:能够安全且独立站立,在 20s 内完成 8 次 3分:能够独立站立,完成 8 次时间 > 20s 2分:无需辅助器具在监视下能够完成 4 次 1分:需要少量帮助能够完成 > 2 次 0分:需要帮助以防止摔倒或完全不能做
13	两脚一前一后站立	4分:能够两脚一前一后站立(无间距)并保持 30s 3分:能够两脚一前一后站立(有间距)并保持 30s 2分:能够独立地迈一小步并保持 30s 1分:向前迈步需要帮助,但能够保持 15s 0分:迈步或站立时失去平衡
14	单腿站立	4分:能够独立抬腿并保持时间 > 10s 3分:能够独立抬腿并保持 5 ~ 10s 2分:能够独立抬腿并保持时间≥ 3s 1分:试图抬腿不能保持 3s,但可维持独立站立 0分:不能抬腿或需要帮助以防摔倒

(2)时间限制的站起和行走测验(the timed up & go test,TUG):TUG 是基本的功能性移动的测量方法。测试内容包括被试者从坐位站起,行走 3m,转身回来再走到椅子前方,然后坐下。记录全程所用时间,计时单位为秒。测验时被试者穿平常所用的鞋子,可以使用日常生活中所用的助行器如手杖。正常人 7 ~ 10s 即可以完成测验,不能在此时间范围内完成,尤其大于 20s 完成者提示存在移动障碍。14s 为预测生活在社区的老年人跌倒风险的临界值。大于 14s,提示跌倒风险的存在。由于 TUG 测验结果显示与静态平衡功能具有很好的相关性,因此 TUG 可作为筛查工具使用。

(四)步态分析

脊柱疾患由于疼痛、躯干控制不良、肌力减弱等因素,造成步态异常。步态分析的目的在于制定康复治疗方案,评估康复疗效,以及比较不同种类的辅助器具、矫形器等的作用。

1. **定性分析** 采用目测观察法:首先,从总体上观察步态的对称性、协调性和节奏性;其次,分别观察步态动力链中每一个部位的运动情况,如躯干、骨盆、髋关节、膝关节和踝关节等。

2. **定量分析** 借助专用设备对步态进行运动学与动力学的分析。

(1)运动学分析:运动学参数研究人体节段和关节在运动中的位置、角度、速度和加速度。通过描述性分析测试者躯干和下诸关节角度的变化以及这种变化与步行周期的对应关系,能够客观地评定步行中关节功能障碍的部位、出现的时间和程度,进而指导康复治疗。

(2)动力学分析:采用三维测力系统,在步态分析中进行有关力的分析,如地面反作用力、关节力矩、人体重心、肌肉活动以及人体代谢性能量与机械能转换与守恒等的分析,揭示特异性步态形成的原因。

(五)心肺功能评定

脊柱外伤骨折、骨质疏松等疾患,由于疼痛和长期卧床,造成心肺功能的下降。此外,脊柱侧凸与强直性脊柱炎的晚期,胸廓活动度受限引起肺功能和运动耐力下降。当患者需要进行心肺康复治疗或必须明确患者的心肺功能状况时,应当对患者的心脏功能和肺功能做出客观、准确的评价,便于制订安全有效的康复计划。同时,对患者进行适宜的康复治疗和日常生活活动的工作负荷量作出个体化的定量指导。下面对心肺功能评定的基础知识和评定方法进行概述。

1. **心功能评定**

(1)运动试验:指在一定的运动负荷下,使心脏储备力全部动员进入失代偿状态,产生一定的异常反应,从而掌握心脏储备力的大小和病变程度。其中,运动试验中的运动时间、负荷强度可间接反映心脏功能状况。活动平板和踏车运动试验是常用的运动试验方式。

(2)代谢当量(METs):是以安静、坐位时的能量消耗为基础,表达各种活动时相对能量代谢水平的常用指标,1METs 相当于耗氧量 3.5ml/(kg·min)。

(3)6 分钟步行试验:一种简便、易行、安全有效的评估方法,要求患者在走廊里尽可能行走,测定 6min 内步行的距离。当步行距离 <150m,表明心力衰竭程度严重;150 ~ 425m 中度心力衰竭,426 ~ 550m 轻度心力衰竭。6 分钟步行试验结果可用于独立预测心力衰竭致残率和病死率,评定心脏储备功能、评价康复疗效。

(4)其他:心电图、心脏超声、心脏导管检查及核素扫描等方法对心脏功能进行定性或定量分析。

2. **肺功能评定**

(1)肺容量:基本肺容积包括潮气量、补吸气量、补呼气量和残气量。肺活量(vital capacity,VC)是指最大吸气后从肺内所能呼出的最大气量,是潮气量、补吸气量和补呼气量之和。肺容量(total lung capacity,TLC)是指肺所能容纳的最大气量,即肺活量和残气量之和。正常成年男性约为 5000ml,女性约为 3500ml。

(2)通气功能测定:包括每分钟静息通气量、最大通气量和用力肺活量。用力肺活量(forced vital capacity,FVC)是一种动态指标,反映肺活量的大小及呼气阻力的变化,且不受呼气时间的影响。

(3)动脉血气分析:血气分析是对呼吸生理功能的综合评定。全身动脉血的气体及其他成分都相同,而静脉血的气体则随身体各部位组织的成分及代谢率、血流灌注量的不同而异。因此,评定肺功能,多以动脉血为分析对象。

二、心理功能评定

脊柱疾患导致反复、长期的疼痛及相应的功能受限,引起患者的焦虑与担忧等心理问题。研究显示,问卷调查表评估心理焦虑与抑郁的程度比收集病史的第一印象要更可靠。除了汉密尔顿焦虑和抑郁量表以外,颈部和腰部 Bournemouth 问卷调查表也受到广泛关注。

1. **颈部 Bournemouth 问卷调查表**　包括 7 个维度,覆盖了疼痛强度、日常生活和社会活动能力、焦虑、抑郁、恐惧、逃避行为和心理控制。研究显示,该量表具有高度内在一致性(Cronbach 系数值 = 0.87、0.91、0.92),且具有良好的信度(ICC = 0.65)。

2. **腰部 Bournemouth 问卷调查表**　与颈部 Bournemouth 问卷调查表相似,其中,"行走""爬楼梯"和"上下床和轮椅"活动取代了"持重情况""阅读"和"驾驶"活动。腰部 Bournemouth 问卷调查表具有较好的信度、效度、反应度、内部一致性(Cronbach 系数值 = 0.9)和重测信度(ICC = 0.95)。

第三节　结 构 评 定

一、脊柱结构评定

脊柱结构评定包括以下四个方面:

1. **视诊**　主要观察脊柱外形、僵硬、畸形以及周围软组织肿胀等。
2. **触诊**　主要观察是否有骨性膨大、脊柱侧凸等。
3. **动量**　主要观察脊柱活动度、脊柱失稳程度以及肢体短缩或增长等。
4. **影像学表现**　X 线主要观察脊柱节段间隙有无变窄、椎间孔有无狭窄、椎弓根峡部裂、脊柱序列失稳、骨质破坏、骨赘形成及骨质疏松;CT 主要观察脊柱椎体骨折破坏、骨质疏松、骨赘形成、后纵韧带钙化、椎弓根峡部裂等骨性改变;MRI 主要观察软组织病变,椎间盘脱水、纤维环撕裂、椎间盘突出及神经卡压、黄韧带肥厚等。

二、脊柱稳定性评定

脊柱稳定性是实现脊柱功能的基本保障。Panjabi 于 1992 年提出了保持脊柱稳定性的"三亚系模型":被动亚系主要由椎体、小关节突和关节囊、韧带、椎间盘等成分组成;主动亚系由肌肉和肌腱组成;神经控制亚系指神经肌肉运动控制系统,接受来自主动亚系和被动亚系的反馈信息,判断用以维持脊柱稳定性的特异性需要,然后启动相关肌肉的活动,实现脊柱稳定性的控制作用。

脊柱疾病可因累及脊柱结构和功能而影响脊柱的稳定性,严重的脊柱骨折、脱位可造成急性脊柱不稳定,脊柱的退变可造成慢性脊柱不稳定,其他脊柱疾病因病情不同也可不同程度地影响脊柱稳定性。在对原发疾病的诊断基础上,脊柱稳定性的评定是开展脊柱康复的基础。脊柱稳定性评定主要通过临床查体和影像学检查,下面将重点介绍退行性腰椎不稳和腰椎滑脱所引起脊柱失稳的影像学评估方法。

1. **退行性腰椎不稳** 根据 Nachemson 方法,采用过屈过伸动态 X 线片检查,当相邻腰椎体间水平位移 >3mm,邻近椎间隙成角 >15° 为不稳定;腰骶关节则为 4mm。

2. **腰椎滑脱** 从正侧位和双斜位 X 线片上可清楚显示腰椎峡部、小关节情况、椎间盘退变及滑脱程度。滑脱程度按下位椎体上缘前后径分为 4 份,由滑脱椎体后缘引出直线,与下位椎上缘交角处,测量前移程度。前移在 1/4(25%)以内者为Ⅰ度,在 2/4(50%)以内者为Ⅱ度,超过 2/4 以上者为Ⅲ度,超过 3/4 以上者为Ⅳ度,与下位椎体完全错开者为全滑脱。

三、脊柱侧凸评定

脊柱侧凸是一种复杂的脊柱三维畸形,表现为脊柱椎体在冠状面和矢状面上的侧凸畸形,以及在水平面上的旋转畸形。脊柱侧凸的结构评定包括以下四个方面:

1. **视诊** 患者直立位,从前后观察颈椎、肩、肋骨、腰部、臀部和下肢是否对称;Adam 向前弯腰试验观察到椎旁隆起程度;皮肤凹陷、毛发丛生及牛奶咖啡色素斑等异常。

2. **触诊** 椎旁肌肉的紧张度、脊柱力线异常、骨性膨大以及是否存在疼痛等。

3. **动量** Adam 向前弯腰试验所发现的脊柱不对称可以用特制的脊柱侧凸测量仪进行量化,Bunnell 提出脊柱侧凸测量仪 5° 相当于 Cobb 角 11°,脊柱侧凸测量仪 7° 相当于 Cobb 角 20°;侧向弯曲试验评估脊柱的柔韧性。

4. **影像学表现** 全脊柱正侧位 X 线片是脊柱侧凸诊断与评估的最常用方法。在正位 X 线片上,评估者可以确定脊柱侧凸的关键椎及主凸部位,测量脊柱侧凸曲度与旋转角度,预测病情进展及评价脊柱柔韧性;在侧位 X 线片上,检查者能够评估脊柱前凸及后凸畸形、椎体前移与椎管异常等。近年来,三维超声成像技术是无辐射的、三维的评估脊柱侧凸曲度与旋转角度的新方法,具有较高的信度与效度。

第四节 活动与参与

一、日常生活活动能力评定

日常生活活动(activities of daily living,ADL)的概念由 Sidney Katz 于 1963 年提出,指一个人为了满足日常生活的需要每天所进行的必要活动。ADL 分为基础性日常生活活动(basic activities of daily living,BADL)和工具性日常生活活动(instrumental activities of daily living,IADL)。BADL 指人维持最基本的生存、生活需要所必需的活动,包括自理和功能性移动;IADL 指人维持独立生活所必需的一些活动,包括使用电话、购物、做饭、家务、洗衣、服药、理财、使用交通工具、处理突发事件以及在社区内的休闲活动等。

(一)改良 Barthel 指数 /MBI 评定

Barthel 指数包括 10 项内容,根据是否需要帮助及帮助的程度分为 0 分、5 分、10 分和 15 分四个功能等级,总分 100 分(表 6-3)。60 分以上者提示生活基本自理;60 ~ 40 分者生活需要帮助;40 ~ 20 分者生活需要很大帮助;20 分以下者生活完全依赖。

表 6-3 改良 Barthel 指数评定等级

序号	项目	评分标准
1	进食	0 = 较大和完全依赖
		5 = 需部分帮助(夹菜、盛饭)
		10 = 全面自理
2	洗澡	0 = 较大和完全依赖
		5 = 自理
3	梳妆洗漱	0 = 较大和完全依赖
		5 = 自理(独立洗脸、梳头、刷牙、剃须等)
4	穿衣	0 = 较大和完全依赖
		5 = 需部分帮助
		10 = 自理(能系开纽扣、拉拉链和穿鞋等)
5	大便控制	0 = 昏迷或失禁
		5 = 偶尔失禁(每周 <1 次)
		10 = 能控制
6	小便控制	0 = 昏迷或失禁或由他人导尿
		5 = 偶尔失禁(每天 <1 次)
		10 = 能控制
7	上厕所	0 = 较大和完全依赖
		5 = 需部分帮助
		10 = 自理
8	床椅转移	0 = 完全依赖别人
		5 = 需大量帮助
		10 = 需小量帮助或监督
		15 = 自理
9	行走	0 = 不能走
		5 = 在轮椅上独立行动
		10 = 需 1 人帮助(体力或语言督导)
		15 = 独立步行(可借助辅助器)
10	上下楼梯	0 = 不能
		5 = 需帮助
		10 = 自理

(二)功能独立性量表

功能独立性量表(functional independence measure,FIM)自 20 世纪 80 年代末在美国开始使用以来,逐渐受到重视和研究,目前已在全世界广泛应用。FIM 可用于各种疾病或创伤者的日常生活活动能力评定,主要内容包括 6 个方面,共 18 项,分别为 13 项运动性 ADL 和

5 项认知性 ADL（表 6-4）。评分采用 7 分制，即每一项最高分 7 分，最低分 1 分，评分标准见表 6-5。

表 6-4 FIM 评定内容

项目	内容
Ⅰ. 自理能力	1. 进食；2. 梳洗；3. 洗澡；4. 穿上衣；5. 穿裤子；6. 如厕
Ⅱ. 括约肌控制	7. 排尿管理；8. 排便管理
Ⅲ. 转移	9. 床椅间转移；10. 转移至厕所；11. 转移至浴盆或淋浴室
Ⅳ. 行进	12. 步行／轮椅；13. 上下楼梯
Ⅴ. 交流	14. 理解；15. 表达
Ⅵ. 社会认知	16. 社会交往；17. 解决问题；18. 记忆

表 6-5 FIM 评分标准

等级	评分
独立	
完全独立	7
有条件的独立	6
有条件的依赖	
监护	5
最小量接触性身体帮助（患者用力 >75%）	4
中等量帮助（患者用力 >50%）	3
完全依赖	
最大量帮助（患者用力 >25%）	2
完全帮助（患者用力 <25%）	1

二、社会参与能力评定

作为社会的一员，脊柱疾患对患者的工作／学习、社会交往及休闲娱乐产生不同程度的影响。脊柱疼痛、运动功能障碍及平衡功能障碍是导致患者社会参与受限的主要原因，参与受限会进一步导致患者生活质量下降。所以，参与能力评定十分重要。

（一）职业评定

通常采用文字描述患者职业受限的具体情况，如患者的行走、协调、速度和耐力等对职业的影响，以及患者的工作技能、工作机会、经济状况，雇主的可接受性和社会支持系统等。

（二）社会交往评定

通常采用文字描述患者社会交往受限的具体情况，如患者对社会交往的主动性、交流能力、满意程度。

（三）休闲娱乐评定

通常采用文字描述患者休闲娱乐受限的具体情况，如患者对文娱活动的兴趣、爱好、参与态度和满意程度。

(四）生活质量评定

采用医学结局研究量表——简明健康状况调查表（SF-36），其主要内容见表 6-6。对于身体部分的评定有以下 4 个方面：健康状况、身体功能、由健康原因所致的功能受限、身体疼痛。心理部分评定包括：心理健康、情绪问题、社会功能和能量 / 疲劳 4 个方面。

表 6-6　SF-36 量表主要内容

主要内容	条目数量	量表条目	计算分值所需最少条目数
健康状况	5	1,33,34,35,36	3
身体功能	10	3,4,5,6,7,8,9,10,11,12	5
功能受限	4	13,14,15,16	2
身体疼痛	2	21,22	1
社会功能	2	20,32	1
心理健康	5	24,25,26,28,30	3
情绪问题	3	17,18,19	2
能量 / 疲劳	4	23,27,29,31	2

（何成奇）

参 考 文 献

[1]　Cuccurullo S. Physical medicine and rehabilitation board review[M]. New York: Demos, 2004.

[2]　Liebenson C. Rehabilitation of the spine: a practitioner's manual[M]. New York: Lippincott Williams & Wilkins, 2007.

[3]　Delisa JA, Frontera WR. DeLisa's Physical Medicine and Rehabilitation[M]. 5th ed. New York: Lippincott Williams & Wilkins, 2010.

[4]　Kotwicki T. Evaluation of scoliosis today: examination, X-rays and beyond[J]. Disabil Rehabil, 2008, 30(10):742-751.

[5]　Wang Q, Li M, Lou EH, et al. Reliability and Validity Study of Clinical Ultrasound Imaging on Lateral Curvature of Adolescent Idiopathic Scoliosis[J]. PLoS One, 2015, 10(8):e0135264.

[6]　Wang Q, Li M, Lou EH, et al. Validity Study of Vertebral Rotation Measurement Using 3-D Ultrasound in Adolescent Idiopathic Scoliosis[J]. Ultrasound in Medicine & Biology 2016, 42(7):1473-1481.

[7]　王玉龙 . 康复评定学 [M]. 北京：人民卫生出版社，2000.

[8]　何成奇 . 康复医学 [M]. 北京：人民卫生出版社，2010.

[9]　关骅，张光铂 . 中国骨科康复学 [M]. 北京：人民军医出版社，2011.

[10]　燕铁斌 . 骨科康复评定与治疗技术 [M]. 北京：人民军医出版社，2011.

[11]　王玉龙 . 康复功能评定学 [M]. 北京：人民卫生出版社，2013.

第七章

神经电生理学检查

第一节　概　　述

一、运动单位和动作电位

(一) 运动单位

骨骼肌由很多细长、平行排列的肌纤维构成,而单根肌纤维直径为 10 ～ 100μm,长度 0.5mm ～ 20cm。运动神经纤维由脊髓前角的一个运动细胞发出,并在末梢形成数个或数百个分支,支配其相应骨骼肌。所谓运动单位(motor unit,MU)即指由单个前角运动细胞及轴索与其支配的所有肌纤维构成的功能单位(图 7-1)。构成单个运动单位的肌纤维数量相差较大,一般来说,粗大运动的肌肉,单个运动单位的肌纤维数量就多,精细运动肌肉单个运动单位肌纤维数量少。单个神经纤维所支配的肌纤维数称为神经支配比率(innervation ratio),如胫前肌神经支配比率约为 1 ∶ 562,而眼外直肌神经支配比率约为 1 ∶ 9。实际上,单个运动单位所支配的肌纤维并不都聚集在一个肌束内,而是跨越分布的。所以一个肌束内可混合含有数个运动神经细胞所支配的肌纤维,但同一运动单位的肌纤维为同一类型。

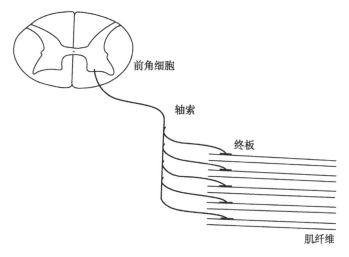

图 7-1　运动单位

肌电图所记录的运动单位电位,即是一个运动单位中肌纤维电活动的总和,而非单一肌纤维的电位。利用专门的设备,来记录和分析单个肌纤维的电活动,这称为单纤维肌电图,对终板病变有较大的诊断价值。病理情况下,运动单位的范围及神经支配比例发生变化。神经源性损害时,病变的神经元功能丧失,其附近正常神经元的神经纤维以芽生的方式去支配病变神经元所支配的肌纤维,因此使运动单位的范围增大;在肌原性损害时,由于一个运动单位中肌纤维本身病变,正常功能的肌纤维数目减少,因此运动单位范围减小。

（二）动作电位

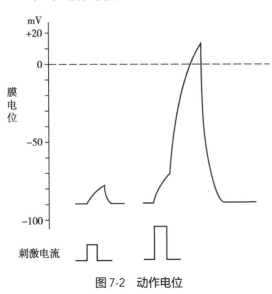

图 7-2　动作电位

通常而言,肌纤维细胞细胞内液含有较高浓度的 K^+,低浓度的 Na^+、Cl^-、有机离子,细胞外液含有较高浓度的 Na^+、Cl^-,低浓度的 K^+,因此肌纤维静息状态下细胞膜内外具有一定电位差,并保持平衡状态,该电位称为静息电位(resting potential),一般形成膜外为正、膜内为负的状态。在神经纤维、肌纤维静息电位实测值约为 $-90mV$。

当对肌肉细胞施加某种刺激,细胞通透性增加,会产生 Na^+ 内流,静息电位会减小,甚至膜内负电位可反转为正值,此种现象称为去极化(depolarization),也就是细胞的兴奋过程,随着刺激解除,膜电位再次恢复,这种电位的急速上升与下降即为动作电位(action potential)(图 7-2)。也就是说肌纤维细胞要产生动作电位一方面需要外界刺激引起的不断增加的阈下兴奋,另一方面需要钠离子导电性增加引起的超阈兴奋。

综上所述,肌纤维的兴奋是由于神经纤维的兴奋传导到达终板末,沿肌膜向周围扩散的结果。而肌电图检查采用针电极在细胞外记录引导出的肌纤维的兴奋,即肌肉动作电位。

二、神经电生理学理论基础

神经电生理学检查手段包括如下五个方面:

（一）肌电图

肌电图(electromyography,EMG)是指将单个和多个肌细胞或者部分肌肉组织活动时产生的生物电变化,经电极引导、放大、记录和显示所获得的电压变化的一维时间序列信号图形。根据电极引导方法的不同,EMG 进一步分为针电极肌电图(needle electromyography,nEMG)和表面电极肌电图(surface electromyography,sEMG)两种类型。其中,针电极肌电图又可分为单针电极、单极同芯针电极、双极同芯针电极、多道针电极和单肌纤维电极等类型;表面电极肌电图简称为"表面肌电图",分为常规电极、阵列式电极等,sEMG 可以多靶点针对被检肌肉进行非损伤性采样,且能够精确地反映不同肌肉在活动时序、活动强度、疲劳状态等方面的信息,此外,阵列式 sEMG 可将 sEMG 的"点探测"发展为"面探测"。

1. 针电极肌电图　针电极刺入肌肉后主要观察和记录插入电位、静息电位、轻度随意收缩时动作电位、最大收缩时干扰波形等过程,利于综合判定损害部位及损害程度。以下以同芯单极针电极所见为例讲解。

（1）插入电位:插入电位(insertion activity)是指针电极刺入完全放松肌肉时由于针尖对肌膜损伤而出现的损伤电位。这种电位可持续 100～300ms,振幅在 1～3mV 的多相性复杂电位。异常的插入电位,分为插入电位延迟和缩短两种。插入延迟是指电极插入后所引发的损伤电位持续超过 300ms。常见于神经损伤,在严重肌萎缩患者,插入电位振幅变得异常的小,持续时间显著缩短,提示肌肉变性,预后差。

（2）静息电位：静息电位正常时是指肌肉完全放松时无动作电位发放。静息电位异常是指静息时的异常肌放电，包括纤颤电位（fibrillation）、正锐波（positive sharp wave）、束颤电位（fasciculation）、群放电位（grouping discharge）、重复放电（repetitive discharge）、痉挛电位（spasm）等。

1）纤颤电位：是在失神经支配的肌肉中出现的电位，它是肌肉处于完全松弛状态时由肉眼看不到的不规则小收缩引起。振幅为 30～150μV，持续时间为 0.5～2ms，多数为正向波为起始的 2～3 相波（图 7-3）。它常见于神经源性疾患，也可见于多发性肌炎、肌萎缩症等肌肉疾病。

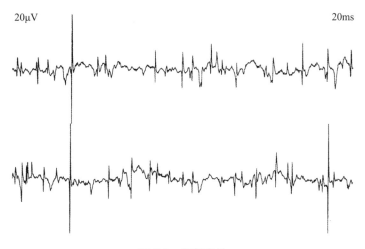

图 7-3　纤颤电位

2）正锐波：同纤颤电位具有同样意义，波形多为单相，平均时限 4.2ms，平均振幅与纤颤电位大致相同（图 7-4）。它可见于神经源性疾患，在肌病时也可出现。正锐波和纤颤电位等自发电位（spontaneous activity），统称为失神经电位（denervated potential）。

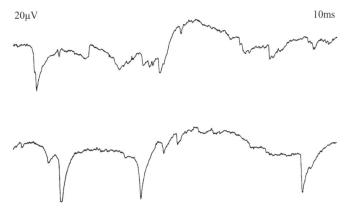

图 7-4　正锐波

3）束颤：是小的肌纤维束不随意和不规则的收缩，在皮肤表面用肉眼可看到。良性束颤可见于健康人遇到寒冷、紧张和机械刺激时，无病理意义，病理性束颤是运动单位的自发性放电,多数和收缩时所见的肌异常动作电位是同一波形(高振幅电位和大型多相波电位)。

4)群放电位:是异常运动单位的群化放电,它在持续约70ms后呈现为电静息,并有规律的重现。各种震颤、阵挛及其他锥体外系疾患均可见到。

5)重复放电:是指单一运动单位应有的不应期缩短,呈现每秒2～3次反复发放,振幅依次递减,可见于手足抽搐症。

6)痉挛电位:是指肌肉呈现自发性的肌强直收缩,肌收缩同时出现连续肌放电。它可出现在脊髓以上中枢性损害所致的前角细胞异常兴奋时,也可见于脊髓损害、手足抽搐、破伤风时。此外,痛性肌痉挛、全身抽搐病、电解质异常、运动神经元病时也可见此电位。

(3)轻度随意收缩时动作电位:单一运动单位的动作电位称之为运动单位电位(motor unit potential,MUP),它是被检肌轻度收缩时出现的一个个独立的波形。多数为2～3相,老年人多相波比例增加。正常运动单位电位振幅0.5～2mV,时限6～15ms,颜面部肌肉较肢体肌肉相比,MUP振幅较小,持续时间较短。观察时程,除了眼睛观察以外,声音也很重要,时程长的MUP声音比较钝,时程短的MUP声音较脆较尖。常见运动单位电位异常如下:

1)高宽征象:即比正常MUP振幅大、持续时间长的巨大电位,振幅在数mV以上,持续时间在12ms以上,甚至更高更宽,常见于前角或根性病变。

2)低宽征象:即MUP持续时间在12ms以上,但振幅不高,多见于周围神经病变,此时波形不如高宽电位那么大,并且有多相性。

3)正常时限高振幅电位:在某些慢性神经损害性疾病中,MUP可呈正常时限高振幅电位,提示疾病过程的慢性化。

4)短时限低振幅电位:即MUP持续时间在6ms以下。常见的低振幅短时限电位是指MUP振幅在500μV以下,持续时间多在2～3ms的电位,可见于肌营养不良症和各种肌病、多发性肌炎等,此外,废用性肌萎缩也可出现此电位。

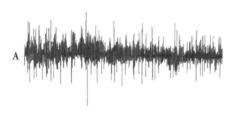

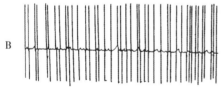

图7-5 **最大收缩时干扰波形**

(4)最大收缩时干扰波形:针电极插入肌肉后,最大收缩时由于全部肌纤维兴奋,导致多数运动单位电位相互重叠,称为干扰相(interference wave, interference pattern)。正常情况下,最大收缩时扫描基线应完全被动作电位所淹没(图7-5A)。当运动神经细胞损害和末梢运动神经受损时,相应活动的运动单位数减少,不能够形成干扰相(图7-5B)。肌病时,由于要弥补肌力的低下,即使在轻收缩时,也兴奋了较多运动单位,反而易于形成干扰相,但均为低电压电位(图7-5C)。

2. **表面肌电图** 针电极能引出其尖端局部或其相邻部位的动作电位,可用来观察运动单位的波形。表面电极是直径约10mm的圆盘形电极,使用时应用电极膏黏在皮肤上,采用双极引导则两极间隔2cm、沿肌纤维长轴方向排列,采用单极引导则一个固定在肌腹一个固定在肌腱处。sEMG有利于了解整块肌肉的收缩状态,不适宜做单个运动单位的分析,它能为临床应用及研究提供重要检测手段及方法。

(二) 神经电图

对于以骨骼肌活动作为研究对象的肌电图而言,神经电图包括神经传导速度、潜伏时,而神经传导速度则是以肌动作电位或神经动作电位的潜伏时作为指标。以肌动作电位潜伏时作为指标的为运动神经传导速度(motor nerve conduction velocity,MCV),以神经动作电位的潜伏时作为指标的为感觉神经传导速度(sensory nerve conduction velocity,SCV)。一般来说,轴索处产生的动作电位,会沿着神经轴索向两端扩散,在有髓神经纤维上,动作电位在郎飞结之间跳跃式传导,而在无髓神经纤维上,动作电位是持续缓慢向外扩散。由于神经纤维粗细和有无髓鞘不同,神经传导速度有很大差异。但临床所获得的传导速度多反映大直径有髓纤维的传导速度,小直径神经纤维传导速度需采取特殊技术测定。

1. 运动神经传导速度测定 分别于远近两点皮肤上刺激运动神经干,在其末端支配肌肌腹上引导出肌动作电位(M 波),以两点间距离除以两者间的潜伏时差即 MCV,用 m/s 单位表示(图 7-6)。它反映了冲动经过神经、神经肌肉接头和肌纤维本身的传导过程。运动神经传导速度正常值如表 7-1 所示。通常脱髓鞘病变典型运动传导改变为末梢潜伏时明显延迟,神经传导阻滞和神经传导速度减慢,而轴索病变时则表现为动作电位波幅明显降低,末梢潜伏时正常或稍延迟,当损害严重时才会出现传导速度减慢。运动神经传导速度测定可以协助确定哪些神经受损、神经损害的病理生理类型(脱髓鞘还是轴索损害),为诊断和治疗提供依据。

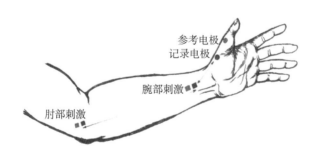

图 7-6 运动神经传导速度测定法

表 7-1 运动神经传导速度正常值

神经	记录部位	波幅(mV)	传导速度(m/s)	末梢潜伏时(ms)	末端距离(cm)
正中神经	拇短展肌	≥ 5.0	≥ 50.0	≤ 4.0	6.5
尺神经	小指展肌	≥ 5.0	≥ 50.0	≤ 3.1	6.5
尺神经	第 1 骨间肌	≥ 6.0	≥ 49.0	≤ 4.5	
桡神经	示指伸肌	≥ 2.0	≥ 49.0	≤ 2.3	
腓总神经	趾短伸肌	≥ 2.0	≥ 37.0	≤ 4.9	7.0
腓总神经	胫前肌	≥ 5.0	≥ 37.0		
胫神经	踇展肌	≥ 4.8	≥ 37.0	≤ 5.8	9.0

2. 感觉神经传导速度测定 是利用电生理学手段来客观了解感觉障碍的性质和程度,它有各种类型的测定方法,如顺行传导速度测定法、逆行传导速度测定法等。反映冲动在神经干上的传导过程,体现的是后根神经节和其后周围神经的功能状态。简述如下。

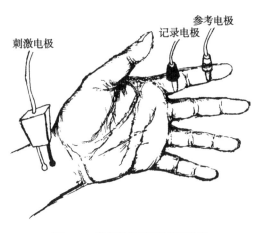

刺激电极　记录电极　参考电极

图 7-7　逆行性传导速度测定法

(1)顺行性传导速度测定法:是通过刺激四肢末梢的感觉神经,分别在近体端的 2 个点引导出顺行性感觉神经动作电位,用距离除以 2 点潜伏期的差,以 m/s 单位表示。

(2)逆行性传导速度测定法:与上述相反,是以刺激部位做导出部位,以导出部位做刺激部位(图 7-7)。

感觉神经传导测定容易受各种因素影响,如外界温度、肢体皮温、患者是否放松等,测定结果异常时需重复检查、双侧对比。常见感觉神经传导速度正常值如表 7-2 所示。

表 7-2　感觉神经传导速度正常值

神经	记录部位	波幅(μV)	传导速度(m/s)	峰潜伏时(ms)	末端距离(cm)
正中神经	指 2	≥ 20.0	≥ 44.0	≤ 3.5	14.0
尺神经	指 5	≥ 17.0	≥ 44.0	≤ 2.8	11.0
桡神经	手背桡侧	≥ 15.0	≥ 45.0	≤ 2.5	10.0
手背尺侧皮神经	手背第 4、5 指间隙	≥ 8.0	≥ 50.0	≤ 2.2	8.0
腓肠神经	外踝下	≥ 6.0	≥ 41.0	≤ 4.4	14.0
腓浅神经	外踝上	≥ 6.0	≥ 41.0	≤ 4.4	12.0
隐神经	内踝上	≥ 4.8	≥ 41.0	≤ 4.4	14.0

(3)感觉神经传导测定临床应用:可以协助明确那些仅影响感觉神经的疾病如股外侧皮神经炎、感觉性多发神经病;此外,在早期比较轻微的远端轴索损害或局部脱髓鞘损害(如腕管综合征)时感觉神经电位异常可能是神经电生理检查的唯一发现;后根神经节前损害(神经根、脊髓及脊髓以上部位)时,感觉神经电位正常,节后病变(神经丛及其后周围神经损害)时感觉神经电位一般异常;感觉神经传导可用来鉴别周围神经病、神经肌肉接头病变、肌肉本身病变所致的广泛损害,因后两者感觉神经电位正常。

(三)反射电图

反射分为肌固有反射那样的单突触反射和眼轮匝肌眨眼反射那样的多突触反射。临床常用的反射电图包括 H 反射、F 波、瞬目反射等。但瞬目反射主要用来评估面神经、三叉神经及延髓和脑桥功能,在此主要介绍 H 反射和 F 波。

1. H 反射　H 反射记录的是单突触反射,易出现在下肢,上肢很少出现。在腘窝部给予胫神经电刺激,用表面电极在小腿三头肌处引导出肌动作电位,首先兴奋肌梭冲动的向心性神经纤维 Gr Ⅰ α 类纤维,出现脊髓单突触反射的肌动作电位即 H 波,约需 30ms,随着刺激增强,同时兴奋了 Gr Ⅰ α 类纤维和自脊髓到肌纤维的离心性 α 运动纤维,而记录出比 H 波潜伏时短数毫秒的动作电位即 M 波,随着刺激强度的进一步增强,除了 Gr Ⅰ α 类纤维和 α 纤维的兴奋,还可以引起 α 类纤维逆行性传导冲动,使得由 Gr Ⅰ α 类纤维产生的向心性冲动引起 α 运动细胞的兴奋受阻,出现 H 波消失而仅存 M 波。上运动神经元损害时临床可见腱反射亢进和 H 波阈值降低、振幅增大;下运动神经元损害时,H 波阈值升高、振幅减小,周围性损害时可见同样倾向。H反射在成人仅在胫神经上引出。H反射表现为一个正-负-正三向波(图7-8)。在近端胫神经病、坐骨神经病、腰骶神经丛病和骶₁神经根病变时,H反射潜伏时延迟或无法引出。

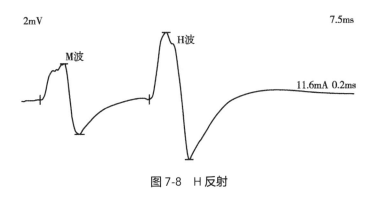

图7-8　H反射

2. F波　F波是采用和运动神经传导速度测定法完全相同的技术,对运动神经进行逐渐增强的刺激,当到达比M波和H波阈值高的超强刺激时,可见一个比M波潜伏时长,振幅低而又不稳定的F波。F波不是反射,是轴索逆行性传导引起部分运动神经的远心性传导,平均波幅小,通常最大为M波的5%以下。任何一个骨骼肌都能引出,潜伏时的测定应选择刺激后100ms内记录的10个F波中潜伏时最短者。正常人F波潜伏时,在比目鱼肌H波为34ms或以下,而F波为38ms或以下,手内在肌F波为30ms或以下,但F波潜伏时长短与神经长度、身高有关,身高越高、肢体越长,F波潜伏时也越长,F波正常时平均出现率为79%。尽管F波反映近端神经根功能,但对大多数多发性神经病来说F波潜伏时可以正常或轻度延长。在神经根病变以感觉根为主时,F波一般无异常。

(四)诱发电位

目前临床上常用的诱发电位包括运动诱发电位(motor evoked potential,MEP)、体感诱发电位(somatosensory evoked potential,SEP)、听觉、视觉、P250、P300等,其中体感诱发电位、听觉、视觉、P250、P300均属于大脑诱发电位,适用于不同的检查需要。根据本书需要,此处着重介绍运动诱发电位及体感诱发电位。

1. 运动诱发电位　运动诱发电位是一种无创性的检测手段,它是指应用磁刺激皮层运动区产生的兴奋通过下行传导径路,使脊髓前角细胞或周围神经运动纤维去极化,在相应肌肉或神经表面记录到的电位,检查运动神经从皮质到肌肉的传递、传导通路的整体同步性和完整性。MEP是由一组不同极性的波组成,其潜伏期和波幅各不相同。通常第一个波叫D波或直接波,呈单个的正相波,它的潜伏期较短,是皮层运动区锥体细胞的轴突始段兴奋的结果,临床上多用D波的潜伏期和波幅作为评估指标。MEP已广泛应用于运动神经系统疾病的诊断、术中监护和预后估计,随着经颅磁刺激(transcranial magnetic stimulation,TMS)技术和电生理学、叠加平均技术的完善,MEP的适用范围日益拓广。

(1)脊髓疾病诊断:神经系统疾病的诊断过去多依赖于临床的问诊,查体与CT、MRI等形态学检查相结合,缺乏直接的运动神经系统或感觉神经系统功能检查。因此,对于某些早期病变或亚临床病变,漏诊误诊率较高。MEP直接反映了运动系统功能的完整性,为神经系统疾病的诊断开辟了新的途径。

(2)术中监护:随着外科技术的进步,脊柱手术的种类大为扩展。但术后并发脊髓损伤患者也较过去明显增多。为了减少或避免并发症,临床采用术中 MEP 和 SEP 联合监测,分别监测运动传导功能和感觉传导功能,二者互为补充,其中有关 SEP 术中监护研究较多,而 MEP 研究有待进一步深入。Glassman 通过试验提出 MEP 术中的改变(包括波幅、潜伏期)与术后神经功能的完整性密切相关,建议把潜伏期延长 10% 作为 MEP 的监护标准。

(3)预后的判断:在脊髓疾病或损伤中,MEP 的表现是由脊髓破坏的程度决定的:白质纤维脱髓鞘越重,前角运动细胞损伤数目越多,则 MEP 的潜伏期延长和波幅降低越显著。因此,通过观察 MEP 的潜伏期和波幅改变,可以对脊髓运动功能的损伤程度以及预后情况作出判断。

2. 体感诱发电位 体感诱发电位是经皮肤表面刺激周围感觉神经,在头皮相应感觉区平均叠加技术引出的诱发电位。上肢刺激由锁骨上窝或颈椎水平等处记录,下肢刺激由腰椎和颈胸椎水平等处记录,均可同时记录到该处诱发电位,以便分析感觉神经的传导状态。

刺激上肢引导诱发电位时,一般在正中神经、尺神经的手腕关节部皮肤给予刺激,下肢多刺激足关节部的胫神经、腓总神经、腓肠神经、股外侧皮神经等,刺激强度为略强于肌肉收缩阈值的 10%,或感觉阈值的 3 倍,刺激频率每秒 3 次为宜。上肢刺激时,记录电极的位置,多采用相当于解剖学的皮质中央后回部位,头顶(Cz)与外耳道连线由 Cz 旁开 7cm,向后 2cm,参考电极常置于 FPz。下肢刺激时,记录电极置于头顶(Cz)沿中线向后 2cm 处(Cz'),参考电极常置于 FPz。临床上常测的 N20、P40 的正常 SEP 峰潜伏时如表 7-3 所示。

表 7-3 正常 SEP 峰潜伏时

	男(ms)	女(ms)	双侧差值(ms)	时程(ms)	灵敏度(μV)	电流脉宽(ms)
上肢 N20	22.9	19.6	1.18	5	2 ~ 10	0.1
下肢 P40	43.9	42.2	2.9	10	2 ~ 10	0.1

脊髓体感诱发电位(SSEP)对发现体感通路上的亚临床病灶具有重要意义,如多发性硬化、脊髓病变,此外,SSEP 可协助判断昏迷、脑死亡及预后,还可用于脊柱及脊髓手术的监护。

(五)重复电刺激

重复电刺激(repetitive nerve stimulation,RNS)是了解神经 - 肌肉接头功能的基本检查方法。检查方法与运动神经传导速度测定方式相同,作为重复刺激的运动神经是比较浅在的神经,上肢有尺神经、正中神经,下肢有胫神经、腓总神经,脑神经中常用的是面神经。给予神经刺激,脉冲持续时间为 0.2ms,强度为超强刺激,1 个电极置于肌腹,1 个电极置于肌腱。刺激频率低频选择 3Hz、5Hz,高频选择 >10Hz,连续刺激 6 次。

低频重复电刺激主要用于可疑突触后膜病变,重症肌无力的患者通常第 3 或第 4 个波的波幅最低,到第 5 和第 6 个波时波幅降低减慢,若波幅下降 15% 以上为低频递减,必要时需要嘱患者做大力收缩运动 1 ~ 2min,然后观察运动后 2min 的肌肉动作电位波幅改变,通常此类患者波幅明显呈递减趋势。高频重复电刺激主要用于可疑突触前膜病变,刺激频率一般为 20 ~ 50Hz,计算最末和起始波幅变化,下降 30% 以上为高频递减,波幅升高 100%以上为高频递增;刺激 10 次后动作电位波幅明显增高,可达基线的 200%,呈递增趋势,这种情况常见于肌无力综合征,在恶性肿瘤、自身免疫疾患、胶原性疾患、内分泌性疾患等许多疾病可出现这一临床特征,但恶性肿瘤特别是伴随肺癌时所表现的肌无力症状,称为 Eaton-Lambert 症。

第二节　神经电生理学检查及诊断

一、神经电生理学检查对象

掌握神经解剖对于正确评估神经电生理检查至关重要。神经电生理检查涉及的运动神经系统、感觉神经系统解剖简述如下。

（一）运动神经系统解剖

皮层的运动神经元细胞团通过下行的皮质延髓束、皮质脊髓束 [合称锥体束 (图 7-9)] 控制对侧肢体远端的运动。发出皮质延髓束和皮质脊髓束的神经元被称为上运动神经元。

1. **皮质延髓束**　又称皮质核束，其中皮质延髓束经过内囊后肢和内囊膝部下行至中脑，走在大脑脚底中间 3/5 的内侧部。此后，皮质延髓束在脑干各个脑神经运动核的平面上交叉至对侧，终止于脑干内两侧的躯体运动核和特殊内脏运动核，包括动眼神经核、滑车神

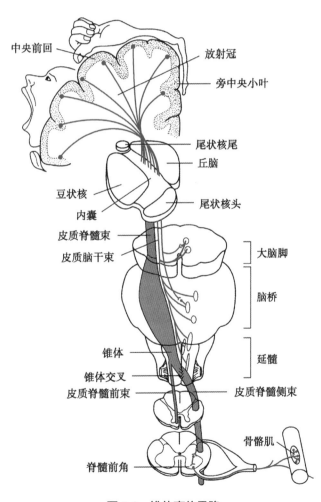

图 7-9　锥体束传导路

引自贾建平、陈生弟主编《神经病学》，人民卫生出版社，第 7 版

经核、三叉神经运动核、展神经核、面神经核(支配眼裂以上面肌的细胞)、疑核和副神经核。暂不作具体介绍。

2. 皮质脊髓束 皮质脊髓系统纤维在放射冠、内囊后肢、大脑脚中央 3/5、脑桥基底部、延髓锥体中下行,在延髓尾端,绝大部分纤维(约 70% ~ 90%)左右相互交叉,形成锥体交叉,交叉后的纤维至对侧脊髓外侧索的后外侧部下行,形成皮质脊髓侧束。皮质脊髓侧束的纤维在下行过程中陆续止于同侧脊髓各节的前角运动细胞,主要是前角外侧核,发出纤维经脊神经根至脊神经,支配四肢带肌和四肢肌。在延髓内没有交叉的纤维则在同侧脊髓前索内下行,于脊髓前正中裂的两侧形成皮质脊髓前束,其纤维逐节经白质前连合交叉终止于对侧的前角运动细胞,部分不交叉的纤维中继后终于同侧前角运动神经细胞。一般认为皮质脊髓前束只达颈髓和胸髓的上位几个节段。脊髓前角运动细胞发出的轴突组成前根和脊神经中的运动纤维,分布于躯干和四肢的骨骼肌,管理这些肌肉的随意运动。轴索的终末分支与肌纤维之间的连接即为神经肌肉接头。

(二)感觉神经系统解剖

感觉系统包括由感觉感受器构成的周围感觉单位、其连续的轴索、在后根神经节中的胞体、后根及后角的轴突末端或背柱核。包括躯体感觉传导路、视觉传导路、听觉传导路。本节主要介绍躯体感觉传导路。躯体感觉传导路包括深感觉传导通路和浅感觉传导通路。

1. 深感觉(本体感觉)传导通路(图 7-10) 深感觉是指感受肌肉、肌腱、关节和韧带等深部结构的本体感觉和精细触觉。肌肉是处于收缩或舒张状态;肌腱和韧带是否被牵拉以及关节是处于屈曲还是伸直的状态等的感觉。所谓精细触觉是指能辨别物体形状和性质,以及两点之间距离的感觉等。躯干、肢体的深感觉传导通路第一级神经元的细胞体也位于脊神经节内,其树突分布于肌肉、肌腱及关节内,轴突随脊神经根进入脊髓后,在同侧后索内上行组成薄束和楔束,终止于延髓的薄束核和楔束核,在此更换第二级神经元后,纤维交叉到对侧,组成内侧丘系。再上行经脑干到达丘脑,并在丘脑外侧核的腹后部更换第三级神经元。换元后的纤维参与组成丘脑皮质束,经内囊投射至中央后回、中央旁小叶后部和下肢运动感觉区。深感觉传导通路见图 7-10。

2. 浅感觉传导通路 浅感觉是指皮肤与黏膜的痛、温、触、压等感觉而言,由于它们的感受器位置较浅,因此由这些感受器上行的感觉传导系统称为浅感觉传导通路。躯干、四肢的痛、温、触觉传导通路的第一级感觉神经元位于脊神经节内,其树突构成脊神经中的感觉纤维,分布在皮肤内,其轴突形成脊神经后根。后根进入脊髓后,在脊髓灰质后角更换神经元(第二神经元)。其纤维立即斜越到对边,痛觉与温觉在脊髓侧索上行,触觉和压觉在脊髓前索上行,二者共同组成脊髓丘脑束,上行至丘脑。在丘脑外侧核的腹后部再次更换神经元(第三神经元),换元后发出纤维参与组成丘脑皮质束再上行经内囊,投射至大脑皮层中央后回的上 2/3 躯干和下肢的感觉区。

总之,躯体一般感觉的传导通路具有下列共同特点:①一般有三个神经元(第一级位于脊神经节内或脑神经节内;第二级位于脊髓后角或脑干内;第三级位于丘脑内);②各种感觉传导通路的第二级神经元发出的纤维,一般交叉到对侧,经过丘脑和内囊,最后投射到大脑皮层相应的区域。

神经电生理学检查对象包括上述运动神经系统和感觉神经系统所涉及的传导路的每个环节,通过不同手段检测传导通路、神经纤维、肌纤维等异常。

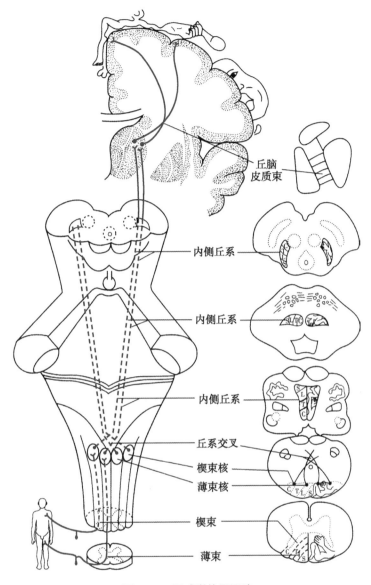

丘脑
皮质束

内侧丘系

内侧丘系

内侧丘系

丘系交叉

楔束核

薄束核

楔束

薄束

图 7-10　深感觉传导通路

引自贾建平、陈生弟主编《神经病学》,人民卫生出版社,第 7 版

二、神经电生理学检查适应证

肌电图与诱发电位是利用神经肌肉的神经电生理变化来诊断神经、肌肉疾病的一种电生理诊断技术。临床上主要用它来进行神经肌肉疾病的定性、定位诊断、病情轻重及预后辨别。其中肌电图(EMG)主要用于脊髓前角细胞以下的神经肌肉疾病诊断。临床常见的疾病有:前角性病损(如脊髓灰质炎、运动神经元病、脊髓空洞症、脊髓损伤、脊髓肿瘤、脊柱骨折导致的脊髓压迫);根性病损(颈椎病、颈腰椎间盘脱出、椎体所致的神经根压迫、多发性神经根炎);周围性病损(各种周围神经损伤、周围神经病;末梢神经炎);神经肌接头病(重症肌无力症、肌无力综合征等);各种肌肉病(如多发性肌炎、肌营养不良症、皮肌炎、各种药源性肌炎);各种原因引起的肌无力,肌萎缩及感觉障碍。

诱发电位临床上主要用于中枢神经系统疾病的定性、定位诊断、病情轻重及预后辨别。包括运动诱发电位（MEP）、体感诱发电位（SEP）、脑干听觉诱发电位（BAEP）和视觉诱发电位（VEP）。适用于各种中枢神经系统疾病如脑血管病、脑肿瘤、脑外伤、脊髓炎症等所致的锥体束损害，脊髓后索的深感觉通路损害及听、视觉通路的损害。

三、神经电生理学检查流程

神经电生理检查作为一个重要的临床诊断手段及途径，对检查人员的专业水平提出了较高要求，临床操作中检查方案的个体化特征显著。总体而言神经电生理学检查流程可归纳如下：

（一）第一步：病史采集

了解患者症状、体征、现有辅助检查结果及临床初步诊断，对存在疑问及需鉴别的症状、体征，需要进一步追问既往史、家族史、特殊用药史、工作史、饮酒史、过敏史等，尽量完善临床资料。

（二）第二步：拟诊断列表

经详细采集病史后，一一列出怀疑的疾病，并分析其鉴别点特别是神经电生理检查或诊断的鉴别要点。

（三）第三步：神经电生理检查方案制定

根据诊断列表，制定神经电生理检查方案，如一个怀疑上运动神经元病变的患者，需要检查针电极肌电图、神经电图、反射电图以排除下运动神经元疾病、肌病，还需要做重复刺激试验以排除神经-肌接头病变，此外，还可借助运动诱发对于上运动神经元病变进行大致定位，是头颈部病变还是胸腰段病变。借助体感诱发电位了解是否病变累及深感觉传导通路。

（四）第四步：神经电生理检查实施

依据已制定的神经电生理检查方案，按照神经电生理检查规范操作一一进行检查，对于每一项检查的异常结果需要至少重复验证一次，避免因测量、刺激部位、记录部位不当导致的误差，对每一项异常结果进行实时记录及分析；检查过程中注意覆盖近端、远端肌肉及神经，尽量有针对性的筛查而又不遗漏疾病。

（五）第五步：印证诊断

根据神经电生理检查结果，详细分析，结合其病史、症状、体征及辅助检查，看现有资料支持所列诊断列表里的哪一项，诊断依据是否充分，还需要进一步完善何种检查、检验。

（六）第六步：修正诊断列表、检查方案

如果神经电生理检查结果、病史、症状、体征及已有辅助检查并不支持所列诊断列表的诊断，则需要考虑是否存在其他疾病的可能，并将其列出，修正诊断列表，并相应地进一步整改神经电生理检查方案，完善检查。

（七）第七步：修正神经电生理检查方案的实施

根据整改的神经电生理检查方案，进一步补充完善检查，增加具有鉴别诊断意义的关键性检查，详细记录。

（八）第八步：再次印证或修正诊断

根据完善后的神经电生理检查结果，结合其临床资料，看是否支持修正后的诊断，诊断依据是否充分，如果不充分，还需要进一步做什么检查，是否需要定期复查神经电生理检查。

（九）第九步：报告书写

神经电生理检查报告一般包括：①所做检查的详细数据列表；②对于诊断具有重要提示意义的异常检查结果需要附图；③结果描述：依次描述 EMG、MCV、SCV、SEP、VEP、RST 等检查结果；④结论：根据检查结果及临床资料，尽量"一元论"解释给出合理的神经电生理诊断，可针对性提示或建议进一步检查。

四、神经电生理学检查临床意义

（一）定性诊断

通过针电极肌电图检查，MUP 采集结果分析其时限即可初步鉴别出神经源性及肌源性改变，但也有少见疾病同时混杂有神经源性和肌源性改变，需要根据临床资料进一步鉴别诊断（表 7-4）。

表 7-4 肌电图定性诊断

	正常	神经源性疾患		肌源性疾患		
		下运动神经元	上运动神经元	肌病	肌强直	肌炎
插入电位	正常	延迟	正常	正常	肌强直样放电	延迟
自发电位	无	自发电位	无	无	无	自发电位
MUP	正常	高宽、低宽或正常，发放减少	MUP 正常或发放减少	低窄电位或多棘波	肌强直样放电	低窄电位或多棘波
干扰相	正常募集	募集减少或单纯相	募集减少或单纯相	早期募集或病理性干扰相	早期募集或病理性干扰相	早期募集或病理性干扰相

（二）定位诊断

纵观整个神经系统解剖，神经电生理学检查手段基本覆盖了神经系统、神经-肌接头、骨骼肌，根据不同检查手段所得到的不同结果，可逆向推导出基本的定位，即疾病的神经电生理学定位诊断。基本规律可总结如下：

1. 上运动神经元性疾患 常见的上运动神经元病变如大脑发育不全、大脑肿瘤、脑血管病变、侧索硬化症等。因外周神经、肌肉系统未出现异常，运动单位电位的振幅、波形也无异常，但在出现废用性萎缩时可引起 MUP 发放减少、振幅降低，但并非肌肉疾患那种低窄电位。MEP 可发现皮层至颈髓的锥体束传导延迟甚至消失，脊髓刺激周围段传导无异常。总之，脑部疾患时神经电生理检查主要表现为 SEP、MEP 中枢性异常、BAEP 异常、VEP-P 异常、四肢针电极肌电图正常、四肢神经电图正常、四肢反射电图正常。脊髓疾患时神经电生理检查表现因损伤节段不同而异。

2. 下运动神经元性损害

（1）脊髓前角细胞病损：静息时可见到束颤电位、纤颤电位；轻收缩时出现高振幅电位为其特征，也可见到少量大的多相波电位；最大收缩时由于运动单位减少而不出现干扰相。运动神经元疾病时多出现高振幅的单纯相。以上肌电图征象随着病变性质及程度而异，如下情况需注意鉴别：①脊髓前角细胞兴奋性增高：如脊髓前角灰质炎急性期，前角细胞兴奋性升高，出现束颤电位，但因前角细胞肿胀、核质溶解、细胞功能丧失、肢体瘫痪，出现肌电静息；②脊髓前角细胞变性：如进行性脊肌萎缩静息时可见束颤及纤颤电位，MUP可出现高宽、单纯性或群多相等同步电位征象，MUP发放减少，振幅渐增渐减；③脊髓前角细胞破坏：静息时可见纤颤电位、正锐波，可随病情严重而增多，MUP可出现同步电位征象，MUP可减少。上述情况视病程变化可先后出现或同时存在，但以同步电位为前角细胞的特征性变化，是诊断的重要依据。

　　(2) 周围神经病损：静息时由于失神经，可出现纤颤电位、束颤电位及正锐波；轻收缩时以其多相电位为其特征；最大收缩时以损害程度不同而出现减弱的干扰相，插入电位大致正常。以上肌电图征象可因周围神经病变病因病情不同而表现不同：①周围神经刺激症状：如椎间盘脱出导致神经根受压，可在根性分布的肌肉出现束颤电位，重压可伴发出现纤颤电位、正锐波，最大收缩时MUP减少；②周围神经完全损伤：多因外伤引起器轴索断裂及神经断裂，早期出现纤颤电位、正锐波，肌肉不能随意收缩，出现肌电静息，MUP阙如；③周围神经部分损伤或再生：静息时可见纤颤电位、正锐波，最大收缩时可出现电压较低单个或混合型MUP，多相电位增多，可出现再生电位；④周围神经炎症或变性：如周围神经因感染、中毒、代谢、肿瘤或遗传等发生变性，发病2周内，仅出现最大收缩时MUP减少，电压低，2周后可出现纤颤电位、正锐波，多相电位增多，最大收缩时MUP减少，电压较低单个或混合型MUP。病程晚期仍有肌萎缩者，可出现高宽电位。

　　3. 神经肌肉接头病损　插入电位正常，静息时也无自发电位发放，轻收缩时MUP发放并不减少，但振幅却可出现递减现象，最大持续收缩时，很快出现衰减。重复电刺激可见异常，一般而言重症肌无力低频重复刺激呈递减，肌无力综合征高频重复刺激呈递增，而肉毒中毒患者起病急，重复刺激试验可表现多样。此外，脊髓灰质炎、肌萎缩侧索硬化、多发性肌炎、肌强直综合征等亦可出现终板传导障碍。神经肌肉接头病损主要神经电生理检查特征为针电极肌电图正常、神经电图正常、反射电图正常、SEP、MEP正常、重复衰减试验异常。

　　4. 肌源性疾患　肌源性疾患最多见为进行性肌营养不良，多发性肌炎及皮肌炎也比较常见，此外，还有肌强直综合征、代谢和内分泌疾病也可以引起肌病。肌源性疾病肌电图特征如前所述，为低电压、短时限、短棘波多相电位。多发性肌炎时插入电位可延长，静息时多可见纤颤电位发放。其他肌病时，插入电位是正常的，当肌萎缩明显时，插入电位减少乃至消失。肌源性疾患轻收缩时MUP呈短时限、低振幅电位特征，最大收缩时可见干扰相振幅小甚至干扰相减少。肌膜异常性疾病针极插入时可出现典型肌强直放电。总体而言，骨骼肌疾患神经电生理检查特征为四肢近端骨骼肌呈肌源性改变、神经电图正常、反射电图正常、SEP、MEP正常。肌膜兴奋性异常的疾病(强直性肌营养不良、先天性肌强直、高钾性周期性麻痹、低钾性周期性麻痹)神经电生理表现主要是针电极肌电图可见肌强直电位、神经电图正常、反射电图正常、SEP、MEP正常。

第三节 神经电生理学检查在脊柱疾病康复中的应用

一、脊柱常见病的神经电生理选择及其特征

（一）脊髓病变

脊髓分 31 个节段，其中颈段有 8 个，胸段有 12 个，腰段有 5 个，骶段有 5 个和 1 个尾节。在脊神经病变定位诊断时，需明确肌节、皮节两个概念。一个脊髓节段或一个脊神经根所发出的纤维支配的所有肌肉称为一个肌节（myotome）；而一个脊髓节段或一个脊神经根所发出纤维支配的所有皮肤区域感觉称为一个皮节（dermatome）。相邻肌节和皮节区多有一定的重叠，因此单一一个脊髓节段或脊神经根损害时不会出现明显感觉缺失，肌肉无力也较轻。

根据神经受损特征，考虑脊髓后索损害，如颈腰椎间盘突出特别是合并黄韧带肥厚、椎管狭窄的患者，脊髓的后索往往不同程度受压，因此此类患者往往 SEP 检查会出现异常，MEP 有助于具体定位。若考虑脊髓侧索受累，患者 MEP 检查往往可发现异常，且有助于定位。

脊髓空洞在脊髓内的部位不同，临床表现和肌电变化也不同。一般而言，脊髓空洞位于脊髓后角或前联合时肌电图可无明显变化，只有当空洞损伤前角时才出现节段性去神经电位分布、放电频率减少，晚期由于重新支配，可出现巨大同步电位。

脊髓内肿瘤主要特征为早期即损伤前角细胞，此类疾病肌电特征为：有自发或诱发性纤颤电位、正锐波，并呈节段性、斑点状分布，椎旁肌也可出现自发电位发放；随意收缩时病变节段支配的肢体肌和椎旁肌放电频率减少；病变长期存在时由于代偿性支配，可出现巨大电位。

脊髓外肿瘤由于从外部压迫皮质脊髓侧束、脊髓丘脑侧束和脊髓小脑束，可出现脊髓半横断综合征，即同侧中枢性瘫痪及深感觉障碍，对侧痛温觉障碍。此类疾病多不损伤前角，因而多不出现节段性肌萎缩，感觉障碍发展顺序依次为骶、腰、胸、颈，自下向上。

总体来说，脊髓病变（外伤、炎症、肿瘤、血管性因素等）时，神经电生理表现及特征如下：

1. 颈髓疾患神经电生理表现 上肢下运动神经元改变，下肢上运动神经元改变，上肢神经电图正常，上肢 F 波异常，SSEP、MEP 四肢不对称性改变。

2. 胸髓疾患神经电生理表现 上肢正常，下肢可呈上运动神经元改变，四肢神经电图、反射电图正常，双下肢 SEP、MEP 异常。

3. 腰骶髓疾患神经电生理表现 上肢正常，下肢下运动神经元改变，下肢神经电图正常，下肢 H 反射、F 波异常，双下肢 SEP、MEP 异常。

总之，脊髓病变主要是针电极肌电图可见失神经自发电位发放，MUP 高宽征象、发放密度减少或阙如，MEP 示锥体束传导潜伏时延迟，而脊髓刺激周围段正常，体感诱发电位（SEP）可异常，神经电图、反射电图、重复刺激试验正常。若病变在颈腰椎脊髓前角至根段，MEP 往往示皮层至根段锥体束传导潜伏时延迟，而脊髓刺激周围段正常。

（二）马尾神经损伤

马尾神经损伤神经电生理表现为下肢多节段针电极肌电图异常，下肢 H 反射、F 波不对称性异常，下肢 SEP、MEP 不对称性异常，下肢神经电图正常。

（三）前角病损

可见于脊髓灰质炎、脊髓炎、运动神经元病、脊髓空洞症、脊髓损伤、脊髓肿瘤、脊柱骨折导致的脊髓压迫等情况。神经电生理表现及特征主要是膨大性分布针电极肌电图异常（高宽），神经电图通常正常，反射电图可异常，SEP 正常、MEP 可异常。

（四）神经根病

临床神经根病常见原因为椎间盘脱出、椎体退行性变、炎症性、癌性、血管梗死、感染性等。神经电生理表现及特征主要是节段（根）性分布针电极肌电图异常（高宽），神经电图通常正常，反射电图异常（H 反射、F 波），SEP、MEP 可异常，重复刺激试验无异常。

（五）神经丛病

神经丛病临床常见原因为外伤性、炎性、糖尿病性、放疗所致、癌性等。神经电生理表现及特征主要是丛性分布针电极肌电图异常，多神经神经电图异常，H 反射、F 波异常，SEP 异常、MEP 周围性异常。

（六）神经干病损

神经干性损害神经电生理表现为干性分布针电极肌电图异常，单神经神经电图异常，单神经 H 反射、F 波异常，单神经 SEP、MEP 周围性异常。

（七）周围神经病

包括单发性神经病（常见嵌压性神经病）、多发性神经病（脱髓鞘、轴索性）、单发性多神经炎等。神经电生理表现及特征主要是多发、四肢对称性针电极肌电图异常；多神经神经电图异常；对称性反射电图异常；多神经 SEP 异常、MEP 周围性异常。

急性轴索损害多见于外伤、压迫等病变，损害后约 4～7 天内损伤远端出现轴索变性，2～3 周后肌肉出现失神经支配现象（静息时自发电位发放，大力收缩时 MUP 募集减少），数周至数月后，周围存活的轴索开始以芽生方式重新支配肌纤维，MUP 呈高宽表现、位相增多。

（八）末梢神经病

末梢神经病变的神经电生理表现及特征主要是四肢针电极肌电图通常正常，对称性末梢运动潜伏时延迟，末梢感觉传导速度减慢，周围运动传导速度正常，反射电图正常，SEP、MEP 正常。

一般来说，医生让患者来做神经电生理检查有如下几种目的：一是临床诊断不能确定，需要协助诊断；二是要掌握神经损害类型和损害程度，协助诊断及查找原因，判断预后；三是观察治疗后神经肌肉恢复情况；四是确定神经具体损害部位，为手术或进一步影像学检查提供依据。就脊柱专科而言，临床中肢体无力或萎缩明显的患者较为常见，建议术前常规行神经电生理检查，一方面，利于与周围神经病变、神经 - 肌肉接头疾病、肌源性疾病等相鉴别；另一方面，利于明确脊柱疾病所致神经病变的严重程度。

二、表面肌电在脊柱疾病中的应用

（一）sEMG 在颈椎病中的应用

颈椎病是临床常见疾病，sEMG 在众多评定方法中因其客观性及实用性逐渐成为颈椎病主要评估方法之一，它不仅可以用于颈椎病的早期筛查、指导医生治疗方案，还可以作为评价疗效的手段。目前主要应用颈部屈曲 - 放松现象对颈椎病进行筛查，通过观察颈部肌肉最大等长收缩时平均肌电值、积分肌电值等对患者肌力进行评价,可观察中位频率、平均功率频率、中位频率斜率等值对肌耐力进行评价,具体方法介绍如下。

1. 颈部最大肌电值测试

(1)颈部前屈功能检查:患者取仰卧位,若测试肌肉选择胸锁乳突肌,则将 2 个记录电极对称置于平行于胸锁乳突肌的方向。若测试肌肉选择竖脊肌,则将 2 个记录电极纵行排列于 C₄ 棘突水平旁开 1cm 处(间距 1cm),参考电极均放于记录电极旁开 2cm 处,测试者将手放于患者头下,嘱其轻轻抬头,双肩不能离床,直到患者不能保持抬起姿势、头部再次接触测试者手掌时为止,记录平均肌电值,同时记录患者抬头持续时间。

(2)颈部后伸功能检查:患者取俯卧位,若测试肌肉选择胸锁乳突肌,则将 2 个记录电极对称置于平行于胸锁乳突肌的方向。若测试肌肉选择竖脊肌,则将 2 个记录电极纵行排列于 C₄ 棘突水平旁开 1cm 处(间距 1cm),参考电极均放于记录电极旁开 2cm 处,测试者将手放于患者头下,嘱患者将头伸出床外悬空,双手置于身体两侧,嘱其后伸颈部,直到患者不能保持伸颈姿势时为止,记录平均肌电值、后伸颈部的持续时间。

2. 肌耐力测试 评估方法与颈部最大肌电值测试相同,记录中位频率、平均功率频率、中位频率斜率、颈椎仰卧前屈时间、颈椎俯卧后伸时间。

3. 颈部肌肉协调性测试 嘱患者取端坐位,头部处于中立位,胸锁乳突肌、竖脊肌记录电极、参考电极放置同前,嘱其各自在前后左右 4 个方向做颈肌最大随意收缩,固定 3s 以上,每个动作间给予 2min 休息;再嘱其缓慢做相同 4 个方向的随意运动,终末位置保持 3s;记录平均肌电值,评估屈伸拮抗比 = 拮抗肌平均肌电值 /(主动肌平均肌电值 + 拮抗肌平均肌电值)。

4. 颈部屈曲 - 放松试验 评估颈椎最大舒张能力,嘱患者端坐位,头部处于中立位,竖脊肌记录电极、参考电极放置同前,测试动作分 3 个阶段:第 1 阶段是颈椎在矢状面缓慢前屈至最大位置,第 2 个阶段在最大屈曲位置静止停留,第 3 个阶段是缓慢背伸回复至中立位,每个阶段持续 3s,记录平均肌电值,评估屈曲放松比 = 第 1 阶段最大平均肌电值 / 第 2 阶段最大平均肌电值。

(二) sEMG 在慢性腰痛中的应用

慢性腰痛又称下背痛(low back pain),是指一组以下背、腰骶、臀部疼痛和不适为主要症状的疼痛综合征。目前国际上公认分为三大类,一是坐骨神经痛 / 根性疼痛综合征(坐骨神经病变所致);二是特异性腰痛(肿瘤、结核、感染、骨折所致);三是非特异性腰痛(没有特异性病理变化、疼痛原因不明)。表面肌电信号分析技术是近 20 年来逐渐完善的一项腰部肌肉功能评价方法,该方法在评价肌肉功能状态方面具有良好特异性、可靠性、灵敏性和局部针对性,且检测过程无创,具有实时性、多靶点测量等优点,在临床和康复医学中研究应用较多。

1. 肌肉收缩功能评价 包括局部肌肉力量、局部肌肉耐力评估。局部肌肉力量反映局部肌肉收缩能力,多采用最大随意收缩(maximal voluntary contraction,MVC)的百分比,但因 MVC 测量很容易受主观因素影响,且易引起二次损害,故近年来很少评定。而在不需要最大随意收缩的情况下,耐力测试肌电信号可有效实现定量测试肌肉疲劳度,因此,局部肌肉耐力评价日渐成为人们关注的焦点。研究认为背伸肌耐力评定结果可作为慢性腰痛发生、发展及康复疗效评估的重要指标之一。其中静态负荷耐力试验中的 Biering-Sorensen 试验(Biering-Sorensen test,BST)是用于定量测评背伸肌耐力的专门方法。动态负荷耐力实验常见的有等惯性力背伸耐力试验(isoinertial back extension endurance testing,IBEET),该试验是利用一种特制的腰部肌肉测试和训练系统实施动态运动负荷进行 sEMG 评价的新方法。

2. 肌肉舒张功能评价　通过屈曲松弛现象来评估。屈曲松弛现象(flexion-relaxation phenomenon,FRP)是在躯干完全屈曲过程中观察到的腰脊旁肌电活动静止的一种正常现象。在 sEMG 上表现为前屈肌电振幅轻度增加,完全前屈无明显信号活动和躯干伸起信号振幅明显增加的变化规律。而腰痛患者常因腰椎前屈受限为了维持姿势稳定,腰部肌肉持续收缩,在 sEMG 上显示肌电振幅异常升高,而躯干伸起过程中信号活动逐渐减弱,从而形成屈曲松弛现象的缺失。评价时可单独测量肌电振幅值,也可计算患者每个动作间的屈曲松弛比。

3. 神经肌肉运动控制功能评价　肌肉募集顺序及强度可客观反映神经肌肉运动控制情况,而 sEMG 能够记录相关肌群在动态活动时的生物电信号,从而反映神经肌肉的激活情况(肌肉激活时间、激活强度、相关肌群间活动协调性)。常用评价方法如突发外部姿势干扰试验(落球试验)、突发内部姿势干扰试验(快速举臂试验)。

sEMG 在临床康复中多用于康复疗效评估,临床可通过 sEMG 观察治疗前后患者腰背肌群生物力学变化。

(三) sEMG 在脊柱侧凸中的应用

脊柱侧凸(scoliosis)是指直立时脊柱某一段向一侧倾斜,包括向冠状位、矢状位、轴位上的序列异常。根据病因分为结构性和非结构性侧凸。结构性侧凸为不可逆性脊柱侧凸,程度较严重,外观畸形明显,多数出现症状,脊柱活动度受限,分为特发性(最多见,占所有脊柱侧凸病例的70% ~ 85%)、神经性(上运动神经元性如脑瘫、脊髓变性、脊髓空洞症、脊髓肿瘤、外伤等;下运动神经元性如脊髓前角病变、家族性自主神经功能异常)、先天性(脊椎形成不全如半椎体、马方综合征)、后天性(脊柱骨折、脊柱术后、脊柱外挛缩如鸡胸、烧伤后瘢痕挛缩、骨软骨营养不良、脊椎骨感染、类风湿性疾病等)、肌肉性(肌肉营养不良、肌肉松弛等)。非结构性侧凸指功能性脊柱侧凸,程度较轻,相对稳定,外观侧凸不明显,一般无症状,脊柱活动正常,可发展为结构性侧凸,非结构性侧凸多与下列因素有关:姿势性(由习惯性姿势不良引起)、疼痛及肌痉挛(脊神经根受刺激或压迫时,代偿性侧凸)、性别(年轻瘦弱女性)、下肢不等长、髋关节挛缩等。sEMG 可以很好地评估脊柱侧凸的肌肉激发模式及活动时间,可与其他检查联合评估青少年特发性脊柱侧凸预后,也可用于评估治疗效果。

评估肌肉时,首先脊柱 X 线片确定脊柱侧凸的顶椎、上下终椎,将 6 对电极片分别放于顶椎、上下终椎椎旁肌长轴表面,距离中线 30mm 处,另取 2 对电极片对称性放置于平 T_{12} 背阔肌肌肉表面。通过评估脊旁肌及相关肌肉中值频率等指标分析肌肉疲劳度,平均肌电值、均方根值、积分肌电值等指标分析运动单位募集数量变化,还可以计算肌肉触发时间、触发顺序、持续时间来分析肌肉运动模式,顶椎区凸凹侧肌电比值常用来评估肌肉均衡性及预测脊柱侧凸的进展。

三、神经电生理术中监护在脊柱外科中的应用

脊柱外科手术是治疗脊柱畸形、退变及脊髓肿瘤等各种脊柱疾患的有效方法,近年来随着脊柱内固定器械的日益更新,脊柱外科手术迅速发展的同时,手术致脊髓损伤的风险也随之增加。为避免医源性脊髓损伤的发生,术中神经电生理监护技术已成为一种必要手段被

广泛应用于脊柱外科手术过程中。通过术中电生理监护，术者可持续观察神经功能，可以在安全范围内提高手术疗效，一旦发现问题，也能尽早补救，减少并发症，系统的术前、术中及术后神经监测利于客观评价神经功能及预后。

体感诱发电位（SEP）和运动诱发电位（MEP）技术与脊髓功能直接相关，被广泛应用于临床术中脊髓监护。目前，临床使用的体感诱发电位和运动诱发电位监护有许多不同方法。术中监护经常采用的几种刺激和记录方式为：在外周神经（如胫后神经）进行刺激而在头皮对应皮层感觉区可以记录到皮层体感诱发电位（cortical somatosensory evoked potential，CSEP）；在外周神经进行刺激而在脊髓可以记录到脊髓体感诱发电位（spinal somatosensory evoked potential，SSEP），它记录的是脊髓中上行的神经传递信号；在脊髓上端进行刺激而在脊髓下端可以记录到脊髓诱发电位（spinal cord somatosensory evoked potential，SCEP），它记录的是脊髓中下行的神经传递信号。在大脑皮层运动区进行电刺激，在脊髓、外周神经或肌肉可以记录到不同的运动诱发电位。诱发电位监护主要以特征波形的潜伏期和幅值作为监测指标。潜伏期（latency）指刺激结束到波形出现的时间间隔，反映神经兴奋传导速度，而幅值（amplitude）指波形的波峰到波谷间的电位幅度，反映神经元数量和反应同步性。多数情况下，幅值先于潜伏时变化。

对于 SEP 而言，术中 SEP 主要使用平均叠加技术对特定部位重复电刺激，检出神经电反应，主要反映脊髓后索传导功能的完整性。临床上是将测量到的潜伏期和幅值与基准信号相比较。如果幅值降低 50% 或更多，可能提示神经传导通路受到损害，特别是受压迫时更容易造成幅值下降；如果潜伏期比基准波延迟 10% 或更多时，提示电位传导延迟、脊髓功能改变。出现 SEP 信号异常变化后，应及时探查处理防止可能产生的神经损伤。

对于脊髓体感诱发电位而言，通常会出现连续多峰波形，其中第一个 P1-N1 波形较稳定，重复性好，被用作监护波形，主要反映脊髓侧后索和后索的功能状态，幅值降低 50% 或潜伏期延长 10% 作为判定脊髓损伤的依据。

对于脊髓诱发电位而言，通常会记录到一个明显的高峰值波，一般选用最先出现的快波进行峰点标注测量，与基准值比较，幅值降低 50% 或潜伏期延长 10% 提示脊髓传导异常。

对于 MEP 而言，由脊髓记录的经颅电刺激诱发运动电位信号清晰，在手术中保持稳定，通常由两个波组成：D（direct）波是由刺激后皮层运动神经元细胞直接兴奋快速传导形成，I（indirect）波指刺激后突触前其他运动神经元兴奋引起皮层运动神经元细胞间接兴奋而形成，它可以是一个波或是一组波。因此经颅电刺激运动诱发电位（TES-MEP）通常与 SEP 同时使用，监测皮质脊髓束功能。术中监护一般测量 D 波潜伏期和幅值，幅值降低超过 50% 或潜伏期延长超过 10% 作为依据以预报脊髓运动功能损伤。

此外，下行神经源性诱发电位（descending neurogenic evoked potential，DNEP）是对脊柱直接进行电刺激诱发神经源性电位信号，并在周围神经中检测该信号，它具有独特优势：反映脊髓神经感觉和运动通路的传导功能、对运动神经损伤敏感、受麻醉影响较小、可应用肌松剂，但目前尚缺乏统一监护标准。脊柱外科还常用自发肌电图（spontaneous electromyography）和诱发肌电图（triggered electromyography）对神经根进行监护，它对神经根损伤敏感、能连续监护，但对操作环境温度要求较高，不能应用肌松剂。常见脊柱外科手术术中监护情况简介如下。

（一）颈椎手术中的神经电生理监护

脊柱外科常见颈椎疾患如颈椎病、颈椎管狭窄、颈椎后纵韧带骨化、颈椎骨折脱位、颈椎肿瘤等。颈椎手术目的是脊髓神经减压和稳定脊柱,而颈髓损伤、神经根损伤是颈椎手术最严重的并发症之一。因此,术前应充分了解患者病情、麻醉方式、手术方式,尽量将术中可能的问题列出来,制定监护方案。术中危险性较大的手术操作时应连续监护诱发电位,及时发现问题。

(二)腰椎手术中的神经电生理监护

腰椎手术中神经根监护目的是:判定神经根减压是否充分,并在手术操作中保护神经根。常用皮节体感诱发电位(dermatomal somatosensory evoked potential,DSEP)和肌电图(EMG)。DSEP 是通过刺激脊神经后根感觉纤维的皮肤分布区,在皮层记录的 SEP。而EMG 是通过机械刺激或电刺激神经根,于相应神经支配肌肉进行记录的肌电活动。相对而言,如果想得到关于神经根受压节段或减压是否彻底时,应使用 DSEP;EMG 更适宜于腰椎手术动态与静态期的神经根保护。

(三)脊柱畸形矫正手术中的神经电生理监护

脊柱畸形的手术方法主要为脊柱矫形、内固定术,手术往往涉及椎弓根钉植入、椎体截骨、椎管减压等,矫形过程中由于脊髓会受到牵拉或短缩,极易造成脊髓损伤。因此,术中常用 SEP、TES-MEP、DNEP、唤醒试验等。

(四)脊柱脊髓肿瘤手术中的神经电生理监护

对于脊柱脊髓肿瘤而言,手术可能伤及脊髓,且患者在麻醉状态时脊髓功能难以评估,因此需要通过术中监护实时反映患者脊髓功能状态,指导手术医师相关操作,减少严重并发症发生。往往采取 SEP、MEP 联合应用。

术中监测信号会发生变化,由于变化受很多因素影响,因此,应积极迅速判断变化原因,从监护人员、术者、麻醉师三方面寻找可能的原因及对策。监护人员应通知术者暂停手术,重复监测,排除假阳性;检测电极、导联阻抗与连接,排除假阳性;改换检测电极位置,排除技术原因造成的假阳性;定量评估神经电生理变化并通报术者;评估电生理变化模式如单侧不对称变化可能与脊髓或根神经损伤有关,对称变化可能与麻醉或其他因素有关。术者应暂停手术;对术野内可能的脊髓压迫进行检查(器械或植骨位置、骨赘形成、截骨或血肿,如有压迫即刻减压);如果进行矫形手术考虑降低矫形强度。麻醉师确定是否有麻醉剂量改变;检查麻醉深度(包括血压、呼吸、心率等);恢复并保持血压(动脉压 90 ～ 100mmHg);血红蛋白检查(>90 ～ 100g/L);体温;体位;检查肌松剂情况;降低麻醉深度;使用辅助麻醉药物(氯胺酮)降低对 MEP 的抑制。如果所做努力均无效,应该实施唤醒试验,如果唤醒试验无神经功能异常表现,通常认为手术操作是安全的。因此在监护过程中需要手术医师、麻醉师、监护人员通力协作,才能保证监护的可靠性及手术安全顺利实施。

(刘忠良)

参 考 文 献

[1] 党静霞 . 肌电图诊断与临床应用 [M]. 北京:人民卫生出版社, 2013.

[2] 贾建平, 陈生弟 . 神经病学 [M]. 北京:人民卫生出版社, 2013.

[3] 胡勇, 沈慧勇 . 脊柱外科术中神经电生理监护 [M]. 北京:人民卫生出版社, 2015.

第八章

物理因子治疗

物理因子治疗(physiotherapy)简称理疗,是指应用电、磁、声、光、力、热、冷、水等人工或自然因子预防和治疗疾病的方法。在物理因子的作用下,机体经过神经反射-体液途径动员自身的力量,达到医疗或保健的目的。物理因子治疗有镇痛、消炎、促进组织再生、松解粘连等作用,在脊柱疾病的治疗中发挥重要作用。

许多脊柱疾病,如退行性疾病、椎管狭窄、软组织疾病等往往都伴随急慢性疼痛。椎管狭窄或间盘突出的患者因压迫神经根会出现放射样疼痛,严重者会出现肌力下降、肌肉萎缩;因脊柱疾病导致的脊髓损伤还会出现瘫痪,这些疾病在康复治疗过程中都会用到物理因子治疗。应用于脊柱疾病的物理因子治疗种类多样,包括低中频电、高频电、短波、磁疗等,下面将分节介绍。

第一节 低频电疗法

一、概述

低频电流(又称低频脉冲电流)是利用频率在 1000Hz 以下的电流来治疗疾病的方法。其特点是无明显的电解作用,对感觉、运动神经都有较强的刺激作用,有镇痛作用,但热作用不明显。

二、物理特性及治疗作用

(一)兴奋神经肌肉

组织或细胞具有对外界刺激发生反应的能力,即具有兴奋性。静息状态下细胞膜内面带负电,膜外带正电,这种状态称为极化。细胞膜内外有一定的电位差,即静息膜电位(the resting potential)。细胞受到低频电刺激时,会使细胞膜对钠、钾离子的通透性增加,膜的极化状态减弱,当这种除极化状态达到一定程度时,Na^+ 大量进入细胞内,膜电位与极化状态相反,即反极化。随后 K^+ 大量涌入细胞外,膜电位再次为负值,即超极化。膜发生的一系列的反极化、超极化和复极化过程,叫作动作电位,动作电位可以激发邻近区域细胞膜的除极,产生新的动作电位,动作电位便可以传导,即兴奋性传导。

(二)镇痛

关于镇痛作用的机制,目前普遍流行的是:闸门控制学说和体液机制。1965 年,Melzack R 和 Wall PD 提出闸门控制学说,该理论认为低频电流的镇痛作用一共有 5 种途径:

1. 低频电流→兴奋粗(α、β)神经纤维→施万细胞兴奋→闸门关闭→痛觉传入减弱或受阻→镇痛。

2. 低频电流兴奋脊髓背角胶质区→释放阿片肽及 γ- 氨基丁酸→阿片肽使背角神经元 K+ 电导增加,γ- 氨基丁酸使 C 纤维末梢 Ca^{2+} 通道受阻,二者都会抑制痛觉的传入而发生镇痛作用。

3. 低频电流→脑高级中枢内源性痛觉调制系统→释放 5- 羟色胺(5-HT)、阿片肽、γ- 氨基丁酸、去甲肾上腺素(NA)等递质→脊髓背外侧束→抑制脊髓背角神经元→镇痛。

4. 低频电流刺激冲动→脊髓→皮层感觉区→干扰痛觉→镇痛。

5. 低频电流→产生震颤感和肌肉颤动→兴奋粗纤维→疼痛的传导受干扰和受阻→镇痛。

研究证明,电刺激后神经系统可以释放一些具有镇痛效应的物质,包括类阿片肽类、5-HT、γ- 氨基丁酸,使其在神经组织内、脑脊液中甚至血浆中的含量升高,从而引起镇痛。多次治疗的镇痛作用主要与改善局部血液循环有关,使病理性致痛介质尽早清除、减轻组织和神经纤维间水肿、改善营养代谢、缓解酸中毒从而消除或减弱了疼痛的刺激因素,达到镇痛效应。

（三）促进局部血液循环

低频电流改善血液循环的作用可能通过以下途径实现：

1. 轴突反射：低频电流刺激皮肤,使神经兴奋,传入冲动同时沿着与小动脉壁相连的同一神经元之轴突传导,使小动脉壁松弛,出现治疗当时和治疗后电极下的皮肤浅层充血发红。

2. 低频电刺激神经(尤其是感觉神经)后,使之释放出小量的 P 物质和乙酰胆碱等,引起血管扩张。

3. 皮肤受刺激释放组胺,扩张毛细血管,出现治疗后稍长时间的皮肤充血反应。

另外,有研究认为低频电流的促进局部血液循环作用可能与抑制交感神经和低频电流引起肌肉节律性的收缩和舒张从而促进血液和淋巴液的回流有关。

以上三种是低频电的主要作用,除此之外还有消炎、促进伤口与骨折愈合、镇静中枢神经系统等作用。

三、低频电的分类

医疗中常用的低频电流波形有方波、三角波、梯形波、正弦波、双向非对称脉冲电流和双向对称脉冲电流等,当这些电流经过调制后又可产生各种各样的波形,根据这些不同的波形演变出了不同的低频电疗法,主要包括：直流电疗法、神经肌肉电刺激疗法、痉挛肌电刺激疗法、功能性电刺激疗法、经皮电刺激神经疗法等。下面介绍神经系统常用的低频电疗法。

（一）神经肌肉电刺激疗法

应用低频脉冲电流刺激运动神经或肌肉引起肌肉收缩,以恢复其运动功能的方法叫作神经肌肉电刺激疗法(neuromuscular electrical stimulation),简称 NMES。

下运动元神经损伤后,肌肉失去神经支配而萎缩变性,为了缓解这种变化,根据不同的病情,需要选择不同的脉冲电流,刺激肌肉或肌群,使之发生被动的节律性收缩,通过锻炼,延迟萎缩的发展。研究结果表明 NMES 可以改善脊髓损伤后失神经支配骨骼肌的营养代谢状况并提高运动功能。

1. 治疗方法 最常用于刺激失神经支配肌肉的理想脉冲电流是三角波。临床上根据不同的患者的病情,选择不同的刺激强度,使刺激强度达到病肌的运动阈值但低于正常肌肉及感觉神经阈,以避开感觉神经和正常肌肉而单独刺激病肌。

对于治疗的时机,在神经损伤后第 1 个月,肌萎缩最快,应尽早进行电刺激治疗。神经损伤后数月,仍有必要进行电刺激治疗:对于损伤 3 个月内的,电刺激可以延迟肌肉萎缩,以期待神经功能恢复;对于病期 1 年内的患者往往都有效,并可防止纤维化;3 年内患者可能会有效。临床上最好根据电诊断的结果选择适度的电流强度、电流达到波峰及下降的时间等参数。大致的原则是根据失神经支配的程度由轻到重,电流强度、到达波峰及下降的时间从零点几到上百毫秒递增,对于骨科制动所引起的肌萎缩,为了避免肌肉疲劳,可选择 1∶4 或 1∶3 的通断比,若要增进肌肉收缩力量及耐力训练者可选用 1∶2。也可以采用调制电流,即用一种频率较低的脉冲电流使另一种频率较高的脉冲电流产生幅度和频率的变化,以防肌肉产生疲劳。

2. 适应证与禁忌证

(1)适应证

1)防止及治疗肌肉的废用性萎缩。

2)对神经失用的肌肉进行功能训练,促进肌肉再学习和易化。

3)治疗痉挛肌。

4)矫正畸形,如脊柱侧凸、扁平足、肩关节脱位等。

5)下运动神经元病损伤后所致的肌肉麻痹和萎缩,如面神经麻痹;尺、桡、正中神经损伤,坐骨神经痛所致下肢无力;胫、腓神经麻痹等。

(2)禁忌证

1)严重心力衰竭或心律失常。

2)心脏安放起搏器者。

3)孕妇患者,电极禁忌放在腹部和腰骶部。

3. 注意事项

(1)对于刺激部位感觉异常者,应于治疗前检查,治疗中需严格控制电流强度以免烧伤。

(2)因在伤口和瘢痕处电流容易集中引起烧伤,故放置电极时应避开伤口及瘢痕。

(3)颈前区有咽喉部肌肉、膈神经、颈动脉窦、迷走神经等,因此电极不能放置于颈前以免引起咽喉肌、膈肌痉挛,引起血压、呼吸、心率等改变。

(二)功能性电刺激疗法

应用电刺激作用于已丧失功能或部分丧失功能的肢体或肌肉,使其收缩来重建肢体或肌肉的功能的方法,称为功能性电刺激疗法(functional electrical stimulation,FES)。

1. 治疗方法 FES 属于神经肌肉电刺激,多用于上运动神经元损伤引起的肢体功能障碍。当对肢体进行电刺激时,可引起肌肉收缩,诱发功能,且电刺激信号和肌肉收缩信号可传入中枢,促进功能重建。有文献研究表明,FES 能够显著改善不完全性脊髓损伤患者的步行功能。关于刺激参数的选择、仪器的选用,必须因病因人而异,而且应循序渐进,持之以恒。

2. 适应证与禁忌证 FES 适用于脑卒中、脑外伤、脊髓损伤等所致的单瘫、偏瘫、截瘫、四肢瘫等各种肢体瘫痪(包括肩关节半脱位)、特发性脊柱侧凸,以及呼吸、循环、排尿功能障碍的患者。禁忌证同 NMES。

3. 注意事项 FES 应与运动训练相结合,充分调动患者的积极性,让患者有意识的主动参与训练和电刺激的被动活动相结合才能取得较好的效果。

（三）经皮电刺激神经疗法

通过皮肤将特定的低频脉冲电流输入人体，来治疗以疼痛为主病的方法称为经皮神经电刺激疗法（transcutaneous electrical nerve stimulation，TENS）。

1. 治疗方法 TENS 电流形态常为单向或双向不对称方波，可分为高频和低频，高频频率在 70～100Hz，波宽小于 0.2ms。产生舒适的震颤感，不引起肌肉收缩，镇痛效果快，但持续时间短；低频型频率在 1～4Hz，波宽 0.2～0.3ms，能引起肌肉收缩，镇痛作用慢，但持续时间长；调制型是将高频与低频相调制，既有舒适感，又具有长效镇痛作用。其镇痛原理可用"闸门控制学说"来解释。另外，它除了直接镇痛作用外还可以改善局部的血液循环，能抑制炎性因子的表达，减轻水肿促进炎症吸收，从而起到间接镇痛作用。另有研究表明，TENS 不仅可以用来辅助治疗神经源性膀胱，还可以控制脊髓损伤后的下肢痉挛。

2. 适应证与禁忌证

（1）适应证：急慢性疼痛：如急性软组织扭伤，关节脱位、轻度骨折、腰痛、风湿性关节炎、退行性骨关节病、周围神经损伤、急性肌腱炎、口腔性疼痛等，早期镇痛可避免因疼痛引起的肌肉痉挛，使患者尽早恢复正常活动。

（2）禁忌证

1）心脏起搏器及心律失常的患者禁用。

2）电极禁忌放置在颈动脉窦处。

3）电极禁忌放在孕妇的腹部及腰骶部，用于治疗分娩性疼痛除外。

4）局部感觉缺失和对电过敏者。

3. 注意事项

（1）如果疼痛部位的皮肤有瘢痕、溃疡、或皮疹，电极要避开这些部位，以免烧伤。

（2）电极应保持清洁，便于通电。

第二节　中频电疗法

一、概述

在医学上把应用电流脉冲频率 1～100kHz 治疗疾病的方法称为中频电疗法（medium frequency electrotherapy）。临床常用的有干扰电疗法、调制中频电疗和等幅正弦中频（音频）电疗法等。

二、物理特性及治疗作用

中频电流作用于人体时人体所表现的电学特性以及所产生的理化效应明显的不同于低频电。主要表现在：人体组织阻抗明显下降作用深度增加，不发生电解现象，治疗后皮肤完好无损，患者有较好的耐受性。对神经肌肉有其独有的综合效应、对感觉神经没有强烈的刺激是一种舒适的震动感，没有疼痛、能够改善局部血液循环；具有镇痛消炎、促进局部血液循环、软化瘢痕和松解粘连的作用。

三、中频电的分类

中频电所采用的电流频率多在 2000 ~ 8000Hz,根据所采用中频电流的不同产生方式和波形与频率,可将中频电疗法分为:等幅中频正弦电疗法(采用 1000 ~ 100 000Hz 的等幅正弦电流)、干扰电疗法、低频调制的中频电疗法等。

(一)干扰电疗法(interferential current therapy)

1. 治疗方法 干扰电采用 2 路频率分别为 4000Hz 和 4000Hz ± 100Hz 的正弦交流电,通过 4 个电极交叉输入人体内,在电场线的交叉部位形成干扰电场,产生差频为 0 ~ 100Hz 的低频调制中频电流,以同时发挥低频电与中频电的治疗作用,因此干扰电的治疗作用有:镇痛、促进局部血液循环、兴奋运动神经和骨骼肌,刺激自主神经,调整内脏功能和血压、促进骨折愈合。临床上根据治疗需要调节差频的大小而起到不同的治疗作用。

2. 适应证与禁忌证 临床上主要应用于坐骨神经痛、腰痛、关节疾病、软组织疾病、骨折、血管性疾病、软组织及内脏纤维增生、粘连、平滑肌张力低下(术后肠麻痹、尿潴留、迟缓性便秘、二便失禁等)、增强肌力及肌耐力促进功能重建,防止废用性萎缩减轻肌痉挛。

该疗法不适用于急性炎症、出血倾向、孕妇下腹部、局部有金属异物、严重心脏病等。

(二)调制中频电疗法(sinusoidally modulated medium frequency current therapy)

1. 治疗方法 该疗法既有中频又有低频成分,因此同时具备了中低频两种电疗的特点,可发挥其生理、治疗作用;其波形、幅度、和频率由电脑控制并不断变换,人体不易对其产生适应性。调制中频电具有的治疗作用有:镇痛、促进血液循环、促进淋巴回流、锻炼骨骼肌、提高平滑肌张力、消散炎症、调节神经节段反射和自主神经功能等。

2. 适应证与禁忌证 临床上主要应用于各种骨关节疾病、软组织疾病、神经系统疾病、消化系统疾病、泌尿系统疾病等。另外,调制中频电有提高平滑肌张力的作用,将调制中频电作用于病患部位可治疗脊髓损伤引起的神经源性膀胱功能障碍、张力性尿失禁、尿潴留等,改善排尿功能障碍,若早期联合膀胱功能训练和康复训练可延缓脊髓损伤后尿路感染的发生并预防深静脉血栓形成。有学者报道骶神经根电刺激治疗脊髓损伤后神经源性膀胱,对逼尿肌不稳定和逼尿肌收缩亢进患者都具有减少残余尿、增加膀胱容量、减少尿失禁次数等作用。Yokozuka 等纳入 18 例尿失禁患者,将电极放置在 S_2 ~ S_4 骶孔处,结果发现尿失禁次数显著减少,膀胱最大容量显著增加。也有学者采用阴部神经电刺激治疗逼尿肌反射亢进患者提高排尿效率。

该疗法不适用于急性感染性疾病、肿瘤、出血性疾病、严重心力衰竭、肝肾功能不全、局部有金属异物、心区、孕妇腰骶部、置有心脏起搏器患者。

第三节　高频电疗法

采用频率为 100kHz 以上的电流治疗疾病的方法称为高频电疗法(high frequency electrotherapy)。高频交流电通过人体组织时,人体对高频电的电阻和容抗都低于低频电流和中频电流,高频电容易通过人体细胞膜进入细胞,因此达到一定能量的高频电疗法作用较深,可以达到深肌层。在脊柱疾病康复治疗中,常用的高频电疗法包括:短波疗法、超短波疗法、微波疗法。

一、短波、超短波疗法

(一) 概述

应用波长为 100 ~ 10m 的高频交流电在机体内产生磁场或电场能量,并主要利用高频电磁场能量治疗疾病的方法,称为短波疗法(ultrashort wave therapy)。常采用能输出波长 22.12m、频率 13.56MHz,或波长 11.06m、频率 27.12MHz 的治疗仪器,一般采用持续波;脉冲短波波长 11.06m、频率 27.12MHz,脉冲持续时间 25 ~ 400μs,脉冲周期 1ms,脉冲重复频率 15 ~ 600Hz,脉冲峰功率 100 ~ 1000W。

发生器附有电缆电极、涡流电极、圆形或者矩形电容电极。由于治疗时主要利用高频交变电磁场通过导体组织时感应产生涡流而引起组织产热,故又称为感应透热疗法。

应用波长为 10 ~ 1m 的超高频交流电作用人体,以达治疗目的方法称为超短波疗法(short wave therapy)。常采用能输出波长 7.37m、频率 40.68MHz,或波长 6m、频率 50MHz,一般多采用持续波;脉冲超短波疗法所采用的电流波长 7.7m、频率 38.96MHz,或波长 6m、频率 50MHz,脉冲持续时间 1 ~ 100μs,脉冲周期 1 ~ 10ms,通断比为 1 ∶ 25 或 1 ∶ 100 ~ 1 ∶ 1000,脉冲重复频率 100 ~ 1000Hz,脉冲峰功率 1 ~ 25kW。发生器附有圆形或者矩形电容电极。

(二) 物理特性及治疗作用

1. 物理特性

(1)温热效应:人体内肌腱、韧带、骨骼、脂肪等电介质以及氨基酸、神经鞘磷脂等在高频交流电的作用下,偶极子在高频电场中快速旋转,偶极子之间、偶极子与周围媒介之间发生摩擦,引起能量损耗和产热,称为介质损耗;此外,高频电磁场作用于人体组织时组织感应产生涡电流欧姆损耗而产热,以上是短波、超短波及微波疗法温热效应的主要机制。与热敷、蜡疗等传导热疗法以及白炽灯、红外线灯等辐射热疗法相比,高频电疗法作用较深。中等强度的温热效应可以提高痛阈,加快致痛产物的清除,减轻肌肉痉挛,达到镇痛的作用。

(2)非热效应:小剂量和脉冲式高频电作用于人体不足以引起温热感和组织温度升高时,组织内仍有离子的高速移动和偶极子的高速旋转等效应,以及蛋白质结构变化,细胞膜电荷离子的浓度改变、膜通透性改变、细胞结构改变等效应,并能产生治疗作用。如吸收血肿,减轻炎症,促进组织生长和修复。

2. 治疗作用　高频电的热作用和非热作用有明显的镇痛、消炎、消肿作用,对退行性变引起的颈腰痛有很好的治疗作用。颈椎病的发生能直接或间接地对颈部周围的组织结构产生机械压迫和炎症物质刺激,超短波能促进血液循环,改善局部营养代谢,抑制感觉神经的传导、有镇痛,消肿,促使受压的神经功能恢复的作用。

(三) 适应证与禁忌证

1. 适应证　短波与超短波适用于的肌骨疾病包括:颈椎病、腰椎间盘突出症;关节炎;神经炎、神经痛;软组织、骨关节、五官、内脏的炎症感染;骨关节结核;骨折愈合延迟;肩周炎、网球肘;肌炎、纤维织炎、肌痛、扭伤等。

2. 禁忌证　恶性肿瘤;活动性出血;局部金属异物;置有心脏起搏器;青光眼、颅内压增高;妊娠。

（四）临床应用

1. 极板放置 国内常用的短波、超短波电容电极法的电极放置分为：①对置法：将两个电容电极相对放置于治疗部位的两侧或上下，人体作为介质处于高频电容场中，作用较深而集中；②并置法：将两个电容电极并列放置于治疗部位的同侧，作用面积大，但较表浅。

2. 剂量分级与剂量选择 高频电疗法治疗剂量按患者的温热感觉程度分为 4 级：无热量（Ⅰ级剂量）：无温热感，在温热阈下，适用于急性炎症早期，水肿显著，血液循环障碍的部位；微热量（Ⅱ级剂量）：有刚能感觉到温热感，适用于亚急性、慢性疾病；温热量（Ⅲ级剂量）：有明显而舒适的温热感，适用于慢性疾病；热量（Ⅳ级剂量）：有刚能耐受的热感，适用于恶性肿瘤。

治疗急性病时，采用无热量，5 ～ 10min，每日 1 ～ 2 次，5 ～ 10 次为 1 个疗程；治疗亚急性病时，采用微热量，10 ～ 15min，每日 1 次，10 ～ 15 次为 1 个疗程；治疗慢病时，采用微热量，10 ～ 20min，每日 1 次，15 ～ 20 次为 1 个疗程。

二、微波疗法

（一）概述

应用波长为 1m ～ 1mm（300 ～ 30 000GHz）的特高频电磁波作用于人体以治疗疾病的方法称为微波疗法（microwave therapy）。一般输出功率 200 ～ 300W，附有圆形、长形、马鞍形辐射器。微波分为分米波、厘米波和毫米波。

（二）物理特性及治疗作用

1. 对血液循环的作用 微波可以使作用局部血管明显扩张，血流速度加快，特别是肌肉层血流量明显加快，效果在 10 ～ 15min 达到高峰，从而改善组织的营养及代谢，促进水肿及炎性物质的排除。

2. 对肌肉神经的作用 微波对神经系统的作用与剂量相关，小剂量时可增强神经系统的兴奋性，中大剂量时第神经系统的抑制性增加。微波作用于周围神经可使神经兴奋性降低，呈现镇痛作用，作用于肌肉，可缓解肌肉痉挛，降低肌肉张力。

3. 对细胞及组织的影响 外周血液白细胞总数增加，中性粒细胞数增多、淋巴细胞减少。小剂量微波可促进伤口上皮生长。较大剂量辐射时可导致微波性白内障。

（三）适应证与禁忌证

1. 适应证 微波的一般治疗适用的疾病包括：颈椎病、腰椎间盘突出症；软组织、骨关节、五官、内脏的亚急性及慢性感染；肩周炎、网球肘；坐骨神经痛；肌纤维组织炎等。此外，微波热疗适用于多种癌症，微波组织凝固治疗适用于皮肤良性及恶性赘生物、息、肉黏膜慢性炎症等。

2. 禁忌证 与短波、超短波相同。小儿骨骺与睾丸部位应慎用。

（四）临床应用

1. 非接触式辐射 一般体表非接触式辐射法是在治疗时治疗部位处于微波近场区域内，但与辐射器保持一定的距离。该方法辐射面积大，适用于较大病灶的体表治疗，如马鞍形辐射器厘米波非接触式辐射法适用于腰、背、双膝等部位。该法的缺点是辐射时向四周空间辐射、反射电磁波较多，容易造成环境的电磁污染。一些非接触式辐射器带有一个"介质水带"，治疗表面凹凸不平时，介质水带可以增加辐射器与治疗局部的匹配耦合，避免微波集中作用于凸出部位。

2. 接触式辐射 多用于体腔辐射治疗,辐射器呈不同直径的长柱型,适用于直肠、前列腺、阴道、宫颈治疗。

3. 治疗剂量 微波治疗剂量的分级方法与短波、超短波疗法相同,根据患者的温热程度分为 4 级。一般治疗时间每次 10 ~ 20min,每日或隔日 1 次,5 ~ 15 次为 1 个疗程。

第四节 光 疗 法

光疗法即利用可产生光线辅助能的物理治疗仪治愈疾病的方法,主要作用是减轻疼痛,促进组织愈合,改善局部循环等,现常用方法包括红外线、紫外线及激光疗法。

一、红外线疗法

(一) 概述

红外线是人眼无法看到的光线,因其波长是光谱中最长,并在红光之外(达 0.76 ~ 1000μm),故称为红外线疗法。依据生物学作用将红外线波长范围分为三段:短波红外线(0.76 ~ 1.5μm),中波红外线(1.5 ~ 3μm),长波红外线(>3μm)。常用设备包括红外线辐射器、红外线灯及光浴器等。

(二) 物理特性及治疗作用

1. 物理特性 红外线被机体吸收后转化成热能,在传递给机体内的原子、分子等粒子,使这些粒子产生不规则运动,组织温度升高,产生热效应。生物体分子吸收红外线的光能,分子能级被激发而处于较高的振动能级,产生共振吸收效应。此效应可引起毛细血管扩张,血流加速,加速局部循环,新陈代谢速度加快,组织再生能力增强。

红外线照射可降低骨骼肌及平滑肌的肌肉张力,其作用原理是通过表皮温度升高,经过热传递作用升高肌肉温度,降低 γ 纤维神经的兴奋性,从而引起牵张反射减弱,肌肉张力降低,松弛肌肉,起到缓解肌肉痉挛的作用。

2. 治疗作用

(1) 解痉止痛:红外线的热效应可降低末梢神经的兴奋性,干扰机体正常的痛阈。同时增加渗出物的吸收,减轻肌肉痉挛,以达到止痛的效果。

(2) 消炎作用:红外线能提高吞噬细胞的吞噬能力,并通过血液循环的改善加快炎症渗出物的吸收,有利于炎症的控制和消散。

(3) 促进组织再生:细胞内线粒体收红外线的光能而被激发,产生大量能量,为体细胞代谢活动提供活化能,加快组织再生速度。

(4) 干燥表面皮肤:红外线的热效应可促进局部皮温升高,加速水分蒸发速度,以达到干燥局部组织,减少创面渗出的目的。

(三) 适应证及禁忌证

1. 适应证 急、慢性肌肉、韧带、软组织损伤;较浅部的神经炎、神经痛和神经麻痹等;皮肤溃疡、冻疮、外科术后愈合不良、压疮、烧伤初期、神经性皮炎、肌纤维组织炎、关节炎、骨质增生、椎间盘突出症等。

2. 禁忌证

(1) 高热患者;

(2) 出血及有出血倾向者;

(3) 活动性肺结核、恶性肿瘤患者;

(4) 急性感染未完全控制者。

(四) 临床应用

治疗参数:红外线临床医学剂量:近红外线(短波红外线)波长为 0.76 ~ 1.5μm,可穿入人体组织 5 ~ 10mm,直接作用到皮肤的血管、淋巴管、神经末梢及其他组织,在医学中最常用;远红外线(长波红外线),波长为 1.5 ~ 400μm,绝大部分被反射和被表层皮肤吸收,穿透组织深度小于 2mm。辐射器到皮肤间的照射距离 10 ~ 20cm,照射时间 20min,每人一次,1 周到 10 天为 1 个疗程。

二、紫外线疗法

(一) 概述

紫外线是不可见光线,在光谱中波长最短,在紫光之外,因此称之为紫外线。因其波长最短,故其光子的能量大,相对可与人体组织产生的光学效应强。

(二) 生物学效应及治疗作用

1. 生物学效应

(1) 红斑反应:一定剂量紫外线光波照射皮肤或黏膜,经过潜伏期,表现出均匀且边界清晰的红斑,持续一定时间逐渐消退。起到消炎、止痛、促进伤口愈合、促进血肿吸收及脱敏的作用。

(2) 色素沉着:多次小剂量或一次剂量的紫外线照射,可使被照射区域黑色素变黑,并刺激黑色素细胞的形成,临床主要应用在色素脱失性皮肤疾病的治疗。

(3) 对细胞的影响:紫外线照射可对细胞的 DNA、RNA、蛋白质及酶的合成产生影响,主要用于皮肤创面消毒、杀菌。

2. 治疗作用

(1) 消炎、杀菌作用:紫外线照射后出现红斑反应,可引起局部血管扩张,增加局部组织代谢,增加局部通透性,浅表组织内的细菌、病毒的毒力消除或明显减弱,起到消炎、杀菌作用。紫外线治疗脊髓损伤后压疮可以减少局部的渗出。

(2) 促进维生素 D 形成:临床研究证明紫外线照射可促进维生素 D 的形成,对佝偻病、骨质疏松症的防治起到有效作用。

(3) 脱敏作用:紫外线治疗可抑制变态反应的发生,调节各种细胞因子和协调炎症介质的平衡,从而达到抑制兴奋神经、减轻过敏反应的目的。

(三) 适应证及禁忌证

1. 适应证 已复位骨折、关节炎、腱鞘炎、滑膜炎;各类感染(疖、痈、蜂窝织炎、丹毒、溃疡、压疮等);维生素 D 缺乏症、佝偻病、骨质疏松症。

2. 禁忌证 光敏性疾病、活动性结核、应用光敏药物者。

(四) 临床应用

1. 治疗参数 紫外线波长范围 180 ~ 400nm,分为三段:

（1）长波段紫外线（UVA）：也称 A 段紫外线，波长为 300 ～ 400nm；

（2）中波段紫外线（UVB）：也称 B 段紫外线，波长为 280 ～ 320nm；

（3）短波段紫外线（UVC）：也称 C 段紫外线，波长为 180 ～ 280nm。

2. 脊柱疾病常用的照射方法　局部照射适用于疖、痈、蜂窝织炎、丹毒、伤口感染、压疮、急性坐骨神经痛、急性关节炎等；体腔照射适用于窦道等腔道感染；全身照射适用于佝偻病、骨软化症、骨质疏松症等。

三、激光疗法

（一）概述

激光是受激辐射放大的光，具有高定向性、高亮度性、高单色性、相干性好的特性。其依据治疗作用分为低强度激光和高强度激光。

（二）生物学效应及治疗作用

1. 生物学效应

（1）光效应：若激光能量未破坏组织原有结构时，其他效应并不占主导作用，而是以光效应为主。

（2）热效应：激光能量大部分转化成热能作用于照射组织，这是对组织发挥治疗作用的重要因素。

（3）电磁场效应：在普通强度激光治疗中，电磁场效应显现不明显，只有当激光强度极大时，才会表现出电磁场效应。

（4）压强效应：包括激光本身辐射压力形成和作用于组织后产生两种形式。

2. 治疗作用

（1）低强度激光：生物调节、消炎、止痛、促进酶的活性、促进伤口愈合、促进肌肉再生、缓解肌肉疲劳、刺激穴位的作用、调节神经及免疫功能的作用；

（2）高强度激光：高强度激光集中照射时，产生高热、高电磁场、高压强，造成组织损坏；损伤性的热效应，使蛋白质变性凝固，甚至炭化、气化，起到止血、黏着、焊接、切割、分离的作用。

有学者对经皮激光椎间盘减压术治疗腰椎间盘突出症的 10 年文献进行分析认为，经皮穿刺技术及高能量激光对髓核组织进行烧灼、切割、气化、凝固，从而减少髓核组织，降低椎间盘内的压力，使突出的椎间盘在后纵韧带及周围软组织的张力下还纳，从而减轻或解除对神经根的直接压迫，进而使受压神经根松弛，解除腰椎间盘突出症患者的临床症状。

（三）适应证及禁忌证

1. 适应证　颈椎病、腰椎间盘突出症、骨性关节炎、肌筋膜炎、软组织损伤、肩周炎、肱骨外上髁炎、类风湿关节炎、骨性关节炎、滑膜炎、皮肤伤口、溃疡、压疮、多发性神经炎等。

2. 禁忌证　活动性出血；治疗区域感觉缺失；不能直接照射眼睛；光过敏者；重要腺体睾丸和甲状腺要用小剂量。

第五节 磁 疗

一、概述

应用磁场作用于人体部位或穴位以达到治疗疾病的方法称为磁疗。

二、物理特性及治疗作用

(一)镇痛作用

对于磁场止痛的机制目前并不十分明了,有研究认为磁场的镇痛作用与其促进血液循环消肿作用有关。肿胀消除或减轻,使感觉神经不再受压迫,则疼痛减轻。磁场也可直接作用于神经感觉末梢,降低致痛物质水解酶的活性,使止痛物质的水平达到致痛阈以下,而不引起疼痛。

(二)消炎、消肿作用

磁疗消炎的机制与改善循环、增加局部血流量,从而使局部组织获得更多的氧供应,促进组织修复有关。消肿的作用机制主要是降低毛细血管通透性、减少渗出,改善循环也可以把滞留在组织间隙的水分或血液吸收,从而达到消肿的目的。

(三)促进骨生长

国内在治疗骨科疾病方面应用磁疗法取得了很多的成效,磁疗有促进骨折愈合,加速骨痂生长的作用。人体骨骼本身有一定的生物电,即稳态电位,用外界的磁场去刺激,会改变自身生物场,产生应力电位,刺激骨生长。磁疗引起体内电荷变化促进了细胞内外物质交换,有利于骨组织生长,另外,磁疗改善血液循环可使局部组织营养状态得到改善。磁疗治疗骨质疏松也得到广泛应用。有学者认为磁场能够对骨组织内细胞生长因子形成刺激作用,提高骨密度。

三、临床应用

(一)磁疗的种类

1. 静(恒)磁场 由各种恒磁铁提供,或直流电通过线圈,在线圈中形成恒磁场。这是最基本的磁疗方法。

2. 低频电磁场及脉冲电磁场 低频电磁场是指频率在 1 ~ 100Hz 的低频低强度磁场。脉冲磁场强度一般在 5 ~ 100Hz 可调。不同的磁场强度和频率有不同的生物学效应,有利于充分发挥各个频率磁场的治疗作用。

3. 磁疗与其他治疗相结合的方法 如:磁振热疗法。该仪器由主机及磁力线导子组成,采用交变磁场、生物磁振、温热三种物理因子相结合,温热导子线圈接通交流电后,一方面,产生交变磁场,因磁场方向的不断变化,产生特有的非机械振动;另一方面,线圈中铁芯因涡流而产生热,从而发挥多重治疗作用。

（二）磁疗的应用剂量

目前多以"磁场强度"作为剂量的定量标准。

1. 静磁场

（1）小剂量或低磁场：磁片表面磁场强度之和 <0.3T。

（2）中等剂量或中磁场：磁片表面磁场强度之和 0.3 ～ 0.6T。

（3）大剂量或强磁场：磁片表面磁场强度之和 >0.6T。

2. 动磁场

（1）小剂量或低磁场：磁场强度 <0.1T。

（2）中等剂量或中磁场：磁场强度 0.1 ～ 0.3T。

（3）大剂量或强磁场：磁场强度 >0.3T。

（三）适应证与禁忌证

1. 适应证　腰痛、颈椎病、肌肉劳损、踝关节外伤、软组织扭伤、软组织挫伤、落枕、大面积软组织挤压伤、跟骨刺、腰椎间盘突出症、骨折、术后痛、外伤性血肿、瘢痕、术后粘连、腱鞘囊肿、滑膜炎、肌腱炎、风湿性关节炎、关节痛、类风湿关节炎、骨性关节炎、骨质疏松症等。

2. 禁忌证

（1）早孕期孕妇的腰腹部。

（2）植有心脏起搏器者。

第六节　石蜡疗法

一、概述

石蜡疗法的原理是利用加热融化的石蜡接触皮肤以产生热效应，促使局部毛细血管扩张，增加血液循环和组织的通透性，从而促使温热作用有效地渗透皮肤，并在冷却的过程中对肌肤产生柔和的按摩作用。蜡疗的治疗方法包括刷蜡法、蜡袋法、蜡盘法、蜡垫法、蜡浴法、石蜡绷带法。

二、物理特性及治疗作用

（一）温热作用

石蜡的热容量大，导热性低，加热后吸收大量热，保温时间长，冷却凝固时缓慢放出大量热，能维持较长时间的温热作用。蜡疗的热作用较深，可达皮下 0.2 ～ 1cm，治疗后局部皮肤多呈桃红色，局部温度可升高 8 ～ 18℃。温热作用是石蜡疗法的主要治疗作用，可以减轻疼痛、缓解痉挛、加强血液循环、改善组织营养、促进炎症浸润吸收、加速组织修复。温热还可增加胶原纤维组织的可延伸性，软化瘢痕松解粘连，有利于对挛缩关节进行功能锻炼，增加关节的活动范围。

（二）机械压迫作用

石蜡冷却后收缩时体积缩小 10% ～ 20%，与机体紧密接触，对肢体可产生机械性的压迫作用，可增加局部血管的弹力，对组织产生的机械压迫作用还有利于水肿的消散。

（三）促进创面愈合

蜡疗可促进上皮组织的生长,可用于皮肤表浅的创面和溃疡。

（四）润滑作用

石蜡具有油性,可增加敷蜡部位皮肤的润滑性,护理皮肤,软化瘢痕。

三、适应证及禁忌证

1. **适应证** 腰痛、颈椎病、腰椎间盘突出症、肌肉劳损、踝关节外伤、软组织扭伤、软组织挫伤、落枕、大面积软组织挤压伤、跟骨刺、骨折、术后痛、外伤性血肿、瘢痕、术后粘连、腱鞘囊肿、滑膜炎、肌腱炎、风湿性关节炎、关节痛、类风湿关节炎、骨性关节炎等。

2. **禁忌证** 恶性肿瘤、高热、急性炎症、急性损伤、皮肤感染、结核、出血倾向及开放性伤口等。

第七节 水 疗

一、概述

不管是西医还是中医在很早就有水疗的记载,而水疗的独特治疗作用使其在现代医学中得以广泛应用。水的许多物理特性都被应用于水疗中。水的热容量大、导热性好,还可以利用水的机械特性和化学成分来治疗疾病。水与人的这种特殊关系对人心理的影响也构成了水疗治疗疾病、保健的基础。

二、水的物理特性及治疗作用

（一）物理特性

1. **静水压** 是指水分子对浸入的身体表面所施加的压力。静水压与液体的密度和浸入的深度成正相关。水的密度也会随着水的深度而增加。水压力是 1mmHg/1.36cm 水深,且比正常血压的舒张压稍高。这种静水压力有一定的临床意义,它可压迫胸廓、腹部,增加呼吸阻力,从而提高了患者的呼吸功能和气体代谢。同时,静水压力还作用于血液循环,压迫体表的血管和淋巴管,使体液回流量增加,引起体内的体液再分配。

2. **导热** 水的热容量是相同体积的空气的 1000 倍。水是一种高效的导体,传热比空气快 25 倍。最常用的水疗的温度是在 33.5 ~ 35.5℃。

3. **浮力** 水的浮力与重力方向相反。对物体产生的作用力的大小由物体排出水的体积决定。人体浮力的中心点通常位于胸中部。

4. **化学作用** 水疗往往还包括微量矿物质的化学刺激作用。水能溶解各种矿盐类、液体及微量的气体,所以在施行水疗时,可以加入各种矿物盐类、药物,这些化学物质的刺激可加强水疗法的作用。

5. **水流冲击作用** 为机械刺激的另一种形式。2 ~ 3 个标准大气压的定向水流冲击人体,可产生很大的机械性刺激,此种刺激作用较温度作用占优势。尽管使用的水温很低,却见到明显的血管扩张,和引起神经系统的兴奋作用。

（二）治疗作用

1. **水疗对心血管系统的影响** 水中浸浴时,静水压促使静脉和淋巴回流,首先进入大腿,然后是腹腔血管,最后进入胸腔大血管和心脏,中心血量和压力增加,肺血流量也随之增加。在冷水浴时,先出现心搏加速,血压上升,随后心搏次数减少,但收缩力量增加,血压下降。心率和水温有显著的关系。浸入 30℃凉水时心率下降,36℃的中等水温心率上升至基线水平,39℃的热水时,心率平均增加 10%,输出量增加。

2. **水疗对呼吸系统的影响** 静水压对胸壁产生压力、对腹腔的挤压使膈肌抬高以及中心血容量增加使肺血管充盈。深及颈部的浸浴使潮气量为 1L 时的总呼吸功增加 60%。其中一部分源于胸腔血液的重新分配,其余部分源于施加于胸壁及腹部的静水压。

3. **水疗对骨骼肌肉的影响** 水的浮力可以减轻体重,以利于骨折术后早期的康复和负重。水中的阻力在运动中可以增加关节能量消耗以使肌肉力量显著提高。静水压可以辅助消除水肿及乳酸等代谢产物。浸浴对肌肉骨骼组织内的血液循环产生显著的作用,在陆地上,为阻止血液淤滞,交感缩血管作用使骨骼肌的阻力血管收缩。浸浴的压力排除了缩血管作用的生物学需求,从而增加了肌肉的血流量。在颈部水平浸浴时,静息肌肉内的血流量增加为陆地的两倍。Giaquinto 等的研究发现。老年全膝关节成形术（TKA）患者接受水疗出院 6 个月后仍能显现水疗的获益,使用关节炎评定量表评定疼痛、关节僵硬和功能受损对比水疗与陆地训练,疼痛、关节僵硬的消失率分别为 57.1% 和 16.7%、46.4% 和 13.3%。腰椎退变性疼痛常反复发作,脊髓损伤后肢体运动功能恢复困难,水中跑步有氧训练能缓解下腰疼痛、提高肌力和身体状态,且水疗可以减轻疼痛。水中稳定性训练和游泳可减缓脊椎退变进程。对于瘫痪患者,浮力明显减轻脊柱重力轴向压力和剪应力,水中阻力可以控制运动速度,借助训练器具设计动作提高安全活动范围。瘫痪患者利用残存肌力在水中可完成在陆地上不能完成的运动,有助于提高患者信心并促进功能尽快恢复。

三、水疗的临床应用

（一）水疗的种类

1. **按水的温度分类**

（1）冰冷水疗法:水温为 15 ～ 20℃。

（2）冷水疗法:水温为 21 ～ 30℃。

（3）温冷水疗法:水温为 31 ～ 36℃。

（4）温水疗法:水温为 37 ～ 38℃。

（5）热水疗法:水温为 38 ～ 39℃。

（6）高温水疗法:水温为 40 ～ 50℃。

（7）变温水疗法:先后在两种不同的水温中进行水疗。

2. **按水中化学物质的性质分类**

（1）淡水水疗法:不在水中人工的附加另外的化学物质。

（2）盐碱水疗法:在水中附加一些具有康复作用的盐碱类物质,如 NaCl、碳酸氢钠（苏打）等。

（3）矿物质水疗法:在水中加入某些具有康复作用的矿物质,如各种微量元素、硫黄、硫酸镁、硫化氢、含氡的矿物质等,类似于矿泉疗法。

(4)芳香型水疗法:在水中加入某些气味宜人的挥发性物质,如松针油、樟脑、香精油等。

(5)中草药水疗法:在水中加入某些有康复效应的中草药提取物。

3. 按水与人体接触的方式分类

(1)浸泡水疗法:以身体局部或大部浸没在水中,其中包括盆式和池式浸泡。

(2)冲淋水疗法:水从一定的高处对身体的局部或全身进行冲淋。其中又可分为扇形淋浴、雨式淋浴、圆式淋浴和瀑布式淋浴等。

4. 按水与人接触的部位分类

(1)全身水疗法:使水与身体大部分部位同时或相继接触,达到整体康复效应。

(2)局部水疗法:仅仅让身体的某些局部与水接触,达到局部康复效应,常用的有面部水疗法、肩背部水疗法、手臂部水疗法和脚腿部水疗法等。

(二)常用水疗法

1. 蝶形槽浴 蝶形槽浴由 8 字槽、升降机、水过滤消毒装置三部分组成。蝶形浴槽具有省水、便于操作等特点。患者可以通过升降设备出入池子,操作者站在池边,可对患者进行被动活动,按摩,辅助运动及抗阻运动等,并可选择气泡浴、喷射浴的方式。

2. 涡流浴 涡流浴槽可分为上肢、下肢及全身涡流浴。涡流浴时选择适当的水温,应使患者全身感觉舒适,精神爽快,无疲劳。治疗时间一般为 15 ~ 20min。涡流浴可以改善肢体血液循环、镇痛,由于既有温度刺激又有机械刺激,对治疗创伤疼痛肿胀颇为有效。还可用于周围性神经炎、神经痛等。

3. 步行浴 是在步行浴槽中进行负重、步行等训练的装置。水中的步行可以利用水的浮力,减轻身体重量,浮力将对运动起辅助作用。由于抵消重力,肢体沿水平方向的运动就容易得多。肢体的运动方向与浮力的方向相反时浮力就成为肢体活动的一种阻力,这时肌肉的活动,就相当于抗阻运动。水中运动训练技巧:水中训练可利用水中设置的各种器械,如扶手等。

四、适应证及禁忌证

(一)适应证

神经痛、神经炎、周围神经麻痹、关节僵硬、外伤后功能锻炼及恢复、脊髓损伤、颈肩腰腿痛、肌筋膜炎、骨性关节炎、骨质疏松症、类风湿关节炎、强直性关节炎等。

(二)禁忌证

心肾功能代偿不全、活动性肺结核、恶性肿瘤及恶病质、身体极度衰弱及各种出血倾向者。

第八节 超声波疗法

一、概述

声波是机械振动在媒质中传播的机械波。频率高于 2000Hz 的声波因超过人们的听阈故称为超声波;利用超声波作用于人体治疗疾病的方法称为超声波疗法。通常用于治疗的超声波的频率在 800 ～ 1000kHz，声强小于 $3W/cm^2$。

二、物理特性及治疗作用

（一）物理特性

超声波的生物学及物理学特性主要包括机械效应、热效应和理化效应三种。

1. 机械效应　超声波在介质中传播时能使介质发生疏密的变化，即产生声压。超声波可影响组织的压力、张力，使质量不同的离子获得不同的运动速度，从而产生能量。超声波的机械振动、压力变化，可以改变细胞膜的通透性，使通透性增强，弥散过程加速，从而影响细胞的物质代谢过程，加速代谢产物的排出，改善细胞缺血、缺氧状态，提高细胞组织的再生能力。

2. 热效应　超声波产热是一种组织内生热的过程，它是一种机械能转变成热能的过程。超声波通过组织时，声能被组织吸收，转变成为热能。正负压力的变化也能产生热能。

3. 理化效应　超声波的理化效应往往是继发于以上两种效应，其作用是多方面的，包括弥散作用、触变作用、空化作用、聚合与解聚作用、消炎作用、细胞和分子修复作用等。治疗剂量的超声可增强生物膜弥散过程，促进物质交换，继而加速代谢，改善组织营养，促进病变组织恢复。

（二）治疗作用

1. 对皮肤及肌肉的作用　超声波可提高皮肤血管的渗透性，使血管扩张，改善皮肤的代谢，有美容作用。治疗后皮肤可有轻微充血。小剂量的超声波，有刺激结缔组织增生的作用。当结缔组织过度增生时，较大剂量的超声波可使其软化、消散、伸展性增加，故可治疗瘢痕增生。超声波可使挛缩的肌肉纤维松弛、张力降低，故有解痉作用。

2. 对骨骼的作用　骨骼声阻大，对超声波的吸收能力强。在超声波的作用下，骨、软骨、骨膜、骨髓，因界面反射形成驻波而产生高温。如果剂量过大，会引起骨膜疼痛。小剂量的超声波可刺激瘢痕、骨痂生长，有利于骨折愈合；大剂量的超声波可使骨愈合延缓。超声波作用未骨化的骨骺可使骨发育不全，故幼儿骨骺处禁用超声波。

3. 对神经系统的作用　超声波作用于神经组织可使神经兴奋性增高，传导速度加快，还可以促进损伤神经的愈合，减轻疼痛，对传导功能的恢复也有治疗作用。

三、适应证与禁忌证

（一）适应证

坐骨神经痛、三叉神经痛、肋间神经痛、带状疱疹后神经痛、灼性神经痛等。特别是超声与其他方法相结合，如超声与药物透入疗法相结合，由于超声增加细胞膜的通透性，药物可以从细胞间隙进入细胞，根据透入药物的不同，发挥消炎止痛等作用，临床可用于筋膜炎症、腰肌劳损、颈椎病、腰椎病等。

（二）禁忌证

恶性肿瘤、急性化脓性炎症、败血症、菌血症、高热；孕妇的下腹部和腰骶部、严重心脏病患者的颈交感神经节、星状神经节、心前区、迷走神经部位、睾丸部、儿童骨骺部位、急性软组织损伤后 24h 内等。

四、临床应用

治疗方法包括直接接触法（固定法、移动法、固定 - 移动法）、水下法、水袋法、辅助器具治疗及穴位治疗五种。

在应用时应注意：

1. 声头不可空载，以免损害声头内的晶片。切勿碰撞。

2. 治疗时注意声头与主机连接的导线，不得卷曲或扭伤。声头必须通过耦合剂均匀涂抹没有任何间隙后紧密接触皮肤或置于水中并使皮肤上没有气泡时，方可调节输出。

3. 连续使用时应注意声头是否过热，如声头太热要注意休息，以免烫伤患者或损坏仪器。

第九节　冲击波疗法

一、概述

冲击波是利用液电、压电或电磁等发生器产生一种具有高压强性、短时性和宽频性的脉冲声波，声波的直接机械冲击效应以及空化作用间接产生的机械效应引起人体组织和细胞的变化而达到治疗作用。冲击波疗法是 20 世纪 80 年代出现的一种新的物理治疗技术即体外冲击波治疗（extracorporeal shock wave therapy，ESWT）。因冲击波疗法具有无创伤性和操作方便等特点，近年来被广泛应用于康复医学和运动医学。

二、物理特性及治疗作用

（一）机械效应

冲击波携带能量和方向性，使它在介质中传播时，遇到障碍就会产生应力作用。冲击波振动可引起组织细胞内物质运动，从而显示出一种微细的按摩作用；可产生细胞质运动，细胞质颗粒振荡；可刺激细胞膜的弥散过程，促进新陈代谢加强血液和淋巴循环，改善组织营养，提高再生功能。

（二）空化效应

当冲击波强度超过一定值时，焦斑中通常含有小"孔"或"内爆"，这些"孔"可能是由组织间液体（主要是水）的"暴沸"所引起，这种效应被称为空化效应（cavitation effect）。空化效应是冲击波独有的特性，其有利于疏通闭塞的微细血管，松解关节软组织的粘连。

（三）声学效应

声阻抗是表示声波从一种介质进入密度不同的另一种介质时，因传播速度变化在物质内部的作用力。当冲击波遇到骨组织时，因密度变化引起速度变化，导致在骨组织表面及内部产生应力作用，使成骨细胞增殖分化，这就是体外冲击波能安全促进骨组织生长的原因。由于冲击波频率低、波长长，因而表现出传播远、穿透力强等独特的物理特性。

（四）热效应

冲击波在生物体系内传播过程中，其振动能量不断地被媒质吸收转变为热能，而使媒质温度升高。在两种不同组织的界面上,温度升高特别显著。冲击波热效应可增加血液循环,加强代谢,改善局部组织营养,增强酶的活力,降低肌肉和结缔组织张力,缓解痉挛减轻疼痛,同时又可降低神经兴奋性,也起到镇痛的作用。

(五) 生物效应

冲击波对高密度组织有裂解作用,可松解组织粘连。冲击波治疗可以促进一氧化碳的释放,从而增加细胞壁的通透性,刺激循环,并可扩张血管,促进血管再生及抗炎。冲击波疗法可以刺激组织 P 物质的释放,减少非髓鞘神经,达到镇痛及神经末梢封闭作用。另有研究认为,冲击波治疗有促进干细胞分化的作用。

三、适应证与禁忌证

(一) 适应证

体外冲击波疗法在骨肌疾病损伤的康复治疗方面主要应用于骨不连、肩袖损伤、肱骨外上髁炎、足底筋膜炎、肌腱附着点损伤、股骨头缺血性坏死等骨骼肌肉慢性损伤的治疗。研究表明,体外冲击波疗法对颈背部、腰骶部肌筋膜疼痛综合征、腰椎间盘突出症有良好的治疗效果。有报道表明,采用气压弹道式体外冲击波治疗强直性脊柱炎获得满意疗效。

(二) 禁忌证

出血性疾病、血栓形成;儿童骨骺端、脑、脊髓等部位;骨缺损大于 2cm 者。

四、临床应用

(一) 体外冲击波治疗能量选择

合适的能量选择直接决定了体外冲击波治疗效果。能量过低不能达到治疗效果,而过高则产生不良反应。能流密度(energy flux density,ED)是描述冲击波能量的最常用参数,描述单位面积能量的集中度,计量单位用毫焦 / 平方毫米(mJ/mm^2)。按能量等级将冲击波分为三个能级:低能量范围 $0.06 \sim 0.11mJ/mm^2$;中能量范围 $0.12 \sim 0.25mJ/mm^2$;能量范围 $0.26 \sim 0.39mJ/mm^2$。低能量和中能量多用于治疗软组织慢性损伤疾病、软骨损伤性疾病,高能量多用于治疗位置较深的骨不连及骨折延迟愈合和股骨头坏死等。

(二) 技术方案

每次治疗冲击次数在 2000 次左右,能量以每 $10 \sim 14kV$($0.08 \sim 0.5mJ/mm^2$)递增,达到最终的 $350 \sim 600mJ/mm^2$。治疗计划为每周 $2 \sim 3$ 次,预期达到 $1000mJ/mm^2$ 的累积能量。

(三) 不良反应

治疗部位局部血肿、点状出血;治疗部位疼痛反应增强;治疗部位局部麻木、针刺感、感觉减退。

(沈　梅)

参 考 文 献

[1] Erickson ML, Ryan TE, Backus D, et al. Endurance neuromuscular electrical stimulation training improves skeletal muscle oxidative capacity in individuals with motor-complete spinal cord injury[J]. Muscle Nerve, 2016 Aug 31. doi: 10.1002/mus. 25393.

[2] Gorgey AS, Timmons MK, Dolbow DR, et al. Electrical stimulation and blood flow restriction increase wrist extensor cross-sectional area and flow meditated dilatation following spinal cord injury[J]. Eur J Appl Physiol, 2016, 116(6):1231-1244.

[3] 谢映, 朱文新, 李玲, 等. 步态诱发功能性电刺激对不完全性脊髓损伤患者的疗效观察 [J]. 中国康复医学, 2013, 28(3):229-233.

[4] Duffell LD, Donaldson Nde N, Perkins TA, et al. Long-term intensive electrically stimulated cycling by spinal cord-injured people: effect on muscle properties and their relation to power output [J]. Muscle Nerve, 2008, 38(4):1304-1311.

[5] Dolbow DR, Gorgey AS, Khalil RK, et al. Effects of a fifty-six month electrical stimulation cycling program after tetraplegia: case report[J]. Spinal Cord Med, 2016, 3:1-4.

[6] 张莹莹, 李俊岑, 饶莹, 等. 电刺激对大鼠脊髓损伤后神经胶质纤维酸性蛋白与白细胞介素 -1α 表达的影响 [J]. 中国康复理论与实践, 2011, 17(9):844-847.

[7] Gross T, Schneider MP, Bachmann LM, et al. Transcutaneous Electrical Nerve Stimulation for Treating Neurogenic Lower Urinary Tract Dysfunction: A Systematic Review[J]. Eur Urol, 2016, 69(6):1102-1111.

[8] Mills PB1, Dossa F. Transcutaneous Electrical Nerve Stimulation for Management of Limb Spasticity: A Systematic Review [J]. Am J Phys Med Rehabil, 2016, 95(4):309-318.

[9] 冯碧珍, 解东风. 盆底肌电刺激联合干扰电治疗脊髓损伤后尿失禁患者的疗效观察 [J]. 临床医学工程, 2011, 18(4):544-545.

[10] 乔志恒, 范维铭. 物理治疗学全书 [M]. 北京:科学技术文献出版社, 2001.

[11] Elnaggar RK, Elshafey MA. Effects of Combined Resistive Underwater Exercises and Interferential Current Therapy in Patients with Juvenile Idiopathic Arthritis: A Randomized Controlled Trial[J]. Am J Phys Med Rehabil, 2016, 95(2):96-102.

[12] Bellew JW, Beiswanger Z, Freeman E, et al. Interferential and burst-modulated biphasic pulsed currents yield greater muscular force than Russiancurrent[J]. Physiother Theory Pract, 2012, 28(5):384-390.

[13] 叶冬梅, 白跃宏. 金属植入物对高频电疗法热效应的影响 [J]. 中华物理医学与康复杂志, 2014, 36(3):224-226.

[14] 张月兰, 代名彩. 中药熏蒸联合超短波治疗腰椎间盘突出症的疗效观察 [J]. 中华物理医学与康复杂志, 2015(2): 122-124.

[15] 李邦雷, 李征. 针刀与短波治疗强直性脊柱炎 94 例 [J]. 中国针灸, 2006, 54(15): 74-75.

[16] 吕磊, 张正厚, 隋丽云, 等. 激光在医学基础和临床研究中的应用 [J]. 中国临床康复, 2006, 17:152-154.

[17] 赵继荣, 王兴盛, 赵宁. 经皮激光椎间盘减压术治疗腰椎间盘突出症十年文献分析 [J]. 中国激光医学杂志, 2014, 8(23):183-187.

[18] 谢慧清，孙绍丹，李旭红，等. 冷光紫外线治疗感染性褥疮的疗效观察 [J]. 实用预防医学，2007，14(1): 168-169.

[19] 陈丽华，林峰. 近红外线在临床医学应用中的研究进展 [J]. 现代临床医学，2010，36(1): 11-12.

[20] 郑志杰，赖新生. 红外线治疗溃疡的研究现状与分析 [J]. 辽宁中医药大学学报，2010，12(12): 113-115.

[21] Giaquinto S, Ciotola E, Dall' Armi V, et al. Hydrotherapy after total knee arthroplasty. A follow-up study[J]. Arch Gerontol Geriatr, 2010, 51(1): 59-63.

[22] 孙增春，何成奇. 水疗在运动系统疾病中的应用进展 [J]. 华西医学，2013，28(10):1638-1640.

[23] 过怿赟，吴敏，卢建平，等. 远红外磁疗贴治疗颈肩腰腿疼痛的临床对照研究 [J]. 2014，28(2):129-132.

[24] 沙踪. 电磁辐射对人体健康的影响 [J]. 电子质量，2003，3:59 -60.

[25] 杨贞，沃兴德. 磁法的临床研究进展 [J]. 现代中西医结合杂志，2007，16(24):3608-3612.

[26] 关志成，龙英，蔡国品，等. 电磁技术用于骨科治疗的研究进展 [J]. 生物医学工程学杂志，2000，17(2):226-230.

[27] 仇丽鸿，钟鸣，汤旭娜. 静磁场对成骨细胞骨形成蛋白 2 和 I 型胶原的影响 [J]. 上海口腔医学，2007，16(1):33-35.

[28] Pittler MH，Brown EM，Ernst E，Static magnets for reducing pain, systematic review and meta-analysis of Rndomized trials[J]. Can Med Assoc J, 2007, 177(7): 736-742.

[29] Kovacs-Balint Z, Csatho A, Laszlo JF, et al. Exposure to an inhomogeneous static magnetic field increase thermal pain threshold in healthy human volunteers[J]. Bioelectromagnetics, 2011, 32: 131-139.

[30] 罗小珍，罗盛华，褟品莲，等. 针灸配合蜡疗治疗骨质疏松症腰背痛的临床研究 [J]. 广西中医药，2009，32(6): 42-44.

[31] 邱玲，郑旭. 声波治疗疼痛性疾病的临床应用研究 [J]. 中国康复，2013，28(6): 468-470.

[32] 康新国，贺纯静，徐睿. 气压弹道式体外冲击波治疗 1 例强直性脊柱炎患者临床报道 [J]. 中华物理医学与康复杂志，2014，36(7):552-553.

[33] Lin TY, Chen JT, Chen YY, et al. The efficacy of ultrasound-guided extracorporeal shockwave therapy in patients with cervical spondylosis and nuchal ligament calcification [J]. Kaohsiung J Med Sci, 2015, 31(7): 337-343.

[34] 马玲，毛秀丽，汪俊. 击波联合局部注射治疗腰背肌筋膜疼痛综合征 [J]. 中国骨与关节损伤杂志，2011，26(5):444-445.

第九章

神经阻滞疗法

第一节　概　　述

数百年来,疼痛一直被看作伴随某种疾病出现的一种症状。直至近代,疼痛,尤其是慢性疼痛才逐渐被临床确认其本身就是一种疾病。近十余年来,随着人们对疼痛的深入了解和不同治疗方法的出现,神经阻滞疗法对慢性疼痛患者的治疗逐渐得到医疗界的认可。同时神经阻滞作为一种特殊的诊断方法也逐渐被承认。

Von Gaza 在 1924 年首先提到应用神经阻滞来确定疼痛的来源,在 1930 年 White 使用选择性交感神经或感觉神经阻滞来区分不同外周疼痛的传导路径。后来神经阻滞疗法就逐步发展起来,但是初期用药比较简单,适应证较狭窄。随着医学科学的发展和先进仪器的使用,适应证日益扩大,疗效也是逐渐提高,特别是对一些慢性颈肩腰腿痛和神经病理性疼痛,神经阻滞疗法逐渐成为常规治疗方法。

神经阻滞(neural blockade)是直接在神经干、丛的末梢以及脑神经根、交感神经节等神经组织内或附近注射药物或给予物理刺激而阻断神经传导功能,用神经阻滞的方法达到解除疼痛、改善血液循环、治疗疾病的目的即为神经阻滞疗法(nerve block therapy)。神经阻滞疗法包括脑神经及分支阻滞、神经节阻滞、神经丛、神经干及分支阻滞、硬膜外阻滞、蛛网膜下腔阻滞及末梢神经节阻滞等治疗方法。

神经阻滞疗法与用于外科手术的神经阻滞不同,后者的作用目的是在一定的局麻药的药效时间内消除疼痛,从而可以开展外科手术,而且局麻药物对神经的作用是完全可逆的;神经阻滞疗法虽然是源于临床麻醉的神经阻滞,但其药物构成、作用机制和临床目的则完全不同,该疗法则是采用较低浓度、较小剂量的局麻药或加入其他药物 [如糖皮质激素或(和)维生素 B 族等],经多次阻滞产生超过局麻药效时间的镇痛作用,并可获得消除炎症、改善功能等其他疗效,药物的作用是长时间存在的。另外,神经阻滞疗法除了应用局麻药、糖皮质激素类药物和维生素 B 族等药物外,还包括化学性神经破坏药物,如不同浓度的乙醇、苯酚制剂等;或用物理性神经破坏方法如射频热凝术、冷冻术等。化学性神经阻滞疗法具有见效快、费用低和疗效确切等优点,在顽固性疼痛如神经病理性疼痛、癌痛的治疗中发挥了重要的作用。

一、神经阻滞疗法的作用机制

神经阻滞疗法所达到的治疗效果,医学上依据至少有以下几点:

1. **阻滞交感神经,改善血液循环**　由于交感神经被阻断,则使所支配的区域血管扩张、水肿减轻、缓解内脏和血管性疼痛。此外,还可以缓解各种疾病所合并的交感神经紧张状态。

2. **阻滞感觉神经,阻断疼痛的传导和恶性循环**　可以阻断疼痛的传导,抑制感觉神经刺激诱发的症状。同时由于局部疼痛所带来的酸性产物的堆积,形成了致痛物质(如 P 物质),

该类物质可以刺激感觉神经,加重疼痛,形成恶性循环,阻断感觉神经也就阻断了该循环。

3. 阻滞运动神经,减轻肌肉痉挛。

4. **改善神经营养和代谢**　注射神经营养药物,可以改善神经营养代谢,促进神经功能改善。

二、适应证和禁忌证

(一)适应证

神经阻滞疗法适用范围很广泛,包括根治性治疗、对症性治疗和诊断性治疗,可适合各种疼痛性和非疼痛性疾病。主要包括:各种神经、肌肉等软组织的急慢性疼痛;椎间盘突出引起的神经痛、三叉神经痛、带状疱疹神经痛等神经病理性疼痛;许多非疼痛性症状与疾病,如面神经麻痹、面肌痉挛、月经失调等。

(二)禁忌证

有精神疾病或意识不清而不能合作者;穿刺部位的皮肤和深层组织内有感染病灶者;凝血功能异常和正在进行抗凝治疗者;治疗药物过敏者;操作部位旁有肿瘤、血肿等不宜施行椎管、椎旁和腹腔神经节阻滞者;有严重系统性疾病者等。

三、常用药物

神经阻滞疗法的用药,主要包括局部麻醉药、糖皮质激素和神经营养药物三种。另外还有一些特殊情况下使用的一些药物,下面将分类进行叙述。

(一)局部麻醉药

局麻药是最基本和最重要的神经阻滞药物,它对任何神经均有阻断作用,局麻药从化学结构上分为两大类,即酰胺类和酯类。酰胺类局麻药常用的有利多卡因(lidocaine)、布比卡因(bupivacaine)和罗哌卡因(ropivacaine)等,酯类局麻药常用的有普鲁卡因(procaine)和氯普鲁卡因(chloroprocaine)等。局麻药可迅速阻断痛觉的传导而实现镇痛作用,还可改善局部组织血供。

1. **作用机制**　局麻药在神经阻滞中的原理是作用于电控的钠离子通道,通过阻断其活性,进而可逆地抑制神经冲动沿轴突的传导以及相应神经元的激活。局麻药沿神经膜的弥散速度与髓鞘厚薄度有关,所以自主神经纤维、细的无髓鞘 C 纤维和有髓鞘 A_δ 纤维比粗的有髓鞘 A_α、A_β 和 A_γ 纤维对局麻药更加敏感。

2. **不良反应**　主要包括:注入肌肉可能会造成肌肉毒性和肌肉坏死,但是这种情况不常见,多发生在反复或持续肌肉内注射;注入蛛网膜下腔可能导致神经毒性或短暂神经症状,主要表现为腰部疼痛,向下肢及臀部放射,偶有感觉和运动障碍,一般 7 ~ 14 天可恢复;局麻药过量、吸收过快或者注入血管还可导致中枢神经毒性反应,严重者可能造成心律失常以及心跳骤停;酯类局麻药可因其降解产物对氨基苯甲酸而产生严重的过敏反应。

3. **药物使用**　由于和局麻药效能相关的因素包括亲脂性(亲脂性大,穿透神经细胞膜能力强)、蛋白结合力(蛋白结合力大,作用时间长)和 pKa 值(pKa 值小,起效时间快),所以选择局麻药时考虑这些相关因素。如在慢性疼痛治疗方面,一般长效局麻药宜首选。同时考虑局麻药对不同神经类型的阻滞效果,如应该考虑所阻滞神经纤维的粗细和功能,如神经纤维分为 A、B、C 三大类,根据局麻药的穿透性强弱和毒性等来选择使用。另外根据不同部位酸碱度和疾病选择局麻药,同时注意和其他药物的配伍使用。

（二）糖皮质激素类药物

糖皮质激素类药物经常单独或和局麻药合用。该类药物应用于临床已有 60 多年的历史,具有抗炎、镇痛、抗过敏、抗休克、免疫抑制等作用,是治疗多种疾病的有效药物。局部注射小剂量糖皮质激素类药物有着强大的抗炎镇痛作用,可以迅速消除局部炎症反应,而且疗效持久且明显。但是由于其潜在的毒、副作用,其临床应用一直是争论的重点。

1. 作用机制 该类药物有着广泛而复杂的生理效应,几乎对机体的各个器官发挥作用,通常在局部用药有着以下主要作用:

（1）抗炎作用:糖皮质激素类药物具有强大的抗炎作用,它能抑制炎症的早期毛细血管的扩张、炎症细胞的聚集,炎症介质和降解酶的释放等,也能抑制炎症后期肉芽组织生成,防止粘连和瘢痕形成。

（2）镇痛作用:研究显示糖皮质激素类药物有着持久的镇痛作用,机制可能是稳定神经元细胞膜、抑制背根神经节敏感化和受损神经细微的异位放电、阻断神经肽合成、减轻神经根水肿,抑制前列腺素合成等。

（3）相容作用:糖皮质激素类药物和局麻药合用,可以使局麻药作用时间明显延长,可能与该药收缩血管、降低毛细血管通透性,减慢血管对局麻药的吸收,使通过椎间孔、通透蛛网膜绒毛和直接透过硬膜及蛛网膜进入神经组织的局麻药量增多,使局麻药的作用时效明显延长。

2. 不良反应 长期使用糖皮质激素类药物可能对内分泌系统、心血管系统、消化系统、代谢和免疫系统等有影响,如引起肾上腺功能抑制,肾上腺皮质功能亢进,进而导致免疫抑制、低血钾症、高血糖、水钠潴留、骨质疏松等一系列问题,研究显示其出现的不良反应与其剂量、疗程呈正相关。

3. 药物使用 糖皮质激素类药物是把双刃剑,科学合理的使用可以治疗疾病,错误滥用则可加重病情,目前医疗界存在两种极端:滥用和怕用。如何合理使用是我们一直探讨的重点。

（1）选择正确的剂量,神经阻滞疗法时通常选择小剂量,在保证疗效的前提下,尽可能选用较小有效剂量,同时根据药物不同的作用时间尽可能选择较长的间隔时间。

（2）根据不同的注射部位和疾病选择不同的剂型,通常该类药物有三种剂型:水溶性剂型、混悬剂和乳糜剂型。一般不同剂型不混合使用。

（3）根据糖皮质激素的昼夜节律来选择使用时间,一般血液中的皮质醇浓度在一天的变化很大,且有一定规律,表现为早晨 6 ~ 8 点最高,午夜 0 ~ 2 点最低,所以一般下午进行糖皮质激素类药物治疗最佳,可以减轻对肾上腺的抑制作用。

（三）神经营养药物

1953 年以来国外就使用维生素类药物治疗慢性疼痛性疾病,如维生素 B_{12}、B_6、B_1 和维生素 C 等。维生素是维持机体正常功能代谢的必需物质,有些疼痛性疾病如周围性神经炎等本身就与维生素的缺乏相关。有研究显示,在治疗慢性下背痛或坐骨神经痛时,用维生素 B_{12} 和安慰剂做了双盲、对照性研究,结果证实维生素 B_{12} 能明显降低患者的疼痛程度。

维生素 B 族是神经阻滞疗法中最常使用的神经营养药。维生素 B_1 缺乏会出现神经痛和肌肉痛,局部应用可能有减轻神经痛和肌肉痛的作用,但因其对组织的刺激强且少数患者发生过过敏性休克,现已少用。维生素 B_6 可催化 γ- 氨基丁酸(GABA)的生成,常用于硬膜外腔注射治疗腰腿痛。维生素 B_{12} 主要以甲基化的形式存在,因此,甲基维生素 B_{12} 可维持中枢和外周髓鞘神经纤维功能的正常,有抗神经炎和可能的镇痛作用,是临床神经阻滞疗法最常用的神经营养药物。

(四) 其他药物

神经阻滞疗法中仍会使用一些其他药物,通常会在某些特殊情况下使用,如神经妥乐平是一种生物制剂,具有抗过敏、镇痛和神经营养的作用,临床常用在神经卡压时间较长、骨科减压术后效果不理想或遗留有末梢麻木、发凉等易感者,常加入阻滞液中作病灶部位注射,如椎间孔、硬膜外间隙阻滞。其他如吗啡、芬太尼、氯胺酮等镇痛药也常混合入局麻药中,采用持续泵注或单次硬膜外腔注入,通常用来治疗晚期癌痛和一些顽固性非癌性疼痛。另外,我国有些中成药制剂也有作为神经阻滞疗法的局部用药来使用,如复方丹参注射液、复方当归注射液和脉络宁注射液等,但由于治疗例数较少且对药物机制不甚清晰,故难以对药物进行推广,但是作为祖国的传统中药,应积极进行开发研究,以期能够更好的继承,为治疗疼痛做出更大的贡献。

另外,一些神经破坏药如10% ~ 20%的氧化钠溶液、乙醇和苯酚。这些药物具有损毁神经结构,使神经细胞脱水、变性、坏死,导致神经阻滞的传导功能中断,从而达到较长时间感觉和运动功能的丧失。临床上常用于癌痛和严重的神经病理性疼痛等的治疗。

四、神经阻滞疗法常见的并发症

(一) 感染

感染是神经阻滞疗法中发生的最多,也是最常见的并发症。寻其原因,主要是操作不规范,无菌观念和概念不强引起的。其中最严重的当属硬膜外腔感染和关节腔内感染。所以在进行神经阻滞疗法时也要注意空间环境的无菌,不可在门诊随意操作引起感染。任何操作均应该在正规的手术室内进行,严格执行无菌操作规范。对感染部位禁忌各种神经阻滞操作。对有感染且必须采用神经阻滞疗法的,应该在治疗的同时加强抗感染治疗,以防止或控制感染,防止感染的扩大和迁延。

(二) 气胸

气胸也是比较常见的并发症,可以在颈部、胸椎、肋部操作时发生,有时在肩部穿刺过深时也可以引起气胸。当出现气胸时会表现:回抽出现大量气体,但是注射器封闭良好;穿刺时,患者有时会自述突然出现胸部刺痛,此系刺激胸膜引起;注射治疗药物时,可出现胸背部广泛的剧痛或伴咳嗽;穿刺后数小时或数日,患者出现呼吸困难或伴有呼吸时胸部疼痛;辅助检查如胸片可发现气胸或血气胸。

对于气胸等并发症,防范重于治疗,操作时严格按照规范进行,不要盲目进针,对于有条件的单位,一定要在可视(B 超或 C 型臂机等)下进行操作。

(三) 神经损伤

一般出现在穿刺时频繁刺伤神经干或神经根,或药物注入神经纤维髓鞘内,药物对神经纤维的毒性作用等引起。有时在做低位硬膜外腔阻滞时,损伤了马尾丛神经,引起马尾综合征。

对神经损伤较轻者,一般无须处理,几日后可自行恢复,也可加用神经营养药物如 B 族维生素。对于损伤严重者可尽量早期行相应区域的交感神经阻滞,如星状神经节、腰交感神经节阻滞等,同时使用 B 族维生素、糖皮质激素和甘露醇等进行神经营养、抗炎和脱水等治疗,常可以在短期内痊愈。

(四)其他并发症

在神经阻滞疗法中还可能会出现局麻药中毒、注射部位疼痛、原有疼痛短时期加重、局部血肿和全脊麻等。

综上所述,神经阻滞疗法是疼痛治疗中最常见的一种方法,它有着很多的优点,如操作简便、疗效快、副作用少,而且药物可以直达病损处,且药物集中。如果我们能够诊断准确,操作熟练,常可以少量药物取得较好的疗效。但是操作中一定要严格按照操作规范和无菌原则进行,出现问题及早进行治疗或请相关科室配合,以保证患者的安全。

目前我们对脊柱源性疼痛常用的神经阻滞疗法主要有硬膜外阻滞、椎旁神经阻滞和小关节阻滞等方法,各种方法均有其特殊性和适应证,将在下面章节分别进行介绍。

第二节 硬膜外腔阻滞

硬膜外腔阻滞(epidural block)治疗疼痛在 20 世纪初就开始使用了。经过数十年的不断改进和应用,硬膜外腔阻滞镇痛在临床上应用得更加广泛,成为临床疼痛治疗的主要方法之一,虽然这些治疗的有效性一直有所争论,但是许多的临床应用和研究都支持这项技术在控制脊柱源性疼痛方面的应用。在 1994—2001 年美国接受硬膜外腔阻滞治疗人数由 553/100 000 上升至 2055/100 000,硬膜外腔注射治疗已经成为治疗慢性腰腿痛最常用的神经阻滞手段。

一、硬膜外腔的解剖

脊髓容纳在椎管内,为脊膜所包绕。脊膜从内向外分为三层,即软脊膜、蛛网膜和硬脊膜。硬脊膜从枕骨大孔以下开始分为内、外两层。外层与椎管内壁的骨膜和黄韧带融合在一起,内层形成包裹脊髓的硬脊膜囊,止于第 2 骶椎。因此通常所说的硬脊膜实际是硬脊膜的内层。软脊膜覆盖脊髓表面与蛛网膜之间形成蛛网膜下腔。硬脊膜与蛛网膜几乎贴在一起,两层之间的潜在腔隙即硬膜下间隙,而硬脊膜内、外两层之间的间隙为硬膜外腔。

正如椎体骨性结构一样,硬膜外腔的结构也是从颈段到骶段各不相同。硬膜外腔上起枕骨大孔,下至骶尾韧带,其内部填充着脂肪、粗大的静脉丛和疏松的结缔组织。这些填充物在颈段和胸段较少,而在腰段较多,且腰段硬膜外腔内静脉的直径最为粗大。黄韧带薄厚不均,构成硬膜外腔的后外侧面。由于黄韧带是连续而有韧性,在经由注射器向内注射液体时会产生阻力,所以判断穿刺针是否已进入硬膜外腔时,阻力消失是很有价值的指标。

另外,颈胸段硬膜外腔处的黄韧带在中线处常常不融合。所以,在颈胸段实施硬膜外腔穿刺术时,应用阻力消失技术可能存在问题。当正中线处缺乏致密的黄韧带时,在进入硬膜外腔时就可能没有阻力消失的感觉。再者,颈段黄韧带较薄,而胸腰段的较厚。针对每个椎间隙来讲,头侧较薄,尾侧较厚,且从侧面到中间越来越薄。从腰段(5～6mm)到胸段(3～5mm),硬膜外腔前后径越来越小,颈段水平(2mm)最窄。另外,颈段和胸段的硬膜外后间隙很窄,因此在颈胸段穿刺针进入硬膜外腔时,针尖非常靠近脊髓。

二、硬膜外腔阻滞的药物作用机制

不同药物注入硬膜外腔后,其药物作用机制不同,以下主要介绍局麻药、阿片类药物和糖皮质激素类药物在硬膜外腔的作用机制。

(一)局麻药

局麻药物被注入硬膜外腔后,沿着硬膜外腔隙进行上下扩散,部分经过毛细血管进入静脉;一些药物渗出椎间孔,产生椎旁神经阻滞,并沿着神经束膜及软膜下分布,阻滞脊神经根及周围神经;有些药物也可进入根蛛网膜下腔,从而阻滞脊神经根;尚有一些局麻药直接透过硬脊膜及蛛网膜,进入脑脊液中。所以目前多数意见认为,硬膜外腔阻滞时,局麻药经多种途径发生作用,其中以椎旁阻滞、经根蛛网膜绒毛阻滞脊神经根以及药物通过硬脊膜进入蛛网膜下腔产生延迟的脊麻为主要作用方式。鉴于局麻药在硬膜外腔中要进行多处扩散分布,需要比蛛网膜下腔阻滞大的多的容量才能导致硬膜外阻滞,所以容量是决定硬膜外阻滞量的重要因素,大容量的药物使阻滞范围广。而药物的浓度是硬膜外阻滞质的重要因素。硬膜外腔阻滞镇痛常需要浓度较低的局麻药,获得分离麻醉(differential block),即仅阻滞感觉神经而保留运动神经功能。硬膜外腔阻滞可在任何的脊神经节段处穿刺,通过使用不同的量和浓度来达到所需要的阻滞效果和程度。

(二)阿片类药物

阿片类药物在 1979 年首次被报道应用于硬膜外腔镇痛,使用其最主要的目的是获得一个更长更确切的镇痛。硬膜外腔阿片类药物的主要机制是药物透过硬脊膜进入脑脊液和脊髓背角的阿片受体结合或者吸收扩散入血管。脊髓的主要屏障蛛网膜有亲水区和疏水区,硬膜外阿片类药物必须首先能溶解并通过该两区才能作用于脊髓发挥效应。阿片类药物的这些理化性质也决定了其血管通透性。硬膜外腔注射高脂溶性阿片类药物如芬太尼和舒芬太尼后其扩散到血管内比蛛网膜下腔更容易,故硬膜外腔注射芬太尼和舒芬太尼相比静脉注射该两种药物的镇痛效果和血浆浓度均相近,故注射这两种药物在硬膜外腔并没有优于静脉注射。硬膜外腔注射后,脊髓阿片类药物是血管与蛛网膜下腔对该药物摄取与分布速率相平衡的结果。吗啡属亲水性药物,因此它相较于其他亲脂性阿片类药物通过膜区较慢,但是在硬膜外腔注射 15min 以后,其脑脊液浓度是血浆峰值的 100 ~ 200 倍,而且在脑脊液中滞留时间较长,故镇痛作用时效较长。但是吗啡有延迟性呼吸抑制,可以在硬膜外腔注射 6 ~ 18h 后发生,主要可能的原因是吗啡在脑脊液缓慢扩散至脑干所致。

(三)糖皮质激素类药物

糖皮质激素类药物注入硬膜外腔治疗疼痛的有效机制存在较大的争议,虽然在 1953 年糖皮质激素就用于硬膜外腔注射治疗,但是具体机制仍然不甚清楚,最能够接受的是认为糖皮质激素通过抑制炎症因子合成和释放、抑制炎性细胞聚集,以及降低血管通透性等多种抗炎机制减轻神经根水肿、增加神经根血流和改善神经根缺血以达到缓解疼痛的目的。虽然支持糖皮质激素有抗炎作用的证据有说服力,但仍有其他作用机制假说。研究证明,激素注射到硬膜外腔能够阻滞正常的伤害感受性 C 纤维的传导,而影响 A-B 纤维的传导。因为这种作用在去除糖皮质激素后消失,提示激素对膜有直接作用。而且,在脊髓背角(SG)层的肾上腺素和 5- 羟色胺神经元上存在有糖皮质激素受体,而 SG 层被认为是疼痛传导的通路。

提示硬膜外腔激素可能直接作用于脊髓,调节从外周伤害感受器的伤害感受性输入。

但2014年美国食品药品管理局(Food and Drug Administration,FDA)警告说,硬膜外腔注射糖皮质激素可导致硬膜外腔的罕见且严重的不良事件,包括"视力丧失、脑卒中、瘫痪和死亡"。此外,FDA声明硬膜外使用糖皮质激素的有效性和安全性尚未建立,并没有批准糖皮质激素类药物在硬膜外腔的使用。

此外,报道在硬膜外腔使用的药物尚有右美托咪定、氯胺酮等用于疼痛治疗,具体机制仍在研究中。

三、硬膜外腔注射治疗穿刺路径

硬膜外腔注射治疗的穿刺路径主要包括三种:骶管、椎板间和椎间孔路径。经骶管路径行硬膜外腔注射治疗操作较易,且穿破硬脊膜的风险最低,但注药容量最大。经椎板间路径与骶管路径相比,更接近炎症病变的神经根部位且注药容量较少。而经椎间孔路径与其他穿刺路径相比可直接作用于"靶神经根"(硬膜外腔腹外侧)且注药量最少,但风险相对较高(药液误入脊髓根动脉或造成脊髓根动脉栓塞、血肿),同时需要影像学设备,如X线辅助定位。

(一)骶管阻滞

1901年,Sicard Fernand Cathelin找到了一种比脊麻更安全的方法——骶管阻滞(骶麻),他首次向骶管内注入普鲁卡因用于外科手术。1909年骶管阻滞用于产科,20世纪40年代此方法曾广泛用于无痛分娩,此后逐渐用于外科手术麻醉。现代研究认为,药物通过骶管注入硬膜外腔直接作用于神经根,阻断疼痛的传导通路,阻断化学刺激因子对神经根的刺激,以达到治疗目的。在椎间盘突出症所致腰腿痛的诸多治疗方法中,骶管阻滞的疗效是肯定的,国内外大量的临床实践证明,有效率在55% ~ 80%。

1. 应用解剖　成人骶骨后壁上、下部各有一缺损,分别称为腰骶间隙和骶尾间隙,骶尾间隙也称为骶裂孔或骶管裂隙。两个间隙表面均有坚韧的纤维膜覆盖,属于黄韧带的延续,骶裂孔上的纤维膜亦称骶尾韧带、凯塞林(Cathelin)膜,此韧带厚约1 ~ 3mm。从骶后孔穿刺进行骶管麻醉,由于骶骨后壁解剖变异较多此法穿刺失败率较高。临床上腰骶间隙和骶后孔穿刺较少运用,骶管注射多指骶尾间隙注射。骶段椎管由上向下呈倒置的三菱锥状,长度平均为97mm左右。成人硬膜囊一般至S_2处终了,少数情况下会终止于S_4节段。如果腰穿针在椎管内进入过深会刺入蛛网膜下腔,因此骶裂孔到蛛网膜终端的距离有重要的临床意义。总体来看,骶裂孔到蛛网膜终端的距离平均长度为45mm左右,最长可达75mm,最短的小于15mm。中国人骶管腔的容积变异也较大,小的只能容纳12ml液体,大的可容纳65ml,平均为30ml。这些数据对临床用药有一定的指导意义。

2. 适应证和禁忌证

(1)适应证:骶管阻滞适应证较广泛,既可以用于急性疼痛,也可以对慢性疼痛有治疗作用。

急性疼痛,包括:术后疼痛、急性下背痛、急性神经根痛、继发于下肢及骨盆外伤的疼痛、急性带状疱疹疼痛、癌痛、继发于血管痉挛或血管闭塞性疾病的下肢急性血管功能不全和腹股沟区急性疼痛等。

慢性疼痛,包括:腰部神经根病、腰背综合征、椎管狭窄、椎板切除术后综合征、椎体压缩性骨折、糖尿病多发性神经病变、带状疱疹后神经痛、反射性交感神经营养不良、幻肢痛、睾丸痛、肛门痛和骨盆疼痛综合征等。

对于先前做过腰部手术的患者,腰部再进行硬膜外腔镇痛效果差,此时可以进行骶管阻滞。骶管阻滞还可以用在癌症引起的骨盆痛、会阴部疼痛及直肠痛。对于缓解前列腺癌骨转移患者的疼痛以及化疗相关性周围神经痛也极为有效。

(2)禁忌证:骶管阻滞禁忌证主要包括:穿刺部位或附近有感染、肿物或畸形;骶骨、骶管本身病变;全身败血症;严重高血压;局麻药过敏等。另外与其他椎管内治疗不同,正在进行抗凝治疗或凝血功能紊乱的患者不是骶管阻滞的禁忌证。

3. 操作过程

(1)体位:骶管阻滞可以在侧卧位或俯卧位下完成。当行俯卧位进行穿刺时,最好在患者的髋下垫一厚枕。当取侧卧位时,屈膝屈髋,背部尽量向前弯曲。每种体位各有其优缺点,如俯卧位时,医师操作起来相对比较容易,但如果患者腹部有创口或肠道造瘘等,则不适合,此外俯卧位还会限制呼吸道通畅。而侧卧位有助于呼吸道保持通畅,但是对操作技术的要求相对较高。

(2)穿刺点定位:骶管穿刺的成功关键在于骶裂孔的定位准确,但是骶裂孔的定位一般是以骶角为标志的。但是骶角的形态可分为3种情况:①两侧骶角同高占70.8%;②两侧骶角不同高占24.8%,一般以低侧骶角为标志。③两侧骶角扁平者占4.4%。当触摸不到骶角时,必然引起触摸骶角定位骶裂孔的困难。

目前临床上主要有以下几种定位方法:①直接触摸骶角法,最常用的骶裂孔定位方法;②间接触摸法:先触摸到尾骨尖,沿后正中线向上约4.0～4.5cm处,旁开0.7～1.0cm即可触到骶角;③表面定位法:骶裂孔中心点与两髂后上棘约呈一等边三角形,当触摸到两髂后上棘,即可定位骶裂孔。④经B超定位法:现在随着超声技术在麻醉科和疼痛科的普及应用,经B超定位法已经逐渐成为一种主要和流行的定位方法。⑤其他影像学定位,如C型臂机定位、CT下定位等。

(3)穿刺:骶管阻滞要考虑是否要置管,如果使用的是单次注药技术,那么对穿刺针的选择就比较宽松,只要所有能够到达骶管长度的针均可。在成人,建议最小使用22G的针,这样可以进行快速注射,有利于发现药物注射位置的正确与否。如果选择置管,则针的大小则要求能够通过导管才可。

穿刺时,骶裂孔确定后,非持针手的示指和中指放在骶角上,穿刺针以大约45°的角度刺向骶骨。在进针的过程中,特别注意进入骶管时的阻力突然的降低。然后继续进针直至碰到骨头,应当是骶骨腹侧板的背侧面。略微退针,改变针的角度,让针和皮肤之间的角度变小。阻力消失后,改变进针角度过程中,向骶管进针深度大约为1～1.5cm。不要过多进入,否则可能会穿破硬膜或刺入静脉。在注入治疗量的药物之前,一定要像硬膜外注射时,注意回抽和注入实验量局麻药,以免注入血管或者蛛网膜下腔。

(4)操作中的问题:在行骶管阻滞的过程中,可能会出现很多意想不到的问题。首先,穿刺针没有进入骶管,在骶管外侧甚至是皮下组织内,如果注药时则可以明显感觉到骶骨上组织出现膨出。其次,我们还可能会穿刺到骶管的骨膜上和骶尾韧带内,此时注药会伴随着明显的疼痛和极大的阻力。另外,我们在一些有严重骨质疏松的老年人进行阻滞时,穿刺针可能会误入骶椎的骨髓腔内,导致局麻药迅速入血,可能引起毒性反应。最后一种可能是穿刺针穿过骶骨或尾骨旁,直接进入盆腔,在盆腔内,穿刺针可能进入直肠或女性阴道,可能造成出血或潜在的局部瘘,另外,穿刺针可能被污染,如果调整穿刺针继续穿刺,则可能将这种污染带入骶管,造成严重后果。

有研究证实,在无影像学引导下骶管穿刺治疗,假阳性率(穿刺失败率)可高达20% ~ 38%。所以,有时做骶管阻滞治疗时,效果欠佳,这也是其中应该考虑的原因。

(二)经椎板间入路硬膜外腔阻滞

在颈、胸和腰段行硬膜外腔阻滞,硬膜外腔穿刺可以采用中线旁的后入路法,此法穿刺针经由两个椎板之间进入硬膜外腔,椎板间入路是临床上最常使用的硬膜外腔阻滞。但是研究证实,即使是有经验的麻醉医生在无影像学引导下行椎板间穿刺误穿几率仍可达30%。另外,经椎板间穿刺行硬膜外腔阻滞注射造影剂后,发现药剂可扩散至硬膜外腔的腹外侧仅有36%,而腹外侧是神经根受压和炎症反应最常见的部位,所以,椎板间入路的硬膜外腔阻滞对疼痛治疗的效果还是有待商榷的。

1. 应用解剖 颈、胸和腰各段的椎体结构各有不同,各椎体构成不同会影响硬膜外腔穿刺技术。在不同的水平,其棘突的角度是不同的。颈段和腰段的棘突和椎板相连,接近于水平位,易于通过正中垂直入路进入椎管。而中胸段(T_5 ~ T_9)棘突的角度较大,较之正中入路来讲,旁正中入路更易到达椎管。而高位(T_1 ~ T_4)和低位(T_{10} ~ T_{12})胸段棘突角度介于颈腰段和中胸段之间,因此正中和旁正中入路均可。

颈胸段硬膜外腔处的黄韧带在中线处常常不融合。所以,在颈胸段实施硬膜外腔穿刺术时,应用阻力消失技术可能存在问题,因为正中线处缺乏致密的黄韧带,在进入硬膜外腔是就没有了阻力丧失的感觉。另外,硬膜外腔的前后径也是颈段最窄,约2mm左右,而腰段最宽,约5 ~ 6mm。所以,了解颈胸腰段脊柱解剖的不同,对成功行硬膜外腔阻滞是很重要的。

2. 适应证和禁忌证

(1)适应证:适应范围广,主要包括:①全身性疾病:带状疱疹后神经痛、手术后疼痛、外伤、骨折疼痛等。②颈肩部疼痛:外伤性颈部综合征、颈肩部综合征、胸廓出口综合征、颈椎病、肩周炎、雷诺综合征、局部血液循环障碍、幻肢痛和残肢痛等。③胸腹部疼痛:消化性、胰腺炎、胆囊炎、乳癌根治术后综合征、因胸廓、胸膜、肺部疾患所致的疼痛。④腰骶部、下肢疼痛:椎间盘突出症、变形性脊椎炎、椎管狭窄、血栓闭塞性脉管炎、闭塞性动脉硬化症、下肢溃疡、痛经、坐骨神经痛、尾骨痛、肛门会阴部的痉挛性疼痛及分娩疼痛。

(2)禁忌证:禁忌证主要包括:穿刺部位或附近有感染、肿物或畸形者;凝血功能异常或正在服用抗凝药物者;肿瘤发生转移侵犯脊柱骨质者;精神异常或不能配合操作者;局麻药和其他治疗药物过敏者等。

3. 操作过程

(1)体位:穿刺时,一般颈段选择坐位,而胸段和腰段通常选择侧卧位且患侧在下。

(2)硬膜外腔确定

1)阻力消失法:穿刺针抵达黄韧带后,阻力增大且有韧性感。此时取出穿刺针针芯,接5ml玻璃注射器,注射器内2 ~ 3ml有生理盐水,然后继续缓慢进针,并不断试验阻力,当针尖突破黄韧带时,可有突然的阻力消失感。

2)负压现象:穿刺针到达黄韧带后,拔出针芯,接装有液体的负压管或在针尾滴入一滴生理盐水,继续缓慢进针,当针尖穿透黄韧带时,负压管水柱或针尾水滴将被吸入,并随呼吸而波动,此为负压现象。一般颈部硬膜外腔穿刺多用此法。

3)气泡外溢试验:针尖进入硬膜外腔后,接装有 2ml 生理盐水或空气的注射器,快速注入后取下注射器,可见水或气泡外溢,此现象只有在针尖在硬膜外腔才会出现,故为特征性试验。

(3)穿刺:穿刺点应选择支配疼痛区域的相应脊神经节段。确定脊间隙,一般参考体表解剖标志,如颈部最明显的棘突为 C_7;两侧肩胛冈连线交于 T_3 棘突;两肩胛下角连线交于 T_7 棘突;两侧髂嵴最高点连线交于 L_4 棘突或 $L_3 \sim L_4$ 脊间隙。

硬膜外腔穿刺有直入法和侧入法。颈椎、胸椎上段及腰椎的棘突相互平行,多主张用直入法;胸椎的中下段棘突呈叠瓦状,间隙狭窄,穿刺困难时可用侧入法。但目前临床上各脊椎节段多常规使用侧入法,可减少棘上韧带和棘间韧带的损伤引起的疼痛。直入法通常经过皮肤、皮下组织、棘上韧带、棘间韧带和黄韧带等层次后进入硬膜外腔。

当穿刺针进入硬膜外腔后,即可注射药物,若采用连续硬膜外阻滞,则需置入硬膜外导管,但是无论是单次和连续硬膜外腔阻滞,均需在注射治疗量药物前注入 3 ~ 5ml 的局麻药作为试验量。一般门诊患者多采用单次法,住院患者可考虑留置导管的连续法。

4. 操作中的问题 就安全性而言,椎板间路径硬膜外阻滞较为安全。Manchikanti 等研究显示,在 10 000 例影像学引导下的椎板间路径硬膜外腔注射治疗的患者中,其中穿刺后头痛者占 0.07%,短暂的神经根刺激症状者占 0.28%,误入血管者占 0.5%,另有 0.8% 误穿硬脊膜。目前经椎板间硬膜外腔阻滞路径仅仅发现一例治疗导致瘫痪,远远少于经椎间孔路径注射治疗。所以,即便如此,仍然建议在做操作时最好在影像学引导下进行,同时注射药物时要谨慎,注意实验量的注入。

(三)经椎间孔硬膜外腔阻滞

经骶裂孔和椎板间隙的硬膜外腔阻滞有误入硬膜外腔以外结构或血管的危险,另外,由于硬膜外腔纤维化和粘连的存在(特发性或手术后的),则注射的药物无法到达想要治疗的神经,达不到所要的效果或者造成诊断的误判。基于以上原因,经椎间孔实施硬膜外腔阻滞则显得尤为重要。最近在描述硬膜外腔阻滞的术语有些争议,许多书籍和文章常错误地将经椎间孔硬膜外腔阻滞描述为"选择性神经根阻滞"或"神经根袖注射"。而国际脊椎注射协会(ISIS)提议命名为"经椎间孔硬膜外腔阻滞"。

1. 应用解剖 颈部由于第 1 和第 2 颈椎解剖结构特殊,不能做椎间孔阻滞,颈椎椎间孔阻滞主要在 $C_2 \sim C_7$ 进行。$C_3 \sim C_6$ 为普通颈椎,椎体较小,横突较宽,且有脊神经根经过的横突沟,横突末端分成前结节和后结节,横突根部中间有一横突孔,横突孔中间有椎动脉通过。C_3 神经从 $C_2 \sim C_3$ 椎间孔穿出,以此类推 C_7 神经从 $C_6 \sim C_7$ 椎间孔穿出。

胸部脊神经,由各相应胸椎椎间孔发出,胸椎共 12 块,每块骨包括前部的椎体和后部的椎弓,椎弓由一对椎弓根和一对椎弓板构成。在椎弓根和椎弓板连接处伸出一对横突,相邻横突之间有横突间韧带。椎弓根的上、下缘各有一切迹,邻位椎骨的上下切迹参与椎间孔的构成,其间有脊神经和血管通过。

腰部脊神经沿椎弓根内侧壁下 2/3 的侧隐窝穿出椎间孔,解剖与胸椎基本相似。

2. 适应证和禁忌证

(1)适应证:颈部经椎间孔硬膜外腔神经阻滞:C_2 神经阻滞可用于治疗颈源性头痛。$C_4 \sim C_7$ 神经阻滞可用于治疗颈椎病、颈部根性神经痛、颈椎关节病或颈、肩、臂综合征和肩周炎。也可以注射神经损毁药治疗相应神经支配区的癌痛。

胸部经椎间孔硬膜外腔神经阻滞:胸部外伤后疼痛(肋骨骨折、胸壁挫伤和连枷胸等)、胸部或上腹部术后疼痛、肋间神经痛、胸椎结核、胸椎转移瘤、退行性胸椎病、强直性脊柱炎、胸膜炎疼痛和带状疱疹及带状疱疹后神经痛等。

　腰部经椎间孔硬膜外腔神经阻滞:腰肌损伤、腰椎间盘突出症、脊椎病引起的根性神经痛、下肢血管痉挛性疾病、下肢肌肉疼痛和下肢雷诺氏病等,本法也可注射神经损毁药物治疗转移性、原发性癌痛或带状疱疹后遗神经痛。

(2)禁忌证:穿刺点有感染,患者不配合、凝血功能异常、局麻药和其他治疗药物过敏、颈部畸形、颈部巨大肿物、气管受压移位、有严重心肺功能疾患和椎体严重畸形等。

3. 操作过程

(1)颈部经椎间孔硬膜外腔神经阻滞:患者取侧卧位或仰卧位,头转向对侧。体表定位:术者位于患者后外侧,沿耳后胸锁乳突肌后上缘触及乳突,在乳突下 2cm 左右触及环椎横突,其下方为 C_2 神经。以此标志,确定阻滞之椎间孔并做好标记。左手固定皮肤,右手持针刺入触及横突后结节后,退至皮下,针尖朝向后上侧方向再沿后结节前方与皮肤呈 30° 缓慢向横突根部进针。进针约 2 ~ 3cm 直至出现异感。回抽无血及脑脊液后注射药物 2 ~ 3ml。未出现异感也可注药,增大药量也可扩展至上下两个椎间孔增强阻滞效果。

(2)胸部经椎间孔硬膜外腔神经阻滞:患者患侧朝上侧卧位,尽量屈颈、屈背、屈髋、屈膝。也可俯卧位,双上肢垂放于身体两侧,选择舒适体位。确定阻滞之棘间隙,并做水平延长线至距正中线 5 ~ 6cm 处为穿刺点,用 8 ~ 10cm 长、7 号穿刺针垂直刺入皮下,并朝横突方向进针。进针 3 ~ 3.5cm,针尖可触及横突根部或下关节突或椎弓板,退针至皮下,再向外侧或内侧进针,即朝椎间孔方向。大约再进针 1cm 左右,便可达到椎间孔附近。多数患者不出现放射性异感,注气无阻力,回吸无血、脑脊液,注射局麻药 6 ~ 8ml。

(3)腰部经椎间孔硬膜外腔神经阻滞:患者患侧向上侧卧位或俯卧位。确定穿刺棘间隙棘突中线,不同部位向外侧距离正中线做标记的距离不同。上腰椎为距离棘正中线 3.5 ~ 4cm,下腰椎为 4 ~ 4.5cm。常规消毒后,用 10cm 长、7 号穿刺针。局麻下垂直刺向横突。进针约 3 ~ 4cm 触及横突,退针少许做 25° 向上或向下,再向中线倾斜 15° ~ 10°,或沿横突上或下缘进针 1 ~ 1.5cm,即达到椎间孔附近。可出现异感,回吸无血、脑脊液,注射局麻药 5 ~ 8ml。治疗后保持穿刺体位卧床 30 ~ 40min,防止患者因下肢麻木或行走无力而摔伤。

(4)操作中的问题:经椎间孔硬膜外腔神经阻滞可能会出现药物误入神经根袖或误入蛛网膜下腔会引起全脊麻。颈部穿刺过深易损伤椎动脉造成出血。胸部穿刺可能会误刺破胸膜。腰部穿刺要注意会引起下肢无力,门诊患者尤其注意防止摔伤。该类穿刺最好在影像引导下定位进行,现在由于 C 型臂机和超声的应用日趋广泛,穿刺的准确性和治疗效果逐渐提高。

第三节 椎 旁 阻 滞

1927 年 Cleland 提出 T_{11} ~ T_{12} 椎旁神经阻滞(paravertebral block,PVB)可以解除子宫收缩引起的疼痛已经 90 多年了。目前颈、胸和腰部椎旁神经阻滞已经成为临床疼痛治疗的基本操作技术。椎旁阻滞是指将药物注射到椎体两侧、出椎间孔的脊神经根附近,达到阻滞椎旁脊神经的目的。本章就将颈、胸和腰部椎旁神经阻滞的应用解剖、适应证和具体操作等做一介绍。

一、应用解剖

颈段脊柱的前面有纵行排列的椎前肌群,包括:头前直肌、头侧直肌、头长肌和颈长肌。颈椎外侧面为前、中和后斜角肌。颈部深筋膜的深层(椎前筋膜)覆盖颈段脊柱及其前面和两侧的椎前肌群和斜角肌群,上至颅底,向下与胸后壁的胸内筋膜延续,向两侧包绕臂丛和锁骨下动脉。此筋膜与颈椎间隙有疏松结缔组织,称椎前间隙。该间隙位于椎骨与椎前筋膜之间,这些间隙在颈部较胸部更为明显,因为没有肋骨和肋横突韧带,也没有前侧胸膜限制。实际上,深部颈丛阻滞也可认为是一种颈椎旁阻滞。

胸椎旁间隙的存在是肯定的,其横截面近似三角形,外侧是三角形的顶点,三角形的底部有椎体后外侧面和椎间孔构成,三角形后边由肋骨上部肋横突韧带构成,该韧带沿下缘横穿到下个肋骨的上缘。三角形的前边由胸膜构成。胸部脊神经穿椎间孔进入椎旁间隙立即分别进入初级神经分支。注入胸椎旁间隙的局麻药可影响感觉、运动和交感神经纤维。胸椎旁间隙之间无直接相通,这是由于其前侧胸膜紧附着于肋骨的前侧面,在其后侧下部的肋横突韧带横跨于自身的肋骨向前走行,且由此将上部和下部间隙封闭起来。然而沿三角形底部疏松组织注射药物,有可能沿此间隙向上和向下扩散。

腰部的椎旁间隙也是完全存在的,主要由脊椎及其周围肌肉构成。腰部椎旁间隙主要位于两椎板上下切迹间形成的椎间孔外缘,其前后分别为腰大肌和竖脊肌,其外侧为腰方肌。与腰段的椎间孔外侧平交处的间隙平面即为 PVB 的穿刺靶点。

横突是椎旁阻滞很重要的骨性标志。一般横突在体表是很难触摸到的,但与相对容易定位的棘突有着较固定的毗邻解剖关系,由于不同水平的椎体的棘突角度不同,横突和棘突的毗邻关系也是沿着脊髓变化的。在腰椎,棘突是伸长型的,横突平同一椎体棘突的头侧缘。在胸椎,棘突有一个球状的顶端,这个顶端正好平下一椎体横突。另外在胸段,脊神经出椎间孔后立即进入椎旁间隙,该间隙的水平面近似三角形,其外侧是三角形顶点,三角形的底部由椎体后外侧面和椎间孔构成,三角形后边为肋间 - 肋横突韧带,该韧带沿下缘横穿到下个肋骨的上缘,三角形的前边由胸膜构成。颈椎由于第 1 ~ 2 颈椎解剖较特殊,故颈椎椎旁阻滞主要在 C_2 ~ C_7 水平之间进行,C_3 ~ C_6 横突末端分裂成前结节和后结节,后结节较大且表浅,采用侧入路穿刺时较前结节容易被触及到,横突根部中间有一横突孔,孔间有椎动脉通过,穿刺时尤其要注意。

二、适应证和禁忌证

(一) 适应证

颈部椎旁神经阻滞在 C_2 ~ C_3 水平可以治疗颈源性头痛;在 C_2 ~ C_4 水平可以治疗颈肩痛;在 C_5 ~ C_8 水平可以治疗上肢根性神经痛,还可以用于腋部肿物和改良式乳房根治术的上胸部手术麻醉及术后镇痛。应用神经损毁药可以治疗颈椎骨转移癌性痛或顽固性神经痛等。

胸部椎旁神经阻滞可以适用于胸部手术后疼痛、肋骨骨折和带状疱疹性神经痛;胸椎旁神经损毁适用于缓解癌性疼痛,包括胸椎、肋骨、胸腔和上腹壁的侵袭性肿瘤。

腰部椎旁神经阻滞适用于腰椎间盘突出症或其他腰部神经源性疼痛的治疗。

（二）禁忌证

与硬膜外腔神经阻滞禁忌证基本相同。

三、操作技术

（一）颈椎椎旁神经阻滞

1. 颈侧入路法 PVB 技术 患者仰卧位，头转向健侧，颈 - 胸椎下垫一薄枕，以突出颈椎。先确定 $C_3 \sim C_7$ 横突后结节，但过度肥胖患者不易触及到。可在乳突和 Chassaignac（C_6 横突后）结节之间画一条直线。在此线后 0.5cm 再画一条直线。由于 C_2 横突不易触及，常位于第二条线的乳突尖尾侧 1.5cm 处，以每个横突尖依此向尾侧移动约 1.5cm 为各椎旁阻滞进针点。身材高大或后颈部横突长的患者相邻突间距可达 1.7cm 甚至达 2.0cm。确定要阻滞的神经经过的横突后，先在确定的横突部位皮下注射局麻药皮丘。用左手指固定皮肤，以 5cm 长的 $7^{\#}$ 针向内侧并向尾侧进针，直到触及神经或横突，大约进针 2.5 ~ 3cm（但过度肥胖的患者有时需进针 4 ~ 5cm）。如为诊断目的，引出轻微的感觉异常或使用神经刺激器可以确认神经。如果针尖在神经表面（不在神经内），2ml 局麻药即可阻滞此节段神经。如果是为了治疗需要阻滞几根脊神经，可用多个针在每个横突部位分别穿刺注射 2 ~ 3ml 局麻药或以一个穿刺针分别在几个节段穿刺，共注射 5 ~ 8ml 局麻药，应特别注意穿刺针不要过深，防止刺入椎动脉。

2. 颈后路法 PVB 技术 患者取俯卧位，胸下垫一枕头，颈部屈曲确定要阻滞神经所邻横突，在中线旁经几个横突尖作一标志线。消毒后铺治疗巾，在该椎骨横突水平面的标志线上（中线旁开约 3cm）作一皮丘。以 8cm 长 $7^{\#}$ 针垂直刺入皮肤，并继续向前略向内进针直至触及骨样感觉，将套在针体的穿刺深度标志物退至距皮肤 1cm 处。再将针尖退至皮下，针尖稍向外刺至第一次触及部位偏外 1cm，继续缓慢进针直至出现感觉异常，提示针尖触及到脊神经。引出异感非常重要，如未能引出异感可将针尖向头或尾侧调整穿刺才能引出。也可不引出感觉异常，针尖一旦刺入椎旁间隙，注射空气会出现落空感。此间隙在颈部互相连通，可使药液扩散至相邻的神经节段。每节段可注射 3 ~ 4ml 局麻药，如阻滞 3 ~ 4 个节段需注射 8 ~ 10ml。后路法穿刺较侧路法更安全，只要保持沿椎板外侧垂直穿刺，不会刺入椎动脉。

（二）胸椎椎旁神经阻滞

1. 患者取侧卧或俯卧位 常规消毒后，在胸椎棘突上缘旁开 1.5cm 处用局麻药作一皮丘。局麻药可阻滞到椎板外侧上部。用 5cm 或 8cm 的 $7^{\#}$ 穿刺针垂直刺入皮肤，直至针尖触及椎板外侧，然后将针退至皮下，向外移 0.5cm，进针至针尖超过椎板外侧缘，刺至该椎体横突下缘的肋 - 横突上韧带最上部。一旦针尖刺入此韧带，即在针尾连接吸有 2ml 生理盐水的注射器，并试推注生理盐水有阻力感。此时左手缓慢进针，右手持续推注射器芯，从针尖进入韧带时就应边体会推注生理盐水的阻力边进针。一旦穿刺针尖刺透肋横突上韧带的上部，进入相邻的椎旁间隙右手即刻感觉阻力消失。回吸无血或气即可注射药液。应说明的是，所穿刺椎旁间隙定位的棘突上一椎体的棘突。

2. 患者取坐位进行胸部 PVB 通常在胸部先触及到上一个棘突，与该棘突对应的是下一个脊椎横突。阻滞针的选择将取决于单次或连续阻滞的需要。中等身材用 $7^{\#}$ 或 $9^{\#}$ 腰穿刺针最合适。如果打算从体外置入导管,用硬膜外针即可。在相当于棘突外侧 3cm 作局麻皮丘,用长 7[#] 针经皮丘垂直刺入皮肤和浸润过的深部组织,直至触及骨性物即椎板。通常深度为 3cm,过胖患者需要 5cm 长针,另外上述距离要按人体不同适当缩小。将腰穿针刺入并超过局麻药浸润过的组织,直至感到骨性感觉的椎板后。应标记好这一深度,然后轻轻将标记退回距皮肤 1.5cm 处,将穿刺针退至皮下,向头侧方向再次刺入,这一过程可反复操作直至针尖清楚确认在横突上缘,且位于横突韧带内。拔出针芯,连接内有生理盐水的注射器,且连同注射器一起推进直至穿刺针的标记触及皮肤并得到刺入椎旁间隙后阻力消失感,这表明针尖已刺透肋横突韧带,到达椎旁间隙内。此时应反复进行回吸试验,除外空气和血。如需要置放导管时,注意从皮肤至椎旁间隙的深度,并参考硬膜外针的深度,Eason 等推荐置入间隙的导管至少 1cm。坐位穿刺时患者最好将胸部伏在固定支撑物上,以防穿刺期间患者移动。

（三）腰椎椎旁神经阻滞

患者取侧卧或俯卧位,先确定腰椎棘突,于患侧距棘突尖旁开 1.5 ～ 2.0cm 处作一皮丘,用 7[#] 长 8cm 腰麻针垂直刺入,一直触及同侧椎板外侧部位。一旦触及椎板,移动套在针体的橡胶标记至距皮肤 1.5cm 处。退针至皮下且向外移动 0.5cm,重新垂直进针至触及椎板外侧缘再沿椎板外侧缘进针 1.5cm 或一直进针 1.5cm 超过椎板到皮肤触及标记处,此时穿刺针刚好超过椎板外缘,注气出现阻力消失感。由于腰神经粗大,很容易触及并诱发异感,回吸无血或脑脊液即可注药。

（四）可能出现的问题

椎旁神经阻滞操作中可能会出现穿刺局部的血管损伤、血肿等,一般比较局限;还可能发生硬膜外扩散,原因可能是穿刺针过于偏向内侧,会出现比预期更广泛的神经阻滞和低血压;在操作时偶尔会出现臂丛神经阻滞或霍纳综合征;椎旁神经阻滞时损伤胸膜并不常见,但是当在穿刺过程中回抽有空气进入注射器,或患者出现刺激性咳嗽和胸部疼痛,应该特别注意。但是一般发生气胸都比较局限,保守治疗即可痊愈,但如果较严重则需要放置胸管和住院治疗,有些甚至还可发生血气胸。目前超声引导下椎旁神经阻滞已经在临床治疗中广泛使用,出现严重并发症的概率已经明显下降。

第四节　小关节阻滞术

自从 Ghormley 的首次报道,小关节一直被认为是背痛的主要来源。作为背痛的病因,由于诊断标准不同,其发病率在报道中变化很大,从 7.7% ～ 75%。Mooney 和 Robertson 实验证明了腰痛和牵涉痛可通过向小关节注射高压生理盐水而诱发。1977 年,Pawl 也用注射盐水复制了与颈部疼痛和头痛患者相似的症状。

对于大多数患者来说,小关节疼痛是由于椎间盘退变引起相邻椎骨的滑动以及它们的关节面间切力的增加。在过去,治疗这种关节失稳定相关性疼痛唯一有效的方法就是相应节段进行椎骨融合治疗,达到完全制动从而消除疼痛。如今小关节阻滞已被作为治疗疼痛的方法,同时还可以对不明原因疼痛进行诊断性阻滞。

一、应用解剖

小关节(椎骨关节突关节)是脊柱后方成对的滑膜关节,每个关节包括一个相邻椎体的上下关节突。颈部和腰部脊柱的小关节在横突的后面,而胸部区域小关节位于横突的前面。在功能上讲,小关节在承重和支持椎间盘起着一定的作用,还可限制腰椎过分的伸屈及旋转并防止椎间盘受到损毁。小关节的倾斜度具有一定的特点,在颈椎,关节面介于冠状面和轴面之间;胸椎小关节接近垂直及冠状位;而在腰部,关节与矢状面呈大约30°斜角。熟悉关节的方向对于选择合适的针刺方向进行关节注射是必需的。

小关节的神经支配来自于椎体交错的节段感觉神经。每个关节都有双重神经支配,分别来自同一椎体水平和上一椎体水平的节段神经。在腰部,节段神经的后主支与前主支在椎间孔处分开。后支通过椎间韧带的孔向后、向骶进入脊椎,几乎同时分为内侧支、外侧支和中间支。内侧支支配相同水平小关节的下极和上一水平小关节的上极。每个腰后支的内侧支同时也支配椎旁肌群,例如多裂肌和椎间肌,以及韧带和骨膜的神经弓。在颈部,内侧支主要支配小关节,而不支配椎旁肌。

综上,由于每个小关节接受同一椎体水平和上一椎体水平的内侧支纤维支配,这不仅解释了小关节所致疼痛定界不清的原因,而且说明,临床上为了彻底缓解疼痛,在进行内侧支阻滞时,受累层面上一椎体的内侧支也需要同时阻滞。

二、适应证与禁忌证

同其他滑膜关节一样,退变、炎症和关节面损伤可使关节在活动时出现疼痛,疼痛可引起关节活动受限,最终可导致关节功能丧失。从而支配小关节本身的神经受到激惹,还可导致继发性肌肉痉挛。现在也认为,腰椎间盘退行性变可使椎间盘间隙变小,脊椎后方的结构就需承受更大的压力,从而可引起腰椎小关节的退变和脊柱疼痛。这一过程在颈椎疼痛中具有重要作用。颈椎小关节被认为是颈部疼痛和牵涉性头、上肢疼痛的来源。在胸椎小关节阻滞适用于大部分临床情况,包括治疗由创伤、关节炎或胸小关节炎症造成的疼痛状况。禁忌证包括:凝血机制障碍,活动性感染及对应用药物过敏等。

综上所述,小关节阻滞对颈胸腰部疼痛的治疗和诊断都非常有用,特别是原因不明的疼痛,单纯依靠临床症状和影像学检查无法区分疼痛的来源,可以试用小关节阻滞,作为诊断,如果病因是小关节病变,还可缓解患者症状。

三、操作技术

由于颈、胸和腰部的小关节的解剖和邻近组织的不同,所以小关节阻滞的方法也略有差异,下面将分别进行叙述。由于胸椎小关节只是在很少的情况下是疼痛源,因此临床上很少用到胸椎小关节阻滞技术。胸椎小关节的方向与颈椎小关节相似,只是更陡峭一些,所以进针方向也是更陡峭。所以由于篇幅的原因,胸椎小关节阻滞就不再叙述了。

(一)颈椎小关节阻滞

颈椎小关节阻滞出现较腰部小关节阻滞晚,但是已经发展得非常完善,有多种阻滞技术,其中包括后入路、侧入路和前入路。其中后入路最为常用,侧入路其次。另外,阻滞的类型还包括关节内注射和支配小关节的内侧支阻滞,下面将主要叙述后入路阻滞。

1. 关节内阻滞技术 应该对颈椎注射患者开放静脉,万一出现意外情况,可以快速给药。患者取俯卧位,在前额下垫一小枕。由于颈椎小关节由上到下是与冠状面成角的,关节突较易于由后下方穿入。在盲法操作时,需要首先触诊确定棘突位置,于阻滞平面下两个节段棘突旁开 2.5cm 定出进针点。常规消毒局麻,取 22G 或 25G 脊髓穿刺针穿入皮肤,先进入皮下组织,而后取稍靠上方腹侧的路径调整针头后,直接刺向阻滞关节面的后缘。进针方向与皮面的交角约 35°。注意进针路径不要靠内侧或外侧偏斜,太靠内侧偏斜容易进入硬膜外、硬膜下或蛛网膜下腔,损伤脊髓。靠外侧偏斜容易越过关节支柱的外侧边界,造成椎动脉或神经根的损伤。

触及骨面后,针头稍稍向上调整,直到穿刺针滑入小关节面内,当针头滑入关节腔内通常有落空感。针头固定后,轻轻回抽观察有无血液或脑脊液流出,如无异常,可常规注入治疗药液 0.5 ~ 1.0ml。注药速度不宜过快,以免损伤关节囊加重患者疼痛。

这项阻滞技术对操作者提出了严格的要求,必须精通局部解剖和丰富的介入疼痛治疗技术经验。

2. 内侧支阻滞技术 内侧支阻滞技术通常作为关节内阻滞的替代技术,但由于相对于关节内阻滞来说安全性好,故该技术应用越来越多。颈椎阻滞通常由后方或侧后方进针。由于小关节的双重神经支配,故一般阻滞目标节段和上一个节段的内侧支。患者取俯卧位,取棘突旁开 2.5cm 的稍下方进针。常规消毒局麻,取 22G 或 25G 脊髓穿刺针穿入皮肤,先进入皮下组织,然后稍往上方内侧调整针头后进针,当触及骨面后退针少许,在稍向外侧进针划过骨面少许即可,回抽无脑脊液和血液即可注射药物约 1 ~ 1.5ml。

(二)腰椎小关节阻滞

1. 关节内阻滞技术 患者取俯卧位,腹部下方垫一个小枕头,可使患者腰部适度弯曲。在阻滞 L_1 ~ L_4 椎小关节时,首先辨认阻滞节段的棘突,在该棘突下方向侧方旁开约 3.5cm 作为进针点,常规消毒局麻后,用 25G 针垂直刺入直至皮下组织,然后稍向上和腹侧调整方向继续进针,当直接朝向阻滞节段的小关节的下缘,穿刺针与皮肤夹角约 35°,当遇到骨质,可轻度调整针的上下方向,当穿入关节内时往往有轻度的突破感。当到达位置后,回抽无脑脊液和血液,可注入药物 1 ~ 1.5 ml。注药速度不宜过快,以免损伤关节囊加重患者疼痛。用关节内阻滞技术阻滞腰骶(L_5)小关节时,技术与前述相同,但是针的位置更偏向下和侧方,以避开髂骨嵴的后上方。另外可在患者骨盆下方放置一泡沫楔而有助于操作。

2. 内侧支阻滞技术 体位与关节内阻滞时相同均为俯卧位,在欲阻滞节段触及棘突,选择该棘突稍下方旁开 5cm 处作为穿刺点。常规消毒局麻,使用 25G 针穿刺,进针达皮下组织后稍向内上方调整进针角度,使针尖朝向该节段横突与椎体结合部的上部。当针碰到椎体和横突连接部的骨质后,记录下深度后,稍退针后调整向内上方向进针,深度到达记录深度后停止进针。回抽无脑脊液和血液后,即可注入药物 1.5 ~ 2.0ml。在阻滞 L_5 水平的背角分支,采用与之相同的技术,但是阻滞进针点更偏向外侧,以阻滞走行在骶骨翼和骶骨的上位关节突之间的神经纤维。

四、可能出现的问题

颈椎小关节内阻滞或内侧支阻滞的并发症比较少见。但是，也可能出现严重的意外或并发症。这些意外包括穿刺针方向的问题：如过分向前可能会损伤椎动脉；穿刺针过分的向内则有可能进入硬膜外腔甚至会进入蛛网膜下腔，可产生高位硬膜外阻滞或者全脊麻的发生。另外还有其他的问题，如感染性并发症包括硬膜外脓肿和细菌性脑膜炎等；一些小的并发症如头痛、面红、出汗、恶心、低血压和晕厥等，这些小的并发症可能是局部本体感受器等被阻滞，一般可自行恢复。另外在胸椎小关节阻滞时还可能发生气胸和血气胸。

无论是颈椎还是胸腰椎小关节阻滞，由于操作区域临近脊髓及神经根，该操作前必须对该部位的解剖非常熟悉并且有丰富的治疗经验，否则不可盲目操作。另外，一些小关节内注射治疗后，部分患者的疼痛症状可有一过性的加剧。

（杨卫新）

参 考 文 献

[1]　von Gaza W. Die Resektion der paravertebralen Nerven und die isolierte Durchschneidung des Ramus communicans[J]. Arch Klin Chir, 1924, 133:479.

[2]　White JC. Diagnostic novocaine block of the sensory and sympathetic nerves. A method of estimating the results can be obtained by their permanent interruption[J]. Am J Surg, 1930, 9:264.

[3]　徐成明，李玉兰. 神经阻滞疗法的基本配方 [J]. 实用疼痛学杂志，2008, 4(3):234.

[4]　Manchikanti L. Role of neuraxial steroids in interventional pain management[J]. Pain Physician, 2002, 5(2):182-199.

[5]　Pelaia G, Cuda G, Vatrella A, et al. Molecular mechanisms of corticosteroid actions in chronic inflammatory airway diseases[J]. Life Sci, 2003, 72(14):1549-1561.

[6]　Cronstein BN, Kimmel SC, Levin RI, et al. Corticosteroids are transcriptional regulators of acute inflammation[J]. Trans Assoc Am Physicians, 1992, 105:25-35.

[7]　Movafegh A, Razazian M, Hajimaohamadi F, et al. Dexamethasone added to lidocaine prolongs axillary brachial plexus blockade[J]. Anesth Analg, 2006, 102（1）:263-267.

[8]　Mauro GL，Martorane U, Cataldo P, et al. Vitamin B_{12} in low back pain: a randomized, double-blind, placebo-controlled study[J]. Eur Rev Med Pharmacol Sci, 2000, 4:53-58.

[9]　Evans W. Intrasacral epidural injection therapy in the treatment of sciatica[J]. Lancet, 1930, 2:1225.

[10]　Friedly J, Chan L, Deyo R. Increases in lumbosacral injections in the Medicare population: 1994 to 2001 [J]. Spine (Phila Pa 1976), 2007, 32(16):1754-1760.

[11]　庄心良，曾因明，陈伯銮. 现代麻醉学 [M]. 3 版. 北京：人民卫生出版社，2003.

[12]　Behar M, Magora F, Olshwang D, et al. Epidural morphine in treatment of pain[J]. Lancet, 1979, 1: 527-529.

[13]　Bernards CM, Shen DD, Sterling ES, et al. Epidural, cerebrospinal fluid, and plasma pharmacokinetics of

epidural opioids (part 1): differences among opioids[J]. Anesthesiology, 2003, 99: 455-465.

[14] Nordberg G, Hedner T, Mellstrand T, et al. Pharmacokinetic aspects of intrathecal morphine analgesia[J]. Anesthesiology, 1984, 60: 448-454.

[15] Nordberg G, Hedner T, Mellstrand T, et al. Pharmacokinetics of epidural morphine in man[J]. Eur J Clin Pharmacol, 1984, 26: 233-237.

[16] Delaney TJ, Rowlingson JC, Carro H, et al. Epidural steroid effects on nerves and meninges[J]. Anesth Analg, 1980, 59:610-614.

[17] Johansson A, Hao J, Sjolund B. Local corticosteroid blocks transmission in normal nociceptive C-fibres[J]. Acta Anaesthesiol Scand, 1990, 34:335-338.

[18] Fuxe K, Harfstrand A, Agnati LF, et al. Immunocytochemical studies on the localization of glucocorticoid receptor immunoreactive nerve cells in the lower brain stem and spinal cord of the male rat using monoclonal antibody against rat liver glucocorticoid receptor[J]. Neuroscience Lett, 1985, 60:1-6.

[19] Hua SY, Chen YZ. Membrane receptor-mediated electrophysiological effects of glucocorticoid on mammalian neurons[J]. Endocrinology, 1989, 124:687-691.

[20] U. S. Food and Drug Administration. Drug Safety Communications. Faro Safety Communication: FDA requires label changes to warn of rare but serious neurological problems after epidural corticosteroid injections for pain. April 23, 2014.

[21] Kinaki S, Adair T, Wilma G, et al. The efficacy and neurotoxicity of dexmedetomidine administered via the epidural route[J]. Euro J Anesthesia, 2008, 25: 403-409.

[22] Mankowitz E, Brock-Utne JG, Cosnett JE, et al. Epidural ketamine. A preliminary report[J]. S Afr Med J, 1982, 61: 441-442.

[23] 何亮亮, 倪家骧. 硬膜外腔注射技术用于椎间盘突出相关慢性腰腿痛治疗的临床进展 [J]. 中国康复医学杂志, 2015, 30（5）: 517-521.

[24] 孟庆云, 柳顺锁, 刘志双. 神经阻滞学 [M]. 北京: 人民卫生出版社, 2003.

[25] Wiese SW, Tomas N, Defer HL, et al. A study of computerassistea tomography: The incidence of positive CAT scans in asytomatic group of patients [J]. Spine, 1984, 9:547-551.

[26] 张勇, 马忠立, 李义凯. 骶管注射疗法的应用解剖学研究 [J]. 颈腰痛杂志, 2001, 22(4): 330-331.

[27] 中国解剖学会体质调查组. 中国人体质调查 [M]. 上海: 上海科学技术出版社, 1986:124.

[28] Manchikanti L, Singh V, Cash KA, et al. Preliminary results of a randomized, equivalence trial of fluoroscopic caudal epidural injections in managing chronic low back pain: Part 2--Disc herniation and radiculitis [J]. Pain Physician, 2008, 11(6): 801-815.

[29] Parr AT, Diwan S, Abdi S. Lumbar interlaminar epidural injections in managing chronic low back and lower extremity pain: a systematic review[J]. Pain Physician, 2009, 12(1):163-188.

[30] Choi YK, Barbella JD. Evaluation of epidurographic contrast patterns with fluoroscopic—guided lumbar interlaminar ventral epidural injection [J]. Pain Pract, 2009, 9(4): 275-281.

[31] Manchikanti L, Malla Y, Wargo BW, et al. A prospective evaluation of complications of 10,000 fluoroscopically directed epidural injections [J]. Pain Physician, 2012, 15(2):131-140.

[32] Lenior T, Deloin X, Dauzac C, et al. Paraplegia after interlaminar epidural steroid injection: a case report[J]. Rev Chir Orthop Reparatic Appar Mot, 2008, 94(7):697-701.

[33] Pauza KJ. Nomenclature and terminology for spine specialists[J]. ISIS Scientific Newsletter, 2001, 4:24-25.

[34] Armitage EN. Thorax, Abdomen and Perineum, //Nimmo WS. Aneasthesia[M]. London: Blackwell scientigic publications, 1994:1503-1523.

[35] Marc BH, Patrick MM, George JS. Regional anesthesia[M]. St Louis: Mosby, 1996: 241-246.

[36] Eason MJ, Wyatt R. Pavavertebral thoracic block: a reappraisal[J]. Anaesthesia, 1979, 34(7):638-642.

[37] Ghormley RK. Low back pain: With special reference to the articular facets, with presentation of an operative procedure[J]. JAMA, 1933, 101(23):1773-1777.

[38] Mooney V, Robertson J. The facet syndrome[J]. Clin Orthop Relat Res, 1976, 115:149-156.

[39] Pawl RP. Headache, cervical spondylosis, and anterior cervical fusion[J]. Surg Ann, 1977, 9:391.

第十章

微创介入治疗

脊柱外科微创介入技术的发展是脊柱外科历史中最重要的革新。对于任何脊柱外科微创介入手术而言：安全、有效、微创是其生命力的三要素，目前应用于脊柱外科领域的微创介入技术种类较多，主要有内镜辅助下脊柱外科技术、X线引导下经皮穿刺脊柱外科技术、导航系统辅助下脊柱外科技术，均经非传统手术途径借助一些特殊的操作器械及辅助仪器或其他手段，对脊柱疾病进行诊治。微创介入技术不同于传统开放手术，其主要目标是减少脊柱外科手术的破坏性，最大限度地保持脊柱正常解剖结构完整性，具有组织损伤小、术后恢复快、并发症较少、卧床住院时间短及费用低等优点，在减少医源性的并发症和术后疼痛的同时，促进患者尽早回归日常生活。同时我们也应该认识到任何微创介入技术都有一定的局限性，既不能取代传统的开放性手术，也不能解决所有的外科问题，仍然还有许多问题需要我们思考，其潜在的风险比开放手术更大，医生不能迎合患者的心理过分夸大其优点，掩盖其潜在的风险使患者期望值过高。因此应用脊柱微创介入技术的医生必须对脊柱解剖有扎实深入的掌握和理解，并具有多年丰富积累的开放手术经验，充分认识脊柱微创介入手术的双面性，并严格掌握手术适应证及禁忌证，对可能出现的手术并发症有周密防范措施，才能充分发挥微创介入技术优势。

中国的微创脊柱起源于20世纪90年代，近年来随着临床医学技术水平的不断进步和先进医疗设备的完善，脊柱微创技术在我国得到广泛开展，在某些方面已经接近、达到或超过国外先进水平。本章对我国内广泛开展的几项微创介入技术进行详细阐述，包括化学溶核术、经皮穿刺椎间盘切除术、经皮穿刺激光椎间盘减压术、椎间盘射频消融术、椎间孔镜技术、经皮穿刺椎体（后凸）成形术。

第一节 化学溶核术

化学溶核术（chemonucleolysis）是通过经皮穿刺技术将某种溶解酶注入病变的椎间盘内或突出物的周围，使髓核的主要成分蛋白多糖解聚，使突出物减小或消失，以缓解或消除其对神经组织的压迫，从而使患者的临床症状得到改善，达到治疗椎间盘突出的目的。

一、技术发展历史

化学溶核术治疗腰椎间盘突出症已有50多年历史，1963年Smith首次成功地将木瓜凝乳蛋白酶注入腰椎间盘内，获得了满意的效果，随后许多学者进行大量的实验与临床应用观察，证实了其长期疗效。1969年美国医生Sussman用胶原酶注射治疗椎间盘突出症，于1981年报告在29例患者身上试用获得成功。美国于1981年批准了胶原酶的Ⅲ期临床试验，1983年在原德意志联邦共和国（西德）召开的胶原酶椎间盘溶解术国际学术会议上，报道了双盲法的临床研究结果，治疗效果达到80%以上。我国在20世纪70年代中期开始使用国产胶原酶治疗腰椎间盘突出症。目前已在国内各级医院广泛开展,普及至骨科、麻醉科、疼痛科、理疗科、康复科、介入放射科等。注射方法由原来的椎间盘内注射发展至椎间盘内外联合注射、椎间孔、侧隐窝、经骶裂孔硬膜外腔前间隙注射等 20 余种。注射部位由过去的单纯腰部椎间盘,发展至脊柱的任何部位。

二、治疗机制

椎间盘髓核组织主要由黏多糖、胶原蛋白构成,可用于注射治疗椎间盘突出症的药物有木瓜凝乳蛋白酶、胶原酶、多糖酶、透明质酸酶和软骨素酶 ABC 等。鉴于木瓜凝乳蛋白酶本身的毒性反应,国内主要使用胶原酶。

胶原酶是一种主要溶解胶原蛋白的酶,人体组织渗透压相等,能有效地溶解髓核和纤维环中的 I 型和 II 型胶原,能在正常的生理环境和酸碱度下分解胶原纤维,使其降解为相关的氨基酸并被血浆所吸收。对血红蛋白、乳酪蛋白、硫酸角质素等蛋白无损害,不破坏组织细胞和神经细胞。胶原酶注入椎间盘后期的主要改变是椎间隙被纤维或软骨组织取代,椎间隙纤维性融合。

三、治疗方法

化学溶核术的注射途径包括:椎间盘内注射、椎间盘外注射、椎间盘内外联合注射及采用其他可以注射到椎间盘突出部位的任何途径。只有根据患者不同的临床症状及椎间盘突出的不同部位来选择注射治疗的方法,才能获得良好的治疗效果。

(一)麻醉

局麻。

(二)术前用药

术前 30min,先给患者静脉滴注加有地塞米松 10mg 的 5% 葡萄糖液 100ml,以预防过敏反应。

(三)注射方法

1. 椎间盘内注射 患者取侧卧位或俯卧位,X 线透视定位病变椎间盘,常规进行皮肤消毒,铺无菌巾,选用穿刺针,距后正中线 6 ~ 12cm,与躯干矢状面呈 55°~60° 进针;当穿刺针针尖接触到纤维环时,可有沙砾样感觉。穿刺过程中在 X 线正侧位透视监视下进行,以确定进针的确切位置。当确认穿刺针已进入存在突出病变的椎间盘内后,注入 2ml 含有胶原酶 600U 的溶液,注射药液的速度宜缓慢,最好在 3min 以上,以防止注药速度过快引起腰痛加剧。药液注射完毕后留置穿刺针 5min 后拔出,以防药液从椎间盘内高压外溢导致治疗效果不佳及高浓度药液沿穿刺途径反流,灼伤脊神经根。

2. 椎间盘外注射

(1)经骶裂孔前间隙注射法:使用 18 号盘内针经骶裂孔穿刺成功后,置入带钢丝硬膜外导管深度 13 ~ 19cm。拔出钢丝后回抽无血液,脑脊液,遂开始注入造影剂,经正侧位椎管造影,确定导管位于硬膜外前间隙,并与病变椎间盘节段相符。即注入 1% 利多卡因 3ml,15min 后无全脊髓麻醉的现象,随后注入胶原酶。置入硬膜外导管深度计算方法,从病变椎间盘平面的棘突间隙至穿刺针入口处的距离(cm)加 3cm。

（2）经后路前、侧间隙注射法：经后正中棘突间隙穿刺至病变相应节段的硬膜外后间隙回抽无血液、脑脊液。插入硬膜外导管（不带钢丝）向患者侧间隙置管 2 ~ 3cm，导管遇有骨性感，表明导管前端抵达椎体后缘，然后注入 2ml 造影剂，行正侧位椎管造影摄像，确定导管位于硬膜外前间隙或侧间隙（接近侧隐窝），注入 1% 利多卡因 3ml，15min 除外全脊髓麻醉的现象，即可注入胶原酶。

（3）经椎间孔硬膜外腔置管注射法：患者取俯卧位，腹下垫枕，穿刺点局部麻醉，在 X 线透视引导下将穿刺针穿破黄韧带，进入硬膜外腔，插入硬膜外导管 3cm，退针后固定留管。注入 1% 利多卡因 3ml，15min 除外全脊髓麻醉的现象，确认硬膜外导管置入突出椎间盘压迫神经根处后，将胶原酶粉剂 1200U 溶于 5ml 生理盐水稀释，注入硬膜外腔。

（四）术后处理

术后俯卧位或患侧卧位 6h，密切观察患者生命体征，注意患者是否有头晕恶心、皮肤瘙痒及荨麻疹等，严重的过敏反应有低血压和呼吸困难，此时应立即肌内注射或静脉注射肾上腺素 1mg。

四、临床应用

胶原酶只能溶解胶原纤维、髓核及纤维环，对结晶钙盐无溶解作用。对于骨性腰椎管狭窄症，不适宜采用胶原酶注射治疗。

（一）适应证

1. 椎间盘突出伴有神经放射性疼痛、麻木等症状，经正规保守治疗 2 ~ 3 个月无效。

2. CT 或 MRI 显示椎间盘膨出、突出。

3. 临床症状、体征和影像学表现一致。

（二）禁忌证

1. 过敏体质者。

2. 椎间盘突出已钙化、马尾综合征、骨性腰椎管狭窄者。

3. 代谢性疾病者。

4. 椎间盘炎或椎间隙感染者。

5. 有心理障碍、孕妇及 14 周岁以下的儿童。

（三）副作用及并发症

1. **术后疼痛**　患者术后疼痛加剧较为常见，可给予镇痛治疗。这种疼痛反应与患者的纤维环破裂程度、注入胶原酶的浓度和液体量以及患者对疼痛的耐受程度等有直接关系。通过临床观察，以 400 ~ 600U/1ml 注入者疼痛反应轻。

2. **神经损伤**　造成神经损伤的主要原因是在穿刺过程中误伤脊髓神经外膜，高浓度的胶原酶溶液使神经根发生脱水变性，严重者可发生下肢截瘫。因此，手术应在局部麻醉下进行穿刺，缓慢进针，穿刺过程在 X 线透视监视下进行。注药前行回抽检查，如有血液或脑脊液应放弃注射。

3. **过敏反应**　化学溶核术术后应首先观察患者有无过敏反应的发生，一旦出现，应立即给予对症处理，原则与其他药物过敏相同。

4. **椎间隙感染**　手术应严格无菌操作，一旦发生感染应给予抗生素治疗，腰部制动。

5. **继发性腰椎管狭窄**　胶原酶溶解胶原纤维、髓核及纤维环，至椎间隙高度下降，引起继发性椎管狭窄。

五、术后康复

1. 术后俯卧位或患侧卧位 6h,可佩戴腰围下地活动。
2. 术后需住院观察 1 ~ 3 天,注意卧床休息。3 天后行腰背肌功能锻炼、直腿抬高锻炼。
3. 佩戴腰围 1 个月,术后 3 个月内严禁腰部负重,忌久坐、急转身、过度弯腰、扭腰动作。

第二节　经皮穿刺腰椎间盘切除术

经皮穿刺腰椎间盘切吸术(percutaneous lumbar discectomy,PLD)为微创介入治疗的术式之一,它是在 X 线透视引导下,将特殊器械经皮穿刺到突出的椎间隙内,将椎间盘内部分髓核切割、吸出,降低椎间盘内压力,进而使突出的椎间盘髓核组织还纳复位,减轻对神经根压迫的刺激,达到缓解腰腿疼痛、肢体麻木等症状的一种手术方式。

一、技术发展历史

1975 年日本医师 HijiKata 首次报道 PLD,在透视下经皮置入套管用垂体钳摘取髓核治疗腰椎间盘突出症并取得成功。1979—1984 年瑞士 Suexawwa 和 Jacobson 对 PLD 进行了改良,有效地提高了穿刺成功率和治疗效果。1985 年美国的放射科医师 Onik 发明了一种自动切割、冲洗、抽吸装置,髓核切除和吸出自动完成,手术成功率大大提高,术后并发症明显减少。这一重大改进使得该技术产生了革命性的飞跃,在以后的数年内这一技术在全球范围内迅速推广。

从 20 世纪 90 年代初我国有多家医院开始陆续报道经皮穿刺腰椎间盘切除术,并有文献分析其手术效果,同时我国医师在这一领域不断创新开发了多种椎间盘摘除器,为催动此项技术在国内各级医院的迅速开展起到了非常积极的作用。在科研和技术方面,我国学者也做了大量的工作,依据国人特征对该技术做了革新和发展。

二、治疗机制

PLD 治疗腰椎间盘突出症的机制目前尚未完全明了,PLD 并不是直接摘除压迫神经的髓核组织,而是间接性摘除椎间盘中央未突出的髓核组织。目前国内较为公认的两种学说为:椎间盘内压力减低学说和纤维环开窗学说。

(一) 椎间盘内压力减低学说

多数学者认为行 PLD 手术即开窗减压及摘除部分髓核组织后使得椎间盘内压力降低,使得压迫神经的髓核组织还纳,而且还可以切除部分突出部位的髓核,直接性解除部分压迫从而达到解除压迫的治疗目的。

(二) 纤维环开窗学说

多数的临床病例术后随访中发现患者的临床症状得到了明显缓解甚至消失,但术后影像学未能证实脱出的髓核变小或者还纳,多数椎间盘突出程度与术前无明显差异。因此有的学者提出了机械性减压学说,在手术操作的路径上,不仅经外侧入路切除部分髓核,而且在椎间盘的纤维环后外侧钻孔、开窗,使局部纤维环对髓核的包容消失,此窗的存在人为改变了髓核突出的方向,此窗口可保持几年甚至更长时间的开放,形成长时间的减压作用。

此两种学说哪种占有主导地位,至今尚无明确定论,但目前这两种学说均为大多数学者所接受。目前可以将经皮穿刺腰椎间盘切吸术的治疗机制简化为:纤维环开窗减压 - 髓核切吸扩容 - 力学改变释放及突出物还纳 - 对神经压迫解除或刺激减小。

三、手术方法

(一)穿刺路径

穿刺路径有前路和侧后路两条,前路:因前路进针需从腹腔内经前纵韧带进入椎间盘,有可能造成腹腔及腹膜后脏器的损伤,故目前临床应用较少,在此不做介绍。侧后路:后路穿刺虽经侧后方的肌群较发达,但穿刺路径上无重要脏器,临床应用较多。术前可在患者CT 或 MRI 平扫获得的影像资料上设计穿刺点和进针角度,以腰椎间盘中后 1/3 髓核中心点与上关节突外侧缘之间画一连线延长到皮肤,穿刺点为与皮肤交界处,穿刺角度为此连线与冠状面的成角。准确定位可使穿刺针与套管最大面积地到达椎间盘内,避免反复穿刺给患者增加创伤与感染几率。

患者取侧卧位,在透视确定病变椎间隙的体表投影,并作标记。以病变椎间隙与术前设计结合以确定穿刺点,一般距离正中线为 8 ~ 12cm,越往骶部靠近,距离越远,进针角度多为 45° 左右。穿刺路径及定位明确后,穿刺针沿此进入椎间盘,穿刺过程应在 X 线透视监视下进行,进行正侧位透视即可明确。

$L_5 \sim S_1$ 椎间盘穿刺时较为特殊,对于低髂棘患者,穿刺技术同上,因为 $L_5 \sim S_1$ 有腰骶角同时又有髂骨、L_5 横突的阻挡,进针有一定的困难,综合文献报道,目前有两种穿刺方案:

1. Onik 发明的一种 PLD 穿刺套管系统,前段带有弧度并富有弹性,其髓核摘除器也同样富有弹性,能沿有弧度的套管进入椎间盘内进行操作。

2. 髂骨钻孔法,该法由周义成、孙钢等提出,用骨钻在髂骨上钻孔的方法进行 L_5/S_1 椎间盘髓核摘除术,该法虽提高了手术穿刺成功率,但是不同程度地给患者增加了创伤和感染机会,延长了手术时间。

(二)放置导丝与套管

经穿刺针插入导丝至椎间盘中央部,然后一手固定导丝,用另一手退出穿刺针。以导丝为中心横行切开皮肤及深筋膜 1cm,沿导丝先旋入最细的套管,然后逐级安装套管,所有套管管端均触及纤维环。最后通过透视证实套管尖位置无误后,用一手固定最外层套管,另一手拔出导丝和其余套管。

(三)纤维环钻孔及髓核切开

经套管插入环锯并轻轻挤压纤维环,如无神经根刺激症状,便可转动环锯切割纤维环。退出环锯,用髓核钳夹出切割掉的纤维环后,由浅至深咬除髓核组织。可不断变换髓核钳的开口方向,尽量充分地咬除髓核组织。大多数学者主张尽量多切除髓核组织,但并没有统计学资料证实疗效与髓核切除量呈正相关。操作过程中要始终固定好套管,并不断用 X 线透视监视器械的位置,避免过深地插入髓核钳,防止损伤椎体前方的大血管。切除椎间盘后,冲洗伤口、退出套管,皮肤缝合 1 针。

四、临床应用

适应证的掌握不同及髓核切吸量的多少,是造成疗效差异的主要原因。PLD 术后影像资料显示的突出的椎间盘组织"还纳"并不像临床症状的改善那样令人满意,所以不必过分强调影像学改变的实际意义。由 PLD 的治疗机制来看,其适应证应为椎间盘突出的髓核组织与盘内的髓核组织相连,包容在纤维环外层及后纵韧带下,即包容性突出。依据 Onik 等人制定的适应证及禁忌证,提出以下标准:

1. 适应证

(1)临床症状明显,包括持续性腰腿痛麻、肢体活动障碍、跛行等。

(2)查体有神经受压体征,如区域性感觉异常、肌力下降、直腿抬高试验阳性等。

(3)经 CT 或 MRI 检查诊断为单纯性椎间盘突出,与临床症状、体征相吻合。

(4)无骨性椎管狭窄、黄韧带肥厚、关节突增生所致的侧隐窝狭窄等。

(5)经保守治疗 6 ~ 8 周效果不佳或无效果者。

2. 禁忌证

(1)椎间隙明显狭窄,合并严重退行性变、椎管狭窄、腰椎滑脱等。

(2)椎间盘突出时间长,CT 资料显示钙化明显。

(3)椎间盘突出致侧隐窝填塞。

(4)突出髓核组织大,压迫硬脊膜囊大于 50% 或纤维环及后纵韧带破裂,髓核组织脱入椎管内者。

(5)化学溶核术效果不佳者。

(6)CT 或 MRI 提示突出髓核有明显粘连者。

(7)合并有椎管或脊柱其他病变,如椎管内肿瘤、椎体转移瘤等。

3. 并发症及处理

(1)感染:最常见的为椎间盘炎,其实为椎体或软组织感染。发生感染后多数患者经抗感染治疗后均能痊愈,少数患者需行穿刺或手术切开引流。

(2)神经损伤,穿刺过程中因术者的操作或因患者个体间差异,出现神经损伤。

(3)血管损伤,发生动脉损伤为其严重的并发症,患者可出现局部剧烈疼痛,血液从穿刺口溢出,随即出现血压下降、面色苍白等休克症状,给予对症处理,必要时行急诊手术止血。

(4)椎间隙狭窄与脊柱节段性不稳,可能与术后过早负重,椎间盘被切吸后出现的空腔未被透明纤维软骨样物质填充有关。术后患者应充分休息,加强腰背肌锻炼。

五、术后康复

1. 术后患者卧床 4 ~ 6 h 后可佩戴腰围下床活动,注意卧床休息,术后腰围固定 4 周。

2. 术后即可行直腿抬高锻炼,术后 4 周后行腰背肌功能锻炼。

3. 腰椎术后 3 个月内严禁腰部负重,避免久坐、急转身、过度弯腰、扭腰动作。

第三节 经皮激光椎间盘减压术

经皮激光椎间盘减压术(percutaneous laser disc decompression,PLDD),是目前广泛应用于临床的脊柱微创手术方法之一。PLDD 是指 X 线的引导下,用穿刺针刺入病变的椎间盘,通过穿刺针导入光纤,然后启动激光治疗系统发射激光,将椎间盘部分髓核气化,使其形成空洞,从而形成髓核内的负压,可使椎间盘内压力大幅度下降,使突出的髓核组织回缩到正常位置,解除了对硬膜囊和(或)神经根的压迫,使神经症状得到缓解和消除,达到治疗椎间盘突出症目的的一种微创手术方法。

一、技术发展历史

1986 年,美国 Choy 医学博士第一次将激光应用于椎间盘突出症的治疗,1989 年,他们报道了 PLDD 临床研究进展,采用 Nd:YAG 激光进行腰椎间盘减压术 518 例,随访 3 年半,成功率 75% ~ 89%,并发症约 0.14% ~ 1%。1994 年,Hellinger 开始将激光技术应用于颈椎病的治疗。随后 Knight 和 Siebert 也报道了此类应用。手术在 C 型臂透视下确定间隙的入针点,通过颈动脉鞘和气管食管之间的间隙到达椎间盘。Knight 报道其优良率为 51%,功能改善率为 25%,而且大多数患者的颈肩痛、上肢放射性疼痛、麻木等症状均有很大改善。1997 年有专家对激光在颈椎病应用的安全性、有效性做了相应的基础研究,并取得成功。2001 年 Choy 报告用该技术治疗脱出但未游离的椎间盘也取得了良好的效果,成功率为86%。随着生物力学、影像学、疼痛学、材料学的发展,许多学者对此技术也进行了更深入的基础和临床研究,大大促进了此技术的进步。因该技术具有不开刀、出血少、恢复快、并发症少、费用低等优点,在发达国家迅速开展,也得到了普遍的青睐和肯定。我国于 20 世纪末开始引进该项技术用于临床治疗,目前已在国内各级医院广泛开展。

二、治疗机制

PLDD 的治疗机制因激光器的不同而不同,激光光源也随着科技的发展越来越多种多样,临床上常用的激光器包括:Nd:YAG、Ho:YAG、Er:YAG、CO_2 激光、KTP 准分子激光、半导体激光。激光参数的选择要注意组织的吸收特性、热量产生和传播性,激光的特性与手术的效果关系密不可分,要求激光能被光导纤维传导、有很好的气化率、能被髓核吸收、在髓核内的衰减距离应很短、穿透深度浅。目前认为 CO_2 激光和 Er:YAG 激光对椎间盘气化效应最好,但是目前没有相应的传导纤维,凝固效果差,应用受到限制,半导体激光:波长 810nm、980nm,具有良好的气化和凝固效果,能以非常细的光纤进行传输,光学耦合率高,体积小,无需水冷,目前多被应用于经皮激光椎间盘减压术。

PLDD 基本原理是在 X 线的正确引导下,利用独有的光导纤维将激光引入椎间盘,通过激光放射的热量将部分髓核组织气化,通过减少椎间盘内压、消除炎性因子、改善受压神经的血液循环,从而达到治疗目的。PLDD 的原理与经皮椎间盘切除减压术的原理基本相同,所不同的是椎间盘切除减压术应用的是髓核等器械将髓核钳出,而激光则是利用了激光高能量产生的热量来使髓核气化,它们共同遵循着"体积弹性模量特性",即在一个完整的椎间盘系统内,椎间盘内容积的增多或减少,可不成比例地升高或降低椎间盘的压力,在PLDD过程中,通过对椎间盘内压的显著降低,在突出椎间盘组织的前方,形成一个真空负压区,从而产生一个相对持续、恒定的向心吸力,使突出的髓核部分还纳,减少对硬膜囊和(或)神经根的压迫,达到治疗目的。

三、治疗方法

腰椎手术方法:患者健侧卧位,患侧在上,腰下垫枕,屈膝屈髋,放置金属体表定位标记,透视定位后,取后外侧入路,穿刺取棘突旁开 8 ～ 12cm(据患者体型调整)处为穿刺点,标记穿刺点,常规消毒铺巾,局部麻醉,针与腰背平面呈 35°～ 45°,与躯干轴线垂直,穿过骶棘肌经上下横突间安全三角区刺入纤维环。(图 10-1、图 10-2)

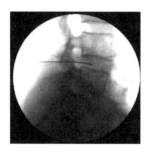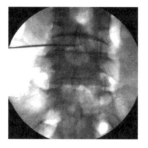

图 10-1　腰椎手术方法(1)　图 10-2　腰椎手术方法(2)

颈椎手术方法:患者平卧位,枕后垫沙枕,颈部略后伸,放置金属体表定位标记,透视定位后,常规消毒铺巾,局部麻醉,用左示指尖将气、食管由右向左推移,指尖在椎体前缘(一般平下颌为颈 $_{4～5}$ 间隙,X 线片上显示有骨赘患者,指尖可触及骨赘,亦可作为定位方法之一),右手持穿刺套管针,在颈前内脏鞘与血管神经鞘之间,沿左示指尖方向穿刺直达椎间隙,进入颈椎间盘。(图 10-3、图 10-4)

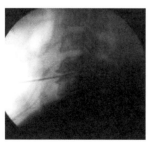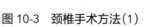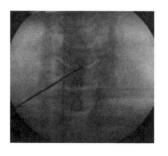

图 10-3　颈椎手术方法(1)　图 10-4　颈椎手术方法(2)

在透视监视下刺入目的椎间盘并确认无误后,置入光导纤维,确定光导纤维自针尖探出长度,开启激光仪,根据激光仪的不同采用不同的输出功率和最终能量,采用间断脉冲式激光气化,在气化过程中可见轻烟自针孔溢出,可闻及烧焦的味道,术中要注意患者的反应,并询问患者的感受,如有异常感觉则应立即停止激光输出并判断原因,及时调整针的方向和深度,在气化过程中,可用空针抽吸针孔内液体,使间盘内形成负压,气化减压结束后,取出纤丝及穿刺针,针孔无菌包扎。

四、临床应用

(一)适应证及禁忌证

1. **适应证** 腰椎间盘突出症是最早被应用于 PLDD 治疗的疾病,也是被应用于 PLDD 治疗研究最多的疾病,PLDD 患者的诊断必须根据临床症状、体征结合影像学检查,原则上认为 PLDD 治疗腰椎间盘突出症的适应证为:

(1)腰椎间盘突出伴有下肢放射性疼痛、麻木或伴腰痛等症状,经正规保守治疗 2 ～ 3 个月无效;

(2)直腿抬高试验阳性;

(3)CT 或 MRI 显示椎间盘膨出、突出;

(4)临床症状、体征和影像学表现一致。

2. **禁忌证**

(1)穿刺部位或者全身有感染性病灶或炎症;

(2)心肺等重要器官功能不全而不能耐受手术者;

(3)有严重的心理障碍或精神异常者;

(4)腰椎退行性变严重、脊椎失稳、骨性椎管狭窄、黄韧带肥厚、侧隐窝狭窄者;

(5)椎间盘脱出、游离或巨大椎间盘;

(6)合并有出血性疾病或椎体、椎管肿瘤。

随着临床医师对 PLDD 认识的加深,手术的适应证、禁忌证也逐渐发生变化,如巨大型的腰椎间盘突出应用 PLDD 治疗也能取得良好的效果。

(二)并发症

PLDD 无椎管内的操作,因此术中及术后并发症很少,多不产生严重后果,穿刺过程操作不当可造成神经和血管的损伤及椎间盘感染,相关并发症主要有反应性椎间盘炎、腰肌血肿、椎板损伤、输尿管损伤、脊神经损伤、椎间隙感染、颈部血肿引起窒息等并发症。

(三)技术优势

1. 手术操作简单,在局麻下进行,手术时间短;

2. 手术创伤小(针眼 1mm);

3. 同期可行多个椎间盘病变的治疗;

4. 住院时间短;

5. 术后不易形成瘢痕;

6. 患者痛苦小,恢复快。

(四)临床疗效评价

PLDD 开展已 20 多年,对于其疗效的评价,绝大多数学者采用了 Macnab 评价标准。Gronemeyer DH 等对 200 名用波长为 1064nm Nd:YAG 激光进行手术的患者平均 4 年随访后认为优良率为 73%,81.5% 的患者认为必要时愿意进行再次的 PLDD 手术。我国学者赖笑雨对 126 名分别行经皮激光椎间盘气化减压术和开窗式髓核摘除术腰椎间盘突出症的患者进行了为期半个月、3个月、6个月的随访,半个月时 PLDD 组和开窗组优良率分别为 76.9%、85.1%;3个月时 PLDD 组和开窗组优良率分别为 82.7%、90.5%;6个月时 PLDD 组和开窗组优良率分别为 89.4%、90.9%,统计学分析显示两组优良率无显著性差异。日本的个别学者采用了 JOA 评价标准,报告的有效率为 70% ~ 89% 并发症发生率为 0.3% ~ 1.0%,复发率为 5%,并认为术后一年手术效果达到最佳,以后将趋于稳定。

五、术后注意事项

1. 术后 1 ~ 3 天之内尽量卧床休息,腰部固定不动、四肢可自由活动,术后 6h 可佩戴腰围下地活动,术后支具固定 3 ~ 4 周;

2. 颈椎患者术后置枕平卧 4 ~ 6h,进行心电监护、控制高血压、尽量减少颈部活动;应警惕术后高血压引起颈部血肿导致窒息的情况;术后颈托固定 3 ~ 4 周;

3. 术后 1 周内尽量不洗澡,以防止污水浸入针眼引起感染;

4. 腰椎术后 3 个月内严禁腰部负重,避免久坐、急转身、过度弯腰、扭腰动作;

5. 腰椎术后可能腰痛加重,这属于正常现象,大多于 3 ~ 4 天减轻、消失,应严格按医师的医嘱做好术后康复。

六、应用前景

PLDD 的开展始于 20 世纪 80 年代,作为一项发展迅速的微创技术,以其安全、有效受到了疼痛科、脊柱外科、介入科及放射科医生的高度关注,各科都能充分发挥自己的特长,进行了积极的探索,但也都不可避免其认识的片面性,治疗上也没有统一的标准,比如手术适应证的选择、各种激光器及其能量的选择、穿刺入路的方式等。各科学者如何加强合作,扬长避短,统一认识标准,是我们今后需解决的问题。

第四节 椎间盘射频消融术

椎间盘射频消融术亦称椎间盘射频靶点热凝术,是在 X 线引导下,将射频针穿刺到突出椎间盘之突出物内加温,通过特定穿刺导针精确输出超高频电波,使局部组织产生局部高温,使突出物发生蛋白凝固、突出物内压降低而回缩,同时修复纤维环,缓解对神经的压迫与刺激,从而治疗椎间盘突出的技术。

一、技术发展历史

1931 年,Krischer 首次应用电凝技术治疗三叉神经痛,1953 年,Sweet 和 Mark 对电凝技术做了改进,应用 300 ~ 500kHz 的交流电大大提高了疗效。1975 年 Shealy 将射频技术应用于脊柱外科,实施了腰段小关节的神经损毁术治疗脊神经疼痛综合征。1999 年 Kennedy 报道用椎间盘热疗治疗椎间盘源性腰痛。

二、治疗机制

通常的高频手术器械,其输出功率在接触组织的瞬间即可达到一个很大的值,在这个高电流密度下,组织液体突然气化,以致细胞膜破裂,达到了一个切割或者变性凝固的效果,这种方式并不能使生物组织形成一个稳定而规则的变性部位。射频消融术在手术电极的尖端加装一个温度传感器,在输出高频电流的同时检测该部位的温度,实时调节输出电流,如果电极的尖端是均匀的,在理想的情况下则可获得一个形状可控的组织区域,如果温度足够高,该组织就出现凝固,失去了生物活性,达到了治疗的效果。高频交变电流能加热生物组织,并且电流频率在 300kHz ~ 5MHz,对生物组织无电解效应。交变高频电流越高产生的热量越大。其原理为:射频电流在手术电极的裸露端产生一个高密度的交流电力线,使作为极性分子的水分子在交变电场的作用下作高速旋转,互相之间摩擦生热,从而使电极裸露端的温度升高,利用精确的热皱缩技术将刀头接触到的髓核组织加温至约 70℃,既能确保使胶原蛋白分子螺旋结构收缩,又能保持髓核细胞的活力,使髓核体积缩小,降低椎间盘内的压力,从而缓解椎间盘突出对神经根的压迫而达到治疗的目的。

三、技术方法

射频热凝靶点消融术操作技术要求较高,且毁损范围较小,故在操作过程中要注意适应证的选择,严格掌握好适应证。仔细阅读影像资料,想象出髓核与硬膜囊、神经根的立体关系,在穿刺中不能轻易进入椎管后缘,有把握的穿刺到靶点,必须注意靶点和穿刺点的准确选择,避免误穿及并发症的发生;治疗过程中严格各种测试,避免神经损伤,治疗后注意压迫防止血管出血。

(一)确定靶点

术前拍摄正侧位 X 线片,行 CT、MRI 检查,对患者进行详细查体,明确引起症状的神经根,结合患者 CT、MRI 检查,确定治疗靶点,并根据该靶点在 CT 或 MRI 影像学资料上的立体位置计算好其在正侧位 X 线片上相应的位置,术前明确穿刺途径及深度。

(二)穿刺方法

颈椎穿刺方法同经皮激光椎间盘减压术,腰椎穿刺方法分侧后方入路或后入路,腰椎后入路经小关节内侧缘进针,易穿破硬膜囊,建议行侧后方入路。下面对侧后方入路进行讲解。

患者取健侧卧位,腰下垫枕,屈膝屈髋,保持腰椎过屈位增宽椎间隙以便于进针,放置金属体表定位标记,透视定位后,取后外侧入路,穿刺取棘突旁开 8 ~ 12cm(据患者体型调整)处为穿刺点,常规消毒铺巾,局部麻醉,针与腰背平面呈 35° ~ 45°,与躯干轴线垂直,穿过骶棘肌经上下横突间刺入纤维环,术中在 X 线透视双向定位下进行,以明确穿刺针在正位上的位置与术前的设计靶点位置相同,拔除导管针内芯,插入射频电极针,接好导线,严格按照射频仪操作规范,测试生物阻抗值、感觉神经电生理、运动神经电生理及热生理等 4 项无异常反应后,依次从 70℃、80℃、90℃逐渐升温,测试患者最大耐受温度,用最大耐受温度连续治疗 3 个周期,每个周期 60s。加热过程中密切观察患者反应,如果患者诉下肢难以忍受的疼痛,应立即停止靶点射频热凝,调整射频针位置,并重新经透视及神经感觉运动测定确定射频针位置正确后再次启动射频。靶点射频治疗结束后,拔除电极针,拔除射频针,术毕消毒穿刺点,贴无菌敷料。整个治疗过程大约 30min。

四、临床应用

(一)适应证

1. 确诊为椎间盘源性腰痛,经正规保守治疗 2 ~ 3 个月无效;
2. 椎间盘突出伴有神经放射性疼痛、麻木等症状,经正规保守治疗 2 ~ 3 个月无效;
3. CT 或 MRI 显示椎间盘膨出、突出;
4. 临床症状、体征和影像学表现一致。

(二)禁忌证

1. 穿刺部位或者全身有感染性病灶或炎症;
2. 心肺等重要器官功能不全而不能耐受手术者;
3. 有严重的心理障碍或精神异常者;
4. 腰椎退行性变严重,脊椎失稳,骨性椎管狭窄,巨大的椎间盘突出或脱出,黄韧带肥厚,侧隐窝狭窄者,有明显的进行性神经学症状或马尾症状者;
5. 椎间盘脱出、游离或巨大椎间盘;
6. 合并有出血性疾病或椎体、椎管肿瘤。

(三)并发症

手术并发症较少出现,多不产生严重后果,穿刺过程操作不当可造成神经和血管的损伤及椎间盘感染,相关并发症主要有反应性椎间盘炎、腰肌血肿、椎板损伤、输尿管损伤、脊神经损伤、椎间隙感染等并发症。

(四)优势特点

1. **安全性高** 等离子工作温度在 40 ~ 70℃,低温安全。治疗过程是在 X 线透视监视下精确定位,在数字减影下进行实时检测,直接作用在病变的椎间盘上,数据精确到 1mm 以下,全程操作可视,不会伤及周围正常的组织器官及神经,射频温度可控,确保了治疗前后的安全,不感染,不存在热损伤。整个治疗不用化学药品,治疗更绿色化、更人性化。

2. **创伤小** 穿刺针仅有 1mm,不开刀,术中几乎不出血,无痛苦,最大限度保护纤维环壁,不破坏正常椎间盘组织,术中对骨性结构无破坏,对脊椎稳定性影响小。

3. **疗效好** 射频所独具的安全测试系统能测到治疗范围 1cm 内的神经;独具阻抗显示功能,能分辨出髓核纤维环、钙化点,骨质和血管。能准确计算出要去掉的体积,不伤及正常组织,靶点直接定位突出部位,精确消融突出物,解除神经根压迫或刺激,快速缓解疼痛症状。

4. 绿色疗法,年龄适用范围广。

5. 如果微创治疗效果不理想,患者仍适合于实施外科其他治疗手段,以有利于疾病疗效的最终改善。

五、术后康复

1. 术后即可行弯腰及直腿抬高,通过增加后纵韧带、纤维环及神经根紧张性,进一步促进髓核的回纳。术后需住院观察 1 ~ 3 天,注意卧床休息。3 天后行腰背肌功能锻炼、直腿抬高锻炼。

2. 颈椎患者术后置枕平卧 6h,尽量减少颈部活动;术后观察穿刺局部有无出血或血肿。

3. 1 周可恢复日常工作,腰椎术后 3 个月内严禁腰部负重,忌久坐、急转身、过度弯腰、扭腰动作。

第五节　椎间孔镜技术

椎间孔镜技术始于 1999 年,由美国 Anthony Yeung 教授首创,简称 YESS 技术,2002 年德国教授 Thomas Hoogland 在杨氏技术基础上予以发展,创新了 TESSYS 技术,该技术得到国内外学者的广泛认同。椎间孔镜属于脊柱内镜,即在 X 线引导下将工作通道放置在病变椎间盘区域,通过内镜可清楚地看到突出的髓核及神经根、硬膜囊和增生的骨组织,在镜下利用特殊器械进行摘除髓核、椎管减压、修复破损纤维环等。目前该技术不仅治疗椎间盘突出,还用于各类退变脊柱疾患的治疗。椎间孔镜技术相比于传统后路手术有众多的优越性,通过椎间孔进入椎管内,在内镜可视下摘除突出髓核,解除神经压迫,可以避免脊柱后柱结构的损伤,同时相比全身麻醉和硬膜外麻醉,该手术基本在局麻下操作,患者的安全性高。而随着骨凿、镜下高速磨钻、可曲式高频射频电刀、镜下环锯、镜下激光等的应用,椎间孔镜技术已逐渐由原先以髓核摘除为目的演变为以神经减压为目的,由原先的椎间盘内间接减压演变为椎管内突出直接减压。目前,椎间孔镜技术仍在不断地发展演进,具有非常广阔的应用前景,不同的新理念及新设计正促使这项技术不断走向成熟。

一、椎间孔镜系统组成

椎间孔镜系统包含:穿刺器械、置管器械、成形器械、镜下操作器械、内镜及光源成像系统。光源成像系统,包括光源及光纤、视频信号集成处理器、视频显示器等,目前与常规的光源成像系统(如关节镜、胸腔镜等)相通用。

二、解剖及入路

椎间孔的解剖:椎间孔是椎间孔镜手术穿刺和操作的区域,因此了解椎间孔的解剖对于椎间孔镜手术具有重要意义。椎间孔是由"四壁两口"组成的骨性纤维通道,其上壁为上位椎弓根的下缘;下壁为下位椎弓根的上缘;前壁上部为上位椎体后缘,前壁中部为椎间盘的后缘,前壁下部为下位椎体的后缘;后壁为椎间关节和关节囊前的黄韧带。内口朝向侧隐窝,外口朝向脊柱的外侧面。椎间孔内有脊神经、节段动脉的分支、交通静脉丛、椎间孔内韧带等重要结构,椎间孔要比通过它的所有结构宽大,剩余空隙被疏松的脂肪和结缔组织填充。

1. **"安全三角"解剖** Kambin 于 1983 年提出在椎间盘的后外侧存在一个安全工作区域,称作"安全三角"(图 10-5),其内侧边是硬膜囊的内侧缘,外侧边由硬膜囊发出的经椎间孔向前下及外侧行走的神经根组成,下边由下椎体的上终板平面,此区域在冠状位和矢状位分别形成三角形。随着脊柱

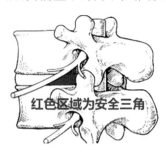

图 10-5　安全三角

的退行性变和周围结构的病理改变,安全三角大小和形态也发生相应变化。

2. **镜下解剖** 椎间孔镜手术镜下所观察的视野与镜头的角度、位置有很大关系,不同的患者、不同节段、不同工作通道开口位置,镜下所见的图像也均有不同,需临床经验的积累,镜下需以神经根及硬膜囊为中心,如果将神经根、硬膜完全解剖清楚,充分减压,手术即可结束。

3. **手术入路解剖** 目前,YESS技术、TESSYS技术是临床上最常用的两种术式,两种技术均经后外侧入路进行手术,即经椎间孔入路,工作通道经皮肤、腰背筋膜、背阔肌膜或腹内斜肌,骶棘肌外缘、腰方肌内缘、腰大肌后缘到达椎间孔区域,所通过区域内没有重要血管神经,在没有损伤后腹膜的情况下,是非常安全的。对于 $L_5 \sim S_1$ 椎间盘突出患者,若术前检查髂嵴高或横突肥大,穿刺入路困难,必要时应更换手术入路及方式。

三、技术机制

椎间孔镜技术的关键在于穿刺置管,而根据不同的手术入路及手术操作方法,国内外学者发明了多种手术技术,除传统的 YESS 技术、TESSYS 技术外,还有远外侧技术、导杆导引术、靶向技术、椎间孔外技术、改良 YESS 技术、简式技术等。不同的医师在经验积累的同时,也会提出新的手术操作方法,本部分重点介绍 YESS 技术、TESSYS 技术,总结如下:

(一) YESS 技术

YESS 技术的工作套管末端不同角度斜面的设计,不但使术者经单通道即可完成直视下的椎间盘切除和神经根减压。YESS 技术的入路与经皮椎间盘切吸术大体相同,由于采用了旋转套管来保护神经,故提高了经后外侧入路椎间盘切除穿刺时的安全性。YESS 技术强调先进行椎间盘内部减压,建立一个椎间盘内部工作空间,然后再处理突入椎管或椎管外的髓核。YESS 技术操作比较简单和容易掌握,但适应证相对狭窄,难以摘除脱出和游离的椎间盘组织。(图10-6、图10-7)

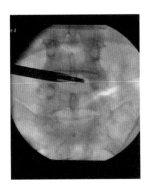 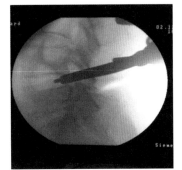

图 10-6 YESS 技术(1)　　　图 10-7 YESS 技术(2)

(二) TESSYS 技术

TESSYS 技术由椎间盘内操作转为椎管内操作,它的关键和创新在于椎间孔成形,以突出髓核为靶点位置,应用环锯或骨钻磨除部分上关节突前缘,进行椎间孔成形,将工作通道开口置于椎管内,在镜下显露椎管内硬膜及神经,沿神经根走行摘除产生压迫的髓核组织,保护正常的椎间盘,达到神经根与硬膜的完全减压。标准的 TESSYS 技术应用环锯,而后改进为钝头骨钻。由于 TESSYS 技术完全进入椎管内,因此,在腰椎间盘突出症领域较 YESS

技术有着更广泛的适应证,对于中央型突出、移位、合并神经根管狭窄的病例都有良好疗效。(图 10-8、图 10-9)

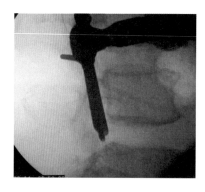

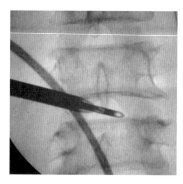

图 10-8　TESSYS 技术(1)　　　　图 10-9　TESSYS 技术(2)

四、临床应用

对每一例手术患者进行详尽细致的术前评估(手术指征及安全性)、术前规划(有效摘除髓核和解除压迫)和良好的沟通(局麻下患者的依从性)是达到安全、有效、微创的有效方法。术前评估主要包括:评估椎间孔大小,决定椎间孔成形;评估矢状面安全三角的大小;评估穿刺路径的安全性;评估椎间孔内神经根及伴行血管解剖位置;评估患者精神状态,判断患者痛阈。

椎间孔镜技术对于手术适应证的把握非常重要,对于手术禁忌必须严格排除,把握最佳的适应证可以获得较好的手术疗效,同时手术的疗效与手术医师丰富的技术经验密不可分,手术医师应该结合自身的条件进行选择。随着技术的进步和器械的更新,手术的适应证也在不断更新和变化中,本部分在现有的文献和临床研究基础上,归纳出目前椎间孔镜手术的适应证与禁忌证。

(一)最佳适应证

1. 极外侧腰椎间盘突出伴有典型神经根性症状、突出髓核没有明显移位(向上未达下位椎弓根下缘,向下未达下位椎弓根中线),椎间盘突出不伴有钙化;

2. 腰椎侧隐窝狭窄或椎间孔狭窄、典型神经根性症状,不伴有骨性狭窄;

3. 单节段盘源性腰痛、椎间盘造影阳性,MRI 上未出现 Modic 改变。

(二)相对适应证

1. 椎间盘突出并轻度钙化;

2. 腰椎间盘突出症反复非手术治疗、手法推拿引起局部粘连;

3. 老年患者腰椎管中重度中央型狭窄,伴有下肢神经症状者;

4. 明确诊断为椎间盘源性腰痛;

5. 脊柱微创介入手术术后腰椎间盘突出再次复发;

6. 腰椎化脓性炎症脓肿、慢性炎症或腰椎结核,孔镜下活检及冲洗引流。

(三)禁忌证

1. 无症状或与临床症状不符的腰椎间盘突出或椎管狭窄;

2. 腰椎滑脱或腰椎不稳;

3. $L_5 \sim S_1$ 节段椎间孔为横突或髂嵴完全遮挡者;

4. 穿刺路径存在感染病灶；

5. 凝血功能异常者；

6. 精神异常患者；

7. 其他不适合外科手术的患者情况。

（四）相对禁忌证

1. 椎间盘突出并严重钙化，髓核脱出、游离；

2. 神经损伤症状严重，出现足下垂、马尾综合征表现；

3. 胸椎椎间盘突出。

（五）麻醉及术中疼痛的预防

椎间孔镜手术术中通道为非直视下置入，为防止工作通道置入过程中神经根的损伤，需保持患者术中意识清醒，一般在局麻下进行，手术医师应与患者密切沟通，根据患者术中是否出现根性疼痛，判断操作是否引起神经根卡压或损伤。然而术中反复穿刺、切除上关节突、神经根挤压、患者精神紧张等因素带来的剧烈疼痛，往往导致患者难以配合术者操作，使术者难以判断疼痛的来源，甚至因为疼痛难忍患者要求放弃手术。因此术中镇痛显得尤为关键，行关节囊等多处局部强化镇痛可明显缓解患者术中疼痛，甚至达到"无痛手术"。在关节囊附近及横突上方椎间孔下半应用 0.5% 利多卡因 2 ~ 3ml 局部浸润，既不会麻痹出口神经根，又可达到缓解穿刺时疼痛的目的。

五、并发症

（一）神经根损伤

神经根损伤是术后比较常见的并发症之一，轻者引起一过性的放射性疼痛、麻木不适，重者可引起足下垂、永久性的神经功能障碍。主要发生在穿刺过程或放置扩张器及工作套管时，引起刺伤或挤压伤，另外椎间盘内存在的毒性代谢物和术中热凝时的副产物也可能引起神经根的刺激性损伤。椎间孔镜术后神经损伤一般分为出口根损伤和行走根损伤（硬膜损伤）。出口根损伤包括感觉损伤和运动损伤两方面，一般发生于穿刺置管过程；行走根损伤由于部分行走根于椎间盘平面及以下由硬膜分出，因此行走根损伤也包括硬膜撕裂及马尾损伤。预防神经根损伤需要做好以下几点：

1. 术前评估手术节段的椎间隙高度，术中使用相应尺寸的工作套筒；

2. 严格遵循操作规范；

3. 术中与患者密切沟通，当患者出现根性疼痛时，应立即停止进针，并行相关调整；

4. 术中充分灌洗，排出椎间盘内的毒性代谢产物以及热凝时的副产物；

5. 行 TESSYS 技术时，环钻的操作应在 X 线监视下进行，向内不能越过同侧椎弓根内缘连线，以免损伤神经根和硬膜囊；

6. 使用射频消融时，应避免热损伤。

（二）解压不彻底及术后复发

椎间孔镜手术解压不彻底往往发生在初学者，不能很好进行术前评估，未能准确放置工作通道，未能有彻底清除突出的椎间盘组织，或者忽略对侧隐窝的处理。随着手术经验的不断积累，解压不彻底的发生将会越来越少。

椎间盘突出复发是其常见并发症，目前从临床而言，复发严格意义为同一节段同一侧腰椎间盘于术后经过完全无痛的一段时间(一般为 1 个月)后再次出现突出及相应神经症状。国内有学者认为术中残存的椎间盘组织发生退变,当椎间应力增加时由纤维环和后纵韧带薄弱处挤出是术后复发的主要机制。术后复发的危险因素主要包括腰椎间盘突出的类型、吸烟、术后患者运动限制情况、具体手术方式等。

(三)椎间隙感染

椎间孔镜手术椎间隙感染较传统开放手术明显少见,然而是灾难性的并发症。感染与穿刺针或者导丝进入了肠管、器械污染、术中手套破裂、器械长时间频繁通过工作通道引起组织细胞损伤、过多的参观手术人员和术中因 C 型臂 X 线机频繁的转动扬起的尘埃、术区周围皮肤有炎症等相关。预防为主,避免穿刺进入腹腔而污染,避免手术时间过长,是预防感染的主要方法。治疗在长期有效抗生素使用的同时结合外科干预,进行病灶清创和融合固定,可以达到较好的愈合。

(四)胸腹腔器官及血管损伤

术前完善手术入路的规划能有效避免器官和血管的损伤,患者的术前 CT 或 MRI 横断面都能包括后腹膜及腹部器官,以突出髓核为靶点,术前规划出安全穿刺的穿刺路径,包括穿刺点、穿刺角度及穿刺范围,术中在 X 线透视严密监视下,明确每一步穿刺针及工具所处实际位置。

(五)术后椎间盘假性囊肿

对于假性囊肿的治疗,如果无明显典型的神经根压迫表现,建议行非手术治疗,适当卧床,减少椎间盘压力刺激,如果患者出现明显的神经根性症状,需要考虑行局部减压手术。

六、术后康复

1. 术后患者卧床 4 ~ 6h 后可佩戴腰围下床活动,注意卧床休息,术后腰围固定 4 周;
2. 术后即可行直腿抬高锻炼,术后 4 周后行腰背肌功能锻炼;
3. 腰椎术后 3 个月内严禁腰部负重,避免久坐、急转身、过度弯腰、扭腰动作。

第六节 经皮穿刺椎体(后凸)成形术

随着人口老龄化的日益加重,骨质疏松症、椎体肿瘤越来越受到关注,椎体压缩骨折是最常见的并发症之一,对已经骨折的患者保守治疗效果并不理想,而传统的外伤手术创伤较大,或因患者本身具有禁忌证而无法接受开放手术。经皮向骨折椎体内注入凝固性生物材料的椎体成形术(percutaneous vertebro plasty,PVP)为处理此类脊柱疾患提供了一种新方法。经皮椎体后凸成形术(percutaneous kyphoplasty,PKP)是在 PVP 基础上辅以气囊椎体内扩张,可用于骨折复位和(或)在松质骨内造成空腔,再注射骨水泥,可达到矫正后凸畸形、增强椎体强度、消除椎体内病变(如血管瘤)等目的。

一、技术发展历史

1984 年法国专家 Galibert 和 Deramond 通过经皮注射骨水泥甲基丙烯酸甲酯(polymethylmethacrylate PMMA)成功地治疗了1例椎体血管瘤患者,开创了经皮椎体成形术的先河。1994年弗吉尼亚大学将PVP技术引进美国,首次报道将PVP应用于骨质疏松性椎体骨折的治疗。1999年美国Berkeley骨科医生Mark Reiley研制出一种可膨胀性扩骨球囊,该技术采用经皮穿刺椎体内气囊扩张的方法使椎体复位,在椎体内部形成空间,这样可减小注入骨水泥时所需的推力,而且骨水泥置于其内不易流动,临床应用显示其不仅可解除或缓解疼痛症状,还可以明显恢复被压缩椎体的高度,增加椎体的刚度和强度,使脊柱的生理曲度得到恢复,并可增加胸腹腔的容积与改善脏器功能,提高患者的生活质量。目前,国内外均有大量文献报道PVP及PKP令人鼓舞的疗效。

二、充填材料

目前,作为椎体成形术充填材料的骨水泥主要有两大类:不可降解的骨水泥和可降解的骨水泥。不可降解的PMMA及具有骨传导性的骨水泥如骨水泥玻璃陶瓷增强的基质复合物(orthocomp)等材料。可生物降解的骨水泥主要是磷酸钙骨水泥(calcium phosphatecement,CPC)。PMMA骨水泥是临床上应用最早、最广泛的一种无机高分子骨修复材料。PMMA骨水泥优点是黏度相对较低,注射相对容易,强度恢复较好,但它聚合时产热,在椎体前部可高达113℃,在椎体中央达112℃,在椎管内达57℃,有灼伤邻近组织尤其是脊髓和神经根的可能,并可烧伤椎体内的骨细胞,影响骨折的愈合。单体具有细胞毒性,可引起低血压休克、脂肪栓塞等并发症。组织相容性差,不能为正常骨组织替代,一旦注入,将成为一种永久性的异物存在,并会影响骨的重塑。可生物降解的骨水泥和单纯PMMA骨水泥一样,注射后二者均能明显提高椎体的压缩强度(高于压缩骨折前水平),但它不仅具有可注射性和很好的椎体成形能力,还具有骨传导性,组织相容性好,固化时不产热,因此在临床应用中不会产生严重的炎症反应和异体细胞反应,生物降解与成骨活性协调,在骨重建过程中,逐渐被正常骨取代。被认为是PMMA骨水泥的良好替代物。

三、可膨胀的、可植入的有网状微孔的容器

PKP应用可膨胀的球囊进行,球囊扩张时根据椎体内部压力分布,很难将骨折椎体向各个方向均匀撑开,注入骨水泥时有向低压力区域扩散的趋势,有术后椎体再塌陷、骨水泥渗漏的可能。随材料学的发展,在球囊骨扩张器的基础上研制了一种新型的经皮穿刺椎体强化手术系统,即Vessel-X骨材料填充器,它是由聚对苯二甲酸乙酯纤维编织成的致密网袋状结构,手术器械类似PKP手术器械,与PKP球囊扩张器不同,该网袋不但可以在椎体内扩张膨胀改善后凸畸形,而且扩张后网袋的形态相对固定,完成手术后不需要从椎体内撤出,可以限制骨水泥的流动,防止骨水泥渗漏。

四、适应证及禁忌证

(一)适应证

PVP主要用于治疗各种原因所致椎体压缩性骨折(vertebral compression fractures,VCFs)或肿瘤浸润引起的疼痛,虽然PVP已逐渐广泛用于治疗症状性脊椎血管瘤、多发性

转移瘤和骨质疏松性 VCF 等疾病,但其不足也显而易见:恢复椎体高度和矫正后凸畸形的效果十分有限,渗漏发生率较高,甚至有肺、脑栓塞死亡的报道,迟发性相邻椎体骨折等。PKP 主要用于椎体塌陷或后凸畸形较重者;对急性期或亚急性期椎体压缩性骨折复位的可能性较大。

PVP 与 PKP 具体适应证包括:①溶骨性椎体转移瘤;②多发性骨髓瘤;③脊椎骨血管瘤;④骨质疏松性椎体压缩骨折;⑤其他,如少数放射治疗后复发的脊椎嗜酸性肉芽肿、淋巴瘤等。

(二) 禁忌证

1. 严重压缩骨折,椎体压缩到小于原高度的 1/3,腰椎压缩 75% 以上,椎体后缘不完整。
2. 有神经症状,如肿瘤或骨折片压迫神经或脊髓者。
3. 高速创伤。
4. 椎体骨髓炎,感染引起的病理骨折等。
5. 伴有出血性疾病者。
6. 不能耐受手术者。

五、手术方式

(一) 术前准备

1. **术前检查**　应包括各项常规化验项目,用以评价患者一般状况、明确诊断并排除合并症。

2. **确定责任椎体**　术前 X 线和 CT 检查,可定位椎体并评估椎体塌陷程度、溶骨性破坏的部位和范围、椎弓根被侵犯程度、椎体后壁皮质是否破坏或骨折、是否有骨块或肿瘤所致的硬膜外或椎间孔狭窄。骨折急性期或肿瘤浸润时,MRI 矢状面 T_1 加权像可见骨髓信号减弱(dark marrow),T_2 加权像信号增强,抑脂像信号增强;骨扫描(ECT)可见放射性核素活性增加,当患者体内植入心脏起搏器、血管支架、或其他金属内固定物时,不能行场强大于 1.5T 的 MRI 检查时,应选择行 ECT 检查。

3. **碘过敏试验**　如选择球囊作为扩张器(PKP 术)而需在球囊内注入含碘的显影剂时,应做碘过敏试验。

(二) 麻醉和体位

应建立静脉通道,同时进行心电监护,并向患者说明做椎体穿刺和注入填充剂时会感到胀痛等不适,如若术中出现胸闷、呼吸困难需及时告知医师。

1. **麻醉**　一般采用局部麻醉,1% 利多卡因局部逐层麻醉至骨膜,必要时加用镇静剂;一般不应用全身麻醉。

2. **体位**　采用俯卧位,用两个 20 ~ 30cm 高的软枕,分别垫在远离骨折椎体上下两端的胸部和骨盆处,有利于压缩骨折复位及防止腹压增加致手术部位出血增多。摆放体位时需考虑到手术床的摆放,便于手术部位的正侧位的透视。

(三) 手术步骤

1. **明确穿刺点及穿刺入路**　根据术前 X 线、CT、MRI 检查明确病变部位及累及范围,以确定是采用单侧穿刺还是双侧穿刺,选择穿刺点,根据术前影像学资料测量进针点距后正中线距离及进针角度及深度。患者体位摆放好后,应用细克氏针确定病椎椎弓根,一般选择

2点、10点或3点、9点作为椎弓根穿刺的进针点。病变椎体在T$_8$以下者可采用椎弓根入路，而病变椎体在T$_8$以上者应采用椎弓根外入路。单椎体或不是相邻椎体的穿刺一般选择双侧椎弓根穿刺，相邻椎体穿刺因相邻穿刺针互相影响，建议双侧交互穿刺，或选择对侧的单侧穿刺。

2. **经椎弓根入路**（图10-10、图10-11）　此入路穿刺针始终在椎弓根内行进。在透视下确定要进行治疗的椎体后，经椎弓根入路穿刺点位于椎弓根的上外方皮质，一般选择2点、10点或3点、9点作为椎弓根穿刺的进针点，此入路可减少节段神经损伤、椎旁渗漏的危险。在皮肤做一长0.5cm切口，插入穿刺针向内下方穿刺，当接触的骨皮质后再透视，确认正位上针尖位于椎弓根外缘，侧位上进针的方向通过椎弓根后再穿入，在正位上当针尖接近椎弓根内侧缘时，侧位透视针尖应已经过椎弓根穿过椎体后缘。如未达到此标准，应调整进针的内外倾斜角度。如位置正确，则侧位上将穿刺针穿至椎体的中后1/3，退出针芯后应用推杆探底，置入环钻后缓慢旋转环钻至侧位上椎体前中1/3位置，椎体正位上接近或位于椎体的中心部位（此时环钻置入深度不建议超过2cm）。退出环钻后检查有无取到典型病理，应用推杆探底后置入扩张球囊（图10-12）。

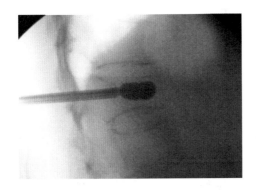 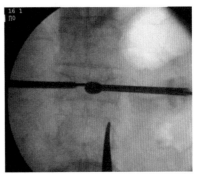

图10-10　经椎弓根入路（1）　　　图10-11　经椎弓根入路（2）

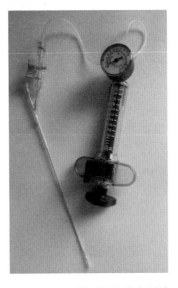

图10-12　经椎弓根入路穿刺针

3. 经椎弓根外入路 基本与椎弓根入路相同,穿刺点的棘突旁开距离与穿刺针与人体矢状面的倾斜角度均大于椎弓根入路法,此入路穿刺针在开始首先穿过横突,沿椎弓根的外侧行进,用双向透视确定进针位置,在椎弓根与椎体的连接部进入椎体。其余步骤同上。

(四)椎体成形术(PVP)(图 10-13、图 10-14)

根据所用器械不同进行相应的操作。以骨水泥作为填充剂为例分述如下:

1. 注射器直接注入法 调制骨水泥后装入 1ml 或 2ml 注射器内待到牙膏期时,拔除穿刺针芯,直接注入椎体内。

2. 套管推杆注入法(推荐应用) 将穿刺针芯拔除,插入骨水泥注入器,待到骨水泥牙膏期时缓慢推注骨水泥,通过工作套管插入椎体前 1/3 内推注骨水泥,骨水泥推注过程中需根据椎体内骨水泥的分布逐渐后退骨水泥注入器,但不应退至 0 刻度线以下,否则易产生拖尾现象。

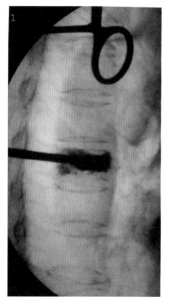
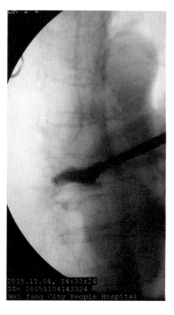

图 10-13　椎体成形术(1)　　图 10-14　椎体成形术(2)

(五)后凸成形术(PKP)

将穿刺针芯退出,将带有压力表的高压注射器抽入造影剂至少 20ml,连接头端带球囊的导管后排出气体,将球囊端插入椎体前缘的通道顶端,深度大约位于椎体前 1/3,向球囊内注入造影剂。透视下观察球囊扩张和骨折复位情况,椎体的骨皮质壁要保持完整。一般情况下球囊的压力不要超过 300psi,最大不超过 450psi(1psi = 6.895kPa = 0.0689476bar = 0.006895MPa)。

球囊扩张完毕后注入骨水泥。方法同套管推杆注入法,15mm 长的球囊扩张后注入的骨水泥的量不要超过 4ml,20mm 长的球囊扩张后则不要超过 6ml。骨水泥注入完毕后将穿刺针芯置入穿刺针套管内并锁紧,每隔 0.5min 旋转穿刺针半圈,防止骨水泥硬化后穿刺针拔出困难。待骨水泥完全硬化后(约 15min),拔出穿刺针,穿刺点压迫止血 3min 后,不用缝合,小敷贴覆盖穿刺点。

六、术中注意要点

1. X 线的透视位置一定要正确,使呈现在荧光屏上的椎体影像是标准的正侧位图像,如不正确,应调整病人体位或 X 线管球的投照方向。这样便于正确地判断穿刺针的方向与位置。

2. 根据手术时椎体的复位情况调整穿刺方向和穿刺点。如单纯治疗骨质疏松症和无病理性压缩性骨折的椎体肿瘤,可选择上述标准穿刺方法,如椎体压缩较重,可将上述进针点稍向外下方调整,在不穿透椎弓根下壁的基础上尽量与压缩的上终板平行。

3. 注入骨水泥时要在侧位透视下进行,当见到骨水泥到达椎体后缘时或有外漏椎体的趋势时应停止注入。

4. 注入骨水泥时及以后应注意患者的心电和血压的监测,同时在患者的心功能能承受的情况下,快速静脉输液,进行水化,以减少骨水泥的毒性作用。

5. 不要在有阻力的情况下抽出球囊导管,如抽出时有阻力,插深套管套住球囊导管,再抽出;如阻力仍较大,可将套管和球囊导管一同取出。

6. 手术完毕患者翻身平卧后,再进行心电和血压的监测,待一切情况平稳后再回病房。

七、并发症

1. **骨水泥渗漏** 采用椎体成形术(PVP)时,因注射的压力高容易发生,而采用后凸成形术(PKP)的发生率较低,一般无症状。

2. **单侧神经痛或放射性疼痛** 穿刺针偏下损伤神经根或偏内损伤硬膜,可用脱水药和激素及神经营养药物对症治疗。

3. **脊髓压迫** 骨水泥漏至椎管内所致,应立即采取开放式手术清除压迫的骨水泥。

4. **硬膜外血肿** 椎弓根内侧壁破裂导致。如产生脊髓压迫症状应及时手术。

5. **缺氧和发热** 骨水泥的毒性作用,一般情况下无临床意义。

6. **血胸** 穿刺针角度或深度失当导致,一般情况下可自然吸收而缓解。

7. **肺水肿** 术中过度水化所致,脱水后可缓解。

8. **肺栓塞、死亡** 术中过度水化导致心力衰竭而死亡,或填充剂随血流漂流到肺动脉产生肺栓塞而死亡。

八、术后康复

术后 24h 内尽量卧床休息,同时继续水化治疗(60 岁以下,身体条件好心功能、肾功能良好建议每日补液 1500ml)。一般情况不应用抗生素预防感染,术后第二天拍 X 线片复查无异常后,可下地活动。无需支具。

(王炳武)

参 考 文 献

[1] Markmiller M. Percutaneous balloon kyphoplasty of malignant lesions of the spine: aprospective consecutive study in 115 patients[J]. Eur Spine J, 2015, 24(10):2165-2172.

[2] 宋跃明, 孔清泉. 我国脊柱微创的发展现状与展望 [J]. 西部医学, 2016, 28(8):1037-1041.

[3] Smith L. Enzyme dissolution of the nucleus pulposus in humans[J]. JAMA, 1964, 187:137-140.

[4] Sussman BJ. Intervertebral discolysis with collagenase[J]. J Natl Med Assoc, 1968, 60(3):184-187.

[5] Weinstein JN, Lehmann TR, Hejna W. Chemonucleolysis versus open discectomy-a ten year follow-up study[J]. Clin Orthop, 1986, 206:50.

[6] Weber H. Lumbar disc herniation: a controlled, prospective study with ten years of observation[J]. Spine, 1983, 8:131.

[7] 王执民, 王义清. 硬外注射胶原酶治疗腰椎间盘突出症 130 例 [J]. 第四军医大学学报, 1997, 18:373-374.

[8] 杨述华, 杜靖远, 罗怀灿, 等. 化学溶核术治疗椎间盘突出症临床研究 [J]. 中华骨科杂志, 1996, 16:415-417.

[9] 邓静, 王建华, 赵树进. 木瓜凝乳蛋白酶椎间盘内注射的动物实验 [J]. 广东医学, 2005, 26(3):317-318.

[10] 孔健, 庄文权, 杨建勇, 等. 胶原酶直接注射突出组织治疗脱出型腰椎间盘突出症的回顾性研究 [J]. 临床放射学杂志, 2006, 25(5):459.

[11] 周义成. 经皮穿刺切割椎间盘治疗腰椎间盘脱出症 [J]. 临床放射学杂志, 1991, 10(3):144-145.

[12] 侯希敏, 崔海岩, 陈德喜, 等. 提高自动经皮穿刺腰椎间盘突出切吸术成功率的作法体会 [J]. 中华骨科杂志, 1997, 17:325.

[13] Onik G, Helms CA, Ginberg L, et al. Percutaneous lumbar diskectomy using a new aspiration probe: porcine and cadaver model[J]. Radiology, 1985, 155(1):251.

[14] Hijikata S. Percutancous dissectomy, A new concept technique and 12 years experience[J]. Clin Orthop, 1989, 238:9.

[15] 刘彦辉. 经皮穿刺髓核摘除术的并发症 [J]. 中国脊柱脊髓杂志, 1994, 4:11.

[16] 刘加林. 经皮髓核摘除术治疗腰椎间盘突出症 [J]. 中华骨科杂志, 1991, 11:313.

[17] 田世杰, 王进军, 刘德隆. 经皮穿刺椎间盘摘除术 [J]. 中华骨科杂志, 1993, 13:3.

[18] Choy DS, Case RB, Fielding W, et al. Percutaneous laser nucleolysis of lumbar disc [J]. N Engl J Med, 1987, 317(12):771.

[19] Choy DS, Hellinger J, Hellinger S, et al. 23rd Anniversary of Percutaneous Laser Disc Decompression (PLDD)[J]. Photomed Laser Surg, 2009, 27(4): 535-538.

[20] 赖笑雨. 经皮激光椎间盘汽化减压术与开窗术治疗腰椎间盘突出症的临床对比研究 [J]. 赣南医学院学报, 2009, 29(1):28-30.

[21] 李展振, 戈才华, 刘志安, 等. 经皮腰椎间盘摘除术和经皮激光椎间盘减压术的疗效比较 [J]. 中国骨与关节损伤杂志, 2007, 22(5):371-373.

[22] Paolo TG, Choy Daniel SJ, Johannes H, et al. Percutaneous Laser Disc Decompression(PLDD): Experience and Results From Multiple Centers and 19880 Procedures[J]. AIP Conference Proceedings, 2010,

1226(1):69-76.

[23] 李玉民, 汪韬, 夏勇, 等. 经皮激光腰椎间盘减压术后腰椎关节突关节和椎间高度的变化 [J]. 中国脊柱脊髓杂志, 2007, 17(7):524-527.

[24] Andreula CF, SimonettiL, De Santis F, et al. Minimally invasive oxygenozone therapy for lumbar disc herniation[J]. AJNR Am J Neuroradiol, 2003, 24(5):996-1000.

[25] Lorentzen V, Virga A, Minervini MI, et al. Cystic echinococcosis of the liver and lung treated by radiofrequency thermal ablation: all ex-vivo pilot experimental study in animal models[J]. World J Gastrocnteml, 2009, 5(26):3232-3239.

[26] 吴叶, 侯树勋, 吴闻文, 等. 射频消融髓核成型术治疗盘源性腰痛疗效观察 [J]. 中国疼痛医学杂志, 2006, (3):135-137.

[27] 姚秀高, 陈建龙, 周永高. 射频热凝靶点消融术治疗颈椎间盘突出症的探讨 [J]. 中国疼痛医学杂志, 2006, 12(4):206.

[28] 赵光荣, 兰秀夫. 经皮穿刺后外侧入路射频消融术治疗腰椎间盘突出症 [J]. 实用骨科杂志, 2010, 16(5):359-361.

[29] 谢田, 刘秀英, 李祥俊. 射频消融术 [J]. 山东医药, 2005, 45(5):63-64.

[30] 董章利, 沈泳坚, 张海东, 等. 不同温度对猪离体腰椎间盘射频消融效果的影响 [J]. 中华麻醉学杂志, 2008, 28(9):857-858.

[31] 佘远举, 刘军, 张浩, 等. 射频消融髓核成形术改善腰椎间盘突出症患者症状效果评估 [J]. 中国临床康复, 2005, 18:154-157.

[32] Yeung AT. Minimally invasive disc surgery with the Yeung endoscopic spine system (YESS) [J]. Surg Technol Int, 1999, 8:267-277.

[33] Hoogland T, vanden Brekel-Dijkstra K, Schubert M, et al. Endoscopic transforaminal discectomy for recurrent lumbar disc herniation: a prospective, cohort evaluation of 262 consecutive cases[J]. Spine, 2008, 9:973-978.

[34] 周跃. 正确认识经皮椎间孔镜技术 [J]. 中国骨与关节杂志, 2013, 2(4):181-184.

[35] Shin KH, Chang HG, Rhee NK, et al. Revisioned percutaneous full endoscopic disc surgery for recurrent herniation of previous open lumbar discectomy[J]. Asian Spine J, 2011, 1:1-9.

[36] 楚磊, 晏铮剑, 陈亮, 等. 不同体位下经皮椎间孔镜手术治疗腰椎间盘突出症的比较 [J]. 中国脊柱脊髓杂志, 2011, 2:166-167.

[37] Yeung AT, Tsou PM. Posterolateral endoscopic excision for lumbar disc herniation: surgical technique, outcome, and complications in 307 consecutive case[J]. Spine, 2002, 7:722-731.

[38] 谢旭华, 雷云坤, 刘伟, 等. 经皮椎间孔镜治疗腰椎间盘突出症临床疗效观察 [J]. 中国矫形外科杂志, 2012, 5:463-465.

第十一章

推拿治疗

第一节 概　述

一、概念

推拿古称按摩、按跷、案扤、矫摩，是中医外治法的一种，是中国运动创伤的主要治疗手段之一。是用手或肢体的其他部分，或手持器械，在人体特定部位和穴位施以各种手法，达到防治疾病、强身健体作用的一种传统医疗手段。

推拿治疗，是一种运动疗法。无论是手法对机体的直接作用，还是指导患者所进行的功法训练，都是在运动。推拿"以动为主"的治疗原则，是指在手法操作时，或指导病员进行功法锻炼时，应该根据不同的疾病、不同的病情、不同的病理状况，确定其作用力的强弱、节奏的快慢、动作的徐疾和活动幅度的大小。适宜的运动方式，是取得理想疗效的关键。同时，推拿治疗在"以动为主"时，也必须注意"动静结合"，一是在手法操作时，要求医务人员和病员都应该情志安静，思想集中，动中有静；二是推拿治疗及功法锻炼后，病员应该注意安静休息，使机体有一个自身调整恢复的过程。医务人员在制定治疗方案时，动和静一定要合理结合。

二、推拿治疗的作用

中医学认为推拿有疏通经络、调和气血、调整脏腑、理筋散结的作用。

(一) 疏通经络

推拿有疏通经络的作用。首先，通过手法在人体体表"推穴道，走经络"，促进了气血的运行。其次通过手法对机体体表做功，产生热效应，从而加速了气血的流动。现代医学角度来看，按摩主要是刺激末梢神经，促进血液、淋巴循环及组织间的代谢过程，以协调各组织、器官间的功能，使机体的新陈代谢水平有所提高。

(二) 调和气血

推拿就是以柔软、轻和之力，循经络、按穴位，施术于人体，通过经络的传导来调节全身，借以调和营卫气血，增强机体健康。现代医学认为，推拿手法的机械刺激，可调节肌肉收缩，减轻组织间压力，并可通过将机械能转化为热能的综合作用，以提高局部组织的温度，促使毛细血管扩张，从而改善血液和淋巴循环，使血液黏滞性减低，降低周围血管阻力，减轻心脏负担。

(三) 调整脏腑

推拿就是以不同手法，施术于人体局部，对受术部位的脏腑病证直接治疗，或通过经络的传导来调节全身脏腑功能，借以增强机体健康。

（四）理筋散结

筋骨、关节是人体的运动器官。松则通，通则不痛。机体筋骨强健、关节滑利，才能维持正常的生活起居和活动功能。推拿就是以不同手法，施术于人体，松解粘连、缓解痉挛、整复关节、扩大狭窄、消除弹响等。

第二节 推拿治疗的原则

推拿的治疗原则是推拿治疗疾病的总法则，是在中医理论指导下运用推拿疗法的准则。临床工作中，虽然必须因人、因病、因症、因时、因地，采用不同的治疗方法治疗疾病。但推拿的具体治疗方法，是在推拿的治疗原则下制定的，这些原则是：整体观念，辨证施治；标本同治，缓急兼顾；扶正祛邪，调和阴阳；因时、因地、因人制宜。

一、整体观念，辨证论治

整体观念、辨证论治是中医学治疗疾病的根本原则。中医学认为人体是一个有机整体，构成人体的各个组成部分之间，在结构上是不可分割的，在功能上是相互协调、相互为用的，在病理上是相互影响着的。同时，人体与自然环境也息息相关，人类在能动地适应自然和改造自然的斗争中，维持着机体的正常生命活动。这种机体自身整体性、机体与自然界统一性的思想，贯穿在中医生理、病理、诊法、辨证、治疗等各个方面。整体观念的原则，在推拿临床中，既要体现在分析局部症状时，要注意机体整体对局部的影响；又要在处理局部症状时，重视机体整体的调整。

辨证论治是中医的精华所在，临床中辨证论治表现在，将四诊所收集的资料、症状和体征，通过分析、综合，辨清疾病的原因、性质，以及邪正之间的关系，概括判断为某种性质的证，然后，根据这种辨证的结果，确定相应的理法方药。辨证论治是认识疾病和解决疾病的过程，是理论和实践相结合的体现。然而，在临床推拿工作中，辨证论治具体表现为辨证施术，即根据辨证的结果确立治疗法则，选择手法的操作方法、穴位和部位，进行具体的操作治疗。对按照现代医学分类的疾病的推拿治疗，辨证施术的原则表现了同病异治和异病同治的特点。同病异治与异病同治是以病机的异同为依据的治疗原则。同病异治，即同一疾病采用不同的推拿手法治疗。某些疾病，病变部位和症状虽然相同，但因其具体的病机不同，所以在治疗方法上选用的推拿手法及穴位、部位就因之而异。异病同治，即不同的疾病采用相同的推拿手法治疗。某些疾病，病变部位和症状虽然不同，但因其主要病机相同，所以在治疗方法上可以选用相同的推拿手法及穴位、部位。

二、标本同治，缓急兼顾

求本，是指治病要了解并正确辨别疾病的本质、主要矛盾，针对其最根本的病因病理进行治疗。任何疾病的发生发展，总是通过若干症状显现出来的，但这些症状只是疾病的现象，并不都是反映疾病的本质，有的甚至是假象，只有在充分了解疾病的各个方面，包括症状表现在内的全部情况的前提下，通过综合分析，才能透过现象看到本质，找出病之所在，确定相应的治疗方法。如腰腿痛，可由椎骨错缝、腰腿风湿及腰椎间盘突出等原因引起，治疗时就不能简单地采取对症止痛的方法，而应通过病史、症状、体征、综合检查结果，全面分析，找出最基本的病理变化。分别采用不同手法进行治疗。如运用扳法纠正错缝；用疏经通络的手法，如擦、摩等手法祛除风湿；以及对腰椎间盘突出症运用相宜疗法进行治疗，方能取得满意的疗效。这就是"治病必求其本"的意义所在。在临床运用"治病求本"这一原则的同时，必须正确处理"正治与反治""治标与治本"之间的关系。

(一) 正治与反治

所谓"正治"，就是通过对证候的分析，辨明寒热虚实后，采用"寒者热之""热者寒之""虚则补之""实则泻之"等不同的治疗方法。正治法是推拿临床中最常用的治法之一。如寒邪所致胃痛，临床常采用擦法、摩法以达温阳散寒的作用；而胃火炽盛所致的胃痛，即采用挤压类、摆动类手法以达泻热通腑的作用。

所谓"反治"，是顺从证候而治的方法，也称"从治法"。这一治法常应用于复杂的、严重的疾病。临床中有些疾病往往表现出来的证候与病变的性质不相符，出现假象，如伤食所致的腹泻，治疗时不能用止泻的方法，而必须用消导通下的方法去除积滞才能止泻，此便是"通因通用"的反治法。又如气虚所致的便秘，虽然症状表现的是"实证"，但在治疗中却不能单用攻下法，必须采用补气泻下的方法治疗，才能使症状彻底消除。因此，临床辨证非常重要，不但要观察疾病的外在表现，而且要认清疾病的本质，在治病求本原则指导下，有针对性地治疗。

(二) 治标与治本

病证中，常有标本主次的不同，因而在治疗上就应有先后缓急之分。一般情况下，治本是根本原则。但在某些特殊情况下，如旅游中或不具备完善的医疗设施时，标证甚急，不及时解决可危及患者生命，或可引起其他严重并发症等，我们就应该贯彻"急则治标"的原则，先治其标，后治其本。如急性胆绞痛发作，在没有确定是急性胆囊炎，或是胆石症时，首先应以止痛为主，采用抑制性手法，以短时、重刺激点按右侧背部压痛点及胆囊穴，为其他治疗争取时间，其后可对胆石症等进行常规的手法治疗。又如小儿惊风，是中医儿科四大证之一，属来势迅猛的一种危重急症，应治以开窍醒神、镇静止惊的方法。发作时，急则治标，当掐人中、掐老龙、掐十宣、掐威灵等，待缓解后，再审证求因，辨证施治。

综上所述，治标只是在应急情况下，或是为治本创造必要条件的权宜之计，而治本才是治病的根本之图。所以说标本缓急，从属于治病求本这一根本原则，并与之相辅相成。

病有标本缓急，治有先后顺序。若标本并重，则应标本兼顾，标本同治。如骶髂关节错缝，疼痛剧烈，腰肌有明显的保护性痉挛，治疗应在放松肌肉、缓解痉挛的前提下，实施整复手法，可使错缝顺利回复，而达到治愈的目的，这便是标本兼顾之法。

临床上疾病的症状是复杂多变的，标本的关系也不是绝对的，而是在一定条件下相互转化的，因此临证时还要注意掌握标本转化的规律，不为假象所迷惑，始终抓住疾病的主要矛盾，做到治病求本。

任何疾病的发生、发展，总是通过临床症状表现出来，但这些症状只是疾病的现象，并不都反映疾病的本质，有的甚至是假象。只有在充分了解疾病的各个方面，包括症状表现在内的全部情况的前提下，通过综合分析，才能透过现象看到本质，从而确定何者为标，何者为本。

由于推拿学具有自身的特点，在"治病必求于本"的原则指导下，应该标本同治、缓急兼顾。既要针对疾病的主要矛盾治疗,又要注重疾病次要矛盾的处理;既要积极治疗疾病的急性发作,又要兼顾疾病慢性症状的处理。同时,在推拿临床中,正确地应用标本同治、缓急兼顾的治疗原则,不仅要制定推拿本身具体的治疗方法,还应该依据这一原则与其他治疗方法合理结合。

三、扶正祛邪,调和阴阳

疾病的过程,在一定意义上可以说是正气与邪气矛盾双方相互斗争的过程。邪胜于正则病进,正胜于邪则病退。因此治疗疾病就是要扶助正气,祛除邪气,改变邪正双方的力量对比,使之向有利于健康的方向转化,所以扶正祛邪也是推拿治疗的基本原则。

"邪气盛则实,精气夺则虚",邪正盛衰决定病变的虚实。"虚则补之""实则泻之"。补虚泻实是扶正祛邪这一原则的具体应用。扶正即用补法,通常以摆动类、摩擦类手法为主,用于虚证;祛邪即用泻法,一般可用摆动、摩擦、挤压类手法,用于实证。按经络循行,有"顺经为补、逆经为泻""推而纳之、动而伸之、随而济之、迎而夺之";按手法刺激强度,有"轻揉为补、重揉为泻";按手法频率,有"急摩为泻、缓摩为补";按手法旋转方向有"顺转为补、逆转为泻";按手法操作时间,有"长时为补、短时为泻";按手法运动方向,有"推上为补、推下为泻";按手法性质有"旋推为补、直推为泻";按血液循环方向,有"向心为补、离心为泻"之说。

换言之,形成补泻效应的作用机制分为轻重补泻、方向补泻、频率补泻、时间补泻。一般讲,凡用力轻浅、操作柔和、频率舒缓、顺着经络走行方向加力(腹部为逆时针方向施力),并持续较长时间者为补,对人体有兴奋、激发与强壮作用;反之,凡用力深重、操作刚韧、频率稍快、逆经络走行方向加力并持续时间较短者为泻,对人体有镇静、抑制和祛邪作用。扶正与祛邪,虽然是相反的两种治疗方法,但他们也是相互为用,相辅相成的。扶正,使正气加强,有助于抗御和祛除病邪;而祛邪则祛除了病邪的侵犯、干扰和对正气的损伤,而有利于保存正气和正气的恢复。

中医学认为疾病的发生发展,从根本上说是阴阳的相对平衡遭到破坏,即阴阳的偏盛偏衰代替了正常的阴阳消长,所以调整阴阳,是推拿治疗的基本原则之一。

阴阳偏盛,即阴或阳邪的过盛有余。阳盛则阴病,阴盛则阳病,治疗时应采用"损其有余"的方法。阴阳偏衰,即正气中阴或阳的虚损不足,或为阴虚,或为阳虚。阴虚不能制阳,常表现为阴虚阳亢的虚热证;阳虚则不能制阴,多表现为阳虚阴盛的虚寒证。阴虚而致阳亢者,应滋阴以制阳;阳虚而致阴寒者,应温阳以治阴;若阴阳两虚,则应阴阳双补。

由于阴阳是相互依存的,故在治疗阴阳偏衰的病证时,还应注意"阴中求阳,阳中求阴",也就是在补阴时,应佐以温阳;温阳时,配以滋阴;从而使"阳得阴助而生化无穷,阴得阳升而泉源不竭"。

阴阳是辨证的总纲,疾病的各种病机变化也均可用阴阳失调加以概括。表里出入、上下升降、寒热进退、邪正虚实,以及营卫不调、气血不和等,无不属于阴阳失调的具体表现。因此,从广义上讲,解表攻里、越上引下、升清降浊、寒热温清、虚实补泻,以及调和营卫、调理气血等治疗方法,也皆属于调整阴阳的范畴。

四、因时、因地、因人制宜

因地、因时、因人制宜是指治疗疾病要根据季节、地区及人的体质、年龄等不同而制定相应的治疗方法。全面考虑,综合分析,区别对待,酌情施术。如秋冬季节,肌肤腠理致密,治疗时手法力度应稍强,推拿介质多用葱姜水、麻油;而春夏季节,肌肤腠理疏松,手法力度要稍轻,夏季可用滑石粉以防汗,介质可用薄荷水等。又如地域不同,北方寒冷,南方潮湿,居住环境等不同,对疾病的影响也不同,治疗时也要区别对待。另外治疗环境也要注意,手法中及手法后患者不可受风,环境要安静而不可嘈杂等。因人制宜最为重要,根据患者的年龄、性别、体质、胖瘦和部位等不同,选择不同的治疗方法。以年龄论,小儿推拿时多用介质。体质强者手法可稍重,体质弱者手法可稍轻;肌肉丰厚部可稍重,头面胸腹的肌肉薄弱部手法可稍轻;病变部位浅者手法稍轻,病变部位较深者手法可稍重。

第三节 推拿治疗的方法

推拿是医者在医学理论指导下,用手法作用于患者的某些体表部位或穴位,以调整人体生理、病理状况而达到防病治病、保健养生、强身健体目的的治疗方法,属中医外治法的范畴。

推拿手法的治疗作用,决定于两个要素,一是手法作用的性质和量,二是被刺激部位或穴位的特异性。手法的性质,指不同的手法性质不同,如温、清、和等。手法的作用量,则包括作用力的大小、作用部位的深浅、作用时间的长短、手法频率的快慢等。作用部位和穴位的特异性,则是要根据疾病的性质状况,选择相应的部位和穴位。而穴位的选择则要依据辨证选穴,在同一部位或穴位用不同性质和量的手法,作用不同;用同一性质和量的手法在不同部位和穴位操作,作用也不同;二者必须有机地结合运用,才能收到较好的治疗效果。

一、推拿治疗的手法

根据手法的性质和作用量,结合治疗部位和穴位,推拿治疗有温、通、补、泻、汗、和、散、清八法。

(一) 温法

温,即温热。温法是用于虚寒证的一种方法。多使用摆动、摩擦、挤压类手法。治疗手法多缓慢、柔和,作用时间较长,患者有较深沉的温热等刺激感。有温经散寒,补益阳气的作用,适用于阴寒虚冷的病证。推拿手法中,产热最强的应属擦法,尤以小鱼际擦法最甚。

(二) 通法

通,即疏通。通法有祛除病邪塞滞的作用。按摩可治疗经络不通所引起的病证。经络不通,按之可解,即通经络、行气血。如在四肢上多用推、拿、搓、揉等手法,手法刚柔兼施,以通其经络。

(三) 补法

补,即滋补,补气血津液之不足、脏腑功能之衰弱。"虚则补之"和"扶正祛邪",是推拿临床的指导思想。因气不足而患病者可用按摩方法补气,使精神得复。临床多以补脾胃、补腰肾为主,手法多轻柔、持续时间较长,以摆动类、摩擦类手法为主,虚证皆可用补法。

(四)泻法

泻,即泻下。泻法,可用于下焦实证。由于结滞实热,引起下腹胀满或胀痛、食积火盛、二便不通等皆可用本法治疗。推拿之泻,不同于药物峻猛,故体质虚弱,津液不足,气虚无力致大便秘结者,均有较好效果。临床上一般用摆动、摩擦、挤压类手法,力量稍重,治疗方法与补法相反。

(五)汗法

汗法即发汗、发散的方法,可使病邪从汗而解。有祛风散寒的作用。汗法多用于外感病证。外感风寒可用拿法,先轻后重,使汗逐渐透出,达到祛风散寒解表的目的。外感风热用轻拿法,使腠理疏松,微汗解表,施术时,患者感觉汗毛竖起,周身舒适,肌表微汗潮润,贼邪自散,病体则霍然而愈。汗法以按法、拿法、一指禅推法最为常用。

(六)和法

和法即和解、调和之法。凡病在半表半里,且不宜汗、不宜吐、不宜下者,均要运用和解之法。

调和之法,以和阴阳为重。和气血、和脾胃、疏肝气为常用之法。和法多用振动、摩擦类手法,操作时平稳柔和、频率较缓,并注意经络的特性,以达到阴阳平衡的目的。

(七)散法

散法,即消散、疏散的方法。推拿的散法很有独到之处,其主要作用是"摩而散之,消而化之",使结聚疏通,临床中对于气滞、血瘀、积聚均可运用散法。推拿所用的散法一般以摆动类及摩擦类手法为主,手法要求轻快柔和。

(八)清法

清法,即清除热邪的方法,具有清热凉血、祛暑除烦等作用。推拿用清法,无苦寒伤脾胃之虞。推拿介质多用寒凉之水、滑石粉等。清法以摩擦类、挤压类手法为主,操作时多快速、重施、具有爆发力,但要刚中有柔。施术部位多见皮肤红、紫等郁热外散之象。

二、成人推拿手法

基本手法是推拿手法中最常用、最基本的单式手法。是指能够独立存在的,单一动作的手法,这些手法在临床上可单独应用,也可与其他手法结合运用。

(一)摆动类手法

以指或掌、腕关节做协调的连续摆动动作的一类手法统称为摆动类手法。包括㨰法、一指禅推法、偏峰推法等。

1. 㨰法 用第五掌指关节背侧吸附于治疗部位上,以腕关节的屈伸动作与前臂的旋转运动相结合,使小鱼际与手背在治疗部位上作持续不断的来回滚动的手法称为㨰法。

【临床应用】

㨰法操作时,由于具有接触面积广,压力大等特点,临床上运用于肩背部、腰臀部以及四肢等肌肉较丰满的部位。常用于治疗神经系统和运动系统病症,如急性腰扭伤、慢性腰痛、肢体瘫痪、运动功能障碍等疾患。

2. 一指禅推法 用大拇指指端、罗纹面或偏峰拇指桡侧面着力于经络穴位或部位上,肩肘关节及上肢肌肉放松,通过腕部的连续摆动和拇指关节的屈伸活动,使产生的力持续作用于经络、穴位或部位上,称为一指禅推法。

【临床应用】

一指禅推法刺激量中等,指面接触较小,故适用于全身各部,可用于治疗内、外、妇、儿、伤各科的多种疾患,尤以治疗内、妇科疾病为多。本法在临床应用时根据部位和病种,姿势不尽相同。

3. 偏峰推法　以拇指偏峰及桡侧少商穴处着力,做内外摆动的手法,亦称少商推法。

【临床应用】

本法是一指禅流派常用的一种轻刺激手法,特点是着力面较大,作用力轻浅柔和。具有安神醒脑、祛风散寒、活血化瘀、健脾和胃等功用,主治头痛、外感鼻塞、面肌痉挛、失眠、三叉神经痛等五官脏腑病证。

（二）摩揉类手法

以掌指或肘贴附在体表作直线或环旋移动的一类手法总称摩擦类手法。包括摩法、擦法、揉法、搓法、抹法等。

1. 摩法　用手掌掌面或食、中、无名三指相并指面附着于穴位或部位上,腕关节作主动环形有节律的抚摩运动,称为摩法。手指面着力的手法为指摩法,手掌面着力的手法为掌摩法。

【临床运用】

摩法刺激轻柔缓和,属于轻刺激手法,适用于全身各部位。以胸腹以及胁肋部为常用,具有和中理气功效。用于下腹部有调畅气机、通调水道之功效。在腰背四肢应用,具有行气活血、散瘀消肿之效。

2. 擦法　用指、掌贴附于体表一定治疗部位,作直线来回摩擦运动的手法,称为擦法。

【临床应用】

擦法是一种柔和温热的刺激,临床上应用相当广泛,适用于全身各部位。具有行气活血、温通经络、祛风散寒、祛瘀止痛、宽中理气和健脾和胃的作用。其中掌擦法温热量较低,接触面积大,适用于胸腹、肩背部等面积较大,而又较平坦的部位。鱼际擦法温热量中等,常用于四肢部,适用于四肢关节扭挫伤、劳损等,尤以上肢部为多。小鱼际擦法温热量较高,常用于腰背和臀部,适用于急慢性损伤,风湿痹痛麻木不仁等症。

3. 揉法　用手指罗纹面,掌根和手掌鱼际着力吸定于一定治疗部位或某一穴位上,作轻柔缓和的环旋运动,并带动该处的皮下组织一起揉动的方法,称为揉法。根据着力部位的不同可分为:指揉法、掌根揉法、鱼际揉法。

【临床应用】

(1)鱼际揉法:着力面积大,而且柔软舒适,刺激更为柔和,老幼皆宜,临床常用于头面部、胸腹部、胁肋部和四肢关节。

(2)指揉法:临床上多用于小儿推拿,施术面积小,功力较集中,动作柔和而深沉,适用于全身各部位或穴位。三指揉法临床上常用于颈部,以治疗小儿先天性斜颈,还可用于脐和双侧天枢穴。

(3)掌揉法:着力面积较大,刺激柔和舒适,适用于面积大又较为平坦的部位,如腰背部、腹部以及四肢。掌揉腹部,有温中散寒的功效。掌揉腰背部及四肢肌肉,有较好的放松肌肉、解除痉挛的功效,常用于肌肉酸痛和强刺激手法作用后引起的反应,能起到缓解作用。

4. **搓法** 用双手的掌面挟住一定部位,相对用力作快速搓揉的同时作上下往返移动,称为搓法。

【临床应用】

搓法刺激量中等,常用于两胁、肩关节及四肢,具有行气活血、疏经通络的作用。其操作方法随不同部位而变化。

5. **抹法** 用单手或双手罗纹面或掌面紧贴皮肤,用力作上下、左右、弧形、曲线或任意往返推动的手法,称为抹法。

【临床应用】

抹法轻柔舒适,运用于头面部、颈项部和胸腹部。患者常仰卧,用鱼际抹前额与面颊部。胸部操作时,术者用两手拇指或手掌自胸部沿肋间隙(顺序由内向外)推抹。

（三）振动类手法

以较高频率节律性轻重交替刺激,持续作用于人体的一类手法,统称为振动类手法。包括抖法和振法等。

1. **抖法** 用单手或双手握住患肢远端,微微用力作连续的,小幅度的,频率较快的上下颤动的手法称为抖法。

【临床应用】

本法是一种和缓、放松、疏导手法,具有疏通经脉、通利关节、行气活血、松解粘连的功效,适用于四肢,尤以上肢为常用。上肢的应用,常配合搓法,作为上肢或肩部治疗的结束手法。

2. **振法** 以指或掌吸附于治疗部位,作频率密集的快速振颤动作的手法,称为振法。

【临床应用】

振法刺激柔和舒适,适用于全身各部位和穴位,是一种频率较快的刺激。掌振法常用于胸腹部和肩背部,具有温中理气、健脾和胃、行气止痛、疏经通络的功效。指振法常用于胸腹及头面部,具有疏经通络,镇静安神的功效。

（四）按拿类手法

用手指、手掌或肢体其他部位,单方向用力或相对用力的一类手法,统称为按拿类手法。相对用力谓之拿,单方向用力谓之按。故又分为挤法类和压法类两大类。对称性用力包括:拿、捏、捻、扯等;垂直用力包括按、点、掐、拨、肘压法、踩跷法等。

1. **拿法** 用大拇指和食中两指对称,或用大拇指和其他四指对称地用力,提拿一定的部位,进行一紧一松的拿捏,称为拿法。

【临床应用】

拿法临床运用相当广泛,常用于头部、颈项部、肩背部和四肢等部位。拿风池穴具有发汗解表、开窍醒神的功效。

2. **捏法** 用拇指和示指或其他指对称,夹住肢体相对用力挤捏并逐渐移动,称为捏法。

【临床应用】

本法刺激较重,适用于浅表的肌肤,常用于背脊,四肢以及颈项部,有舒筋通络,行气活血的功用。尤其常用于小儿脊柱两旁,往往双手操作又称捏脊疗法,常用以治疗小儿消化系统病症和成人的慢性消化道疾患及月经不调、痛经等妇科病证。

3. **捻法** 用拇指和示指指腹捏住一定的部位,作对称的快速搓捻动作称为捻法。

【临床应用】

捻法刺激量较小,常用作辅助手法、结束手法,能舒筋活血,消肿止痛,滑利关节,常用于四肢小关节如指、趾关节的扭伤或用于改善末梢循环及放松紧张的情绪。

4. **扯法** 用拇指和示指或示指与中指对称用力,夹住皮肤,进行一提一放的连续动作,称为扯法。

【临床应用】

本法刺激较重,适用于浅表的肌肤,常用于背脊、四肢以及颈项部,有舒筋通络,行气活血的功用。

5. **按法** 用拇指指面或掌面按压一定的部位或穴位,逐渐用力深压,按而留之,称为按法。指面着力的称指按法,用掌着力的称掌按法。

【临床应用】

按法刺激适中偏强,临床上常和揉法结合使用,组成按揉复合手法,即在按压力量达到一定深度时再作小幅度的缓缓揉动,使手法既有力而又柔和。指按法适用于全身各部,尤以经穴及阿是穴为常用。具有较好的行气活血、开通闭塞、缓急止痛的功效。

6. **肘压法** 用肘关节鹰嘴部为力点,向体表垂直用力下压着的手法,称为肘压法。

【临床应用】

肘压法刺激量较强,常用于腰背部、大腿后侧等部位功能开通闭塞,散瘀止痛。治疗顽固性腰腿痛、肌肉僵痛、脊柱强直等症。

7. **掐法** 用拇指爪甲,切取一定的部位或穴位,用力按压,称为掐法。

【临床应用】

本法是重刺激手法之一,以指甲为着力点,刺激集中而尖锐,在穴位上应用,能以甲掐代针。适用于头面及手足部位,临床上主要用于急救,具有开窍醒神的功效。

8. **点法** 用拇指指端屈指第二节关节(拇、食、中指)突起部按压一定部位,并深压揉动,称为点法。

【临床应用】

本法接触面积小,压力强,是一种刺激很强的手法,用力集中,其操作也较按法省力,适用于全身各部位或穴位。使用时常根据患者的具体病情,以及操作的具体部位或穴位而定。

9. **拨法** 以指端与患部筋腱成垂直方向弹拨的手法称为拨法。

【临床应用】

弹拨刺激量较强,能松解粘连,舒筋通络。常用于腰臀、四肢及项背部。如弹拨环跳治疗梨状肌损伤等。

10. **踩跷法** 用单足或双足踩踏一定部位以防治疾病的方法为踩跷法。

【临床应用】

踩跷法属于重手法,临床适用于体质较强的患者,常用于腰椎间盘突出症,有理筋整复之功效。临床上仅用于腰部。

(五) 叩击类手法

用手掌、拳心、拳背、掌侧、指尖或桑枝棒等叩打体表的一类手法,称为叩击类手法。包括拍法、击法等。

1. **拍法** 用虚掌平稳而有节奏地拍打治疗部位的手法,称为拍法。

【临床应用】

拍法适用于肩背部、腰骶部以下肢部。常和滚法、拿法等配合运用,治疗急性扭伤、肌肉痉挛、慢性劳损、风湿痹痛、局部感觉迟钝、麻木不仁等病症。

2. 击法 用拳、掌、指以及桑枝棒击打体表的方法,称为击法。用拳击打的方法,称为拳击法;用手掌击打的,称为掌击法,用指击打的,称为指击法,用桑枝棒击打的,称为棒击法。

【临床应用】

击法是辅助手法,本法适用于头顶、肩背、腰臀及四肢部如头顶部囟门穴、大椎、八髎,配合治疗头痛、风湿痹痛和肌肉麻木不仁等症。

(六)运动关节手法

对患者关节作被动性活动的一类手法,统称为运动关节类手法。包括摇法、背法、扳法、拔伸法等。

1. 摇法 以患肢关节为轴心,使肢体作被动环转活动的手法,称为摇法。

【临床应用】

摇法具有舒筋活血、滑利关节、松解粘连和增强关节活动功能等作用,适用于颈项部、腰部以及四肢关节。常用于治疗颈项部、腰部以及四肢关节酸痛和运动功能障碍等病症。

2. 背法

【概念】

将患者反背起后进行一系列技巧动作以治疗脊柱病变的一种手法,称为背法。

【临床应用】

背法是一种技巧性较强的手法,具有理筋正骨的功能,适宜于胸腰部的损伤,本法可使胸肋关节和腰椎关节起到牵伸作用,同时上下振动、左右摇动等,使两侧肌肉过伸,解除肌肉痉挛,促使扭错的腰椎小关节复位。

3. 扳法

【概念】

用双手向同一方向或相反方向用力,使关节伸展、屈曲、或旋转的一类手法,称为扳法。

【临床应用】

扳法具有舒筋活络、滑利关节、松解粘连、整复错缝等功效。适用于脊柱以及四肢关节等处。常用以治疗四肢关节、运动功能障碍,以及脊椎小关节错位等病症。

4. 拔伸法 关节牵引手法,一手固定关节一端,另一手作对抗性用力,或以自身体重固定一点,两手握住关节远端,徐徐用力,使关节伸展,扭转,达到整复错缝的作用,称为拔伸法。

【操作方法】

术者手握患者关节的远端,沿患肢纵轴方向牵拉、拔伸,或者术者用手分别握住患肢关节的两端,向相反方向用力拔伸、牵引。

【临床应用】

本法具有整复关节、肌腱错位,解除关节间隙软组织的嵌顿,松解软组织粘连、挛缩等功能,运用于颈椎、腰椎以及四肢关节。多用于治疗四肢关节伤筋、错位、脱臼以及颈、腰椎关节、椎间盘的病变。

第四节　脊柱疾病常用的推拿方法

中医推拿治疗脊柱相关疾病,临床以颈椎病、腰椎间盘突出症、小关节紊乱、腰椎滑脱最为常见,由于脊柱疾病常伴有局部或放射性疼痛、局部肌肉痉挛等,尤其在急性期,患部软组织由于出血、肿胀、肌肉痉挛等病变,患者疼痛重,功能活动常受限,因此治疗手法多以"放松、穴位点按、整复、再放松"的顺序进行。

一、放松

手法以拿法、滚法、捏法、揉法、运法、弹拨法等最为常见,一般 10 ~ 15min 为宜。颈椎病多放松颈肩部、上肢、背部肌肉,腰背部疾病多放松两侧竖脊肌及臀部肌肉,治疗时顺纤维方向轻轻按压、理顺损伤的肌肉、腱膜等组织,改善其微细组织结构排列,消退水肿,常可减轻症状,松弛紧张、痉挛的肌肉、韧带,"舒筋活血、通络止痛"。

需注意弹拨法主要用于肌肉、肌腱、韧带、痛性筋索等生理病理性条索状组织,可视受术条索组织长度,分别选择一指、二指或三指拨法行定点弹拨或移动弹拨,拨动时手指面不能在皮肤表面摩擦移动,用力由轻至重,再由重至轻,作用时间不宜过长,避免软组织二次损伤。

二、穴位点按

手法多采用按法、点法、指揉法常见,每穴位 1 ~ 2min,施法力度适中,患者耐受为度。颈椎病常用腧穴为阿是、风池、肩井、肩髃等穴,腰背部疾病多选用阿是、夹脊、委中、天宗、肾俞、大肠俞、腰阳关、关元俞、八髎、环跳、承山、足三里、昆仑等穴位。

三、整复

针对不同脊柱病,需选用不同整复手法,整复为骨科推拿特色手法,对施术者要求较高,操作要求精准到位,运动幅度不足则治疗无效,运动幅度过大则可造成关节损伤,严重者可危及生命。

施术者需明确人体基本解剖结构及患者关节活动范围,合理、定量地控制受术关节的位移方向与幅值,且必须是无阻力被动运动,即要求受术关节处于充分或尽可能放松状态时方可施术。施术需遵循关节运动轴面原则、关节运动区位原则及关节运动解剖结构学原则。

所有整复手法中,扳法最为常见。此法关键在于明确"扳机点",即发力点,多为关节活动范围末,找到扳机点后,制动手与动力手需固定于受术关节两端,从扳机点位置开始小幅度、反方向扳动 0° ~ 10°,用力要求快速、轻巧,以到位有效为原则,不可盲目追求扳动响声。

(一)颈椎病

多采用拔伸法(坐位颈椎拔伸法、仰卧位颈椎拔伸法),所有类型颈椎病均可使用;颈椎扳法(颈椎旋转斜扳法、颈椎定位旋转扳法),此法椎动脉型颈椎病禁用。

1. **坐位拔伸法** 手受术者端坐,颈肩部放松,术者在其正后方,两足分开与肩等宽,双前臂前三分之一按压在其肩峰处,双手拇指在其后按抵住耳后乳突与枕骨隆突下方,掌指在其耳前捧握住其左右下颌骨侧下方,施术时先将受术者头部向各方向摇动,确认颈项部肌肉充分放松后,将颈椎保持在略向前倾位置,双手夹持头部两侧,双臂发力向下压肩,使头部获得向上的提升力。

2. **仰卧位颈椎拔伸法** 受术者仰卧,不垫枕头,术者一手在下垫在受术者枕部下方将其托住,另一手在上托握住受术者颏骨,先使受术者头部向各方向活动以放松肌肉后,将受术者枕部及下颌骨固定,双上肢伸直,腰背部发力,上身后仰带动双手将受术者身体在床面上滑行,完成牵拉。

3. **颈椎旋转扳法** 受术者坐位,头略向前屈 15° 左右,术者一手托握其颏骨,另一手抵握其枕外隆突或顶骨顶点,向左旋扳时术者立于左后方,向右扳时立于右后方,先轻轻用力将受术者头部左右旋转摇动,放松后反向用力将头部向左或右旋转至扳机点位,顺势快速扳动。

4. **颈椎定位旋转扳法** 受术者坐位,头略向前屈 15° 左右,术者站于侧后方,甲手肘关节屈曲用肘窝托握住其颏部,乙手拇指桡侧顶按住受术者颈椎棘突偏歪侧的后外侧缘,放松后甲手用力将头部旋转至扳机点位,顺势快速扳动,同时一手拇指推拨棘突使其归位。

（二）胸椎疾病

1. 多采用压脊法(俯卧位顿压法,临床常用)、扩胸扳法等。

2. **俯卧位顿压法** 双手重叠,用掌根部或小鱼际置于脊椎棘突旁,自上而下按压棘突。

3. **扩胸扳法** 受术者正坐,两手相扣置于枕部,术者在其后方一腿站立,另一腿膝盖顶在受术者 $T_5 \sim T_7$ 棘突处,双手抓握受术者双肘,拉动受术者双臂,并要求其配合呼吸,反复做前俯呼气及挺胸吸气,放松后将其双臂向后展拉至扳机点位,术者双手同时向后发力扳动,同时膝盖向前顶推。

（三）腰椎病

多采用腰椎拔伸法及侧卧位腰椎旋转扳法、腰椎后伸扳法等。

需注意腰椎病中,腰椎滑脱禁用扳法,整复移位椎体时采用卷腰法或按压法(仅用于向后滑脱者)。

1. **腰椎拔伸法** 患者俯卧位,双手抓住床头,助手固定其腋部。医者立于足端,双手握住患者双踝,逐渐用力牵拉下肢,其力先轻后重,用力要稳,重复 5 ~ 10 次。现多用机械牵引。

2. **侧卧位腰椎旋转扳法** 患者侧卧位,下面的下肢自然伸直,上面的下肢屈髋屈膝,将内踝放在下腿膝内侧上方,上面的上肢放在身后,下面的上肢自然放在身前。术者面对患者站立,甲手置于肩前,乙手置于髂前上棘,放松后甲手将肩部向后方推转,乙手将胯向前方推转,至扳机点位后两手同时用力作相反方向扳动。先扳患侧,后扳健侧,可反复数次。

3. **腰椎后伸扳法** 患者俯卧,屈肘,两手放于颏下或头前。医者立于一侧,一手紧压在腰部受术椎体棘突上,另一手托住患者对侧膝部,缓缓向上提起,当腰后伸到最大限度时,两手同时用力作相反方向扳动。

4. **卷腰法** 患者仰卧,屈膝屈髋,术者一手扶其膝关节,一手托其腰骶部,使其膝部尽量向胸前靠拢,同时按压膝部。

四、再放松

施术手法同上,放松 5min 左右,并可加用擦法、搓法、抖法等作用于全身,以宽胸利气、行气活血、理顺组织、放松肌肉。

颈椎病尤其是椎动脉型颈椎病,头面部常采用抹法、分推法、扫散法、五指拿法祛风散寒、镇静安神等。

（王　健）

参 考 文 献

[1]　王国才, 金宏柱 . 推拿手法学 [M]. 北京:中国中医药出版社, 2003.

[2]　强刚, 刘茜 . 针灸推拿概要 [M]. 北京:人民军医出版社, 2008.

[3]　胡幼平 . 中医康复学 [M]. 上海:上海科学技术出版社, 2008.

[4]　佘建华 . 小儿推拿学 M]. 北京:人民卫生出版社, 2007.

第十二章

西方手法治疗

第一节　概　　述

一、定义

脊柱手法治疗在东西方均有较多的研究,但是,由于思维方式和发展环境的不同,脊柱手法在东西方的发展现状不尽相同。东方手法治疗以辨证论治为理论基础,而西方手法治疗则强调手法的应力,躯体内脏的反射,对中枢的效应等理论。西方脊柱手法治疗的对象目标是脊柱劳损与退行性病变,其与东方传统医学的发展历史很相似,早期也是以经验医学为主导,但真正系统形成现代脊柱手法医学的框架和治疗体系其历史并不长。

西方关于脊柱手法的概念并没有十分统一的说法,一般认为"脊柱手法是一种将某种手法和训练方式结合起来的,使肌肉关节系统达到最大运动限度的治疗行为";或者说"是一种以治疗为目的在某一具体椎节上施加人工外力的行为"。脊柱手法的目的包括:增加关节运动幅度,改变关节动力学形式,提高痛阈,增加肌肉力量,减弱 α- 运动神经元的活性,改善本体感觉,释放 β- 内啡肽和 P 物质等。

二、发展历史

在西方,关于脊柱手法治疗的文字记载至少有 2000 多年的历史。大约在公元前 400 年,现代医学之父希波克拉底就在其著作中详细的描述。18 ~ 19 世纪在英国一位叫做马普夫人的女整脊师使用手法整脊就引起了英国皇家的重视,脊柱手法治疗在西方的发展也并非一帆风顺,美国的多位学者曾对整脊疗法提出尖锐的批判,其中最为严厉的指责主要集中在手法治疗可能带来的意外损伤问题。正是由于种种质疑的存在,使得西方脊柱手法的特色代表——整脊疗法,至今仍不能完全融入西方国家的现代医疗体系。

任何治疗方法的存在必定有其存在的道理。凡是具有实际功效,能够减轻患者伤痛的治疗方法都将得到历史的认可,中国传统方法是这样,西方脊柱手法治疗也不例外。凭借其强大的生命力,西方脊柱手法治疗不但没有被现代西方社会所淘汰,反而充分利用现代科技手段而推陈出新,开始形成适应现代社会的新体系。这些体系借助现代基础和临床研究方法,对脊柱手法治疗的治疗机制、临床应用效果进行了比较科学的阐述,取得许多成果,推动西方脊柱手法的科学发展。

当前,欧美等西方国家正在致力于将脊柱手法治疗逐渐发展成为一种具有现代医学特点的、规范化的医学体系,并努力按照现代医学的运行模式,通过社会办学,争取国家资源等多种形式,不仅获得了学术界的部分认可,也获得了国家卫生部门的部分认可。2009 年 WHO 组织在北京举办的传统医学大会上,专门设立了一个手法医学分会场,脊柱手法医学在该会场中扮演最重要的角色。1974 年国际手法骨科医师协会(International Federation of

Orthopedic Manipulative Therapists，IFOMT）的成立，标志着大量骨科和康复科医师介入了脊柱手法治疗领域的研究和实践。

三、机制

对于西方脊柱手法的治疗机制，有其一套理论及基础研究作为支撑。

（一）脊柱手法对肌束本体感觉的影响

研究认为，在单一椎节上施加外力可以诱发椎旁组织向中枢神经系统传导冲动信号。有学者研究发现，腰椎应力刺激致使后关节出现移位后在不超过 2s 时间内诱发相应椎旁肌束的兴奋信号以外，还发现较长时间维持关节位移状态反而可以降低肌束的电位反应。而腰痛患者由于肌束本体感觉调节的异常，影响了腰椎力学平衡性的调整。脊柱手法治疗重要效应就是调整肌肉及其附属韧带的张力，进而可能恢复腰椎力学平衡调整的准确性。

（二）脊柱手法的镇痛效应

众所周知，有效的脊柱手法可以造成关节刺激反应，这种刺激属于非伤害性刺激，可以产生镇痛效应。非伤害性刺激是由较粗的 A 类神经纤维传导，它可以抑制脊髓后角神经元对于 C 类神经纤维传导的伤害性刺激做出的感应，也就是说 A 类纤维的激活可以提高痛阈，继而减轻疼痛。

（三）脊柱手法治疗可以干预中枢神经的调控反应

手法治疗产生中枢效应并非只是镇痛作用，还可能具有其他效应。研究发现，无症状患者实施腰椎手法后腓肠肌肌电活动较对照组显著增加，提示脊柱手法可以增加脊髓神经运动通路的兴奋性，并且可以通过降低脊髓后角传导束的兴奋性起到中枢调控作用。

（四）脊柱手法促进中枢性镇痛物质的分泌

β-内啡肽是体内重要的内源性中枢镇痛物质。对于此类研究较少。国外某位学者的一项随机对照研究发现，脊柱手法治疗后血浆内啡肽含量提高 8%。不过，也有人认为，血浆 β-内啡肽的改变并无统计学差异。目前对于该研究的机制尚存争议。

目前对于脊柱手法的治疗机制仍在不断研究和完善，但其取得的临床治疗效果是毋庸置疑的。目前西方常用的脊柱治疗手法主要有：Maitland 手法治疗、McKenzie 力学诊断治疗技术、整脊疗法等。以下将对各个治疗方法特点进行阐述。

（高晓平）

第二节　Maitland 手法治疗

一、概述

（一）基本概念

1. **定义**　Maitland 手法治疗是西方手法治疗众多流派中较为流行的一种，又称为关节松动术，因澳大利亚的 Maitland 对于这项技术的贡献非常大，故称之为 Maitland 手法。是治疗师需要在患者关节活动允许范围内完成的一种手法操作。临床上常用来治疗因疼痛、活动受限和关节僵硬等情况引起的关节功能障碍患者，具有针对性强、见效快、患者痛苦小、容易接受、易操作的特点。

2. **基本运动** Maitland 手法常用关节的生理运动和附属运动作为手法操作的基本运动类型。生理运动是指关节生理范围内完成的活动,如关节屈、伸、内收、外旋、旋转等,而附属运动是指关节在允许范围内的活动,一般不能通过患者主动运动完成,而需要借助外力才能完成,如关节的滑动、滚动、分离、牵引等。任何一个关节都存在附属运动,生理运动和附属运动两者密切相关。关节因疼痛、僵硬而限制了活动时,其生理运动和附属运动都会受到影响。如果生理运动恢复后,关节仍有疼痛或僵硬,则可能关节的附属运动尚未完全恢复正常。在治疗时,改善关节的附属运动应先于改善关节生理运动;而关节附属运动的改善,又可以促进关节生理运动的改善。

3. **治疗平面** 是指手法治疗中的一个假象平面,该平面平行于关节面,并垂直于关节的轴心。治疗时,凡属于分离或牵拉的手法,实施力的方向或是平行于治疗平面,或是垂直于治疗平面。凡属于滑动的手法,实施力的方向一定平行于治疗平面,而滚动手法实施力沿着治疗平面变化。

（二）手法等级

Maitland 手法最大的特点是对操作者施加的手法进行分级。分级具有一定的客观性,不仅可以用于记录治疗结果,也可以用于临床研究。

1. **分级标准** 采用 Maitland 分级标准,手法分级是以关节活动的可动范围为标准,根据手法操作时活动(松动)关节所产生的范围的大小,将 Maitland 手法分为 4 级(图 12-1)。

（1）Ⅰ级:治疗师在关节活动允许的范围内的起始端,小范围、节律性地来回推动关节。

（2）Ⅱ级:治疗师在关节活动允许范围内,大范围、节律性地来回推动关节,但不接触关节活动的起始端和终末端。

（3）Ⅲ级:治疗师在关节活动允许范围内,大范围、节律性地来回推动,每次均接触到关节活动的终末端,并能感觉到关节周围组织的紧张。

（4）Ⅳ级:治疗师在关节活动的终末端,小范围、节律性地来回推动关节,每次均能接触到关节活动的终末端,并能感觉到关节周围软组织的紧张。

2. **关节手法等级的选择** 治疗时根据关节在附属运动或生理运动时是以疼痛为主还是僵硬为主选择治疗手法等级。一般说来,Ⅰ级、Ⅱ级手法用于治疗因疼痛而引起的关节活动受限,而Ⅲ级手法适用于治疗关节疼痛伴有关节僵硬的患者,Ⅳ级手法则适用于因关节周围粘连、组织挛缩引起的关节活动障碍。手法分级范围并非一成不变,而要根据患者关节功能障碍的情况变化。当关节活动范围减少时,分级范围应相应减小,当治疗后关节活动范围改善后,应增大分级范围。

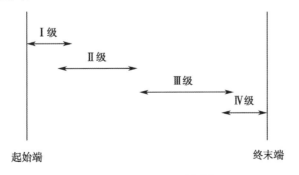

图 12-1 Maitland 手法分级

（三）治疗作用

1. 缓解疼痛 包括力学作用和神经内分泌作用。

（1）力学作用：当关节因肿胀或疼痛产生功能障碍，不能进行全范围的活动时，Maitland 手法治疗可以通过活动（松动）关节促进关节液的流动，增加关节软骨和软骨盘无血管区的营养，从而缓解疼痛。同时可以防止因关节活动减少而引起的关节退变。

（2）神经内分泌作用：抑制脑干和脊髓致痛物质的释放，提高痛阈。

2. 增加关节活动范围 长时间的关节不活动或固定可以引起关节周围纤维组织的增生，关节内的粘连，关节周围一些附属结构如肌腱、韧带、关节囊的挛缩。Maitland 手法的一项重要功能就是改善关节活动度，特别是进行Ⅲ级、Ⅳ级手法时，由于直接牵伸了关节周围软组织，增加了其弹性和伸展性，进而改善关节活动范围。

3. 增加本体反馈 关节松动直接活动了关节、牵伸关节周围的韧带、肌腱和关节囊，提高其中本体感受器的敏感度。

（四）临床应用

1. 适应证 Maitland 手法治疗适用于任何由于力学因素（非神经性）引起的关节功能障碍，包括关节疼痛、肌肉紧张；可逆性关节活动降低；进行性关节活动受限；功能性关节制动等。

对进行性关节活动受限和功能性关节制动，Maitland 手法主要作用是维持现有的活动范围，延缓病情发展，预防因不活动引起的其他不良影响。

2. 禁忌证 Maitland 手法技术的禁忌证为关节活动已经过度、外伤或疾病引起的关节肿胀（渗出增加）、关节的炎症、恶性疾病以及未愈合的骨折。

（五）操作程序

1. 患者体位 治疗时应保持患者处于一种舒适、放松、无疼痛的体位，通常采用的体位为仰卧位、坐位，并且尽量地暴露所要治疗的关节，使其呈放松状态，以达到关节最大范围的被松动。

2. 治疗师位置及操作手法 治疗时，治疗师应靠近患者所需治疗的关节，一侧手固定关节的一端，另一侧手放置于另一端。本章节中如无特殊说明，凡靠近患者身体的手称为内侧手，远离患者身体的手称为外侧手；靠近患者头部一侧的手称为上方手，靠近患者脚部的一侧手称为下方手，其他位置术语与标准解剖位相同。

3. 治疗前评估 手法操作前，对拟治疗的关节先进行评估，分清具体的关节，找出存在的问题（疼痛、僵硬）及其程度。根据问题的主次，选择有针对性的手法。一般说来，当疼痛和僵硬同时存在时，一般先用小级别手法（Ⅰ级、Ⅱ级）缓解疼痛后，再用大级别手法（Ⅲ级、Ⅳ级）增加关节活动度。治疗中要注意患者的反馈，根据患者的感觉来调节手法的强度。

4. 手法应用技巧 掌握以下操作技巧有助于提高临床治疗效果。

（1）手法操作的运动方向：操作时手法运用的方向主要是根据关节的解剖结构和治疗目的（是缓解疼痛为主还是改善关节活动度为主），可以平行于治疗平面，也可以垂直于治疗平面。

（2）手法操作的幅度：治疗疼痛时，手法应达到痛点，但不超过痛点；治疗关节功能僵硬时，手法应超过僵硬点。在治疗过程中，手法要平稳，有节奏。不同的松动速度产生的效应不同，小范围、快速手法可抑制疼痛；大范围、慢速手法可缓解紧张或挛缩。

（3）手法操作的强度：不同部位的关节，手法操作的强度不同。一般来说，活动范围大的关节如髋关节,胸腰椎,手法的强度要大于活动范围小的关节,如腕关节和颈椎关节。

(4)治疗时间:每次治疗时一种手法,可以重复 3 ~ 4 次,治疗的总时间在 15 ~ 20min,根据患者的治疗反应,可以每天或隔天治疗一次。

(5)治疗反应:患者治疗后,一般症状有不同程度的缓解,如有轻微的疼痛,多为正常的治疗反应,通常在 4 ~ 6h 后反应消失。如果第二天疼痛症状仍未缓解或有加重,提示手法强度太大,应该调整治疗强度或暂停治疗一天。如果经过 3 ~ 5 次的正规治疗,症状仍未缓解或反而加重,应重新评估,调整治疗方案。

特别需要注意的是,关节松动技术不能改变疾病的病理过程,比如强直性脊柱炎、增生性脊柱炎等。在这些情况下,并不是说不需要用关节松动技术,其主要的作用还是用来缓解疼痛,维持现有的关节活动度,以及减少因力学因素引起的活动受限。

二、颈椎关节松动技术

(一) 颈椎的运动

颈椎在所有脊椎椎骨中体积最小,但活动度和活动频率最大,解剖结构复杂、生理功能复杂,所以容易引起劳损和外伤。

1. 生理运动 包括前屈、后伸、侧屈、旋转、环转运动。活动度较大的节段是 $C_4 \sim C_5$、$C_5 \sim C_6$、$C_6 \sim C_7$。颈椎的前屈、后伸一般为 45°,左右侧屈 45°,左右旋转为 75°。

2. 附属运动 包括相邻颈椎的分离牵引、滑动及旋转。分离是颈椎沿着长轴的牵引运动,滑动是相邻颈椎的前后及侧方的移动,而旋转是指相邻椎体间或横突间的转动。

(二) 手法操作

1. 分离牵引

(1)作用:一般松动,缓解疼痛。

(2)患者体位:去枕仰卧位,头部伸出治疗床外,枕在治疗师手掌上,颈部中立位。

(3)治疗师位置及操作手法:面向患者头部坐位或站位,一侧手掌托住患者枕部,另一手掌置于患者下颌处,双手将头部沿着颈椎长轴方向纵向牵拉,持续约15s,然后放松还原。重复 3 次。颈椎上段病变在颈部中立位牵引,下段病变可在头前屈10° ~ 15° 体位牵引。治疗师在操作过程中应逐渐、缓慢用力,不可一次直接全力进行牵引操作。

2. 侧屈摆动

(1)作用:增加颈椎侧屈的活动范围。

(2)患者体位:去枕仰卧位,同上。

(3)治疗师位置及操作手法:治疗师面向患者头部坐位或站位。向右侧屈时,治疗师的右手放在患者的枕后部,示指和中指放在患者颈椎左侧拟发生侧屈运动的相邻椎体横突上,左手托住患者下颌。操作时治疗师身体稍微向左转动,使颈椎向右侧屈。向左侧屈时手法操作相反。

3. 旋转摆动

(1)作用:增加颈椎旋转的活动范围。

(2)患者体位:去枕仰卧位,同上。

(3)治疗师位置及操作手法:治疗师面向患者头部坐位或站位。向左旋转时,治疗师右手放在患者枕部托住其头部,左手放在其下颌,双手同时使头部向左缓慢转动。向右旋转时手法操作相反。

4. 后伸摆动

(1)作用:增加颈椎屈、伸的活动范围。

(2)患者体位:去枕仰卧位,同上。

(3)治疗师位置及操作手法:治疗师坐位,用大腿支撑患者头部。双手托于患者颈部两侧,并向上用力,使颈椎被动后伸。

5. 垂直按压棘突

(1)作用:增加颈椎屈、伸的活动范围。

(2)患者体位:去枕俯卧位,双手五指交叉,掌心向上放在前额处,下颌稍内收。

(3)治疗师位置及操作手法:治疗师坐位,用大腿支撑患者头部。双手拇指指间相对,放在同一椎体的棘突上,将棘突向腹侧推动。以 C_2 或 C_7 作为体表定位标志,从上向下或从下向上依次按压各椎体棘突。

6. 垂直按压横突

(1)作用:增加颈椎旋转的活动范围。

(2)患者体位:去枕俯卧位,同上。

(3)治疗师位置及操作手法:治疗师坐位,用大腿支撑患者头部。双手拇指放在同一椎体的一侧横突上,拇指指背相接触,将横突垂直向腹侧推动。可以双手拇指同时推动,或内侧手拇指固定,外侧手推动。如果在操作过程中,患者以疼痛症状为主,可以将外侧手拇指靠近横突尖,如是以关节僵硬为主,外侧手拇指可以靠近横突根部。

7. 垂直松动椎间关节

(1)作用:增加颈椎侧屈和旋转的活动范围。

(2)患者体位:去枕俯卧位,患者头部向患侧转动约30°。

(3)治疗师位置及操作手法:治疗师坐位,用大腿支撑患者头部,双手拇指放在横突和棘突之间,向腹侧推动。或者可以让患者先将头部置于中立位,治疗师一侧手拇指放于椎体棘突上,另一侧手放于同一椎体的横突上,此时再让患者头向患侧转动30°,治疗师两手拇指逐渐向中间靠拢,此时按压位置相当于椎间关节处。如果症状偏向棘突,可以外侧手固定,内侧手稍向棘突用力;如果症状偏向横突,可以内侧手固定,外侧手稍偏横突用力。

三、胸椎关节松动技术

(一) 胸椎的运动

胸椎由于其结构的特殊性,活动较颈椎和腰椎小,主要的运动包括前屈、后伸、旋转、左右侧屈。

1. 生理运动　前屈约30°,后伸20°,左右侧屈共为40°,左右旋转为70°,旋转时合并有侧弯。

2. 附属运动　包括垂直按压棘突,侧方推棘突,垂直按压横突等。

(二) 操作要领

1. 垂直按压棘突

(1)作用:增加胸椎的屈、伸活动范围。

(2)患者体位:去枕俯卧位,上段胸椎($T_1 \sim T_4$)病变时,面朝下,双手五指交叉,手掌向上放在前额;中、下段胸椎($T_5 \sim T_8$、$T_9 \sim T_{12}$)病变时,头向一侧,上肢放在体侧或上肢外展,前臂垂直于治疗床两侧,胸部放松。

(3)治疗师位置及操作方法:上段胸椎病变,治疗师面向患者头部站立,双手拇指放在胸椎棘突上,指尖相对或相背接触,其余四指自然分开放在胸椎背部。中、下段胸椎病变时,治疗师站在体侧,一侧手掌根部放在胸椎棘突。操作时借助上肢力量将棘突向腹侧按压。

2. 侧方推棘突

(1)作用:增加胸椎旋转活动范围。

(2)患者体位:去枕俯卧位,同上。

(3)治疗师位置及操作手法:治疗师站在患侧,双手拇指重叠放在拟松动棘突的侧方,其余四指分开放在胸背部。拇指固定,双上肢同时用力将棘突向对侧推动。

3. 垂直按压横突

(1)作用:增加胸椎旋转活动范围。

(2)患者体位:去枕俯卧位,同上。

(3)治疗师位置及操作手法:治疗师站在患侧,双手拇指放在拟松动胸椎的一侧横突上,指背相接触或拇指重叠将横突向腹侧推动。当患者以疼痛症状为主时,拇指移向横突尖部;当患者以僵硬症状为主时,拇指移向横突根部。

4. 旋转摆动

(1)作用:增加胸椎旋转的活动范围。

(2)患者体位:患者坐于治疗床,双上肢交叉于胸前,双手分别放于对侧肩部。

(3)治疗师位置及操作手法:治疗师站在患者一侧,向右旋转时,左手放在其右肩前面,右手放在左肩后面,双上肢同时用力,使胸椎向右转动,向左转动时治疗师手法操作相反。

四、腰椎关节松动技术

(一)腰椎的运动

腰椎活动和胸椎相似,但因其特殊的位置,容易发生退变,腰椎失稳的发生率较胸椎大。

1. 生理运动 腰椎生理运动可以前屈 50°,后伸 30°,侧屈时常伴有旋转,屈伸运动通过椎间盘的横轴,范围由上到下递增,腰椎旋转活动幅度较小,左右共约 16°。

2. 附属运动 包括垂直按压棘突,侧方推棘突,垂直按压横突以及旋转摆动等。

(二)操作要领

1. 垂直按压棘突

(1)作用:增加腰椎屈、伸活动范围。

(2)患者体位:去枕俯卧位,可在腹部垫一小枕,使腰椎生理性前屈变平,上肢放在体侧或垂于治疗床沿两侧,头转向一侧。

(3)治疗师位置及操作手法:治疗师站在患侧,下方手掌根部放在拟松动的棘突上,五指稍屈曲,上方手放在下方手腕背部。双手固定,上身前倾,借助上肢力量将棘突垂直向腹侧按压。

2. 侧方推棘突

(1)作用:增加腰椎旋转活动范围。

(2)患者体位:去枕俯卧位,同上。

（3）治疗师位置及操作方法：治疗师站在患侧，双手拇指分别放在相邻棘突一侧，指腹接触棘突，拇指尖相对或拇指相互重叠，其余四指自然分开放在腰部。双手固定，上身前倾，借助上肢力量将棘突向对侧推动。

3. 垂直按压横突

（1）作用：增加腰椎旋转活动范围。

（2）患者体位：去枕俯卧位，同上。

（3）治疗师位置及操作方法：治疗师站在患侧，双手拇指放在拟松动的腰椎一侧横突上，指背相接触或拇指重叠。双手固定，上身前倾，借助上肢力量将横突向腹侧推动。当患者以疼痛症状为主时，拇指移向横突尖部；当患者以僵硬症状为主时，拇指移向横突根部。

4. 旋转摆动

（1）作用：增加腰椎旋转活动范围

（2）患者体位：健侧卧位，患侧在上，下肢屈髋、屈膝。一般说来，屈曲的角度根据患者需要松动的腰椎节段而定，上段腰椎，屈髋角度偏小，下端腰椎，屈髋角度偏大。

（3）治疗师位置及操作手法：治疗师面向患者站立，一侧肘部放在患者肩前，就另一侧肘部放在患者髂嵴处，双手示指分别放在拟松动相邻椎体的棘突上，同时反方向（肩向后，髂嵴向前）来回摆动（图12-2）。

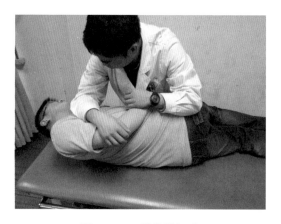

图 12-2　腰椎旋转摆动

（高晓平）

第三节　McKenzie 力学诊断治疗技术

一、概述

（一）基本概念和特点

McKenzie 力学诊断治疗技术是新西兰物理治疗师罗宾·麦肯基（Robin McKenzie）在 20 世纪中期创立的一套独特的检查和治疗方法，是以生物力学为基础发展形成的物理治疗法，在颈椎、腰椎疾病方面有着良好的治疗效果。该诊疗法的特点是：安全、见效快、疗程短、预防复发，可由患者独自在家中完成。1982 年 McKenzie 国际学院成立，向全世界推广其技术，获得了全世界物理治疗师和医师的认可。

McKenzie 诊疗法的基本特点是：① McKenzie 认为长期的坐姿不良和反复低头弯腰是造成颈腰痛的重要因素，因此，正确姿势的维持和有针对性的运动会消除患者颈腰痛症状。② McKenzie 设计了一套完整的评估表，通过自我检查和体操实践，确定适合自己的体操或手法并施以治疗。患者的疼痛、麻木等症状会很快缓解甚至消失，而不需要任何药物或手术。③患者掌握了适合自己的体操后，即使以后因劳累而导致颈腰痛症状再发，也不必要马上到医院治疗，自己在家中进行特定的体操就可以缓解症状（特殊情况下做运动时症状加重，就必须停止并去医院就诊，重新检查评估）。

（二）理论基础

1. 疼痛的分类 疼痛是由伤害感受器、传入 A 类神经纤维和 C 类神经纤维、后脚神经根、脊髓后脚、脑干、丘脑、皮层构成的伤害感受传导通路进行传导。当伤害产生刺激通过伤害传导通路传入大脑皮层，使人体感受到疼痛的感觉。根据伤害感受器的被激活方式，分为：化学性疼痛、机械性疼痛、创伤性疼痛。化学性疼痛是指组织受损伤或有炎症反应时，组织中的炎症物质浓度增高，超过感受器阈值，产生化学性疼痛，一般发生于创伤后 20～30 天，或有炎症反应发生时，或有感染性疾病时。机械性疼痛是指受到机械性刺激时产生的疼痛，当外力去除后，组织复形，疼痛消失。出现机械性疼痛不一定代表存在组织损伤。创伤性疼痛为化学性疼痛和机械性疼痛的结合。根据疼痛产生的机制，化学性疼痛程度和化学物质浓度有关，缓解疼痛的方法应从避免进一步损伤，减轻炎症反应，减少渗出物着手，以药物治疗为主，力学治疗方法并不适合，而机械性疼痛的治疗则不同，因其与化学性物质浓度无直接关系，故药物对缓解机械性疼痛效果不佳，而力学治疗方法能够改善组织变形过程，使得疼痛减轻甚至消失。因此，McKenzie 认为，区分疼痛的性质，对于制定止痛治疗方案有着重要意义。

2. 动态椎间盘模型 McKenzie 提出动态椎间盘模型理论很好地解释了临床上很多患者疼痛的部位和程度在进行反复的脊柱运动后，发生变化的现象。其理论包括：脊柱进行某一方向的反复运动时，对于运动节段的椎间盘产生了非对称性的挤压力，使得椎间盘内容物向挤压的反方向移动。椎间盘的移动改变了纤维环和（或）神经根的张力，从而使疼痛的部位发生变化，疼痛加重或减轻。

3. 椎间盘的结构和运动 椎间盘由纤维环、髓核及上下软骨板构成。纤维环在外以同心圆的环层结构位于髓核的内部，保护着髓核。椎间盘具有缓冲压力的作用。随着年龄的增长，椎间盘内的水分逐渐丢失，压力传导向各方向不均匀，容易引起纤维环损伤，髓核可从损伤的纤维环裂隙中膨出或脱出。当脊柱运动时，中间的髓核也有轻微的活动。脊柱屈曲时，椎间盘内压力增加，纤维环前部放松和膨出，纤维环后部拉紧，髓核向后移动；脊柱后伸时，椎间盘压力减低，纤维环前部拉紧，髓核向前移动；脊柱侧屈或旋转时，屈曲侧纤维环松弛，对侧纤维环紧张，髓核向对侧移动。只有当纤维环外层保持完整的条件下，脊柱的运动才可产生髓核运动，应用 McKenzie 诊疗法治疗有效。如果纤维环破裂，髓核脱出，则脊柱对髓核无影响，此时应用 McKenzie 诊疗法无效。

McKenzie 诊疗法主要通过解剖学、力学等方面的思考及研究，并且将疼痛的类型进行分类，以判断患者对于力学治疗的治疗效果及预后。McKenzie 诊疗法仅对机械性疼痛适用，而对化学性疼痛无效。因此，在进行 McKenzie 诊疗法前要对患者进行详细、严格的评定，确定其疼痛的性质。后面将介绍 McKenzie 诊疗法的具体评估方法和操作。

二、评估方法

（一）病史采集

1. **一般资料** 包括询问患者姓名、性别、年龄、职业、日常工作姿势、日常娱乐活动项目等,以了解患者日常生活活动对脊柱可能产生的不利影响,推测可能的诊断。

2. **现病史** 重点询问疼痛的特点,部位(包括开始发病时疼痛的位置,目前疼痛的位置,发病后疼痛位置是否有变化),此次发病的病程长短,各个部位的疼痛为持续性还是间歇性,症状在一天中有无变化,症状和体位的关系。根据以上资料,判断患者属于哪种性质的疼痛,是否能应用 McKenzie 诊疗法,以及选择的治疗原则。

3. **既往史** 了解患者既往颈肩腰腿痛的发作情况,确定首次发病时间及原因,询问总发作次数,询问既往发病时的治疗方法及其疗效,询问此次发病是否与既往发作有不同。重点询问患者有无服用药物,尤其止疼药的情况,询问患者近期有无手术创伤,有无不明原因的体重骤减,有无二便变化,这些问题主要有助于排除禁忌证。

（二）体格检查

1. **姿势** 注意观察患者的坐姿及站姿,有无脊柱畸形等。

2. **运动范围** 检查受累节段脊柱各方向活动范围是否正常,运动过程中有无偏移。在评测时应充分考虑正常活动范围存在个体差异,应询问患者发病之前的活动范围。

3. **运动试验** 运动试验是 McKenzie 诊疗法评定系统中最关键的部分,通过运动试验来确定患者的力学诊断。在运动试验中一定要注意患者目前症状的程度和部位,并与运动试验后的症状相比较,以判断特定方向运动对患者的影响。可用以下术语对运动试验后症状变化进行描述:①加重:运动中原有症状程度加重;②减轻,运动中原有症状程度减轻;③产生,运动前无症状,运动中出现症状;④消失:运动中症状消失;⑤向心化:运动中症状的部位向脊柱中心区变化;⑥外周化:运动中症状的部位向肢体远端变化;⑦无变化:运动中原有症状的程度和部位无变化。⑧好转维持:运动中发生了减轻、消失、向心化等现象,这些变化在运动后仍能够存在;⑨好转不维持:运动中发生了减轻、消失、向心化等现象,这些变化在运动后恢复至运动前水平;⑩加重维持:运动中发生了加重、产生、外周化等现象,这些变化在运动后仍能持续存在;⑪加重不维持:运动中发生了加重、产生、外周化等现象,这些变化在运动后恢复至运动前的水平。

颈椎、胸椎、腰椎按照一定的顺序进行运动试验,具体动作见表 12-1。

表 12-1 脊柱运动试验

	颈椎	胸椎	腰椎
操作动作	坐位前突	坐位屈曲	站立位屈曲
	坐位反复前突	坐位反复屈曲	站立位反复屈曲
	坐位后缩	坐位伸展	站立位伸展
	坐位反复后缩	坐位反复伸展	站立位反复伸展
	坐位后缩加伸展	俯卧位伸展	卧位屈曲
	坐位反复后缩加伸展	俯卧位反复伸展	卧位反复屈曲

续表

	颈椎	胸椎	腰椎
操作动作	卧位后缩加伸展	仰卧位伸展	卧位伸展
	卧位反复后缩加伸展	仰卧位反复伸展	卧位反复伸展
	坐位侧屈	坐位旋转	站立位侧方滑动
	坐位反复侧屈	坐位反复旋转	站立位反复侧方滑动
	坐位旋转		
	坐位反复旋转		

在运动试验中要注意检查的顺序,注意将检查结果与病史相结合进行综合分析。如在进行实验过程中出现疼痛放射或牵涉到膝关节以下,则应特别注意在运动试验前检查神经反射情况。

4. 静态试验 静态试验是让患者维持受累脊柱节段某个方向的终点位置 3min,观察患者的症状有无变化。具体操作见表 12-2。

表 12-2 脊柱静态试验

	颈椎	胸椎	腰椎
操作动作	前突体位	屈曲位	弓背坐姿
	后缩体位	伸展位	挺直坐姿
	屈曲体位	旋转位	弓背站立
	伸展体位		挺直站立
			俯卧腰椎伸展位
			直腿坐位

5. 其他检查 为了明确诊断,必要时需要进行感觉、运动、反射等检查。在诊断不明确时,应对邻近关节进行检查,如髋关节、骶髂关节、肩胛带、肩关节等,以明确是否存在四肢关节病变。

(三) 三大综合征

通过以上的病史采集和体格检查,可以了解疼痛的性质,除了确定疼痛性质外还需要了解三大综合征。McKenzie 依据机械性疼痛产生的病因病理,将其分为三大综合征,包括:姿势综合征、功能不良综合征、移位综合征。

1. 姿势综合征 患者年龄通常 30 岁以下,职业多为办公室工作,缺乏体育运动,其症状多局限。患者可分别或同时有颈、胸和腰椎各部位的疼痛,体检无阳性体征,运动试验结果无变化,运动中无疼痛,仅于长时间的静态姿势后出现疼痛,活动后疼痛立即缓解。疼痛的原因是正常组织被长时间过度地牵拉。如果脊柱各节段在其活动范围的终点长时间静态承受负荷,则会引起软组织机械性变形,从而引起疼痛。长时间不良的坐姿和站姿易引起姿势综合征。

2. 功能不良综合征 患者年龄通常 30 岁以上(创伤除外),发病原因多为长年不良姿势并缺乏体育运动,使得软组织弹性降低,长度适应性缩短;也有许多患者的发病原因为创伤后,组织纤维化愈合过程中形成了短缩的瘢痕。疼痛的原因是短缩的组织受到过度牵拉。当患者试图进行全范围活动时,机械性地牵拉短缩的软组织而引起疼痛。疼痛为间歇性,多局限于脊柱中线附近,疼痛总是在活动范围终点发生,绝不在运动过程中出现。运动试验结果为在进行受限方向全范围活动时产生疼痛,加重不维持。当有神经根粘连时可出现肢体症状。

3. 移位综合征　患者的年龄通常在 20 ～ 55 岁。患者多有不良坐姿,他们经常有突发的疼痛,即在几小时或 1 ～ 2 天内,可由完全正常的情况发展至严重的功能障碍。通常发病时无明显诱因。症状可能局限于脊柱中线附近,可能放射或牵涉至远端,症状为疼痛、感觉异常或麻木等。疼痛可为持续性,也可为间歇性。进行某些运动或维持某些体位时,对症状有影响,使症状产生或消失,加重或减轻,疼痛的范围可以变化,疼痛的程度可以加重或减轻,疼痛可能跨越中线。运动或体位引起的症状是可以持续存在的。即运动试验结果为产生、加重、外周化、加重维持;或减轻、消失、向心化、好转维持。有些严重的位移综合征病例,可能出现运动功能明显丧失,亦可见脊柱后凸和侧凸畸形。

4. 向心化现象和周围化现象　向心化现象是指在某个方向的脊柱运动后,脊柱单侧方或单侧肢体远端的脊柱源性疼痛减轻,疼痛部位向脊柱中线方向移动的现象。在侧方或远端的疼痛减轻时,脊柱中央部位的疼痛可能暂时加重。向心化现象仅出现在移位综合征的病例,反复运动后减轻了移位的程度,症状随之减轻,提示患者预后良好。反之当出现疼痛症状加重,疼痛部位向脊柱中线外移动,称为周围化现象,提示预后不佳。

三、治疗技术

(一)颈椎治疗技术

1. 治疗原则　McKenzie 认为手法和松动术获得的运动范围增加也可以通过某一种形式的练习获得。当练习以某一频率进行时,则形成一种节律性的被动牵伸。这种练习可以成为一种松动术。在治疗的初始阶段,应减少治疗师的操作,最大限度激发患者主动进行训练。因此 McKenzie 诊疗法选择两种力量进行治疗:一是治疗师产生的力量,比如按摩、手法、松动术、牵引等,另一种则是患者自身力量,比如保持一定的姿势,或是某种运动。

2. 颈椎姿势综合征的治疗原则　颈椎姿势综合征的治疗,最重要的是对患者进行教育,向患者阐述疼痛产生的机制,使患者了解解除这些症状的具体方法。其中最重要的方法就是姿势矫正,使患者避免产生姿势性疼痛的应力。

3. 颈椎功能不良综合征的治疗原则　颈椎功能不良综合征的重要改变就是软组织的挛缩,挛缩的保守治疗主要是通过应用可促进组织重塑的运动。功能不良综合征患者应很快学会控制不良姿势引发的症状,可仅仅依靠姿势控制还不足以促进重塑过程。这时需要治疗师进行有效的牵伸。牵伸过程既要保证治疗效果,还要避免产生微小的损伤。一般有效的牵伸建议的频率是每 1 ～ 2h 一组,每组 5 ～ 15 次。牵伸过程中可能会产生疼痛,但应保证当牵引力去除时,疼痛症状在 10 ～ 20min 内必须消失。

4. 颈椎间盘移位综合征的治疗原则　对于颈椎间盘移位综合征的患者,首先要逆转引起椎间盘移位的进程,其次是逆转髓核的流动或移位。治疗阶段分为①复位:根据移位方向选择脊柱反复单一方向的运动,比如后方移位需要脊柱伸展方向的力复位,前方移位需要脊柱屈曲方向的力复位;②复位的维持:在这段时间内,避免与复位方向相反的脊柱运动,使得复位得以维持;③恢复功能:在症状消失后,逐渐尝试与复位相反的活动方向,使各方向颈椎活动范围保持正常,且不出现任何症状,防止功能不良综合征的发生;④预防复发:通过姿势矫正、适度运动来防止复发,并教育患者重视复发先兆,在症状初起时进行自我治疗,防止症状加重。另外,为了保证治疗的安全性,往往治疗开始时应用的力量较小,一旦出现症状减轻或向心化时,表明该方向的治疗有效,则在必要时增加该方向的力。力的升级是从静态体位、患者自我运动开始,增加到患者自我过度加压、治疗师过度加压、其后再进行松动术、手法治疗,以确保治疗的安全性和有效性。

（二）颈椎治疗方法

1. 颈椎回缩（坐位或站位,加压）

（1）作用:上颈段屈曲,下颈段伸展。是减轻下颈段后方椎间盘移位综合征的基本方法,也可用于上颈段屈曲功能不良综合征和下颈段的伸展不良综合征。

（2）患者体位:①坐位:患者高靠背坐位,腰部有良好支撑。②立位:直立站位。

（3）操作方法:患者用枕部和下颌同时尽量下压,使头部尽可能从前探位向后移动,以使头部在脊柱上更多的向后运动。注意在运动过程中,患者头部必须保持水平位,面朝前,不要向上或向下,节律性地反复移动。当需加压训练时,治疗者站于患者侧后方,面向患者背部,前方手放于患者下颌处向后施加力量,后方手置于 $T_{1 \sim 2}$ 椎体,保持躯干稳定。

2. 颈椎回缩和伸展（坐位或站位,加压）

（1）作用:颈椎伸展。是减轻颈椎下颈段后方椎间盘移位综合征广泛应用的方法,也是长期预防时最好的运动,并可用于颈椎治疗伸展不良综合征。

（2）患者体位:同上。

（3）操作方法:患者先进行颈椎回缩至最大范围,如治疗方法 1 所述,从后缩位开始缓慢小心地进行头颈部全范围的伸展。在伸展终点停留 1s 后,缓慢地回到起始位,有节律地重复。加压训练方法是患者自我加压,即患者在后缩加伸展到最大范围后,在伸展终点进行小幅度的左右旋转 4 ~ 5 次,在旋转过程中进一步加大头颈部伸展幅度。

3. 颈椎回缩加伸展（仰卧位或俯卧位,加压）

（1）作用:颈椎伸展。减轻颈椎间盘移位综合征,尤其适用于急性或顽固性的后方椎间盘移位综合征和坐位治疗不能减轻症状的患者。

（2）患者体位:①仰卧位:去枕仰卧位,急性期可能需要 1 ~ 2 个枕头垫在头顶。②俯卧位:患者俯卧肘支撑位,双手手指伸直,支撑下颌,使得躯干上半部抬起。

（3）操作方法:仰卧位时,首先让患者用枕部和下颌同时尽量下压,达到回缩的效果,至回缩终点位后放松,回到起始位。动作重复数次后如无出现加重或外周化,将继续下述动作。让患者一手置于枕后,身体向头侧移动,使头颈部和肩部移动到治疗床外悬空,治疗床边缘在患者 $T_{3 \sim 4}$ 左右。然后让患者进行上述活动的基础上,在最大回缩位将支撑手放开,头进行后仰,让头部尽量放松地悬在床头旁（图 12-3）。1s 后,让患者用手将头被动地回复至起始位置,有节律地重复 5 ~ 6 次。当需加压训练时,在前项动作的基础上,于伸展终点位进行小幅度的左右旋转 4 ~ 5 次。俯卧位时,操作要领基本同治疗方法 2。治疗时应注意观察患者反应,如患者在仰卧位下进行

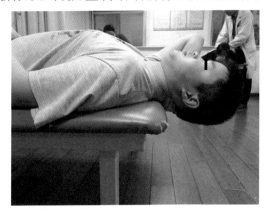

图 12-3　颈椎回缩加伸展

训练过程中出现头晕和恶心,且数次重复后症状不能减轻,则必须改为俯卧位。

4. 仰卧位牵引和旋转下的回缩和伸展

(1)作用:同治疗方法3。该技术是治疗方法3的升级,部分患者只有通过这个治疗技术之后,症状才能减轻,才有可能进行颈椎伸展运动。不过需要注意的是,在开始此技术前,一定要排除创伤或其他原因造成的骨折、韧带损伤等病理变化,必须在操作前进行运动试验和相关的影像学检查。

(2)患者体位:仰卧位,头颈部在治疗床之外,同治疗方法3的体位。治疗师一手置于患者枕部,拇指和其余4指分开,另一手置于患者下颌。

(3)操作方法:治疗师双手在支撑患者头颈部的同时,轻柔持续地施加牵引力。在维持牵引力的基础上,让患者进行回缩和伸展运动。治疗过程中,患者一定要保持放松。治疗师在患者伸展的终点位,将牵引力缓慢地减少,但不完全松开,然后在此位置上进行小幅度的左右旋转4～5次。治疗过程中治疗师手法应轻柔,注意观察患者的治疗反应。需要注意的是,治疗师在应用治疗方法4后,应指导患者在家中进行治疗方法3,一般情况下治疗技术4只需要应用2～3次。

5. 俯卧位伸展松动术

(1)作用:同上。当上述技术可使患者症状缓解或向心化,但不能保持症状缓解,在治疗结束后症状很快复发,这时可使用该技术。

(2)患者体位:俯卧位,双上肢置于体侧,上胸部放置一个枕头,枕头尽量向头侧放置。

(3)操作方法:治疗师双手拇指置于应治疗节段的棘突两旁,有节律地、双侧对称地加压和放松。加压时达到活动范围终点,在终点维持该力量瞬间后放松,但放松后治疗师拇指仍不离开患者皮肤表面。重复5～15次,力度逐渐增加。

6. 回缩加侧屈(坐位、站位或仰卧位,加压)

(1)作用:多应用于颈椎间盘后外侧移位综合征的患者,症状表现为单侧不对称性,并且经过反复伸展症状不能缓解或向心化者。一旦症状缓解或向心化,应采用治疗方法2或3,获得完全的缓解。也可用于侧屈功能不良综合征的患者。

(2)患者体位:同治疗方法1和3。

(3)操作方法:患者先进行颈部回缩,同治疗方法1,在回缩的基础上进行头侧屈运动。在侧屈终点停留1s后回复至起始位。重复10次左右。当需加压练习时,当患者侧屈达到终点位时,治疗师用手加压患者头部,使其侧屈,尽可能最大范围停留1s后回复至起始位。重复10次左右。注意进行该治疗技术时,不要有头部旋转。

7. 侧屈松动术和手法(坐位或俯卧位)

(1)作用:同上。这一技术应在前述技术应用后症状仍存在时使用。为治疗方法6的进一步手法。

(2)患者体位:坐位体位同治疗方法1,俯卧位体位同治疗方法5。

(3)操作方法:治疗前应进行安全性测试。治疗师一手拇指置于患者的颈椎疼痛侧椎节的棘突旁,另一手置于疼痛对侧的耳部,用力使患者头颈向疼痛侧侧屈,终点位加压,随后回复至起始位。有节律地重复10次左右,根据患者情况,力度逐渐增加。当需加压练习时,治疗师可在患者颈部侧屈终点位时施加一个瞬间、小幅度、快速的力量。注意在侧屈过程中不要发生明显的旋转,患者在治疗全程要保持放松。

8. 回缩和旋转（坐位或站位，加压）

（1）作用：同治疗方法6。同时该技术还可用于治疗颈椎旋转功能不良综合征，在治疗功能不良综合征时，旋转方向朝向疼痛对侧。

（2）患者体位：同治疗方法1。

（3）操作方法：患者先做回缩动作，在后缩的基础上转向疼痛侧，旋转过程中应注意保持回缩。在回缩旋转的终点位停留1s后回复至起始位。整个过程重复10次左右。当需加压练习时，可让患者一手置于非疼痛侧脑后，手指达到疼痛侧耳部，另一手置于痛侧下颌，在回缩旋转的终点位自我施加力量。

9. 旋转松动术和手法（坐位和仰卧位）

（1）作用：同治疗方法8。该技术是回缩加旋转的升级，适用于前述治疗效果不佳的情况。

（2）患者体位：坐位同治疗方法1。仰卧位同治疗方法4体位。

（3）操作方法：坐位治疗时，治疗师站在患者身后，一手放在患者非疼痛侧的肩上，4指在肩前，拇指在应治疗椎节的棘突旁，另一上肢环绕患者头面部，手的尺侧位于患者枕骨粗隆下。当患者向疼痛侧旋转头部至终点位时，治疗师用环绕患者头部的上肢轻轻施加牵引力，并同时施加旋转力，用棘突旁的拇指固定并施加反作用力，然后回至起始位，有节律地重复10次左右。仰卧位治疗时，治疗师坐在患者头侧，并支撑患者头颈部，一侧前臂支撑患者枕部，手部托于患者下颌，另一手在患者非疼痛侧颈部，示指的掌指关节位于疼痛侧椎节棘突旁。当患者向疼痛侧旋转头部至终点位时，治疗师用环绕患者头部的上肢轻轻施加牵引力，并同时施加旋转力，用棘突旁的拇指固定并施加反作用力，然后回至起始位，有节律地重复10次左右。

10. 屈曲（坐位或站位，加压）

（1）作用：颈椎屈曲。适用于颈椎间盘前方移位综合征的患者，是颈椎间盘后方移位综合征的患者在复位稳定后，进行恢复功能治疗时的主要治疗技术，也可用于治疗颈源性头痛。

（2）患者体位：同治疗方法1。

（3）操作方法：患者主动低头至下颌接近胸骨，在终点位维持1s，然后回复至起始位，有节律地重复10次左右。当需加压练习时，可让患者双手十指交叉放于颈后，自我施加压力1s后回复至起始位，重复10次左右。

11. 仰卧位屈曲松动术

（1）作用：适用于颈椎屈曲功能不良综合征伴有颈源性疼痛的患者。

（2）患者体位：同治疗方法4。

（3）操作方法：治疗师坐于患者头侧，用一手手掌托患者枕部，拇指及其他4指分别放在寰枢椎两侧，另一手从下方穿过，手掌向下固定对侧的肩关节。治疗师支撑患者枕部的手用力屈曲患者头颈部，同时用固定肩部的手施加相反的对抗力，使得颈椎处于最大屈曲位，维持1s后回复至起始位，有节律地重复10次左右（图12-4）。

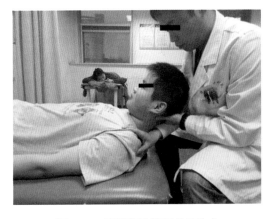

图12-4 颈椎仰卧位屈曲松动术

（三）腰椎治疗技术

1. 治疗原则　同颈椎治疗原则。

2. 腰椎姿势综合征治疗原则　和颈椎姿势综合征一样,主要通过对患者的教育,进行姿势矫正等方法。在坐位时使患者腰椎尽量后伸,必要时可用海绵垫、圆枕等放于患者腰后。站立时应保持直立,挺胸、腰椎放松、轻微的骨盆后倾。

3. 腰椎功能不良综合征的治疗原则　屈曲不良综合征、伸展不良综合征、侧方运动综合征的治疗原则相同,即矫正姿势和牵伸短缩结构,以恢复正常的运动功能状态及矫正可能的继发性侧方移位。治疗时同样应注意避免产生微小的损伤。

4. 腰椎间盘移位综合征的治疗原则　McKenzie 根据患者症状将腰椎间盘移位综合征分为以下类型:①椎间盘移位综合征 1 :$L_{4/5}$ 中央或对称性疼痛,偶有臀部或大腿疼痛,不存在脊柱变形。即为间盘正后方移位,无下肢症状。②椎间盘移位综合征 2 :$L_{4/5}$ 中央或对称性疼痛,有或没有臀部和(或)大腿疼痛,伴有腰椎后凸变形。③椎间盘移位综合征 3 :$L_{4/5}$ 水平单侧或不对称疼痛,有或没有臀部和(或)大腿疼痛,不存在脊柱变形。即为间盘后外侧移位,疼痛在膝以上。④椎间盘移位综合征 4 :$L_{4/5}$ 水平单侧或不对称疼痛,有或没有臀部和(或)大腿疼痛,伴有腰椎侧凸变形。⑤椎间盘移位综合征 5 :$L_{4/5}$ 水平单侧或不对称疼痛,有或没有臀部和(或)大腿疼痛,伴有达膝以下的下肢疼痛,不存在脊柱序列变形。即神经根受压,有坐骨神经痛的症状。⑥椎间盘移位综合征 6 :$L_{4/5}$ 水平单侧或不对称疼痛,有或没有臀部和(或)大腿疼痛,伴有达膝以下的下肢疼痛,有腰椎侧凸变形。⑦椎间盘移位综合征 7 :$L_{4/5}$ 水平对称或不对称疼痛,有或没有臀部和(或)大腿疼痛,伴有过度的腰椎前凸变形。对于不同类型的椎间盘移位综合征,治疗原则不全相同。对于 1 型的患者,症状常常较轻,可以姿势纠正和自我训练,就可缓解症状。2 型主要从 1 型进展而来,因此主要解决脊柱后突。3 型为较轻的后外侧突出病变,治疗原则同 1 型。4 型严重的椎间盘突出类型,一般由 2 型或 3 型发展而来,故治疗上应首先减轻椎间盘移位。5 型由于后外侧椎间盘移位并累及神经根,产生坐骨神经痛症状,为 3 型或 4 型发展,故治疗上和 3 型相同。6 型是严重的后外侧间盘移位累及神经根,产生持续性的坐骨神经痛症状,为 4 型或 5 型发展而来,治疗主要是解决坐骨神经痛为主。7 型为前方或前外侧椎间盘移位,故治疗主要采用屈曲方法进行。

（四）腰椎治疗方法

1. 俯卧位

(1)作用:俯卧位是腰部疼痛患者自我治疗的第一步。主要用于后方移位综合征的患者,并与其他治疗技术相配合,也可应用于伸展功能不良综合征的治疗。

(2)患者体位:患者俯卧位,头转向一侧,双上肢置于体侧。

(3)操作方法:全身放松,静止 5 ~ 10min。

2. 俯卧伸展位

(1)作用:同治疗方法 1,是其升级。对于超急性期疼痛的患者,往往不能耐受该体位太长时间,可间断进行。

(2)患者体位:同治疗方法 1。

(3)操作方法:在俯卧位的基础上,用双肘和前臂支撑,将上半身抬离治疗床,骨盆和大腿不离开床面,持续 5 ~ 10min。注意腰部有意下陷(图 12-5)。

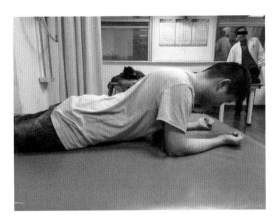

图 12-5　腰椎俯卧伸展位

3. 俯卧伸展

(1)作用:是前两个技术的升级,应用间歇的伸展应力,是治疗后方移位综合征和伸展功能不良综合征最重要和最有效的方法。

(2)患者体位:患者俯卧位,双手掌心朝下置于肩下。

(3)操作方法:患者用力伸直双上肢将上半身撑起,骨盆以下放松下陷,然后双肘屈曲,上半身降下至起始位,重复 10 次。注意的是,在前两次支撑时要非常小心,逐渐增大幅度,直到最后一次支撑,达到最大伸展范围。

4. 俯卧位伸展加压

(1)作用:同治疗方法 3,较前一个技术产生更大的伸展力,作用更局限。更适用于伸展功能不良综合征。

(2)患者体位:同治疗方法 3 体位,但要用一条安全带固定在需要伸展的腰椎节段之下,防止骨盆和腰椎离开床面。

(3)操作方法:同治疗方法 3,但由于安全带的固定,限制了骨盆和腰椎的运动,增加了外力,增大了腰椎伸展角度。

5. 持续伸展

(1)作用:同治疗方法 3 类似,但增加了时间因素,对某些病例,持续伸展应力较反复伸展应力效果好。

(2)患者体位:患者俯卧位,治疗床可调节角度。

(3)操作方法:将治疗床头侧缓慢抬起,大约 5 ~ 10min 抬起 3 ~ 5cm。一旦达到最大伸展角度,维持该体位 2 ~ 10min,持续时间根据患者具体情况调整。结束时要缓慢降低床头,一般 2 ~ 3min 回复到水平位。

6. 站立位伸展

(1)作用:适用于后方移位综合征患者,和卧位伸展效果相似,但急性期效果不如卧位伸展。当没有条件进行卧位伸展时,可用站立位替代。

(2)患者体位:患者站立,双足分开约 30cm,双手支撑腰部,手指朝后。

(3)操作方法:患者尽量向后弯曲躯干,双手作为支点,达到最大伸展范围后回复至起始位。动作重复 10 次左右。

7. 伸展松动术

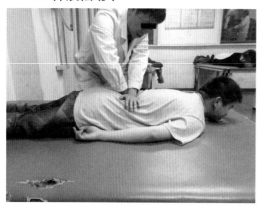

图 12-6　腰椎伸展松动术

(1)作用:适用于后方移位综合征患者,症状一般为双侧性或对称性,当上述自我治疗不能达到满意效果时,需要治疗师的外力帮助。

(2)患者体位:患者俯卧位,头转向一侧,双上肢置于体侧,全身放松。

(3)操作方法:治疗师站在患者身旁,双上肢交叉,双手掌根部置于应治疗的椎节的横突上,对称性轻柔地施加压力并快速放松。重复 10 次左右(图 12-6)。

8. 伸展手法

(1)作用:适用于后方移位综合征的患者,应用伸展松动术没能达到满意效果的,可以使用伸展手法。

(2)患者体位:同治疗方法 7。

(3)操作方法:治疗师手的位置同治疗方法 7。在实施伸展手法之前,必须先进行伸展松动术,并同时观察患者反应,以确保手法的安全性。治疗师调整双手与患者脊柱间的角度,上身前倾,双肘伸直,缓慢加压直至脊柱紧张,在此终点位施加一次瞬间、小幅度、快速的力量,随机立即松开。

9. 伸展位旋转松动术

(1)作用:后方移位综合征患者,症状不对称或仅有单侧症状,当患者自我治疗不能满意时,可应用此技术。

(2)患者体位:同治疗方法 7。

(3)操作方法:治疗师手的位置同治疗方法 7。治疗师双上肢交替用力加压,产生摇摆的效果,每次椎体向施压对侧旋转,重复 10 次左右。

10. 伸展位旋转手法

(1)作用:同治疗方法 9,当伸展位旋转松动术未达到满意效果时,可应用此技术。

(2)患者体位:同治疗方法 9。

(3)操作方法:治疗师手的位置同治疗方法 9。在实战旋转手法之前,必须先进行旋转松动术,以确保手法的安全性。治疗师调整双手与患者脊柱间的角度,上身前倾,双肘伸直,缓慢地加压至脊柱紧张,在此终点位施加一次瞬间、小幅度、快速的力量,使脊柱轻微旋转,随后松开。

11. 屈曲位旋转松动术

(1)作用:适用于移位综合征的治疗,在整个过程中要密切观察患者反应,如出现加重或外周化现象,提示在此体位持续过久。

(2)患者体位:患者仰卧位。

(3)操作方法:治疗师站在患者身旁,面朝患者头侧,一手置于患者远侧肩上固定,另一手屈曲患者的双侧髋膝关节至一定角度后,向治疗师方向旋转。此时患者腰椎处于屈曲和旋转位。有节律地重复 10 次左右,如有必要,可在该位置维持 30s 左右。

12. 屈曲旋转手法

(1)作用:同治疗方法 11。当应用屈曲位旋转松动术未达满意效果时,可应用此技术。

（2）患者体位：患者仰卧位。

（3）操作方法，治疗师位置和手的位置同治疗方法 11。当治疗师将患者下肢屈曲并旋转达到最大幅度时，在终点位施加一次瞬间、小幅度、快速的力量，使得患者腰椎轻微旋转，然后放松。

13. 卧位屈曲

（1）作用：适用于后方移位综合征的患者，在复位治疗开始功能恢复治疗时应用。同时还适用于屈曲功能不良综合征的患者和前方移位综合征的患者。

（2）患者体位：患者仰卧位，屈髋、屈膝约 45°，双足底接触床面。

（3）操作方法：患者双手带动双膝向胸部运动，达到最大位置时，双手用力下压，随后放松，双足回复至起始位，有节律地重复 10 次左右。前两次需小心，逐渐施加力量，最后达到最大屈曲范围。

14. 站立位屈曲

（1）作用：是卧位屈曲的升级，可用于神经根粘连、神经卡压的治疗，是治疗前方移位综合征的重要方法。

（2）患者体位：患者站立位，双足分开约 30cm，双膝伸直。

（3）操作方法：患者向前弯腰，双手沿大腿前方下滑，以提供必要的支撑，并可作为测量的依据。达到最大屈曲范围后回复至起始位，有节律地重复 10 次左右，起初要轻柔，逐渐施加力量，最后达到最大屈曲范围。

15. 跨步站立位屈曲

（1）作用：此治疗技术产生非对称的屈曲应力，应用于患者站立位屈曲时脊柱偏离中心的患者，可能是移位综合征，也可能是功能不良综合征。这两种情况都将偏离方向的对侧的下肢抬起。

（2）患者体位：患者站立位，一侧下肢在地面负重，另一侧下肢可放在矮凳上抬起，使髋膝关节屈曲约 90°。

（3）操作方法：患者保持负重下肢膝关节伸直，指导患者上身前倾，使得同侧肩部尽量靠近抬起下肢的膝部。如有可能，肩部可以低于膝部。患者可以通过牵拉抬起的踝关节进一步加压，达到最大屈曲范围。重复 10 次左右，每次屈曲后回到起始位（图 12-7）。

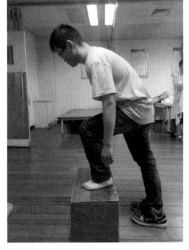

图 12-7　跨步站立位屈曲

（高晓平）

第四节　整脊疗法

一、概述

整脊疗法（chiropractic）又称脊椎矫正学或按脊疗法，它是美国 Daniel David Palmer 医生所创立，是一门以脊椎解剖学、生物力学、X 线学为基础的，注重人体的整体研究，强调人体内部各器官及组织的相互关系,寻求一种维护、修复自然生理平衡与物理平衡的方法,并有一套规范、科学矫正手法的独立学科。

脊椎,位于躯体的中心,是人体的中轴,它也是中枢神经、脊髓通过的地方,协调并控制头部和四肢的活动。每一对椎间孔发出的神经,控制着全身的感觉、运动,以及控制、协调内脏器官的功能。而很多疾病的形成与脊柱功能不良有关。通过特殊的操作技术(整脊技术),按照现代医学的理论,改善肌肉骨骼系统影响神经系统及对人体其他所有系统来提高人体自我调控的能力,使某些器官的功能障碍、组织的病理改变及综合症状得到改善,使身体寻求一种相对的稳定,并进而有效解决脊柱相关的健康问题,包括很多疼痛和内科问题。

二、整脊疗法相关概念

(一)手法

手法操作是指整脊医师直接作用于人体的关节或软组织的操作过程。手法可分为针对关节的手法和针对软组织的手法。

(二)机械性脊柱疼痛

对疼痛的特点或者形成机制的判断是治疗的一个重要部分。机械性疼痛主要表现出力学的两个特异性,以及力的大小和方向。具有与受力大小和方向有关的疼痛是机械性脊柱疼痛的重要特点。

(三)关节半脱位/功能障碍综合征

整脊疗法体系中常把脊柱运动节段的功能改变称为关节半脱位或关节功能障碍综合征。这些用语是对关节运动功能的一种判断或者描述,与临床上所述的关节半脱位具有不同的定义和判断标准。关节半脱位或功能障碍被认为是肌肉股骨系统失衡、神经系统功能变化及一系列临床症状/体征的重要来源。通过整脊的相关评估方法可以准确地判断关节半脱位的分类(方向)和程度,并且可以据此进行治疗。整脊疗法不仅仅治疗关节半脱位或功能障碍,同时也调整该病常常伴随其他肌肉骨骼系统失衡的症状、关节功能改变伴随着中枢系统功能的改变。

半脱位:整脊创始人 Palmer 定义关节半脱位为在关节表面的部分或不完全分离。椎体间半脱位可能会影响通过椎间孔出口的脊神经根,阻碍中枢神经系统的重要神经冲动传递到周围,引起局部神经支配的组织抵抗性降低并导致潜在疾病的发生。随着整脊疗法的发展,关节半错位已经成为关节功能障碍的征象。因此整脊疗法和矫正主要取决半脱方向,需要对患者功能状态进行评估从静态和动态关注脊椎功能障碍。

半脱位复合体:半脱位的概念是根据一个或者两个特征来定义的,它是一个复杂多方面的病理实体,是一个概念模型。Faye 认为半脱位复合体是整脊医师通过经典的骨神经学和生物力学两个途径来诊断。半脱位复合体是整脊中关于功能障碍的理论模型,包括了半脱位及复杂的相互作用,以及在神经肌肉、韧带、血管、结缔组织等方面的病理改变。

三、整脊疗法评估的基本程序

(一)病史采集

患者主诉疼痛的位置、性质和类型对诊断来说不是特异性的,这些症状与一些其他脊柱中轴主诉症状重叠,不能区分症状产生的来源和机制。对于一些无症状的脊柱问题则需要进行体格检查才能诊断。病史对区分问题的来源、机制及程度等问题非常重要,对于下一步进行的体格检查也有重要的作用。所以整脊疗法前应该详细询问病史。

(二)体格检查

体格检查是评估关节结构和功能完整性的重要程序,包括神经病学的体格检查,骨科学体格检查和其他特殊检查。

视诊和触诊是常用的体格检查程序,包括对姿势和步态的评估,对软组织和骨进行触诊。全身关节活动范围和节段运动范围试验或者是相关被动椎体间运动试验。此外,在整脊技术中,整脊医师常用对以下的检查来定义关节功能。

1. **疼痛和压痛** 疼痛和压痛的评估主要评估疼痛的位置,性质和强度,了解功能障碍的程度。检查者通常利用拉伸、压缩或者刺激特殊解剖结构,结合患者反馈的疼痛特点进行诊断。检查中患者产生的疼痛,往往有助于明确其临床症状产生的机制,关节障碍的类型。

2. **不对称性** 不对称性主要发生在局部或者节段水平。通过对姿势和步态的视诊,以及对肢体的触诊,可以了解到椎体和四肢关节结构的不对称特点。此外还可以采用 X 线来确定脊柱等关节是否对称。复杂的人体结构,特别是骨架,通常是不完全对称的,局部对称性变化可能有临床意义也可能没有。临床上必须通过全面的临床表现和检查判断偏差的程度和范围来确定其临床上的意义。

人体骨骼、关节、肌肉、韧带等共同组成了一个独特的三维空间以适应姿势和活动。结构的偏差可用于鉴别骨骼肌肉的功能失调。姿势不良时骨、韧带和肌肉失调,可引起骨、韧带和肌肉所支持的结构压力增加,导致机体维持机体平衡下降,成为健康问题的重要原因和机制。

3. **张力、纹理和温度的异常** 组织张力、纹理和温度的变化需要望诊、触诊、仪器测量其长度和强度野来明确。张力、皮肤纹理和皮温的异常与椎体半脱位和功能障碍有着密切关联。对张力、纹理和皮温的检查有利于对半脱位的判断,也是检查治疗效果的重要指标。

4. **特殊检查** 在整脊疗法体系中,会采用一些与临床医学不太相同的特殊检查方式来明确脊柱的问题。常用特殊检查包括长短腿的检查、特殊的 X 线检查和测量方式等。这些方法都是基于科学证据展开的,而且这对整脊技术的运用具有良好且重要的指导作用。

通过系统的评估,整脊师可以对患者的情况有比较全面的了解,并且判断脊柱的半脱位类型。半脱位的类型是整脊体系的重要部分,也是指导治疗的重要基础。半脱位基本从前、后、侧向、上、下、旋转等方位来定义和判断。不同的关节可能有所不同。例如,颈椎的半脱位。

四、整脊疗法适应证与禁忌证

对适应证与禁忌证的认识和评估是有效治疗、减少风险的重要环节。系统的整脊疗法对于深刻认识适应证和禁忌证具有实际的价值。这里提出一些关于禁忌证和适应证的基本的描述。

(一)适应证

整脊疗法的适应证较为广泛,包括脊柱相关的疼痛、神经功能紊乱及相关的内科健康问题等。

（二）禁忌证

骨关节的发育畸形或者损伤导致的结构破坏。如寰枢椎发育异常、脊柱骨折、严重的滑脱和关节不稳等。此外，神经或者血管的畸形或功能障碍亦可能成为禁忌证。例如脑膜出血、局部不稳定血栓等。另外，其他的疾病也需要注意，如局部的肿瘤、感染等。

五、治疗技术

脊柱关节的半脱位类型较多，大致可以用前、后、侧、旋转、上、下等几个基本方位来描述和定义。基于不同的半脱位类型，治疗者采用相应的方法进行矫正。整脊虽然流派较多，运用中也存在一些差异。但是整脊几乎都会采用一种快速、低幅的手法来操作，英文称为Thrust。

（一）颈椎基本手法

1. 单个椎体向左侧旋转棘突朝左

（1）患者姿势：仰卧位，头放在治疗床上，两手自然放在身体两侧。

（2）术者姿势：术者站或坐于患者头的一侧。

（3）发力手：右手拇指或示指的桡侧。

（4）稳定手：左手。

（5）接触点：左耳，右侧关节突关节。

（6）锁定：术者左手空杯状紧贴左耳，右手示指摸着相应旋转椎体的关节突关节并向上提固定住，让患者头向右侧屈并后伸旋转并以此为支点。

（7）发力方式及方向：术者在让患者头旋转的同时给患者一个向鼻尖的力。

2. 单个椎体向右侧侧滑

（1）患者姿势：仰卧位，头放在治疗床上，两手自然放在身体两侧。

（2）术者姿势：术者站或坐于患者头的一侧。

（3）发力手：右手拇指或示指的桡侧。

（4）稳定手：左手。

（5）接触点：右侧目标椎体的横突。

（6）锁定：术者左手空杯状紧贴左耳，左手示指摸着相应椎体的横突。术者将患者头向左旋转并向左侧固定。

（7）发力方式及方向：术者在让患者头旋转的同时给患者一个向对鼻尖的力，力同时向对侧发力，矫正侧向滑动。

（二）胸椎手法

1. 胸椎矫正技术——交错纵向下压法

（1）患者姿势：俯卧位，头放在有孔的治疗床，两手自然放在身体两侧。

（2）床高：最好是与术者站立时的膝盖等高，这样便于发力。

（3）术者姿势：术者站于患者左侧，左手尺侧放在左侧椎体关节突关节上，右手豌豆骨放在右侧相应旋转椎体的关节突关节上。

（4）锁定：右手尺侧放在右侧椎体关节突关节上，并以此为支点。

（5）发力方式及方向：患者在呼吸时，术者要感知患者椎体的移动。一般进行三次的呼吸，每次呼气末时，双手用力向前推动。在患者最后呼气末时，术者腰部挺直，腿弯曲且髋关节做前屈的动作,从而使上半身的力传递到双手掌,对胸椎关节突关节施加一个向腹侧向上的力。

2. 胸椎矫正技术——抱枕压肘法

(1)患者姿势:患者仰卧,屈膝双脚平放于床上,双手交叉轻松抱胸,左手在上,右手在下,双前臂肘部平行并排放置于胸骨上,尽量靠近床沿。

(2)治疗师姿势:站于患者一侧,双脚张开,弓步站稳。重心置于前脚,左手托住患者枕部或肘托枕部。右手握拳放置患者需要矫正的胸椎处。将患者双肘部压于术者腋下。

(3)上胸段矫正法:将患者上身抬起约15°,右手半握拳呈C形置于胸椎上段 $T_1 \sim T_4$ 处,作为杠杆原理的支点,然后利用治疗师本身和患者的体重对患者做垂直下压。

(4)中胸段矫正法:将患者上身抬起约30°,右手半握拳呈C形置于胸椎上段 $T_1 \sim T_4$ 处,作为杠杆原理的支点,然后利用治疗师本身和患者的体重对患者做垂直下压。越往下段则角度越大。

(5)下胸段矫正法 将患者上身抬起约60°,右手半握拳呈C形置于胸椎上段 $T_1 \sim T_4$ 处,作为杠杆原理的支点,然后利用治疗师本身和患者的体重对患者做垂直下压。

3. 胸椎矫正技术——坐位膝顶法

(1)患者姿势:患者坐于凳上,姿势要正,双手手指交叉于颈后,全身放松。

(2)治疗师姿势:治疗师站在患者背后,一膝部在患部稍下方接触,足放置于患者背后凳上稳住。治疗师双手从患者背部经患者两腋下穿过患者两肘的肘窝,握于患者双前臂靠近双手腕部处。

(3)操作:治疗师单膝微向前顶,同时两手拉着患者双臂向上抬,并配合患者的身体微向后倾的瞬间,在患者呼气将尽之时牵引发力。

4. 胸椎矫正技术——卧位抬肩推胸法(以右侧为例)

(1)患者姿势:患者俯卧,全身放松。

(2)治疗师姿势:治疗师站于患者左侧肩部,面对患者。左手掌贴在患者右肩部;右手掌根推开患部附近软组织后,放置在患者需要矫正的胸椎棘突或横突处;左手臂将患者上半身抬起,治疗师右腿置于患者左侧肩腋部。

(3)操作:治疗师的左手将患者右肩扳向治疗师方向,使患者身体产生左旋;右手掌根将患处推向治疗床,反复几次按压后,嘱患者吸气再呼气,瞬间发出顿力推压。

(三)腰椎手法

腰椎的偏位方向很多。旋转时常见的偏位方向。此处介绍两个基本操作手法。

1. 单个椎体向左侧旋转棘突朝左

(1)患者姿势:右侧卧(右侧在下)。术者将右肩左侧髋关节慢慢屈曲至目标椎体出现运动;然后将患者右肩轻轻前拉至出现目标椎体上一椎体出现运动。患者双手抱起,右手放在左肩头,并放松。

(2)术者姿势:左手固定患者的右手,右前臂尽量与地面平行,贴近身体

(3)发力手:右手。

(4)稳定手:左手。

(5)接触点:目标椎体的左侧关节突关节。

(6)发力方式及方向:腰部挺直,腿弯曲且髋关节做前屈的动作,利用上半身屈曲过程的力,将患者腰椎左侧关节突关节向腹部方向推动以旋转椎体。

(7)注意:床高最好是与术者站立时的膝盖等高,这样便于发力。

2. 单个椎体向左侧侧移

(1)患者姿势:右侧卧(右侧在下)。术者将右肩左侧髋关节慢慢屈曲至目标椎体出现运动;然后将患者右肩轻轻前拉至出现目标椎体上一椎体出现运动。患者双手抱起,右手放在左肩头,并放松。

(2)术者姿势:左手固定患者的右手,右前臂尽量与地面平行,贴近身体。

(3)发力手:右手。

(4)稳定手:左手。

(5)接触点:目标椎体的棘突的左侧。

(6)发力方式及方向:腰部挺直,腿弯曲且髋关节做前屈的动作,利用上半身屈曲过程的力,将患者腰椎向对侧推动,以实现侧向半脱位的矫正。

(7)注意:床高最好是与术者站立时的膝盖等高,这样便于发力。

(四) 骨盆手法

骨盆的偏位方向较多,矫正方法也很多。此处仅列举两个针对功能性长短腿的基本操作方法。

1. 右腿短,矫正右侧髂骨的向后向下半脱位

(1)患者姿势:左侧卧(左侧在下),术者将患者右侧下肢屈曲至右侧骶髂关节出现活动;然后将左肩轻轻前拉到可以感知骶髂区域活动为度,让患者双手抱起,左手放在右肩头。

(2)床高:最好是与术者站立时的膝盖等高,这样便于发力。

(3)术者姿势:右手固定患者的左手,左前臂尽量与地面平行,贴近身体。通常可用双下肢将患者屈曲的下肢的膝关节部位稳定住。

(4)稳定手:右手。将患者上肢向斜上方稳定。

(5)接触点:右侧髂骨。

(6)发力手:左手。

(7)锁定:以自己的髂棘骑到患者的右侧髂骨,并以此为支点。

(8)发力方式及方向:腰部挺直,腿弯曲且髋关节做前屈的动作,利用上半身的重力将力量传递到左手,将患者髂后上棘向前上方(肚脐)方向推动。

2. 右腿长,矫正右侧髂骨的向前向下半脱位

(1)患者姿势:左侧卧(左侧在下),术者将患者右侧下肢屈曲至右侧骶髂关节出现活动;然后将左肩轻轻前拉到可以感知骶髂区域活动为度,让患者双手抱起,左手放在右肩头。

(2)床高:最好是与术者站立时的膝盖等高,这样便于发力。

(3)术者姿势:右手固定患者的左手,左前臂尽量与地面平行,贴近身体。

(4)稳定手:右手将患者上肢向斜上方稳定。

(5)发力手:左手的豌豆骨区域。

(6)接触点:右侧髂后上棘。

(7)锁定:以自己的髂棘骑到患者的右上髂棘,并以此为支点。

(8)发力方式及方向:腰部挺直,腿弯曲且髋关节做前屈的动作,利用从上半身的重力将坐骨结节向前推动。

左长短腿和右侧长短腿的矫正方式大体相似,临床上矫正长短腿一定先鉴别真性和假性长短腿,再根据临床评估判断长短腿。

整脊疗法关节矫正中的注意事项：治疗过程中需要患者充分放松。治疗时关节会发出复位的咔嚓声。但是声音不是矫正是否成功或有效的标准，不用刻意追求。

（何成奇）

参 考 文 献

[1]   王平 . 美式整脊技术原理原理与操作 [M]. 3 版 . 天津：天津翻译出版有限公司，2013.

[2]   郜志广 . 脊柱矫正技术图解 [M]. 北京：人民军医出版社，2014.

第十三章

针灸治疗

第一节 概 述

一、概念

针灸疗法,是在中医理论指导下,通过针刺或艾灸等方法刺激人体穴位或特定部位,以疏通经络、调和气血、平衡阴阳、使身心疾病康复的方法,包括传统的针刺、艾灸、拔罐、皮肤针疗法、三棱针疗法和近代发展起来的电针、水针、耳针、头针、小针刀等疗法,在脊柱疾病中有比较广泛的应用。

二、针灸的治疗作用

针灸常用的治疗工具有:毫针、艾绒、皮肤针、三棱针、刮痧板等,针灸治疗作用是多方面且复杂的,从总体上可概括为疏通经络、调和阴阳和扶正祛邪三个方面。

(一)疏通经络

疏通经络是指针灸具有祛除经络瘀阻而使其恢复通畅的作用,是针灸最基本和最直接的治疗作用。运行气血是经脉的主要生理功能之一。经络功能正常时,气血运行通畅,人体通过经络"内属于腑脏,外络于肢节"的联系,使脏腑器官、体表肌肤及四肢百骸得以濡养,从而发挥其正常的生理功能。若经络功能失常,气血运行受阻,或气血瘀滞,阻遏经络,均会导致经络的病理变化而引起疾病的发生。因此,各种内外因素引起的经络瘀阻不通是疾病发生的重要病机之一,在临床上常表现为疼痛、麻木、肿胀、青紫等症状,尤其是在体表络脉出现瘀斑、充血、结节、条索状等阳性反应物等。针灸疏通经络主要是根据病变部位及经络循行与联系,选择相应的部位和腧穴,采用毫针泻法、三棱针点刺出血、皮肤针叩刺、拔罐或灸法等方法,使经络通畅,气血运行正常,达到治疗疾病的目的。

(二)调和阴阳

调和阴阳是指针灸具有使患者机体从阴阳失衡状态向平衡状态转化的作用,这是针灸治疗最终要达到的根本目的。疾病的发生机制是极其复杂的,但从总体上可归纳为阴阳失调。六淫、七情、饮食、劳倦等内外因素导致人体阴阳及脏腑功能的偏盛偏衰,失去相对平衡,使经络功能活动失常,从而引起疾病的发生,即"阴胜则阳病,阳胜则阴病"。运用针灸方法调节阴阳的偏盛偏衰,可以使机体恢复"阴平阳秘"的状态,从而达到治愈疾病的目的。针灸调和阴阳的作用,主要是通过经络阴阳属性、腧穴配伍和针刺手法完成的。如中风后出现的足内翻,从经络辨证上可确定为阳(经)缓而阴(经)急,治疗时采用补阳经而泻阴经的针刺方法,平衡阴阳;阳气盛则失眠,阴气盛则多寐,根据阳跷、阴跷主眼睑开合的作用,取与阴跷相通的照海和与阳跷相通的申脉进行治疗,失眠应补阴跷(照海)泻阳跷(申脉),多寐则应补阳跷(申脉)泻阴跷(照海),使阴阳平衡。

(三) 扶正祛邪

扶正祛邪是指针灸具有扶助机体正气及祛除病邪的作用。疾病的发生、发展及其转归的过程,实质上是正邪相争的过程。疾病的发生,是由于正气相对不足,邪气相对强盛所致。正胜邪退则病缓解,正不胜邪则病情加重。因此,扶正祛邪既是使疾病向良性方向转归的基本保证,又是针灸治疗疾病的作用过程。

总之,疏通经络是调和阴阳和扶正祛邪的基础,即经络畅通有利于调和阴阳和扶正祛邪作用的发挥;扶正祛邪是治疗疾病的作用过程,其目的是要达到阴阳平衡,而调和阴阳又常常依赖于扶正祛邪作用。因此,尽管针灸的治疗作用表现为以上三个方面,但并不是完全割裂的,而是相互关联、密不可分的,只是在具体的疾病治疗过程中,以某一作用表现为主和更为明显而已。

第二节 针灸治疗的原则

针灸治疗原则是运用针灸治疗疾病必须遵循的基本法则,也是确立治疗方法的基础。在应用针灸治疗疾病时,具体的治疗方法多种多样,从总体上把握针灸的治疗原则具有执简驭繁的重要指导意义。针灸的治疗原则可概括为补虚泻实、清热温寒、治病求本和三因制宜。

一、补虚泻实

就是扶助正气,祛除邪气。"虚"指正气不足,"实"指邪气盛。虚则补,实则泻,属于正治法。在针灸临床上补虚泻实原则有其特殊的含义。

(一) 虚则补之,陷下则灸之

"虚则补之"就是虚证采用补法治疗。针刺补虚主要是通过针刺手法的补法、穴位的选择和配伍等而实现的。"陷下则灸之",属于虚则补之的范畴,即气虚下陷的治疗原则是以灸治为主。当气虚出现陷下证候时,应用温灸方法可较好地起到温补阳气、升提举陷的作用,如子宫脱垂灸百会、气海、关元等。

(二) 实则泻之

"实则泻之"就是实证采用泻法治疗。针刺泻实主要是通过针刺手法的泻法、穴位的选择和配伍等而实现的。如在穴位上施行捻转、提插、开阖等泻法,可以起到祛除人体病邪的作用;选用偏泻性能的腧穴如十宣、水沟、素髎、丰隆等,也可达到祛邪的目的。

(三) 菀陈则除之

"菀"同瘀,有瘀结、瘀滞之义。"陈"即陈旧,引申为时间长久。"菀陈"泛指络脉瘀阻之类的病证;"除"即清除,指清除瘀血的刺血疗法等。即对于络脉瘀阻不通引起的病证,宜采用三棱针点刺出血,达到活血化瘀的目的。

(四) 不盛不虚,以经取之

"不盛不虚",并非病证本身无虚实可言,而是脏腑、经络的虚实表现不甚明显。主要是由于病变脏腑、经脉本身的病变,而不涉及其他脏腑、经脉,属本经自病。治疗应按本经循经取穴,在针刺时,多采用平补平泻的针刺手法。

二、清热温寒

"清热"就是热性病证治疗用"清"法;"温寒"就是寒性病证治疗用"温"法。即针对热性病证和寒性病证运用清热、温寒的治疗原则。

(一)热则疾之

即热性病证的治疗原则是浅刺疾出或点刺出血,手法宜轻而快,可以不留针或针用泻法,以清泻热毒。

(二)寒则留之

即寒性病证的治疗原则是深刺而久留针,以达温经散寒的目的。因寒性凝滞而主收引,针刺时不易得气,故应留针候气;加艾灸更能助阳散寒,使阳气得复,寒邪乃散。如寒邪在表,留于经络者,艾灸法较为相宜;若寒邪在里,凝滞脏腑,则针刺应深而久留,或配合"烧山火"针刺手法,或加用艾灸,以温针法较为适宜。

三、治病求本

治病求本就是在治疗疾病时要抓住其发生的根本原因,采取针对性的治疗方法。"标""本"是一个相对的概念,在中医学中具有丰富的内涵,可用以说明病变过程中各种矛盾的主次关系。如从正邪双方而言,正气为本,邪气为标;从病因与症状而论,病因为本,症状为标;从疾病的先后来看,旧病、原发病为本,新病、继发病为标,等等。治病求本是一个基本法则。临床上常常会遇到疾病的标本缓急等特殊情况,这时就要灵活掌握,处理好治标与治本的关系。

(一)急则治标

即当标病处于紧急的情况下,首先要治疗标病。这是在特殊情况下采取的一种权宜之法,目的在于抢救生命或缓解患者的急迫症状,为治疗本病创造有利条件。例如,无论任何原因引起的高热抽搐,应当首先以泻热、开窍、息风止痉;当患者出现小便潴留时,应首先急利小便,然后再根据疾病的发生原因从本论治。

(二)缓则治本

即在通常情况下,应针对导致疾病发生的根本原因予以治疗。治疗疾病要坚持"治病求本"的原则,尤其对于慢性病和急性病的恢复期有重要的指导意义。正虚者固其本,邪盛者祛其邪;治其病因,症状可除;治其先病,后病可解。

(三)标本同治

即在标病和本病并重的情况下,应当采取标本同治的方法。如体虚感冒,应当益气解表,益气为治本,解表为治标,宜补足三里、关元,泻合谷、风池、列缺等。

四、三因制宜

"三因制宜"是指因时、因地、因人制宜,即根据患者所处的季节(包括时辰)、地理环境和个人的具体情况,而制订适宜的治疗方法。

(一) 因时制宜

四时气候的变化对人体的生理功能和病理变化有一定的影响。在应用针灸治疗疾病时,要考虑季节气候和时辰因素。春夏之季,阳气升发,人体气血趋向体表,病邪伤人多在浅表;秋冬之季,人体气血潜藏于内,病邪伤人多在深部。故治疗上春夏宜浅刺,秋冬宜深刺。古代医家还根据人体气血流注盛衰与一日不同时辰的相应变化规律,创立了子午流注针法等。另外,因时制宜还包括针对某些疾病的发作或加重规律而选择有效的治疗时机。如精神疾患多在春季发作,故应在春季之前进行治疗;乳腺增生症患者常在经前乳房胀痛较重,治疗也应在经前一周开始。

(二) 因地制宜

由于地理环境、气候条件不同,人体的生理功能、病理变化也有所区别,治疗应有差异。如在寒冷地区,治疗多用温灸,而且应用壮数较多;在温暖地区,多用针刺少用灸法。

(三) 因人制宜

根据患者性别、年龄、体质等的不同特点而制订适宜的治疗方法。由于男女在生理上有不同的特点,如女子以血为用,在治疗妇科病时要多考虑调理冲脉、任脉等。年龄、体质不同,针刺方法也有差别。

第三节 常用针刺方法及穴位

一、常用针刺方法

(一) 毫针刺法

是以毫针直接刺入身体的某个或某些穴位以康复治疗疾病的技术。中医学认为针刺主要通过经络的感应、传导和调节作用发挥疗效,故针刺疗病以"得气"为要。

针刺补泻的手法甚多,影响补泻效应的因素也是多方面的,其中主要因素有病残者的功能状态,所取腧穴的治疗特异性能,补泻手法的恰当实施。一般来说,病残者的功能偏衰时,应施行补法,即弱刺激,行针时间较长,以补养正气;病残者的功能偏盛时,应施行泻法,即强刺激,行针时间较短,以祛除邪气。针刺的作用重在通经活络,行气导滞,调和阴阳。各种需要康复的病证,无论虚实,皆可在明辨虚实的基础上,以针刺补虚泻实之法使之康复。

(二) 皮肤针疗法

运用皮肤针叩刺人体一定部位或腧穴,激发、调节脏腑经络功能,以防治疾病的方法,称皮肤针法。皮肤针法临床适用范围很广,可应用于各科病证。

皮肤针法是由多支不锈钢短针集成一束,或均匀镶嵌在莲蓬形的针盘上,固在针柄的一端而成的针具。根据镶嵌短针的数量不同,有梅花针、七星针、罗汉针之分;根据针柄的材质不同,有硬柄皮肤针和软柄皮肤针之分。

1. 叩刺部位 叩刺部位的选择包括循经叩刺、局部叩刺和穴位叩刺 3 种方式。

(1)循经叩刺:沿着与疾病有关的经脉循行路线进行叩刺。主要用于项、背、腰、骶部的督脉和足太阳膀胱经,也用于四肢肘、膝以下的三阴经、三阳经。

(2)局部叩刺:在病变局部进行叩刺。主要包括发病部位、压痛点、感觉异常区域等。

(3)穴位叩刺:选取与疾病相关的穴位进行叩刺。主要用于背俞穴、夹脊穴、某些特定穴和阳性反应点。

2. 刺激强度　叩刺强度因叩刺部位、患者体质和病情不同而定,一般分为弱刺激、中等刺激、强刺激 3 种。

(1)弱刺激:用较轻的腕力叩刺,局部皮肤略见潮红,患者稍有疼痛感觉。适用于年老体弱、小儿、虚证患者,以及头面、五官及肌肉浅薄处。

(2)中等刺激:叩刺的腕力介于弱、强刺激之间,局部皮肤明显潮红,微渗血,患者有疼痛感。适用于治疗一般疾病和多数患者,以及除肌肉浅薄处外的多数部位。

(3)强刺激:用较重的腕力叩刺,局部皮肤明显潮红、出血,患者有明显疼痛感觉。多用于年轻体壮和实证患者,以及背、肩、腰、臀部等肌肉丰厚部位。

(三)三棱针疗法

运用三棱针刺络或挑刺治疗疾病的方法,称为三棱针法,其中以刺络法应用最为广泛。后世针灸文献对以三棱针为主要工具的放血疗法多有记载,说明三棱针刺络放血是临床常用的针刺治疗方法。

三棱针,古称“锋针”。一般用不锈钢制成,全长约 6cm,针柄较粗呈圆柱体,针身呈三棱锥体,尖端三面有刃,针尖锋利,常用规格有大号和小号两种。

1. 操作　医者一般右手持针,用拇、食两指捏住针柄中段,中指指腹从侧面紧靠针身下端,露出针尖 3 ~ 5mm。一般可分为点刺法、散刺法、刺络法和挑刺法 4 种。

(1)点刺法:是用三棱针快速刺入腧穴放出少量血液或挤出少量黏液的方法。点刺前,可在拟刺部位或其周围用推、揉、挤、捋等方法,使局部充血,再常规消毒。点刺时,押手固定点刺部位,刺手持针,对准所刺部位快速刺入退出,然后轻轻挤压针孔周围,使出血少许,再以无菌干棉球按压针孔。此法多用于指、趾末端和头面、耳部,如十宣、十二井穴、印堂、攒竹、耳尖等穴。

(2)散刺法:是用三棱针在病变局部及其周围进行多点点刺的方法。施术时,根据病变部位大小,常规消毒后,由病变外缘环形向中心点刺 10 ~ 20 针。此法多用于局部瘀血、血肿或顽癣等。

(3)刺络法:是用三棱针刺入浅表血络(静脉)放出适量血液的方法。操作前,先用止血带结扎在拟刺部位上端(近心端),常规消毒后,押手拇指压在被针刺部位下端,刺手持三棱针对准针刺部位的静脉向心斜刺,刺入 2 ~ 3mm,立即出针,放出适量血液后,松开止血带。此法多用于曲泽、委中等穴,治疗急性吐泻、中暑、发热等。

(4)挑刺法:是用三棱针挑破腧穴皮肤或挑断皮下纤维组织的方法。施术时,押手按压施术部位两侧,或捏起皮肤使之固定,刺手持针迅速刺入皮肤 1 ~ 2mm,随即倾斜针身挑破皮肤,使之出少量血液或黏液。也可再刺入 5mm 左右,倾斜针身使针尖轻轻挑起,挑断皮下部分纤维组织,然后出针,覆盖敷料。此法常用于治疗肩周炎、颈椎病、胃脘痛、失眠、支气管哮喘、血管神经性头痛等。

2. 适用范围　三棱针法具有通经活络、开窍泻热、调和气血、消肿止痛等作用,主要用于各种实证、热证、瘀血、疼痛或某些急症和慢性病,如晕厥、高热、中风闭证、急性咽喉肿痛、中暑、顽癣、扭挫伤、头痛、肩周炎、丹毒、指(趾)麻木等。

(四)耳针疗法

耳针法是指采用针刺或其他方法刺激耳穴,以预防治疗疾病的一类方法。耳针法以耳穴为刺激部位,耳穴是指分布在耳廓上的一些特定区域。

耳针法治疗范围较广,操作方便,对疾病诊断也有一定的参考价值。运用耳穴治疗疾病的历史很悠久,古代常见用针、灸、熨、按摩、耳道塞药等方法刺激耳廓,以防治疾病的记载,我国制定了中华人民共和国国家标准《耳穴名称与定位》。

耳针主要用于治疗疼痛性疾病、炎性疾病及传染病、功能紊乱性疾病、过敏及变态反应性疾病、内分泌代谢紊乱性疾病等。耳针所使用的刺激方法较多,目前临床常用的方法主要有耳穴毫针法、耳穴埋针法、耳穴压丸法、耳穴刺血法、耳穴穴位注射法。

(五) 穴位注射法

又称"水针",是以中西医理论为指导,依据穴位作用和药物性能,在穴位内注入药物以防治疾病的方法。该方法将针刺和药物的双重刺激作用有机结合起来,具有操作简便、用药量小、适应证广、作用迅速等特点。

针具多使用一次性注射器。根据使用药物剂量大小以及针刺深浅,选用不同规格的注射器和针头,一般可使用1ml、2ml、5ml注射器,若肌肉肥厚部位可使用10ml或20ml注射器。根据针灸治疗的选穴原则辨证选穴,亦可选取阳性反应点等,软组织损伤可选取最明显的压痛点。在阳性反应点进行穴位注射,效果更好。耳穴根据耳针法中耳廓的探查方法选取。选穴以精为要,一般每次 2 ～ 4 穴。注射剂量取决于药物种类、浓度和注射部位。根据药物说明书规定的肌内注射剂量,可以少用,不得过量。依穴位部位来分,耳穴每穴注射 0.1ml,头面部每穴 0.3 ～ 0.5ml,四肢部每穴 1 ～ 2ml,胸背部每穴 0.5 ～ 1ml,腰臀部每穴 2 ～ 5ml。

操作时患者取舒适体位。根据所选穴位、用药剂量选择合适的注射器及针头。局部皮肤常规消毒,快速将注射针头刺入腧穴或阳性反应点,然后慢慢推进或上下提插,针下得气后回抽,若无回血,即可将药液注入。急症患者每日 1 ～ 2 次,慢性病一般每日或隔日 1 次,6 ～ 10 次为 1 个疗程。同一穴位两次注射宜间隔 1 ～ 3 天。每个疗程间可休息 3 ～ 5 天。

二、常用穴位

(一) 手太阴肺经穴
常用穴位有:

1. **中府** Zhongfu(LU1) 在胸前壁的外上方,平第 1 肋间隙,距前正中线 6 寸。
2. **尺泽** Chize(LU5) 在肘横纹中,肱二头肌腱桡侧凹陷处。
3. **列缺** Lieque(LU7) 在前臂桡侧缘,桡骨茎突上方,腕横纹上 1.5 寸。当肱桡肌与拇长展肌腱之间。
4. **太渊** Taiyuan(LU9) 在腕掌侧横纹桡侧,桡动脉搏动处。
5. **少商** Shaoshang(LU11) 在手拇指末节桡侧,距指甲角 0.1 寸(指寸)。

(二) 手阳明大肠经穴

1. **合谷** Hegu(LI4) 在手背,第 1、2 掌骨间,当第 2 掌骨桡侧的中点处。
2. **手三里** Shousanli(LI10) 在前臂背面桡侧,当阳溪与曲池连线上,肘横纹下 2 寸。
3. **曲池** Quchi(LI11) 在肘横纹外侧端,屈肘,当尺泽与肱骨外上髁连线中点。
4. **肩髃** Jianyu(LI15) 在肩部,三角肌上,臂外展,或向前平伸时,当肩峰前下方凹陷处。
5. **迎香** Yingxiang(LI20) 在鼻翼外缘中点旁,当鼻唇沟中。

（三）足阳明胃经穴

1. **地仓** dicang（ST4）　在面部，口角外侧，上直瞳孔。

2. **颊车** Jiache（ST6）　在面颊部，下颌角前上方约一横指（中指），当咀嚼时咬肌隆起，按之凹陷处。

3. **头维** Touwei（ST8）　在头侧部，当额角发际上 0.5 寸，头正中线旁 4.5 寸。

4. **天枢** Tianshu（ST25）　在腹中部，距脐中 2 寸。

5. **梁丘** Liangqiu（ST34）　屈膝，在大腿前面，当髂前上棘与髌底外侧端的连线上，髌底上 2 寸。

6. **犊鼻** Dubi（ST35）　屈膝，在膝部，髌骨与髌韧带外侧凹陷中。

7. **足三里** Zusanli（ST36）　在小腿前外侧，当犊鼻下 3 寸，距胫骨前缘一横指（中指）。

8. **丰隆** Fenglong（ST40）　在小腿前外侧，当外踝尖上 8 寸，条口外，距胫骨前缘二横指（中指）。

9. **解溪** Jiexi（ST4l）　在足背与小腿交界处的横纹中央凹陷中，当拇长伸肌腱与趾长伸肌腱之间。

10. **内庭** Neiting（ST44）　在足背，当第 2、3 趾间，趾蹼缘后方赤白肉际处。

（四）足太阴脾经穴

1. **公孙** Gongsun（SP4）　在足内侧缘，当第 1 跖骨基底的前下方。

2. **三阴交** Sanyinjiao（SP6）　在小腿内侧，当足内踝尖上 3 寸，胫骨内侧缘后方。

3. **地机** Diji（SP8）　在小腿内侧，当内踝尖与阴陵泉的连线上，阴陵泉下 3 寸。

4. **阴陵泉** Yinlingquan（SP9）　在小腿内侧，当胫骨内侧髁后下方凹陷处。

5. **血海** Xuehai（SP10）　屈膝，在大腿内侧，髌底内侧端上 2 寸，当股四头肌内侧头的隆起处。

（五）手少阴心经穴

1. **少海** Shaohai（HT3）　屈肘，在肘横纹内侧端与肱骨内上髁连线的中点处。

2. **通里** Tongli（HT5）　在前臂掌侧，当尺侧腕屈肌腱的桡侧缘，腕横纹上 1 寸。

3. **神门** shenmen（HT7）　在腕部，腕掌侧横纹尺侧端，尺侧腕屈肌腱的桡侧凹陷处。

（六）手太阳小肠经穴

1. **后溪** Houxi（SI3）　在手掌尺侧，微握拳，当小指本节（第 5 掌指关节）后的远侧掌横纹头赤白肉际。

2. **养老** Yanglao（SI6）　在前臂背面尺侧，当尺骨小头近端桡侧凹陷中。

（七）手厥阴心包经穴

1. **曲泽** Quze（PC3）　在肘横纹中，当肱二头肌腱的尺侧缘。

2. **间使** Jianshi（PC5）　在前臂掌侧，当曲泽与大陵的连线上，腕横纹上 3 寸，掌长肌腱与桡侧腕屈肌腱之间。

3. **内关** Neiguan（PC6）　在前臂掌侧，当曲泽与大陵的连线上，腕横纹上 2 寸，掌长肌腱与桡侧腕。

（八）手少阳三焦经穴

1. **外关** Waiguan（SJ5）　在前臂背侧，当阳池与肘尖的连线上，腕背横纹上 2 寸，尺骨与桡骨之间。

2. **支沟** zhigou（SJ6）　在前臂背侧，当阳池与肘尖的连线上，腕背横纹上 3 寸，尺骨与桡骨之间。

3. **肩髎** Jianliao(SJ14) 在肩部,肩髃后方,当臂外展时,于肩峰后下方呈现凹陷处。

4. **翳风** Yifeng(SJ17) 在耳垂后方,当乳突与下颌角之间的凹陷处。

(九)足少阳胆经穴

1. **率谷** Shuaigu(GB8) 在头部,当耳尖直上入发际 1.5 寸,角孙直上方。

2. **风池** Fengchi(GB20) 在项部,当枕骨之下,与风府相平,胸锁乳突肌与斜方肌上端之间的凹陷处。

3. **日月** Riyue(GB24) 在上腹部,当乳头直下,第 7 肋间隙,前正中线旁开 4 寸。

4. **环跳** Huantiao(GB30) 在股外侧部,侧卧屈股,当股骨大转子最凸点与骶管裂孔连线的外 1/3 与中 1/3 交点处。

5. **阳陵泉** Yanglingquan(GB34) 在小腿外侧,当腓骨头前下方凹陷处。

6. **光明** Guangming(GB37) 在小腿外侧,当外踝尖上 5 寸,腓骨前缘。

7. **悬钟** Xuanzhong(GB39) 在小腿外侧,当外踝尖上 3 寸,腓骨前缘。

(十)足厥阴肝经穴

1. **行间** Xingjian(LR2) 在足背侧,当第 1、2 趾间,趾蹼缘的后方赤白肉际处。

2. **太冲** Taichong(LR3) 在足背侧,当第 1 跖骨间隙的后方凹陷处。

3. **期门** Qimen(LR14) 在胸部,当乳头直下,第 6 肋间隙,前正中线旁开 4 寸。

(十一)督脉穴

1. **命门** Mingmen(DU4) 在腰部,当后正中线上,第 2 腰椎棘突下凹陷中。

2. **大椎** DaZhui(DU14) 在后正中线上,第 7 颈椎棘突下凹陷中。

3. **哑门** Yamen(DU15) 在项部,当后发际正中直上 0.5 寸,第 1 颈椎下。

4. **风府** Fengfu(DU16) 在项部,当后发际正中直上 1 寸,枕外隆凸直下,两侧斜方肌之间凹陷中。

5. **百会** Baihui(DU20) 在头部,当前发际正中直上 5 寸,或两耳尖连线的中点处。

6. **水沟** Shuigou(DU26) 在面部,当人中沟的上 1/3 与中 1/3 交点处。

(十二)任脉穴

1. **中极** Zhongji(RN3) 在下腹部,前正中线上,当脐中下 4 寸。

2. **关元** Guanyuan(RN4) 在下腹部,前正中线上,当脐中下 3 寸。

3. **气海** Qihai(RN6) 在下腹部,前正中线上,当脐中下 1.5 寸。

4. **神阙** Shenque(RN8) 在腹中部,脐中央。

5. **中脘** Zhongwan(RN12) 在上腹部,前正中线上,当脐中上 4 寸。

6. **膻中** Danzhong(RN17) 在胸部,当前正中线上,平第 4 肋间,两乳头连线的中点。

7. **天突** Tiantu(RN22) 在颈部,当前正中线上,胸骨上窝中央。

8. **承浆** Chengjiang(RN24) 在面部,当颏唇沟的正中凹陷处。

(十三)经外奇穴

1. **太阳** Taiyang(EX-HN5) 在颞部,当眉梢与目外眦之间,向后约一横指的凹陷处。

2. **耳尖** Erjian(EX-HN6) 在耳廓的上方,当折耳向前,耳廓上方的尖端处。

3. **定喘** Dingchuan(EX-B1) 在背部,当第 7 颈椎棘突下,旁开 0.5 寸。

4. **夹脊** Jiaji(EX-B2) 在背腰部,当第 1 胸椎至第 5 腰椎棘突下两侧,后正中线旁开 0.5 寸,一侧 17 穴。

5. **腰痛点** Yaotongdian（EX-UE7）　在手背侧，当第 2、3 掌骨及第 4、5 掌骨之间，当腕横纹与掌指关节中点处一侧 2 穴。

6. **外劳宫** Wailaogong（EX-UE8）　在手背侧，第 2、3 掌骨之间，掌指关节后 0.5 寸（指寸）。

7. **十宣** Shixuan（EX-UE11）　在手一指尖端，距指甲游离缘 0.1 寸（指寸），左右共 10 穴。

8. **内膝眼** Neixiyan（Ex-LE4）　屈膝，在髌韧带内侧凹陷处。

第四节　灸　　法

灸，灼烧的意思。灸法主要是指借灸火的热力和药物的作用，对腧穴或病变部位进行烧灼、温熨，达到预防、治疗疾病目的的一种方法。灸法在临床上具有重要作用，常与针刺合用，相互补充，相辅相成，在脊柱疾病中有非常广泛的应用。

一、施灸材料

灸法的主要材料为艾绒，艾绒是由艾叶加工而成。选用野生向阳处 5 月份长成的艾叶，风干后在室内放置 1 年后使用，此称为陈年熟艾。取陈年熟艾去掉杂质粗梗，碾轧碎后过筛，去掉尖屑，取白纤丝再行碾轧成绒。也可取当年新艾叶充分晒干后，多碾轧几次，至其揉烂如棉即成艾绒。

二、灸法的种类及其应用

灸法种类很多，根据灸法用的材质，分为艾灸和非艾灸。

（一）艾灸法

1. **艾炷灸**　用手工或器具将艾绒制成的圆锥状物，称为艾炷。把艾炷放于穴位或病变部位上，点燃进行治疗的方法称为艾炷。每燃 1 个艾炷，称为 1 壮。艾炷灸又分直接灸与间接灸两类。

（1）直接灸：也称为着肤灸，是将艾炷直接置于皮肤上施灸的方法。施灸时如将皮肤烧伤化脓，愈后留有瘢痕者，称为瘢痕灸，又称化脓灸；施灸时不使皮肤烧伤化脓，不留瘢痕者，称为无瘢痕灸，又称非化脓灸。

1）瘢痕灸：施灸前可先将实施灸法的部位涂以少量大蒜汁等有刺激皮肤作用的物质，以增强黏附和刺激作用。然后将大小适宜的艾炷置于实施灸法的部位上，从上端点燃施灸。每壮艾炷必须燃尽，除去灰烬后，方可继续易炷再灸，直至拟灸壮数灸完为止。施灸时，由于艾火烧灼皮肤，因此可能产生剧痛，此时可用手在施灸腧穴周围轻轻拍打，以缓解疼痛。正常情况下，灸后 1 周左右，施灸部位无菌性化脓（脓液色白清稀）形成灸疮，经 1 个月左右，灸疮自行痊愈，结痂脱落后留下瘢痕。瘢痕灸会损伤皮肤，施灸前必须征求患者同意方可使用。在灸疮化脓期间，需注意局部清洁，避免继发感染。

2）无瘢痕灸：施灸前可先在拟灸腧穴部位涂以少量的凡士林，便于艾炷黏附。然后将大小适宜的艾炷置于腧穴上，从上端点燃施灸，当艾炷燃剩 1/3 左右而患者感到微有灼痛时，即用镊子将艾炷夹去,更换艾炷再灸,直至拟灸壮数灸完为止。一般应灸至局部皮肤出现红晕而不起疱为度。因皮肤无灼伤,故灸后不化脓,不留瘢痕。

(2)间接灸:是指用药物或其他材料将艾炷与施灸部位皮肤之间隔开而施灸的方法,故又称隔物灸、间隔灸。间隔所用药物或其他材料因病证而异。临床常用的几种间接灸法有:

1)隔姜灸:将鲜姜切成直径 2 ~ 3cm、厚度约 0.3cm 的薄片,中间以针刺数孔,置于腧穴或患处,再将艾炷放在姜片上点燃施灸。若患者有灼痛感可将姜片提起,使之离开皮肤片刻,再行灸治。艾炷燃尽,易炷再灸,直至灸完应灸壮数。一般应以局部皮肤出现红晕而不起疱为度。此法有温胃止呕、散寒止痛的作用,常用于因寒而致的呕吐、腹痛以及风寒痹痛等。

2)隔蒜灸:将鲜大蒜头切成厚约 0.3cm 的薄片,中间以针刺数孔,置于腧穴或患处,再将艾炷放在蒜片上点燃施灸。操作方法与隔姜灸相同。此法有清热解毒、杀虫等作用,多用于治疗瘰疬、肺结核及肿疡初起等。

3)隔盐灸:用干燥的食盐填敷于脐部,或于盐上再置一薄姜片,上置大艾炷施灸。注意要连续施灸,不拘壮数,以期症状改善。

4)隔附子饼灸:将附子研成粉末,用酒调和做成直径约 3cm、厚约 0.8cm 的药饼,中间以针刺数孔,放在应灸腧穴或患处,上置艾炷,点燃施灸,直至灸完应灸壮数为止。

2. 艾条灸 以艾绒为主要成分卷成的圆柱形长条称为艾条。点燃艾条施灸的方法称为艾条灸。艾条灸可分为悬起灸和实按灸两种方式。

(1)悬起灸:将艾条的一端点燃,悬于腧穴或患处一定高度之上,使热力较为温和地作用于施灸部位,称为悬起灸。

(2)实按灸:将点燃的艾条隔数层布或绵纸实按在穴位上,使热力透达深部,火灭热减后重新点火按灸,称为实按灸。若患者感到按灸局部灼烫、疼痛,即移开艾条,并增加隔层。灸量以反复灸熨 7 ~ 10 次为度。若在艾绒内另加药物后,用纸卷成艾卷施灸,名为"太乙神针"和"雷火神针"。

3. 温针灸 毫针留针时在针柄上置以艾绒(或艾条段)施灸的方法,称为温针灸。操作时,先将毫针刺入腧穴,得气并施行适当的补泻手法后,将针留在适当的深度,再将纯净细软的艾绒包裹于针尾,或将 2 ~ 3cm 长的艾条段直接插在针柄上,点燃施灸,待艾绒或艾条燃尽后除去灰烬,将针取出。应用时须注意防止艾火脱落烧伤皮肤。此法将针刺与艾灸结合应用,适用于既需要留针而又适宜用艾灸的病证。

4. 温灸器灸 温灸器又称灸疗器,指专门用于施灸的器具。临床常用的温灸器有灸架、灸盒和灸筒。用温灸器施灸的方法称为温灸器灸。施灸时,将艾绒或艾条装入温灸器,点燃后置于应灸部位进行熨灸,以所灸部位的皮肤红晕为度。具有调和气血、温中散寒的作用,临床需要灸治者,一般均可应用,对小儿、妇女及畏灸者尤为适宜。

(二)非艾灸法

1. 灯火灸 又称灯草灸、油捻灸,是民间沿用已久的简便灸法。用灯心草一根,以麻油浸之,燃着后对准穴位或患处,迅速点灸皮肤,一触即起,接触皮肤时会伴有"叭"的爆焠声,如无爆焠声可重复一次。

2. 天灸 是将一些具有刺激性的药物涂敷于穴位或患处,使局部充血、起疱,犹如灸疮,故名天灸,又称药物灸、发疱灸。常用中药有白芥子、细辛、大蒜、斑蝥等。

三、施灸的先后顺序

临床上对施灸的先后顺序有一定要求。一般而言,先灸阳经,后灸阴经;先灸上部,后灸下部;壮数先少后多,艾炷先小后大。但在特殊情况下,也可酌情而施。

第五节　小针刀疗法

应用针刀以治疗疾病的方法和技术,称为针刀疗法。针刀疗法是在古代"九针"基础上发展而成的,具有针刺和局部微创手术的双重治疗作用。

常用针刀刀具因针刀柄形状、针刀身直径不同分为Ⅰ型和Ⅱ型针刀型针刀,Ⅰ型刀柄为扁平葫芦形,刀身直径 1mm;Ⅱ型针刀,刀柄为梯形葫芦状,刀身直径 3mm。两者刀身均为圆柱形,刀头为楔形,末端扁平带刃,刀口为齐平口,刀口线和刀柄在同一平面内。Ⅰ型针刀主要适用于治疗各种软组织损伤、骨关节损伤等病证;Ⅱ型针刀主要适用于深层大范围软组织松解、骨折固定及骨折畸形愈合的折骨术。

一、操作方法

(一) 针刀的持针方法

以术者的刺手示指和拇指捏住刀柄,以中指托住针体,置于针体的中上部位,无名指和小指置于施术部位的皮肤上,作为刀身在刺入时的一个支撑点。另一种持针方法是在刺入较深部位时使用长型号针刀,其基本持针方法和前者相同,但要用押手拇、示指捏紧刀身下部,从而起控制作用,防止针刀刺入时,由于针身过长而引起刺入方向偏离。

(二) 针刀进针的四步规程

所谓四步规程,就是针刀刺入时,必须遵循的 4 个步骤。

具体如下:

1. **定点**　在确定病变部位和掌握该处的解剖结构后,在进针部位用甲紫溶液或用记号笔作一记号,局部碘伏消毒后,覆盖上无菌小洞巾。

2. **定向**　使刀口线和大血管、神经及肌肉纤维走向平行,将刀口压在进针点上。

3. **加压分离**　刺手拇、示指捏住针柄,中指托住针体,稍加压力不使刺破皮肤,使进针点处形成一个长形凹陷,刀口线与重要血管、神经以及肌肉纤维走向平行。

4. **刺入**　当继续加压,感到一种坚硬感时,说明刀口下皮肤已被推挤到接近骨质,稍一加压,即可穿过皮肤。穿过皮肤后,进针点处凹陷基本消失,此时可根据需要施行手术方法进行治疗。

(三) 针刀手术入路的定位标志

1. **按骨性标志定位**　骨性标志是在人体体表可以触知的骨性突起,是针刀手术体表定位的重要标志。

2. **按肌性标志定位**　肌性标志是在人体体表可以看到和触知的肌肉轮廓和行经路线,是针刀手术体表定位的常用标志之一。

3. 按局部的条索硬结定位 病变局部的条索、硬结、压痛点是针刀手术体表定位的参考标志。

（四）常用针刀刀法

1. 纵行疏通法 针刀刀口线与重要神经、血管走行一致，刀身以皮肤为圆心，刀刃端在体内做纵向的弧形运动。主要以刀刃及接近刀锋的部分刀身为作用部位。其运动距离以厘米为单位，范围根据病情而定，进刀至剥离处组织，实际上已经做了粘连等病变组织的切开，如果疏通阻力过大，可以沿着肌或腱等病变组织的纤维走行方向再予以切开，然后可顺利进行纵行疏通。

2. 横行剥离法 横行剥离法是在纵行疏通法的基础上进行的，针刀刀口线与重要神经、血管走行一致，刀身以皮肤为圆心，刀刃端在体内做横向的弧形运动。横行剥离使粘连、瘢痕等组织在纵向松解的基础上进一步加大其松解度，其运动距离以厘米为单位，范围根据病情而定。纵行疏通法与横行剥离法是针刀手术操作的最基本和最常用的刀法。临床上常将纵行疏通法与横行剥离法相结合使用，简称纵疏横剥法，纵疏横剥1次为1刀。

3. 提插切开剥离法 用一只针刀，刀口线与重要神经、血管走行一致，刀刃到达病变部位以后，切开第1刀，然后当针刀提至病变组织外，再向下插入，切开第2刀，一般提插3～5刀为宜。适用于粘连面大、粘连重的病变，如韧带粘连、肌腱挛缩、关节囊病变等。

4. 骨面铲剥法 针刀到达骨面，刀刃沿骨面或骨嵴切开与骨面连接的软组织的方法称为铲剥法。铲剥法适用于骨质表面或骨质边缘的软组织（肌肉起止点、韧带及筋膜的骨附着点）病变，如肩周炎、肱骨外上髁炎、第三腰椎横突综合征等。

5. 通透剥离法 将刀锋及刀身深入至粘连组织的两层之间，在两层组织之间（有大片粘连病变时）以扇形的轨迹予以剥离的方法。适用于腱鞘囊肿、滑囊积液、肩峰下滑囊炎、髌下脂肪垫损伤等疾病。

二、适用范围

针刀疗法的适用范围比较广泛，主要用于各种慢性软组织损伤疾病、部分骨质增生性疾病与骨关节病、常见脊柱疾病、神经卡压综合征、某些脊柱相关性内脏疾病、部分关节内骨折和骨折畸形愈合、瘢痕挛缩等。

第六节 拔罐疗法

拔罐疗法（cupping therapy）是以杯、罐等中空器皿作工具，借热力或抽吸排出其中空气，造成负压，使之吸着于皮肤，产生瘀血的一种疗法。对颈椎病、腰部疾病，特别是风寒袭表者，有较好疗效。我们体会在患侧项背部行闪罐法，沿肌肉走行方向进行拔罐，常能取得立竿见影的效果，且能透过瘀血程度反映局部病变部位，以及病情轻重。即便是同一患者，在项背部、腰部的不同位置，在时间和罐内压力相同的条件下，拔罐后的反应也不相同，我们观察往往是颈椎病的阳性压痛点反应明显而迅速，给临床取穴提供了一个很好的佐证。

一、治疗机制

传统医学认为,拔罐疗法是一种温热的物理刺激,具有疏通经络、行气活血、消肿止痛、祛风散寒、通利关节的功效。现代医学认为:

（一）神经 - 体液调节

拔罐疗法通过神经 - 体液调节参与疾病防治,其途径有二:一是反射。拔罐时,局部皮肤形成负压,据报道其值一般在 42.65kPa 左右,且能维持 30min 基本不变,这种负压直接刺激局部感受器,产生神经反射,调控相应机体活动,一般轻而缓者,可使抑制,重而急者,可使兴奋,超过阈值,又使抑制。负压值的大小直接影响到治疗效果。二是体液。拔罐时,可致局限性毛细血管破裂,组织细胞破坏,引起自溶血,产生血管活性胺等参与体液调节。

（二）消炎作用

拔罐引起的神经体液调节,可改善病变局部的血液循环,促进新陈代谢,增强粒细胞及网状内皮系统的吞噬功能,提高免疫力。据报道拔罐能使局部组织的血氧状态发生改变,主要是氧合血红蛋白和脱氧血红蛋白的明显增加,并呈现动态变化,且氧合血红蛋白增加量大大高于脱氧血红蛋白,使局部组织处于高供氧低消耗状态,有利于新陈代谢的改善。亦有报道在背部推罐后,其白细胞总数增加,吞噬菌指数及血清补体效价都有明显提高。

（三）调整组织结构

拔罐疗法对于炎症、损伤、压迫等造成的局部组织缺氧、粘连、痉挛等,通过拔罐的机械、温热等作用,改善血液循环,减轻或消除粘连,恢复肌肉及关节功能活动,从而促使受损伤的肌肉韧带、神经根恢复正常功能,同时可解除项背部肌肉痉挛,使颈椎间盘周围受压神经根关系发生改变,形成一种平衡。

二、拔罐方法

拔罐的种类很多,玻璃材料制成的罐,因其价格便宜、便于医生观察,为临床所常用。

（一）拔罐方法

以火罐法最为常用,是利用燃烧时火焰的热力,排去空气,使罐内形成负压,将罐吸着在皮肤上。我们一般使用闪火法:即用镊子夹住酒精棉球,点燃后在罐内绕 1 ~ 3 圈(切勿将罐口烧热以免烫伤皮肤)后抽出,迅速将罐扣在皮肤上,即可吸住;另外,在横拔火罐时,也用投火法:用纸片或酒精棉球或火柴点燃后投入罐内,迅速将罐扣在皮肤上;或贴棉法:用 1cm 见方的棉花一块,略浸酒精,贴在罐内壁上中段,点燃后罩于选定的部位上,即可吸住。

（二）拔罐方式

1. **留罐** 留罐是指拔罐后留置一段时间,一般 10 ~ 15min。

2. **推罐** 又称走罐,一般用于面积较大,肌肉丰厚的部位。须选口径较大的罐子,罐口要求平滑,最好用玻璃罐,先在罐口涂一些滑润油脂,将罐吸上后,以手握住罐底,稍倾斜,即后半边着力,前半边略提起,慢慢向前推动,这样在皮肤表面上下或左右来回推拉移动数次,至皮肤潮红为止。

3. **闪罐** 罐吸住后,立即起下,如此反复数次,直至皮肤潮红或瘀血为止。

（三）起罐方法

起罐时一手在罐口边的皮肤上按压,一手使罐稍倾,罐内进入空气即可。

（四）注意事项

1. 选择合适体位,应便利医者操作,使患者舒适持久。

2. 根据不同部位和病情,选择不同质料和大小适合的罐。

3. 局部皮肤有破损、过敏、溃疡、水肿者不宜拔罐。孕妇应慎用或禁用。

4. 凝血机制障碍、有自发性出血倾向者不宜拔罐。

5. 防止烫伤或灼伤皮肤。

6. 拔罐时最好要用透明罐,以便观察,如有异常情况,应立即起罐。

7. 拔罐后针孔如有出血,可用干棉球拭去。一般局部呈现红晕或发绀色(瘀血),为正常现象。如局部瘀血严重者,不宜在原位再拔,如留罐时间过长,皮肤会起水疱,小的不需处理,防止擦破引起感染;大的可以用针刺破,流出疱内液体,消毒,覆盖消毒敷料,防止感染。

第七节　脊柱病的针灸治疗

中医针灸治疗脊柱相关疾病,临床以颈椎病、软组织损伤、腰椎病最为常见,由于脊柱疾病常伴有局部或放射性疼痛、局部肌肉痉挛等,尤其在急性期,患部软组织由于出血、肿胀、肌肉痉挛等病变,患者疼痛重,功能活动常受限,因此治疗以舒筋活络、行气活血、消肿镇痛为治疗目的。

一、颈椎病

取穴以颈项部局部取穴为主,如大椎、天柱、后溪、颈椎夹脊,针灸并用,泻法或平补平泻,大椎直刺 1 ~ 1.5 寸,使针感向肩臂部传导,夹脊穴直刺或向颈椎斜刺,并可根据临床表现加减穴位,如上肢及手臂麻胀者加曲池、合谷、外关直刺,头晕、头痛、眩晕者加用百会、风池、太阳开窍醒神等。

拔罐可选择颈部夹脊、阿是、肩井、天宗等进行并留罐。

二、脊柱软组织损伤

以急性扭伤、慢性劳损、落枕多见。

1. **急性扭伤**　针刺为主,不宜行灸法及拔罐疗法。选用泻法,取穴以局部和邻近取穴为主。如颈部选用大椎、天柱、风池、后溪、颈部夹脊、阿是;腰部选用肾俞、腰阳关、腰眼、委中、腰部夹脊、阿是等。

2. **慢性劳损**　取穴同颈椎病、腰椎病,针灸并用,可配合拔罐治疗。

三、腰椎病

针灸并用,寒湿腰痛、瘀血腰痛多用泻法,肾虚腰痛多用补法,以督脉和足太阳膀胱经腧穴为主,如委中、脊中、腰阳关、肾俞、大肠俞、阿是穴、夹脊等,并可根据症状加减腧穴,如下肢不适加用环跳、秩边、风市、丰隆、太冲疏通下肢经络之气;坐骨神经痛加用环跳、阳陵泉、委中、承山、昆仑等;腰骶部不适加用八髎、阿是等。

拔罐以阿是、环跳、委中、承山及腰部两侧肌肉为主,可进行纵向拔罐并留罐 3 ~ 5min,也可沿竖脊肌方向上下走罐。

(王 健)

参 考 文 献

[1] 王华,杜元灏. 针灸学 [M]. 北京:中国中医药出版社, 2012.

[2] 程莘农. 中国针灸学 [M]. 北京:人民卫生出版社, 2000.

[3] 唐赤蓉. 针灸康复学 [M]. 西安:陕西人民出版社, 2006.

[4] 吴绪平,张天民. 针刀医学临床诊疗与操作规范 [M]. 北京:中国医药科技出版社, 2012.

[5] 中国国家标准化管理委员会. 腧穴名称与定位:GB/T 12346—2006 [S]. 北京:中国标准出版社, 2006.

[6] 朱汉章. 针刀医学原理 [M]. 北京:中国医药科技出版社, 2002.

第十四章　运动疗法

第一节　概　述

一、概念

(一) 概念

运动疗法(exercise therapy)是指利用器械、徒手或患者自身力量,通过某些运动方式(主动或被动运动等),使患者获得全身或局部运动功能、感觉功能恢复的训练方法。运动疗法已成为康复治疗的核心治疗手段,属于物理疗法(physical therapy,PT)的一部分。具体地说,就是通过"运动"这一机械性的物理因子对患者进行治疗,着重进行躯干、四肢的运动、感觉、平衡等功能的训练,主要包括关节活动范围训练、肌力训练、有氧训练、平衡及协调性训练、牵引、移乘训练、易化训练、步行训练等,从而达到帮助患者全部或者部分恢复功能的目的。

(二) 常用方法

1. 活动范围训练(range of motion exercise)　关节活动度练习主要是通过反复多次或者持续一段时间的牵引,逐步牵张挛缩与粘连的纤维组织,使其产生更多的塑形延长,进而增大关节活动范围。主要方法有:主动运动、被动运动、助力运动、关节功能牵引法、持续被动运动和关节松动术等。

2. 肌力训练(strength training)　肌肉训练存在超量代偿现象,亦称为"超量恢复"。该学说是由前苏联学者雅姆波斯卡娅提出来的。肌肉或者肌群在适当运动练习之后,会使肌肉产生适度的疲劳和功能的下降。通过适当休息,肌肉的力量和形态功能可恢复到运动前的水平,并且在一定时间内继续上升并超过原有水平。随休息的时间延长,又逐渐恢复到原有水平。如果下一次练习是在超量恢复阶段内进行,则可使超量恢复不消退,并且能逐步积累练习效果。因此,通过反复的肌力练习可以使肌肉体积增大,肌肉力量增强。肌力训练分为等长、等张和等速肌力训练,或根据肌肉收缩时肌肉长度的变化分为向心和离心收缩。

3. 耐力训练(endurance training)　主要包括肌肉耐力训练和全身耐力训练。肌肉耐力训练是指肌力和关节活动度有所恢复时,必须发展足够的肌肉耐力才能适应生活和工作需要。全身耐力主要包括心肺提供的氧气和营养物质,以及肌肉能量的储存与利用能力。

4. 呼吸训练(respiratory training)　是指通过各种呼吸运动与治疗技术来重建正常的呼吸模式,增加胸廓活动,协调各种呼吸肌的功能,从而改善肺通气,提高肺功能,改善全身健康状况的训练方法。常用方法主要包括腹式呼吸练习法、抗阻呼吸训练、深呼吸训练、局部呼吸练习法等。

5. 有氧训练(aerobic training)　指以增加人体吸入、输送和使用氧气能力为目的的耐力性训练,也是提高机体有氧代谢能力的健身方法。此种训练方法简便、易行,运动方式对技巧的要求不高,易于推行,目前用于多种慢性疾病的康复中。常用的训练方法主要有步行、健身操、游泳、自行车、原地跑、登楼梯、跳绳等。

6. 平衡训练（balance training） 指以恢复或改善身体平衡能力为目的的康复性训练，常常利用平衡板、平衡木或在窄道上步行、身体移位运动、平衡运动等方式进行练习。平衡训练主要包括静态平衡训练和动态平衡训练。静态平衡训练主要依靠肌肉相互协调的等长收缩，用以维持身体的平衡。一般先从比较稳定的体位开始，然后转至较为不稳定的体位。动态平衡训练则通过调节肌张力、改变姿势和体位以保持平衡。在动态平衡练习中，从支撑面由大到小、重心由低到高的过程中，逐步施加外力来提高和维持动态平衡能力。训练时应注意安全保护。

7. 协调性训练（coordination training） 利用残存部分的感觉系统以及利用视觉、听觉和触觉来管理随意运动，关键在于集中注意力，进行反复正确的练习。主要用于前庭迷路性、深部感觉障碍、小脑性和大脑性运动失调，以及一系列因不随意运动导致的协调运动障碍。一般从简单到复杂，从大范围、快速运动到小范围、缓慢运动，先睁眼练习后闭眼练习，训练时应注意安全保护。

8. 牵引（traction） 是指用特制的牵引带和装置，对人体某部位进行牵拉练习的常用康复方法。其中颈腰椎牵引的目的是增大椎体间隙和椎间孔，解除神经根的压迫和椎动脉的扭曲，改善血液循环，缓解肌肉痉挛，使突出的椎间盘复位。关节牵引则是通过缓解关节挛缩和粘连，扩大关节活动度，从而治疗颈椎、腰椎疾病以及四肢关节的功能障碍。

9. 转移训练（transfer training） 指提高患者体位转换能力的锻炼方法，主要用于脊髓损伤、脑血管意外、脑外伤、小儿麻痹后遗症等伴有肢体部分或完全瘫痪的患者，要求完成转移动作相关的主要肌肉的肌力至少达到 2 ~ 3 级。转移技术主要包括床上转移、卧 - 坐转移、坐 - 站转移和床 - 轮椅转移等。转移动作的掌握程度决定了患者的活动范围和生活自理能力，转移过程中注意保护患者安全。

10. 促进技术（promote technology） 利用各种方式刺激运动通路上的各个神经元，调节它们的兴奋性，以获得正确的运动输出的方法。促进技术主要包含两个方面，促通兴奋（即易化）和促通抑制（即抑制）。主要包括 Rood 技术、Bobath 技术、Brunnstrom 技术、本体感神经肌肉促进技术（proprioceptive neuromuscular facilitation，PNF）和运动再学习方法等。Rood 技术又称为多种感觉刺激疗法或皮肤感觉输入促通技术，此技术的主要特征是在特定皮肤区域内利用轻微的机械刺激或体表温度刺激，影响该区的皮肤感受器，可达到局部促通作用。Bobath 技术，又称神经发育技术，认为所有脑卒中患者的偏瘫侧肢体均具有重获正常的运动模式和实用功能的潜力。该疗法主要采取抑制异常姿势，促进正常姿势的发育和恢复的方法治疗中枢神经损伤的患者。常用方法有控制关键点、反射性抑制、调正反应和感觉刺激等，强调在运动中去体会和掌握肢体运动中的感觉，而不是动作本身。Brunnstrom 技术利用各种运动模式诱发运动反应，再从异常运动模式中引导、分离出正常运动的成分，达到恢复患者运动功能的目的。PNF 技术是通过刺激人体的本体感受器，激活和募集最大数量的骨骼肌肌纤维参与活动，促进瘫痪肌肉产生收缩；同时调整感觉神经的异常兴奋性，改变肌肉的张力，缓解肌痉挛。运动再学习方法是指以生物力学、运动科学、神经科学和认知心理学等为理论基础，以作业与功能为导向，在强调患者主观参与和认知重要性的前提下，按照科学的运动学习方法对患者进行再教育以恢复其运动功能的训练体系。

11. 步行训练（walking training） 步行训练是以矫治异常步态，促进步行转移能力的恢复，提高患者生活质量为目的的训练方法之一。训练前往往需要进行肌力训练、关节活动度训练、平衡及协调训练、感觉训练等,以保证步行训练的可行性及安全性。以往步行训练主要是通过分解训练达到治疗目的,随着科学技术的发展,减重步行训练和机器人辅助步行训练已广泛应用于临床。

12. 新运动形式的运动疗法 近年来,一些新的技术逐渐应用于临床并取得不错的治疗效果,主要包括肌电生物反馈疗法、强制性运动疗法、意向性运动疗法、音乐运动疗法、镜像疗法、虚拟现实技术、机器人辅助运动训练等。

(三) 发展历史与展望

运动疗法历史悠久。从 1000 多年前我国的五禽戏、导引、气功等,古希腊的希波克拉底(Hippocrates)提出的关节制动可导致显著肌肉萎缩和运动障碍,强调运动对防治肌肉废用性萎缩的重要性,到 16 世纪进入较为系统的阶段,再到 17 世纪开始强调锻炼对长寿的重要性,再到 19 世纪助力运动、向心性离心性收缩运动、脊柱矫形运动得到提倡和发展,再到 20 世纪,在两次世界大战后巨大康复需求的推动下,运动疗法成为康复医学的支柱技术。

时至今日,运动疗法已成为现代社会大众化的锻炼方式和系统化的医疗技术手段。在 21 世纪,运动疗法在理论体系上有了深入发展,进一步揭示了运动训练适应性改变的分子生物学基础,以及生化和生理基础。在以后的发展中,基因治疗将为运动训练方法选择、运动组织的再生和再造提供重要手段,运动生化和生理学的发展将使运动训练更加科学化和合理化,神经网络的概念阐明了中枢神经与运动控制之间的内在联系,为运动控制和运动技能发展提供新的途径和手段。材料学、生物力学、电子学、计算机科学、遥感技术、仿生学等高科技领域的发展将极大地丰富康复生物工程的内容,促进运动疗法的发展,开拓运动疗法应用的新领域。

二、运动疗法的作用

(一) 作用途径与可能机制

运动疗法主要通过神经传导、生物力学和内分泌等作用途径,对人体的局部和全身的功能产生相应的影响,改善原来失调的机体状态。其基本作用体现在改善运动组织(肌肉、骨骼、关节、韧带等)的血液循环、代谢和神经控制,促进神经肌肉功能恢复,提高肌力、耐力、心肺功能和平衡能力,减轻异常组织压力或施加必要的治疗压力,改善关节活动度,放松肌肉,纠正躯体畸形和功能障碍等。

1. 神经传导 神经系统的完整性以及健全的骨、关节和肌肉结构和功能是实现随意、适度、协调运动的基础。一项主动运动的完整传导主要包括:感受器兴奋→传入神经→中枢→传出神经→靶器官肌肉收缩→带动骨的运动→感受器反馈→中枢。而运动疗法通过运动这一手段协助患者完成主动运动传导的全程或传导过程中的一部分,从而尽可能多地改善已损伤的运动神经传导通路,引起微观运动甚至宏观运动。顾名思义,微观运动是指仅有肌纤维的收缩运动,往往不带动骨关节运动的运动形式。而宏观运动是指肌肉收缩时带动骨关节运动的运动形式。其中运动想象疗法虽未引起肌肉的收缩,但在整个过程中存在主动运动神经传导的一部分,有神经递质及生物电的活动过程,故亦属于微观运动的范围。除了主动运动,借助于外界的外力推动靶器官的被动运动信号也同样经感受器反馈进入中枢。可见神经传导在运动疗法中发挥重要作用。

2. 生物力学 人体面对长期运动负荷时,机体可产生相对持久的有利变化,这种现象称为运动适应。长期、适当的运动练习过程中,机体不断地做出各种适应的反应,从而在结构和功能上发生相应变化,增强各系统的功能,使机体具有更好的运动应激能力。故在遇到巨大环境变化时,机体能够维持各系统功能的相对稳定,保护自身不受伤害。

3. 内分泌作用 任何形式和强度的运动都可能伴随耗氧量增加和乳酸累积,同时体内氧自由基大量产生,内环境酸化。机体代偿性使呼吸系统摄氧量增加,肌肉体积和力量增加,毛细血管分布密集,促进细胞不断更新,最终人体形态结构产生适应性改变。

(二)临床应用及疗效

目前,运动疗法已广泛应用于临床治疗中,并取得很好的治疗效果,尤其在骨科疾病、神经系统疾病、呼吸及心血管疾病、内分泌疾病的康复中发挥重要作用。

1. 在骨科疾病中的应用 运动能预防和治疗肌肉萎缩,使肌纤维增粗,肌肉蛋白和能源物质含量增加,线粒体增大,酶活性增加,最终增加肌肉力量。运动疗法通过改善运动的控制性和协调性,增强肌力、耐力,维持和改善关节活动度,从而预防骨质疏松,改善和维持骨骼、关节、椎间盘和韧带的功能,减少四肢关节和脊柱疾患的发病率,推迟骨关节的退行性变,同时在关节炎和关节置换术后的康复中发挥重要作用。

2. 在神经系统疾病中的应用 运动能维持中枢神经系统的紧张度,调节自主神经系统的兴奋性,使各个系统器官的活动趋向正常,增强机体的防御适应能力,防治因自主神经失调而引起的疾病。

3. 在呼吸系统中的应用 研究表明,合理的呼吸肌训练可以增加呼吸肌肌力,减轻呼吸困难程度,改善呼吸耐力。运动疗法可明显改善肺活量、最大通气量、通气储量百分比等通气功能指标和气体弥散功能指标。呼吸康复主要针对慢性呼吸系统疾病及中枢神经系统或脊髓损伤的疾患。

4. 在心血管系统中的应用 运动疗法可明显改善心脏功能,使心脏收缩力及射血能力增强,冠状血管增粗,增强心脏储备能力。临床主要应用于冠心病、慢性心功能不全及心肌梗死后的康复。

5. 在内分泌及代谢系统中的应用 运动疗法是通过调节代谢和某些激素水平达到治疗糖尿病的目的。同时,运动疗法可促进肥胖症患者体内脂肪的消耗,从而使体重减轻,改善脂质代谢紊乱。除此以外,还可通过直接刺激和肌肉牵拉来增加机械应力,刺激成骨细胞成骨。目前,运动疗法已应用到肥胖、高脂血症、糖尿病和骨质疏松症的康复治疗中。

第二节 运动疗法的基础

脊柱功能可分为四类:活动性(mobility)、运动控制(motor control)、肌肉耐力(muscular endurance)和力量(strength)。

活动性是指脊柱局部的自由移动,是运动控制和脊柱发挥最佳功能的基础。脊柱活动性的缺损是软组织和关节功能紊乱所致,也可以是对疼痛或运动控制障碍的代偿。运动疗法是常用的恢复脊柱移动性的治疗手段。在腰痛患者中,运动疗法对脊柱活动性改善的疗效已得到认可。

运动控制:运动中,脊柱完整性的维持不仅靠肌肉的功能,还依赖于神经系统对感觉传入的处理和对当下运动或稳定状态的判断。中枢神经系统利用前馈和反馈机制来协调深浅核心肌肉的收缩,从而实现控制。疼痛会导致躯干肌肉反射延迟和核心肌群外的肌肉过度激活,从而导致运动过程中稳定性控制和肌肉招募的紊乱。慢性腰痛患者由于运动控制能力下降,局部运动时发生异常的肌肉收缩模式,从而出现脊柱活动的不协调。此外,运动控制还包括负荷的分配。躯干负重时,所受负荷需要被均匀地分配给脊柱每个节段,当节段间负荷传导障碍时,局部的过量负荷容易导致组织损伤。

Purepong 等学者对 35 位伴有腰椎活动受限的非特异性腰痛患者进行了为期 2 周的运动训练,训练方法包括基于麦肯基疗法的躯干屈曲、伸展和扭转训练。分别在治疗前后测量腰椎屈曲和伸展角度,并进行了腰痛的视觉模拟评分法(VAS)评价。结果显示脊柱活动性训练能够改善伴有腰部活动受限的腰痛患者的腰椎屈曲和伸展活动角度。

Ferreira 等学者系统评价了慢性腰痛患者中运动疗法对疼痛的影响。被收录的研究中有 11 项对比了运动疗法和基础护理,统计结果显示运动疗法能够显著减轻腰痛患者的疼痛。另有 5 项研究对比了运动疗法和不进行任何治疗间的差异,统计结果同样支持运动疗法对疼痛的疗效。此外,该系统综述还发现,运动疗法对慢性腰痛患者疼痛缓解的疗效大小与运动的时间成正相关。

肌肉耐力指肌肉承受不同强度和时长的工作的能力。肌肉耐力的增强是长期运动训练的结果。当脊柱肌肉神经功能不全时,肌肉耐力不再能够满足脊柱机械承重的需求,从而造成运动控制能力的下降以及脊柱生物力学性质的改变。

慢性腰痛患者中常见躯干肌肉耐力的下降。研究表明,静态稳定性训练能够有效激活相关肌肉,提高脊柱耐力。

肌力指肌肉系统能够产生的力量大小。一定的肌力是进行一切活动的基础,但慢性腰痛与肌力间的关系尚存在争议。

一、运动疗法对肌肉骨骼系统的影响及研究进展

(一) 骨骼的结构及运动对骨骼的影响

1. 骨的结构 骨组织像其他结缔组织一样由细胞、基质和纤维组成。骨组织中的细胞成分主要有:骨细胞、成骨细胞、破骨细胞和骨原细胞。

其中骨细胞分散排列在骨基质中,相互间通过缝隙连接,是骨组织中含量最多的细胞。研究认为骨细胞能够调整体内矿物质平衡,还是骨机械应力的直接感受器,在骨重建过程中起着传递信号的作用;成骨细胞是骨形成的主要功能细胞,负责骨基质和纤维的合成,最终其合成的骨基质把自身包埋,成骨细胞也变成骨细胞;破骨细胞与成骨细胞功能对应,能够溶解骨基质,行使骨吸收的功能;骨原细胞是骨组织中的干细胞,可以最终分化成为骨细胞。

骨组织由骨板排列而成,分为密质骨和松质骨两类。骨组织内有大量钙盐沉积。

2. 运动对骨骼的影响 人的一生,骨组织处于不断的重塑过程中。骨组织所受生理应力是其重塑或重建的最佳导向因素和促进因素,其中肌肉收缩力是生理应力的重要组成部分。损伤后的制动会减少肌肉收缩活动所产生的应力作用,过度的制动更会导致骨质疏松和骨强度降低,而运动训练能够引起骨形态的重塑,使骨皮质增厚、骨密度增加。

运动能够从多个方面影响骨组织。

研究发现,成年以后,运动并不能引起骨重量的大量增加,而是促进内部骨质重新分布,

使得承受应力大的部位骨强度增加。对老年人来说,规律的运动不仅是维持骨质密度的基础,而且能够降低骨折发生的风险。目前研究认为相对于骨组织的静态承重,动态的应力具有更好的促进骨质形成的作用。机械应力能够促进间充质干细胞向成骨细胞分化,抑制其向脂肪细胞的分化。运动还能够下调骨硬化素的表达,从而促进骨质的再生。

骨强度的影响因素主要有骨组织矿物质含量、羟基磷灰石晶体的大小和不均匀性、胶原性质、骨细胞密度、骨小梁和骨皮质的微结构以及整个骨的几何结构等,运动能够从上述各个方面影响骨的强度。

(二)肌肉的结构及运动对肌肉的影响

1. 肌肉的结构　肌肉的基本结构是肌纤维。肌纤维即肌细胞,由肌原纤维和充满其中的肌浆构成,当然还含有其他细胞器。肌原纤维由粗细两种肌丝连接而成,肌肉的收缩就是依靠肌丝的滑动完成。

2. 肌力的影响因素

(1)肌肉横断面面积:一般横断面面积越大的肌肉肌力越大。

(2)肌肉初长度:肌肉在收缩前被拉伸至适宜长度时收缩力较大。被拉伸至静息长度的1.2倍时,肌力最大。

(3)肌肉的募集:一个运动神经元及其所支配的肌纤维成为一个运动单位,每个运动单位的所有肌纤维同步收缩和松弛。肌肉的募集指每次收缩参与的运动单位的数量。肌肉的募集与神经系统发出的冲动有关。

(4)肌纤维走向与肌腱长轴的关系:肌纤维与肌腱成一定角度的肌肉收缩能够产生较强的收缩力。

3. 影响肌肉耐力的因素

(1)骨骼肌代谢能力,包括有氧酵解和无氧酵解。

(2)肌肉糖原含量。

(3)机体缓冲乳酸的能力。

(4)肌肉毛细血管密度。

4. 运动对肌肉的影响　运动能够使肌肉体积增大、重量增加、肌力提高,还能够使肌肉中线粒体、肌纤维周围毛细血管网和肌肉收缩时招募的运动单位增多。

Olivier 等对接受运动疗法训练的慢性腰痛患者的竖脊肌进行了研究,所使用运动方法包括等张肌力训练、有氧运动和整体调整运动(包括脊柱活动度训练和姿势训练)。运动疗法前后,在患者进行渐进性等惯性起重评估(progressive isoinertial lifting evaluation,PILE)时,利用近红外光谱(continuous-wave near-infrared spectroscopy)的方法测量其竖脊肌的氧合指数和血流。发现运动疗法可以增加竖脊肌的氧合指数和血流量,同时伴随 PILE 最大负荷和总做功的增加。作者分析可能是由于肌肉血管密度的增加所致。

二、运动疗法对神经系统的影响

运动过程中机体进行着一系列生理学条件反射,适当的运动可以保持中枢神经系统的兴奋性,改善神经系统的反应性和灵活性,维持其正常功能,还可促进受损神经纤维的再生。

Udina 等研究了运动对外周神经损伤恢复的影响。试验中实验者对坐骨神经横断的大鼠进行运动训练,然后用电生理学、组织学和行为学的方法进行了效果观察。发现运动增加了神经对肌肉的支配,并能够促进末端轴突的生长,同时可以提高脊髓反射的兴奋性。

三、运动疗法对心肺功能的影响

正常心肺功能的维持和增强是患者康复的基本支持条件。无论在正常人群还是患病人群,运动过程中机体都会出现心率增快、血压升高、通气增加。

研究发现,运动能够引起心肺功能的显著变化:一个健康青年人运动时的氧耗相比静息状态可增加 10 ~ 15 倍,而一名经过良好训练的运动员运动时氧耗可达静息状态的 20 倍。运动时氧耗增加的同时伴随着 4 ~ 8 倍的心输出量增加。相比于一般人,运动员的左心室发生了结构性变化,从而能够在运动中更多地增加每搏输出量。运动时,活动的肌肉中动静脉氧分压差变大,而非活动肌肉、肾脏、肠血管床血流量减少。此外锻炼还能够增加骨骼肌中毛细血管密度。

Al-Obaidi 等学者研究了腰椎麦肯基疗法对慢性腰痛患者心血管系统的影响。研究共招募了 100 位心肺功能正常的慢性腰痛患者,分别在麦肯基运动前和运动后即刻测量受试者的心率、血压和心率收缩压乘积。结果发现,麦肯基运动后,上述指标均有显著升高。

四、运动疗法对精神心理的影响

疾病带来的痛苦常会对患者的精神心理造成压力,甚至引发障碍。适当的运动可以对精神和心理产生积极的影响。

运动疗法在改善病情的同时能够帮助患者树立信心,缓解其精神心理压力,锻炼人的意志。经常运动者脑内内啡肽分泌增加,有助于保持放松和愉悦的精神状态。研究证明,运动疗法能够显著改善糖尿病、脑卒中、慢性阻塞性肺疾病(COPD)、帕金森病、冠心病等患者的焦虑或抑郁状态。

2015 年,Knapen 等对近年来相关的 Meta 分析进行了评价,认为在抑郁患者中,运动疗法能够改善患者的自信心降低、兴趣减退、易疲劳、生活缺乏动力等症状。

2010 年,Hagen 等学者将 246 名慢性非特异性腰痛患者随机分为两组,其中干预组参与脊柱诊所的运动康复治疗项目,而对照组不进行运动疗法指导,并进行了为期 2 年的随访。研究结果发现,相比于对照组,干预组患者在身体活动中的恐惧回避心理有了明显缓解。

五、运动疗法的一般原则

(一)个体化原则
在进行运动疗法之前,首先应对患者的疾病类型、病程、身体各项功能状态进行综合而全面的评估。因人而异地进行个体化的运动治疗方案。

(二)循序渐进原则
运动训练应由易到难、由少到多地进行。在运动类型和运动强度上都应遵守循序渐进的原则,不可过量,也不可不足。应以每次训练后稍感疲惫为宜。

(三)持久、主动、全身性锻炼原则
运动疗法产生治疗效果需要一定的时间,需要持久的锻炼。主动运动常起到事半功倍

的效果。而在全身性功能维持和改善的基础上才能更好地改善局部功能。

（四）安全性原则

一切运动疗法都应在保证患者安全、不造成损伤的原则下进行。

第三节　牵引疗法

牵引（traction）疗法是利用作用力与反作用力的原理，通过各种途径向肢体或躯干施加外力，使关节或断端发生一定分离，从而起到恢复关节相对位置，拉伸肌肉韧带的治疗作用。临床实践中牵引疗法常被用于四肢和脊柱的骨折恢复中。而在康复医学中，牵引疗法的运用常局限于颈椎和腰椎部位，在脊柱康复中占据重要地位。

牵引疗法由来已久，自古就在世界各地运用广泛。从最早的徒手牵引到现在的计算机控制间歇牵引，牵引技术经过了长时间而成熟的发展。

一、牵引疗法的原理和作用

牵引在作用力的时间连续性上可分为持续牵引（又称静态牵引）和间歇牵引。持续牵引指单次牵引过程中以相对固定的力持续牵拉；间歇牵引则将牵拉和放松间歇进行。颈椎持续牵引通常时间较长，提供较长时间的颈部制动，而间歇牵引有按摩作用，使颈部肌肉交替出现紧张和松弛，符合肌肉收缩与松弛交替进行的生理功能，并能更好地使扭曲的椎动脉伸展，有利于改善大脑和肌肉的血液循环。且腰椎间歇牵引时患者可耐受更大的牵引力。

脊柱牵引的作用原理：

1. 减小椎间盘、神经根、周围血管和神经组织所受的压力。
2. 拉大椎间隙，降低椎间盘内压力，有利于膨出的椎间盘回缩。
3. 增大椎间孔，解除对神经根的刺激和压迫。
4. 放松椎间和椎旁肌肉，缓解肌肉痉挛。
5. 恢复椎间关节的正常关系。
6. 牵伸被扭曲或痉挛的椎动脉。
7. 拉开被嵌顿的小关节滑膜，使移位椎间关节复位。
8. 缓解疼痛。
9. 改善颈部活动度和脊柱屈曲度。
10. 拉伸关节囊。
11. 改善血液循环。

二、适应证与禁忌证

（一）适应证

颈椎牵引：神经根型、椎动脉型和交感神经型颈椎病，颈椎生理曲度改变等。

腰椎牵引：髓核突出引起的腰痛或神经根性疼痛或感觉异常，肌肉痉挛，组织粘连，腰椎活动度减小。

（二）禁忌证

禁忌证包括：骨髓炎、原发性或转移性骨肿瘤、严重的骨质疏松、未加控制的高血压、严重焦虑、脊髓变性。

除上述禁忌证之外，由于颈椎和腰椎的特殊解剖结构和生理特点，颈椎牵引和腰椎牵引又有各自特有的禁忌证。

颈椎牵引：椎基底动脉系统供血不足，风湿性关节炎患者存在高风险的寰枢关节不稳，应慎用颈椎牵引。

腰椎牵引：患有肺部疾病或其他呼吸功能紊乱的患者、怀孕、活动性的消化性溃疡、食管裂孔疝、大动脉动脉瘤、严重的痔疮、马尾神经压迫症状等。

三、颈椎牵引

颈椎牵引常通过枕颌吊带施力，牵引力主要作用在后枕部。体位上，颈椎牵引可分为坐位牵引和仰卧位牵引两种。坐位牵引相对方便、简单，无摩擦力，且便于同时进行其他治疗，如颈部热疗、牵引中的手法复位等，但坐位牵引位置不易稳定，角度变化较小。卧位牵引舒适、易于调节角度，且更利于肌肉放松，也可减少头晕或其他不适症状的发生。

颈椎牵引操作相对简单，可在医院进行，也可购买设备在家中进行。家庭颈椎牵引因时间和空间上的自由方便，运用越来越广泛，但是不当的家庭牵引可引起疼痛加重、颈椎稳定性降低、颈椎肌肉与韧带损伤等不良后果，应当定期请医生或治疗师进行指导。

牵引角度：颈部屈曲状态下进行牵引可增大椎体后侧部分的间距，增大椎间孔，且可有效拉伸颈后肌群。后伸位牵引主要用于颈椎生理曲度改变的患者。

不同病变部位有其最适的牵引角度。上颈椎病变颈前屈 $0° \sim 10°$ ，$C_{5\sim6}$ 病变颈前屈 $15°$，$C_6 \sim T_1$ 病变颈前屈 $20° \sim 30°$ 。

牵引重量：一般从 $3 \sim 4kg$ 开始，逐渐增加至 10kg，但不宜超过体重的 1/4。

牵引时间：每次以 $20 \sim 30min$，每日 $1 \sim 2$ 次，10 次为 1 个疗程，一般 $1 \sim 3$ 个疗程。

牵引重量与持续时间可作不同的组合，一般牵引重量较大时持续时间较短，牵引重量较小时持续时间较长。

对于颈椎间歇牵引：Deetset 等研究认为相比坐位牵引，仰卧位牵引能够产生更大程度椎体分离。Akinboet 等研究认为牵引力为体重 10% 时能够产生更好的治疗效果，且不良反应最少。Colachis 等研究发现几乎所有的椎体分离发生在牵引开始后的最初 7s，更长的牵引时间并不能增大椎体分离的程度。此外，有研究还认为 25min 的总牵引时间能够产生较好的效果。

（一）坐位牵引

坐位牵引时，患者坐于牵引架下椅子上，套上枕颌布吊带，牵引绳尾端接上牵引装置，利用电动牵引器械可进行间歇牵引（图 14-1）。使患者颈部前倾约 $10° \sim 30°$ 。在椎动脉型患者前倾角宜较小。

（二）卧位牵引

患者症状较重或体弱不耐久坐时，可采用仰卧位牵引。卧位牵引法所需的工具除牵引床外，与坐位牵引用具基本相似，牵引床要求头侧床脚抬高 10cm 左右。

牵引时患者仰卧于床上，将布制枕颌牵引带固定于患者的枕部及下颌部，牵引绳一端与

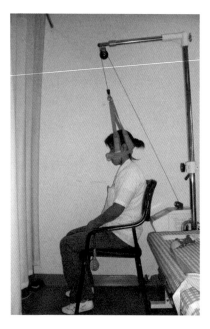

图 14-1 颈椎坐位牵引

枕颌牵引带连接,另一端通过滑轮连接牵引装置,枕头高低应与牵引力线相一致。

（三）颈椎牵引注意事项

1. 患者充分放松颈肩部及躯干肌肉。如有不适或症状加重应停止治疗,寻找原因。

2. 枕颌吊带要松紧适宜,两侧吊带等长,作用力相等。枕带受力部位应集中在枕骨粗隆中下部,颌带应兜住下颌正下方。

3. 如牵引力过大可使患者颞颌关节酸痛、牙痛,或头痛、头晕,停止牵引后,一般可自行缓解。

4. 枕颌吊带不宜太靠近耳朵和喉部,以免影响颈内动脉的血供,着力点要侧重于枕部。

5. 颈椎牵引过程中患者若出现头痛、眩晕、恶心呕吐或晕厥等症状应停止牵引,并进行及时处理。

6. 坐位牵引结束前应逐渐减轻牵引重量,牵引结束后原位休息 1 ~ 2min,活动颈部数次,再行离开。

四、腰椎牵引

进行腰椎牵引时患者取仰卧位或俯卧位,以骨盆带和束胸带分别固定骨盆和胸廓,以其中一侧为固定侧,另一侧为牵拉侧实施牵引。

（一）仰卧位牵引

方法:取仰卧位,用凳子抬高双下肢,使髋与膝分别屈曲约 60°,用束胸带固定胸廓于牵引床头侧,用骨盆带固定骨盆向尾侧用滑轮与重锤或电动牵引装置进行牵引,此为腰大肌姿位(图 14-2)。

优点:使腰大肌放松,腰椎变平坦,椎间隙后部分离,椎间盘内压力降低,牵引力能更好地起作用并获得较好疗效。

腰椎病变位置较高时可采用双下肢伸直仰卧位,此体位时腰椎伸展,有利于牵引力作用于腰椎上段。

牵引重量:研究认为引发椎骨分离需 31.8 ~ 68kg 的拉力,克服治疗床和躯体之间的摩擦力需要总体重 26% 的拉力,许多牵引设备使用可分离治疗床,这种治疗床可以去除下段肢体引起的摩擦力。

实际操作中,一般从自身体重的 60% 逐渐增加到 100%。也可从 30kg 开始,逐渐增至患者体重的重量。

牵引时间:每次 20 ~ 30min,每天 1 ~ 2 次,10 天为 1 个疗程,一般 2 ~ 3 个疗程。

注意事项:牵引时患者如有手麻,可能是束胸带压迫到腋神经,应及时调整固定位置。

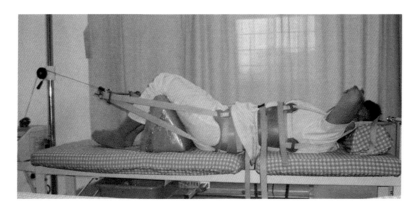

图 14-2　腰椎仰卧位牵引

(二)俯卧位牵引

在伸展运动使疼痛缓解的患者中可采用伸展位的俯卧牵引。此外,俯卧位牵引便于同时进行脊柱按压等操作。

俯卧位牵引基本装置与原理同仰卧位。俯卧时腰椎呈伸展状态,可通过腹部垫枕头的方法调整腰椎角度,使腰椎前凸变平。

(三)三维牵引

三维牵引疗法治疗腰椎间盘突出症是将中医的牵引、侧扳、旋转、推顶等手法与现代生物力学原理相结合,利用计算机数控技术实现的牵引技术。三维数控牵引床可以实现多个方向、多个独立运动的灵活组合,以及灵活的参数调节,较高的控制精度。

治疗开始前首先根据患者的性别、年龄、身体状况、症状、体征及影像学检查结果设定参数。一般牵引距离为 55 ~ 70mm,旋转角度 8° ~ 18°。并设置旋转方向,原则为左突左转,右突右转,先患侧后健侧。治疗开始时,患者俯卧于治疗床上,使病变节段位于胸腹板和臀腿板之间,患者胸臀部分别牢固固定于胸腹板和臀腿板上。治疗师立于患者患侧,双手拇指重叠按压患椎棘突,可重复 1 ~ 2 次。

牵引结束后,以腰围保护,卧床休息 3 天。同时辅以非甾体抗炎药,也可适量加用 20% 甘露醇和地塞米松静脉滴注,一天一次,连用 3 天,以消除炎症,减轻反应性水肿。若需再次牵引,应于一周后进行。

（四）特殊的腰椎牵引方法简介

自重力牵引：理论上,自身体重重力足以提供椎体分离所需拉力,人体重力牵引几乎只用于腰椎牵引。倒立牵引和悬吊牵引都属于重力牵引。

倒立牵引：患者倒立,足部固定,持续 10min,可增大椎间孔。但倒立牵引有许多副作用,如头痛、血压升高、视物模糊等,近年来临床已很少应用。

悬吊牵引：悬吊牵引时,患者穿上紧裹胸腔的悬吊背心,被悬离地面,由骨盆和下肢等的重力提供牵引拉力。近年来,悬吊牵引和跑步机的结合运用理论上为腰椎疾病的康复提供了更好的锻炼方法。

（五）腰椎牵引注意事项

1. 牵引前 向患者做好解释工作,嘱其牵引时不要用力对抗或屏气。对于进行三维牵引的患者,应详细了解病情,制定治疗方案。

2. 牵引中 扎紧束胸带和骨盆固定带。束胸带不要妨碍患者正常呼吸,同时应防止卡压腋窝,以免损伤臂丛神经。两侧牵引绳长度相等,松紧一致。

3. 牵引后 缓慢去除牵引带,嘱患者平卧休息数分钟后再缓慢起身。

第四节 运 动 体 操

一、脊柱牵伸与活动度训练

（一）颈椎操

近年来,颈椎病的发病率逐渐增高。颈椎病已不再限于中老年人群,越来越多地呈现年轻化的趋势。这可能与不良的工作习惯(长期低头工作、长时间使用电脑等)、生活习惯(不良的颈部姿势、缺乏锻炼等)以及较大的生活压力、生活节奏有关。而颈椎操在预防和治疗颈椎病方面发挥重要作用。

1. 作用机制 颈椎操主要通过增强颈肩背肌的肌力,改善颈椎各关节功能及稳定性;通过颈部各方向的活动,促进局部血液循环;牵伸颈部肌肉韧带,缓解肌肉痉挛;从而减轻局部症状,纠正不良姿势。长期坚持可达到巩固疗效、减少复发的目的。

2. 适应证与禁忌证 颈椎操的适用范围较广,因其有简单、易学、经济、有效且无地点限制等特点,得到了人群的广泛青睐,适用于各型颈椎病临床症状缓解期及术后恢复期的患者。但有较明显或进行性脊髓受压症状者应慎用。

3. 具体操作方法 可应用比较规范的医疗体操,每日 1 ~ 2 次,每个动作开始时 5 ~ 10次,以后逐步增加到 20 次。动作的运动幅度和运动量应由小到大,轻柔缓慢,同时保持呼吸自然。运动后应感到轻松舒适,颈肌有适度疲劳感。如有不适,则应及时调整,甚至暂停。

4. 临床疗效及评价 颈椎操在增强颈肩背肌的肌力、增强颈部韧带的弹性、改善颈椎和肩关节的活动范围及缓解肌肉痉挛等方面的疗效较为肯定。目前相关研究表明,其与针灸、按摩、推拿、拳操等方法联合使用,疗效较好。孙莉敏等人对 114 例颈椎病患者进行为期3 个月的运动治疗,主要包括全身性拳操运动和医疗体操,其间不进行任何其他治疗,结果显示:患者治愈显效率为 73.7%,总有效率为 95.6%。全部的颈椎退行性颈椎病患者的临床症状均有改善。且与椎动脉型、交感神经型和混合型颈椎病患者相比,颈型和神经根型颈椎

0

病患者的治愈显效率较高（$P<0.01$）。说明医疗体操结合定量的拳操运动可有效改善神经根压迫症状。刘存根等人将 102 名患有颈型颈椎病的大学生患者随机分为治疗组（52 例）和常规组（50 例），常规组予以药物、物理疗法等常规治疗，治疗组在常规治疗基础上加用颈椎操治疗，2 组均治疗 3 个月，然后比较 2 组者颈椎活动度、椎动脉和基底动脉平均血流速度、疼痛评分和临床疗效。结果显示治疗前 2 组患者颈椎活动度、椎动脉和基底动脉平均血流速度和疼痛评分无显著差异（$P>0.05$），治疗后 2 组颈椎活动度、椎动脉和基底动脉平均血流速度、疼痛评分与治疗前比较差异有统计学意义（$P<0.05$）。治疗后治疗组颈椎活动度、椎动脉和基底动脉平均血流速度、疼痛评分与同期常规组比较差异有统计学意义（$P<0.05$），治疗组临床疗效优于常规组（$P<0.05$）。从而得出结论，颈椎操可改善大学生颈型颈椎病患者疼痛症状和颈部活动度，并有很好疗效。赵保礼等人将 65 例青少年颈椎病患者随机分为 2 组。对照组 32 例予推拿治疗，治疗组 33 例在对照组推拿基础上联合进行颈椎操锻炼。治疗 14 天后观察 2 组临床疗效，比较治疗前后视觉模拟评分法（VAS）、临床症状评分。结果治疗组总有效率 93.94%，对照组总有效率 71.88%，2 组总有效率比较差异有统计学意义（$P<0.05$），治疗组临床疗效优于对照组。2 组治疗后 VAS 评分、临床症状评分均较本组治疗前降低（$P<0.05$），且治疗组降低更明显（$P<0.05$）。从而得出结论，颈椎操联合推拿治疗青少年颈椎病，疗效肯定，操作简便，值得推广应用。

（二）躯干牵伸与活动度训练

1. 作用机制 牵伸运动主要用于拉长挛缩或短缩的软组织，以改善或重新获得关节周围软组织的延展性，增加或恢复关节的活动范围。关节活动度训练指利用各种方法来维持和恢复因组织粘连或肌肉痉挛等多种原因导致的关节活动障碍。其目的是确保肌肉肌腱和关节周围的软组织的柔韧性，维持关节正常的活动范围，防止因关节长期制动而出现挛缩。

2. 适应证与禁忌证 关节活动度训练主要适用于引起关节挛缩僵硬的伤病如四肢骨折和脱位、脊柱骨折等外伤术后；各种关节炎、颈椎腰椎疾患等退行性病变非急性期等；以及各种原因引起的肢体瘫痪继发的关节活动障碍。但病情不稳定或基础体质差的患者慎用。如外伤或术后病情尚未稳定、患有严重的心肺疾患、严重骨质疏松、各种感染性疾患的急性期等。

3. 具体操作方法 软组织牵伸主要包括手法牵伸、器械牵伸和自我牵伸。关节活动度训练主要包括主动运动、助力练习、被动练习等。其中主动运动最常用的是各种徒手体操，如增加颈椎、腰椎的屈曲、后伸、侧屈等运动。助力运动主要包括器械练习和轮滑练习等。被动运动是指由康复治疗师完成或者借助外力或器具完成的运动。

4. 临床疗效及评价 临床上躯干牵伸运动和关节活动度的训练应用较为广泛，在减轻或消除关节僵硬或肌肉萎缩，恢复关节的灵活性，改善生活和工作能力方面效果明显。目前临床上也常和其他疗法如躯干肌肌力训练、电针及相关药物结合使用，效果更好。李嘉祁等人将 46 例慢性腰痛患者随机分为观察组和对照组，对照组采用超短波、腰背部和下肢传统中医按摩。每次治疗时先行超短波，微热量，对置式电极放置，20min/ 次。在此之后采用传统中医按摩手法对腰背部及下肢进行推拿按摩，15 ~ 20min/ 次，上述两种方法每天 1 次，10 天为 1 个疗程。观察组采用超短波、躯干肌肌力训练与牵伸，方法同上，接着对腰背肌、腘绳肌、腹肌和屈、伸、外旋髋关节的肌肉进行自我牵伸，每次重复 2 ~ 3 组，每天 1 次，10 天为 1 个疗程。结果 2 组经过 5 个疗程治疗后，观察组总有效率为 86.96%，对照组总有效率为 65.21%，2 组有显著性差异（$P<0.05$）。结论为躯干肌肌力训练与牵伸对慢性腰痛患者的疗效

明显并能有效地防治其复发。

5. 注意事项　关节活动度训练应在无痛或轻微疼痛、患者能忍受的范围内进行,避免使用暴力,以免发生组织损伤。若有感觉功能障碍者需进行关节活动度训练时,应在有经验的治疗师指导下进行。数个关节活动度都需训练时,可从远端向近端的顺序逐个关节或数个关节一起进行训练。

二、脊柱稳定性与平衡能力训练

(一) 核心肌群训练

1. 可能机制　核心肌群稳定性训练疗法最早是 Richardson 等人提出。他指出,躯干肌肉与脊柱稳定有关,上肢运动诱导的脊柱姿势变化会伴随腹横肌激活和收缩。Hodges 等人通过实验表明腹横肌收缩延迟提示脊柱稳定性和运动控制的下降,而腹横肌是核心肌群的重要组成部分之一。目前认为核心肌群主要包含背部、腹部和构成骨盆部的所有肌群,其可维持椎体间的稳定,保护脊椎,减少腰椎及椎间盘的压力。临床上通常根据其分布及作用分为局部性稳定肌群(local stabilizing muscles)和整体性稳定肌群(global stabilizing muscles)。而核心稳定性是核心肌群对腰 - 骨盆 - 髋结构活动的控制能力。

(1) 局部性稳定肌群:又称深层核心肌群,主要负责静态局部的椎体稳定,微调脊椎的姿势。深层核心肌群主要包含多裂肌、腹横肌、腰大肌、腹内斜肌后部、横突间肌、棘间肌和回旋肌、横膈及骨盆底肌等。腹横肌能使脊柱前屈、侧屈和旋转;横膈与腹横肌共同收缩而拉紧胸腹筋膜,通过增加腹内压促使脊椎趋于稳定;多裂肌及其深层的稳定肌肉虽然是小肌肉群,但是利用这微小的力量,微调脊椎达到稳定的效果;横突间肌、棘间肌和回旋肌,肌肉虽短但分布广,主要微调脊椎与脊椎间的位置。综上所述,局部稳定肌群可通过直接与椎体连接,局部肌肉收缩直接固定相邻椎体,还可通过各肌肉的协同收缩调节腹内压来维持各椎体间的稳定,提供各脊椎椎体间的稳定能力,同时加上精密的动作控制,使腰椎维持在正中区域,从而维持腰椎的局部稳定性。

(2) 整体性稳定肌群:又称表浅核心肌群,主要负责动态大范围的屈伸活动。包含腹直肌、腹外斜肌、腹内斜肌前部、竖脊肌、腰方肌及臀部肌群等。腹直肌主要负责躯干的屈曲功能,维持矢状面上的动态平衡;腹内外斜肌主要功能是避免腰椎的过度伸展和扭转;腰方肌通过等长收缩的方式来维持脊椎稳定性,其主要功能是在行走时将骨盆维持在正中的位置,避免不正常的骨盆倾斜;竖脊肌可使躯干伸展,维持脊椎稳定。综上所述,这些整体性核心肌群,主要通过控制脊柱的运动方向,并产生较大的动作力矩,因此可对抗施加在躯干上的外来负荷,维持整个脊柱的姿势,从而维持腰椎的整体稳定性。

2. 适应证与禁忌证　一般腰痛减轻及脊柱术后,应尽早开始和坚持核心肌群的锻炼,对增强腰椎稳定性、提高腰部抗劳损能力、预防腰痛复发等有着积极意义。但对于急性腰痛,尤其是疼痛较重的患者慎用。

3. 具体方法　核心肌群训练要求通过治疗师指导,借助或不借助器械进行核心力量练习,具体可包括:Neurac 训练、徒手训练、平衡训练、健身球训练、泡沫轴训练、借助特殊设备训练等。其中,不借助任何器械的徒手练习被认为是最基础的核心力量练习的手段,适用于练习初始阶段,学会后也可长期坚持自我训练。

4. 临床疗效及评价　通过核心肌群的训练,患者腰椎的稳定性、平衡性、协调性都能随之改善,可减少慢性腰痛的发生率及复发率。同时,借助训练核心肌群的局部运动,还可以加强核心肌群的耐力,维持人体躯干中心的稳定,使脊椎能提供足够的支撑力,并可分散脊柱所承受的负荷,达到改善姿势、增强脊柱躯干稳定性的目的。目前关于核心肌群训练的相关临床研究较多。曾勇等人将 32 例慢性非特异性腰痛患者随机分为两组,治疗组和对照组均采用干扰电治疗,治疗组另加核心肌群训练,治疗师分别于治疗前,治疗后 1 个月进行疗效评价。采用 VAS、Oswestry 功能障碍指数调查问卷进行疼痛和腰椎功能评估。治疗前 2 组患者 VAS 评分及功能评分组间差异无统计学意义($P>0.05$),治疗组与对照组患者 VAS 评分及功能评分均较治疗前有所改善($P<0.05$),且治疗组疗效优于对照组($P<0.05$),提示核心肌群训练对慢性非特异性腰痛有很好的治疗效果。Seung-Chul 等人发现核心肌群训练伴随踝关节背伸可更多地激发腹横肌的电生理活动,可作为改良核心肌群训练帮助腰痛患者。Yang 等人发现核心肌群训练后配合牵伸训练对改善腰痛有很好效果。同时,据相关研究报道,核心肌群训练联合电针、姿势疗法、呼吸训练等方法治疗颈椎、腰椎疾患效果也较好,但其有效性仍有待于进一步的临床研究。

(二) Williams 体操

1. **作用机制** 1937 年 Williams 报道的姿势体操是屈曲运动训练的典型代表,Williams 认为,过度的腰椎前凸是引起腰痛的重要原因,通过屈肌强化,可以减轻腰椎前凸,从而达到治疗和预防腰痛的目的。基于这种考虑,Williams 体操以强化腹肌、臀大肌,并牵张腘绳肌为主要手段,从而达到扩大椎间孔和椎间关节间隙,减轻对神经根的压迫;使紧张的屈髋肌和腰背肌得到牵张,减轻腰椎前凸;强化腹肌和臀肌,使腰椎前凸减轻;缓解腰骶关节挛缩等效果。

2. **适应证与禁忌证** 屈曲运动训练应该因人、适度,不可一概而论。对于急性腰痛、腰椎管狭窄以及腰椎间盘突出症患者不宜使用,过度腰椎屈曲运动,可使椎间盘内压力升高,导致病情恶化。

3. **具体方法** Williams 认为,治疗腰痛时重点是减少腰骶椎的伸展,从而减少下腰椎的应力。动作包括:①平卧,屈髋屈膝,双上肢伸直或在胸前交叉环抱,抬起上半身或坐直;②平卧,屈髋屈膝,手放在腹部,抬高背中部,使腰骶椎屈曲;③平卧,头肩固定,屈髋屈膝,双手抱膝,尽量把膝屈向腋部;④伸膝坐直,双手前伸,尽量屈髋向前,使手触及足趾;⑤双足分开,弓箭步,屈曲腿足底平放于地面,伸直腿膝关节始终保持伸直,踝背屈与胫前缘成直角,上肢伸直,双手触及地面,然后屈曲腿进一步屈曲;⑥站立位,双足分开,足跟不能离地,然后屈髋屈膝下蹲,下蹲时头低下,脊柱呈 C 形弯曲,双手触及地面。上述动作每组可进行 5 ~ 10 次,每日 1 ~ 3 遍。Williams 体操也是临床上常用的运动疗法之一,通过强化屈肌来缓解腰椎前凸,取得较好的疗效,但训练过程中应严格掌握其适应证和禁忌证。

(三) 负重训练

1. **作用机制** 局部肌肉可以控制腰椎节段的稳定性和局部的轻微活动,全身肌肉能够保持全身肌肉力量的平衡,保证脊柱离开中立位活动的安全性,以及应急的稳定性。而负重训练在增强肌肉耐力的同时提高肌肉力量,提高腰背部稳定性。

2. **适应证与禁忌证** 对于有良好的核心稳定性、呼吸功能正常、能集中注意力完成训练活动、能掌握基本的器械相关的姿势摆放和操作技巧等的患者可在康复医师及治疗师的指导下早期进行负重训练。对于体质差、患有严重心肺疾病、配合度较差的患者应慎用。

3. **具体方法** 负重训练主要包括以下几部分,即耐力训练、柔韧性训练、力量训练、速度训练、特异性训练等。耐力训练主要通过小重量多重复的训练方式,提高稳定肌肉的收缩时间,从而达到训练目的,主要包括心血管及局部肌肉的耐力训练。同时由于局部的不稳定,患者可能不仅耐力差,还存在关节的活动幅度降低,肌肉、肌腱和韧带等软组织的伸展能力降低,此时柔韧性的训练很有必要。除此以外,力量训练也很重要,常见的有离心收缩训练、向心收缩训练和等长收缩训练等。速度训练主要涉及运动速度和肌肉反应时间的训练。根据患者功能需要,进行相关的针对性训练对患者的功能恢复意义重大,除此以外,患者心理上的指导对其康复有事半功倍的效果。具体的训练方法包括以下几点:

(1)负重抗阻力练习:这种练习可作用于机体任何一个部位的肌肉群,主要依靠负荷重量和重复练习帮助机体增强肌肉力量。负重抗阻力练习的方式多种多样,负荷的重量及练习的重复次数可随时调整,它是身体素质练习中常用的一种手段。

(2)对抗性练习:这种练习的双方力量相当,依靠不同肌肉群的互相对抗,以短暂的静力性等长收缩来增强肌力,如双人顶、双人推、拉等。对抗性练习几乎不需要任何器械及设备,也容易引起练习者的兴趣。

(3)克服弹性物体阻力的练习:依靠弹性物体变形产生阻力增强肌肉力量,如使用弹簧拉力器、拉橡皮带等。

(4)利用外部环境阻力的练习:如在沙地、深雪地、草地、水中的跑、跳等。做这种练习要求轻快用力,所用的力量往往在动作结束时较大。

(5)克服自身体重的练习:这种练习主要是由人体四肢的远端支撑完成的练习,迫使机体的局部来承受体重,促使该部位的力量得到增强。例如引体向上、倒立推进、纵跳等。

(6)利用特制的力量练习器的练习:这种特制的练习器可以使练习者的身体处在各种不同的姿势(坐、卧、站)进行练习。它不但能直接增强所需要的肌肉群力量,还可减轻心理负担,避免伤害事故发生。另外,还有电刺激增强肌肉力量的练习器。

4. 临床疗效及评价　骨折术后保护下的负重训练的疗效明显。大量研究表明,术后早期负重训练是安全的,且有利于更快地恢复步行能力和日常生活活动能力。同时不同的训练方法,作用亦不相同。为了比较在腰痛患者中,低负荷运动控制训练(low-load motor control exercise,LMC)和高负荷抬举训练(high-load lifting exercise,HLL)的疗效,Aasa 等设计了一个随机对照研究。该研究共纳入了 70 例反复腰痛发作的患者,均为伤害性机械性疼痛,将其随机分为 LMC 训练组或 HLL 训练组。受试者在 8 周的治疗时间内接受了 12 次治疗。在治疗的同时,研究者还对患者进行了关于疼痛机制的患者教育。主要终点评估事件是在过去 7 天内患者的活动能力(患者功能评定量表)和平均疼痛程度(VAS)。研究的次要终点事件为体能测试,包括腰部和骨盆区域的一项力量测试、三项耐力测试和七项运动控制测试。无论是采用何种治疗方案,接受治疗的患者在疼痛程度、力量和耐力上都得到了显著改善。与 HLL 训练组的受试者相比,LMC 训练组的受试者在患者功能评定量表上的改善更为显著,差异具有统计学意义。但是在疼痛程度、力量和耐力上两种训练方式不具有显著差异。然而,在运动控制方面,LMC 组的受试者通过训练得到了改善,而 HLL 训练组的受试者则没有得到改善。本研究结果指出,在腰痛患者中,与 HLL 训练相比,LMC 训练在改善运动度和运动控制上的效果更佳,但是在疼痛缓解、肌力改善或耐力改善上,两种训练方式不存在显著差异。

5. 注意事项　开始负重训练之前,进行相关热身运动很有必要。一般而言应先训练大肌群后训练小肌群,因为小肌群易疲劳,但是提前疲劳训练时应先训练小肌群(孤立训练)。

同时,复杂的、需高度集中注意力的训练应在训练早期进行,无需高度集中注意力的训练可在训练后期进行。对于初学者,训练部位应不断交替变化,使训练的肌肉有足够时间恢复,同时,训练应规律进行,以促进运动学习;进行较大强度的训练,应逐渐增加运动负荷。

三、呼吸训练

(一)作用机制

人体参与呼吸的主要肌肉有膈肌、肋间肌、斜角肌、腹横肌、盆底肌及脊柱的深部固有肌肉。这些呼吸肌通过改善肺通气,增加咳嗽效率,改善呼吸肌的肌力、耐力和协调性,保持和改善胸廓的活动度,从而改善异常的呼吸模式,建立有效的呼吸模式。这些肌肉不仅参与呼吸运动,对稳定姿势也发挥一定作用。膈肌是主要呼吸肌,膈肌收缩会引起横膈下降,与此同时,低位肋骨的垂直肌在水平方向外扩展,可在每一肋水平产生微按摩效应,促进脊柱骨骼肌肉的血液循环,从而维持脊柱的正常运动。同时协同腹横肌、盆底肌共同收缩增加腹压来保持躯干稳定性。正常的呼吸运动对姿势及脊柱稳定性的维持发挥关键性的作用,通过呼吸肌及呼吸模式的训练,达到维持脊柱稳定性的效果。

(二)适应证与禁忌证

1. 呼吸训练适用于

(1)肺部疾病:慢性阻塞性肺疾病、慢性限制性肺疾病、慢性实质性肺病、哮喘及其他慢性呼吸系统疾病伴呼吸功能障碍、因外伤或手术造成的胸部或肺部疼痛等。

(2)呼吸肌功能障碍:颈髓或上胸段损伤、进行性肌萎缩症引起的呼吸肌无力等。

2. 对于以下情况应慎用

(1)临床病情不稳定,感染未控制。

(2)合并严重肺动脉高压、心力衰竭、呼吸衰竭等疾病。

(3)训练时可导致病情恶化的其他临床情况如不稳定心绞痛或近期心梗、近期脊柱损伤、骨折、咯血等。

(4)严重认知功能障碍影响记忆或依从性的疾病等。

(三)具体方法

临床常用方法主要包括腹式呼吸训练、抗阻呼吸训练、局部呼吸训练、排痰训练、呼吸肌训练等。腹式呼吸训练强调膈肌呼吸为主,从而改善异常呼吸模式;抗阻呼吸训练则以适当增加气道阻力,减轻或防止病变部位支气管在呼气时过早塌陷,从而改善呼气过程,减少肺内残气量,具体可以采用缩唇呼气(吹笛样呼气)、吹瓶呼气和发音呼气等方法;深呼吸训练用于增加胸部局部的呼吸能力;排痰训练主要包括体位引流、胸部叩击、震颤及直接咳嗽等;呼吸肌训练可以改善呼吸肌力量和耐力,缓解呼吸困难症状,主要有增强吸气肌练习和增强腹肌练习。当患者学会了正常的呼吸模式,接着便需要将这种模式变成一种习惯,起初可在日常生活中练习,接着可以在劳力状态下练习,直至形成新的习惯。

(四)临床疗效及评价

对于核心稳定性良好的患者而言,评估呼吸和矫正错误的呼吸模式非常关键,最终的目标是恢复正常的呼吸运动节律,改善患者的生活质量。目前临床上呼吸训练多与其他训练方式合用。朱雯琴等人通过瑜伽核心肌群训练配合呼吸训练观察其对腰背部疼痛的疗效。呼吸训练采用腹式呼吸和Pilates完全呼吸训练法加强深层小肌肉群(腹横肌和多裂肌为主),

其功能为维持脊椎的稳定。核心肌群训练主要通过身体做各项前屈、伸展及旋转的运动来加强浅表核心肌群(腹直肌、腹外斜肌、腹内斜肌、腰方肌、竖脊肌和臀部肌群等)的训练。在治疗前后应用欧式下背痛功能评估表、VAS进行疗效评定。结果患者疼痛缓解,反复发作情况和整体平衡改善,睡眠改善明显,生活质量明显提高。从而得出结论:以上的训练方法可有效地维持正确姿势,减少椎间盘受力,维持脊椎的稳定和增加脊椎的支撑力,缓解腰痛,提高生活质量,降低背痛复发率。

(五) 注意事项

呼吸训练应是循序渐进的,训练方案应个体化。呼吸训练前应选择适宜的环境,避免过多干扰。训练时强度适中,避免憋气或过度减慢呼吸频率。训练时或结束后若出现头晕、乏力等不适,应及时停下休息并调整治疗方案。训练全部结束后可进行适当的体力训练。

四、借助器械和设备的运动训练

(一) 常用方法

借助器械进行主动、助力、抗阻或被动运动,利用器械的重量、杠杆作用、惯性力量或器械的依托等来增强肌力,扩大运动幅度,发展动作的协调性。使用器械,还可使体操动作多样化,提高患者的锻炼兴趣。医疗体操中常用的器械有沙袋、哑铃、球类、扩胸器、墙拉力器、滑轮装置、体操棒、肋木、单杠、双杠、功率自行车、活动平板、各种关节练习器和练习手功能的各种器械等。

(二) 临床疗效评价

器械体操有独特牵引功效,在强化躯干各部位的肌肉同时加强了肩带、腰背、髋腹等环节的协调配合能力,并强化椎间盘周围韧带、肌肉,对躯干的各种椎间盘疾病和组织劳损有很好的防治功能。如悬垂和支撑摆动动作,不仅使下肢得到充分放松,同时可以充分伸直与拉伸躯干,对防治腰椎疾患有明显效果。器械体操中,器械提供给人体的拉伸效果主要体现在肩带和躯干等易劳损部位,对肩周炎、腰椎间盘突出症等病症有防治功效。而器械体操中身体位置的经常变换,加强了头部运动和头部氧供应能力,减少了颈椎病、脑供氧不足引起的各种疾病的发生。

五、个体化运动处方的选择

运动处方(exercise prescription)是美国生理学家Karpovish于1954年引入的概念。它是用处方的形式规定适当的运动种类、运动强度、运动时间和频率,并指出运动中的注意事项,帮助处于康复阶段的患者有计划、有目的地进行经常性锻炼,达到早日康复的目的。由于患者的临床症状、恢复程度、健康状况以及生活环境、生活条件、运动爱好等各不相同,因此患者在使用运动处方时应按照本人具体情况,因人、因地、因时制宜。根据各自的病情、康复程度、个体差异和体质状况等区别对待,合理控制和调节运动强度、运动量和持续时间,并且定期检查身体,评价处方效果,不断修订和校正运动处方内容,整个运动处方的执行过程应始终处于医生或有关专业人士的监督之下。

(白玉龙)

参 考 文 献

[1] 胡永善 . 运动疗法应用研究进展 [M]. 北京 : 人民卫生出版社，2010.

[2] 励建安 . 康复医学 [M]. 2 版 . 北京 : 科学出版社，2008.

[3] 周士枋，范振华 . 实用康复医学 [M]. 2 版 . 南京 : 东南大学出版社，2002.

[4] Spencer S, Wolf A, Rushton A. Spinal-Exercise Prescription in Sport: Classifying Physical Training and Rehabilitation by Intention and Outcome[J]. J Athl Train, 2016, 51(8):613-628.

[5] Purepong N, Jitvimonrat A, Boonyong S, et al. Effect of flexibility exercise on lumbar angle: a study among non-specific low back pain patients[J]. J Bodyw Mov Ther, 2012, 16(2):236-243.

[6] Ferreira ML, Smeets RJ, Kamper SJ, et al. Can we explain heterogeneity among randomized clinical trials of exercise for chronic back pain? A meta-regression analysis of randomized controlled trials[J]. Phys Ther, 2010, 90(10):1383-1403.

[7] Kavcic N, Grenier S, McGill SM. Determining the stabilizing role of individual torso muscles during rehabilitation exercises[J]. Spine (Phila Pa 1976), 2004, 29(11):1254-1265.

[8] Davarian S, Maroufi N, Ebrahimi I, et al. Trunk muscles strength and endurance in chronic low back pain patients with and without clinical instability[J]. J Back Musculoskelet Rehabil, 2012, 25(2):123-129.

[9] McGill SM, Grenier S, Kavcic N, et al. Coordination of muscle activity to assure stability of the lumbar spine[J]. J Electromyogr Kinesiol, 2003, 13(4):353-359.

[10] 吴飞飞，应航，何健能，等 . 骨细胞及其功能研究进展 [J]. 中国骨质疏松杂志，2010, 12:977-980.

[11] Turner CH, Warden SJ, Bellido T, et al. Mechanobiology of the skeleton[J]. Sci Signal, 2009, 2(68):t3.

[12] Paillard T. Exercise and bone mineral density in old subjects: theorical and practical implications[J]. Geriatr Psychol Neuropsychiatr Vieil, 2014, 12(3):267-273.

[13] Robling AG, Duijvelaar KM, Geevers JV, et al. Modulation of appositional and longitudinal bone growth in the rat ulna by applied static and dynamic force[J]. Bone, 2001, 29(2):105-113.

[14] Ozcivici E, Luu YK, Adler B, et al. Mechanical signals as anabolic agents in bone[J]. Nat Rev Rheumatol, 2010, 6(1):50-59.

[15] Fonseca H, Moreira-Goncalves D, Coriolano HJ, et al. Bone quality: the determinants of bone strength and fragility[J]. Sports Med, 2014, 44(1):37-53.

[16] Olivier N, Thevenon A, Berthoin S, et al. An exercise therapy program can increase oxygenation and blood volume of the erector spinae muscle during exercise in chronic low back pain patients[J]. Arch Phys Med Rehabil, 2013, 94(3):536-542.

[17] Udina E, Puigdemasa A, Navarro X. Passive and active exercise improve regeneration and muscle reinnervation after peripheral nerve injury in the rat[J]. Muscle Nerve, 2011, 43(4):500-509.

[18] Joyner MJ, Casey DP. Regulation of increased blood flow (hyperemia) to muscles during exercise: a hierarchy of competing physiological needs[J]. Physiol Rev, 2015, 95(2):549-601.

[19] Al-Obaidi S, Anthony J, Dean E, et al. Cardiovascular responses to repetitive McKenzie lumbar spine exercises[J]. Phys Ther, 2001, 81(9):1524-1533.

[20] 燕铁斌 . 物理治疗学 [M]. 北京 : 人民卫生出版社 , 2008.

[21] Deets D, Hands KL, Hopp SS. Cervical traction. A comparison of sitting and supine positions[J]. Phys Ther, 1977, 57(3):255-261.

[22] Akinbo SR, Noronha CC, Okanlawon AO, et al. Effects of different cervical traction weights on neck pain and mobility[J]. Niger Postgrad Med J, 2006, 13(3):230-235.

[23] Colachis SJ, Strohm BR. Effect of duration of intermittent cervical traction on vertebral separation[J]. Arch Phys Med Rehabil, 1966, 47(6):353-359.

[24] 徐卫国, 陈圣华, 鲁光钱, 等. 三维牵引治疗腰椎间盘突出症的疗效及 JOA 对其预测价值 [J]. 实用医学杂志, 2008(21):3679-3680.

[25] 杲必盛. 三维牵引加骶疗治疗腰椎间盘突出症 [J]. 中国社区医师 (医学专业), 2012, 6:125-126.

[26] 洪毅, 海涌, 李建军. 脊柱康复医学 [M]. 2 版. 北京: 人民军医出版社, 2012.

[27] 张秀琢. 温针灸配合颈椎操治疗神经根型颈椎病 37 例 [J]. 环球中医药, 2015, 7:852-854.

[28] 孙莉敏, 吴毅, 胡永善. 运动康复锻炼对社区颈椎退行性脊椎病患者的干预效果 [J]. 中国临床康复, 2006, 10(8):163-165.

[29] 刘存根, 彭再如, 刘雪勇. 颈椎操对大学生颈型颈椎病干预效果分析 [J]. 中国运动医学杂志, 2011, 30(3):279-281.

[30] 赵保礼, 张立庄, 孙建芳, 等. 颈椎操联合推拿治疗青少年颈椎病 33 例临床观察 [J]. 河北中医, 2013, 35(6):878-879.

[31] 李嘉祁. 躯干肌肌力训练与牵伸对慢性腰痛的康复作用观察 [J]. 中国组织工程研究, 2001, 5(8):40-41.

[32] Richardson C, Jull G. Therapeutic Exercise for Spinal Stabilization: Scientific basis and practical techniques[M]. London: Churchill-Livingston Press, 1999.

[33] Hodges PW, Richardson CA. Inefficient muscular stabilization of the lumbar spine associated with low back pain. A motor control evaluation of transversus abdominis[J]. Spine, 1996, 21（22）:2640-2650.

[34] 曾勇, 邹佳华, 邓光锐, 等. 核心肌群训练对慢性非特异性下腰痛的疗效观察 [J]. 中国实用医药, 2013, 8(10):252-253.

[35] Seung-Chul C, Ki-Yeon C, Joshua H. Effect of the abdominal draw-in manoeuvre in combination with ankle dorsiflexion in Stabilization the transverse abdominal muscle in healthy young adults: A preliminary, randomized, controlled study[J]. Physiotherapy, 2010, 96:130-136.

[36] Yang EJ, Park WB, Shin HI, et al. The effect of back school integrated with core stabilization in patients with chronic low-back pain[J]. Am J Phys Med Rehabil, 2010, 89:744-754.

[37] 朱雯丽, 徐道明, 刘静, 等. 电针结合核心肌群训练治疗非特异性下腰痛的疗效观察 [J]. 中国康复, 2016, 31(4):283-285.

[38] 王兴水, 李保良, 李志辉, 等. 核心肌群训练配合姿势疗法治疗腰椎间盘突出症 [J]. 中国实用医药, 2012, 7(33):254-255.

[39] 朱雯琴, 沈小花, 朱妍静. 核心肌群训练配合呼吸训练对于改善下腰背部疼痛的疗效 [C]. 中国康复医学会运动疗法分会全国康复学术大会学术会议, 2011.

[40] Williams PC. Lesions of the lumbosacral spine Part 11 Chronic traumatic (postural) destruction of the lumbosacral intervertebral disk[J]. JBJS, 1937, 19: 690-703.

[41] 刘震, 黄东锋, 卓大宏, 等. 非骨水泥型全髋关节置换术病人的早期康复 [J]. 中国康复医学杂志, 2006, 21(4):314-321.

[42] 王熠平, 彭新生, 黄东锋, 等. 胫骨平台骨折术后早期康复训练和护理对膝关节功能恢复的作用 [J]. 中国组织工程研究, 2004, 8(20):3928-3928.

[43] Aasa B, Berglund L, Michaelson P, et al. Individualized low-load motor control exercises and education versus a high-load lifting exercise and education to improve activity, pain intensity, and physical performance in patients with low back pain: a randomized controlled trial[J]. Journal of Orthopedic & Sports Physical Therapy, 2015, 45(2):77-85.

第十五章

药物疗法

第一节 西药疗法

一、非甾体抗炎药

(一) 作用原理

非甾体抗炎药(non-steroidal anti-inflammatory drugs,NSAIDs)为环加氧酶(cyclooxygenase,COX)抑制剂。COX 是前列腺素(prostaglandins,PGs)合成的限速酶。目前发现环加氧酶有 COX-1 和 COX-2 两种同工酶,前者为结构型,主要存在于正常的组织细胞中,催化产生维持正常生理功能的 PGs;后者为诱导型,生理状态下绝大部分组织细胞不表达 COX-2,而在炎症、肿瘤等病理状态下受炎性刺激物、损伤、有丝分裂原和致癌物质等促炎介质诱导后,呈表达增高趋势,参与多种病理生理过程。

1. 非选择性 COX 抑制剂 主要药物如布洛芬、萘普生等,通过抑制 COX 减少前列腺素的合成,从而起到抗炎作用,但其胃肠道不良反应较普遍。

2. 选择性 COX-2 抑制剂 主要药物如塞来昔布、尼美舒利,抑制合成相应 PGs,阻止其参与发热、疼痛、炎症的病理过程。这类药物的胃肠道不良反应较轻微。

(二) 注意事项

禁用于服用阿司匹林或其他非甾体抗炎药后诱发哮喘、荨麻疹或过敏反应的患者;禁用于活动性消化道溃疡或伴出血的患者;肝功能受损患者慎用;长期使用可能引起严重心血管不良事件。

(三) 选用原则

选择最低有效剂量和短期疗程,尽量避免 NSAIDs 之间的联合用药;发热选用对乙酰氨基酚,镇痛选用对乙酰氨基酚或阿司匹林,疗效欠佳再选用萘普生;有胃肠道病史者选用选择性 COX-2 抑制剂;有心肌梗死、脑梗死病史患者避免使用选择性 COX-2 抑制剂;对急性重症疼痛,一般选用对乙酰氨基酚后效果不明显可联用麻醉性镇痛药。

二、镇痛药

(一) 阿片类中枢镇痛药

1. 作用原理及分类 激动阿片受体,减少 cAMP 和钙离子内流,促进钾外流,减少神经递质如谷氨酸、P 物质的释放使细胞膜超极化,阻断痛觉传导。分为:

(1)阿片生物碱类:吗啡、可待因、罂粟碱。

(2)半合成吗啡样镇痛药:双氢可待因、羟吗啡酮。

(3)合成阿片类镇痛药

1)苯哌啶类:哌替啶、芬太尼;

2）二苯甲烷类：美沙酮、右丙氧芬；

3）吗啡烷类：二氢埃托啡、布托啡诺；

4）苯并吗啡烷类：喷他佐辛、非那佐辛。

2. 作用特点　此类药物中枢性镇痛作用强，多具有成瘾性；用于癌性疼痛或其他镇痛药物无效时的短期应用。

3. 注意事项　禁用于呼吸抑制、脑外伤颅内高压、支气管哮喘、肺源性心脏病、甲状腺功能减退、室上性心动过速、排尿困难及严重肝肾功能不全、休克、炎性肠梗阻者。

4. 选用原则　吗啡适用于其他镇痛药无效的急性锐痛，如严重创伤、战伤、烧伤、晚期癌痛；可待因适用于中等程度的疼痛；哌替啶用于剧痛，如创伤性疼痛，手术后疼痛；美沙酮适用于创伤、手术及晚期癌症等所致剧痛；二氢埃托啡临床用于哌替啶、吗啡等无效的慢性顽固性疼痛和晚期癌症疼痛。喷他佐辛用于各种慢性疼痛。

（二）非阿片类镇痛药

代表药物如曲马多。

1. 作用原理　抑制神经元突触对去甲肾上腺素的再摄取，并增加神经元外 5-羟色胺浓度，影响痛觉传递而产生镇痛作用。

2. 作用特点　镇痛作用强度为吗啡的 1/10～1/8，无抑制呼吸作用，长期应用依赖性小。

3. 注意事项　肝肾功能不全、心脏疾病者慎用；长期使用不能排除产生耐药性或药物依赖性的可能；因不能抑制吗啡的戒断症状，禁止作为对阿片类有依赖性患者的代替品；有药物滥用或依赖性倾向的患者不宜使用；可能影响使用者的驾驶和机械操作能力。

4. 选用原则　中、重度急慢性疼痛。

（三）镇痛药的阶梯疗法

三阶梯镇痛是根据疼痛的程度和原因适当地选择相应的镇痛剂，已被广泛地应用于治疗各类慢性疼痛，尤其是癌症晚期患者。按患者疼痛的轻、中、重程度，给予不同阶梯的药物。

1. 第一阶梯　轻度疼痛主要给予非甾体抗炎药（NSAIDs）。

2. 第二阶梯　疼痛持续或中度疼痛给予非甾体抗炎药（NSAIDs）加弱效阿片类药物。

3. 第三阶梯　疼痛继续加强或难以控制的中、重度疼痛给予强效阿片类镇痛药。

由于一些新型强效药物的出现，"三阶梯"原则已发生了很大改变，第二阶梯与第三阶梯的用药界限逐渐模糊，第二阶梯中度疼痛的患者更倾向于使用这些新药，如芬太尼透皮贴剂。NSAIDs 和强阿片类药物以及两者的配合使用，已渐趋成为癌痛治疗的主流。

三、抗癫痫药

临床实践及研究证明部分抗癫痫药物可有效缓解神经源性疼痛。

（一）加巴喷丁

1. 作用原理　加巴喷丁在结构上与神经递质 γ-氨基丁酸（GABA）相近，主要通过影响神经细胞膜的氨基酸转运起到抑制作用。

2. 适应证　疱疹感染后神经痛。

3. 注意事项　禁用于急性胰腺炎患者；糖尿病、肾功能减退者慎用；对驾驶和机械操作有影响。

4. 选用原则及用法 用于有神经痛的镇痛。第一天 300mg,睡前服;第二天 600mg,分 2 次服;第三天 900mg,分 3 次服。根据疗效,可逐渐加量至每次 600mg,每天 3 次。停药应逐渐减量。

（二）普瑞巴林

1. 作用原理 通过阻断中枢神经系统中电压依赖性钙通道,减少神经递质的释放。

2. 适应证 可用于治疗外周神经痛,尤其是带状疱疹后神经痛。

3. 注意事项 老年人、肾功能减退者应减量服用;18 岁以下者不宜使用;充血性心力衰竭者慎用;妊娠期妇女不宜使用;如出现血管性水肿或超敏反应者宜立即停药。

4. 选用原则及用法 用于有神经痛的镇痛,不宜与中枢性抗抑郁药合用。一般起始剂量为每次 75mg,每日 2 次,可根据疗效在一周内逐渐加量至每次 150mg,每日 2 次;如疼痛仍缓解不明显,且患者可耐受本品,可逐渐增加至每天 600mg,分 2 ~ 3 次服用。停药应逐渐减量。

（三）氯硝西泮

1. 作用原理 使神经细胞兴奋性降低,具有广谱抗癫痫作用,且有中枢性肌肉松弛作用。

2. 适应证 各类神经痛,尤其是痛性痉挛。

3. 注意事项 老年人、肝肾功能不全者慎用;长期用药有耐受性和依赖性;长期用药可致体重增加、抑郁状态、性功能异常等;对本品过敏者、青光眼患者禁用;妊娠期妇女禁用。

4. 选用原则及用法 痉挛伴疼痛者,在一般物理治疗无法缓解的情况下可选用。成人初始口服剂量每天 1mg,2 ~ 4 周内逐渐增加到每天 4 ~ 8mg,分 3 ~ 4 次服用。停药应逐渐减量。

四、肌肉松弛药

肌肉松弛药通过作用于中枢神经系统,在脊髓和大脑下皮层区抑制多突反射弧,从而对骨骼肌产生肌肉松弛作用,达到止痛的效果,常用于减轻痉挛、疼痛、过度反射等症状。

（一）乙哌立松

1. 作用原理 中枢性肌肉松弛药,作用于脊髓和血管平滑肌,通过抑制脊髓反射,抑制 γ- 运动神经元的自发性冲动,降低肌梭的灵敏度,缓解骨骼肌的紧张;并通过改善血液循环,阻断引起骨骼肌紧张的恶性循环。

2. 适应证 颈肩腕综合征、肩周炎、腰痛等疾病的肌紧张状态;各种原因引起的痉挛性麻痹:痉挛性脊髓麻痹、颈椎病、脊柱手术后遗症、脊髓损伤等。

3. 注意事项 严重肝、肾功能障碍者禁用;休克、哺乳期妇女禁用;妊娠期妇女慎用;用药期间不宜从事驾驶车辆等危险性机械操作;如出现四肢无力、站立不稳、困倦等症状,应减量或停药。

4. 选用原则及用法 用于伴有肌肉紧张或痉挛性疾病的对症治疗。通常成人一次口服 50mg,一日 3 次。

（二）巴氯芬

1. 作用原理 骨骼肌松弛药,通过刺激 GABA 受体,抑制兴奋性氨基酸的释放,从而抑制脊髓内单突触和多突触传递而起到缓解骨骼肌痉挛状态、降低肌张力等作用。

2. **适应证** 用于感染性、退行性、外伤性、肿瘤或原因不明的脊髓疾病引起的痉挛状态,如:痉挛性脊髓麻痹、肌萎缩侧索硬化、脊髓空洞症、横贯性脊髓炎、外伤性截瘫、脊髓压迫、脊髓肿瘤和运动神经元病。

3. **注意事项** 对本药过敏者禁用;消化性溃疡及妊娠早期禁用;肝肾功能不全者慎用;有癫痫病史或惊厥发作者慎用;伴有精神障碍、精神分裂症或意识错乱者慎用;哺乳期妇女慎用;用药期间不宜从事驾驶车辆等危险性机械操作;停药应逐渐减量。

4. **选用原则及用法** 用于缓解肌肉紧张或痉挛,适用于伴有肌肉紧张或痉挛疾病的对症治疗。成人推荐起始口服剂量为每次 5mg,一日 3 次,每 3 天增加 5mg,最大剂量一般不超过一日 80mg。如条件允许,可以采用巴氯芬泵给药,以保证持续稳定的血药浓度,同时应定期监测巴氯芬血药浓度。

(三)A 型肉毒毒素

1. **作用原理** 神经肌肉阻滞剂,通过抑制突触前运动神经释放乙酰胆碱,从而导致肌肉无力,消除或缓解异常及过度的肌肉收缩,重建主动肌与拮抗肌之间的力量平衡,达到减轻症状、矫正姿势、提高和改善运动功能的目的。作用可持续 3 ~ 6 个月。

2. **适应证** 痉挛性斜颈、局限性四肢肌张力障碍。

3. **注意事项** 禁用于过敏体质及对本品过敏者;发热、急性传染病者缓用;妊娠期妇女及 12 岁以下儿童慎用;有心、肝、肺疾患、活动性结核、血液病患者慎用;注射部位存在炎症或选定的注射肌肉有明显无力或萎缩时应慎用;使用本品期间禁用氨基苷类抗生素。

4. **选用原则及用法** 应正确选择注射靶点及注射剂量,尽量做到准确、定量、慢注并减少渗漏。痉挛性斜颈一般每次选择 2 ~ 3 块肌内注射,每个注射点 6.2 ~ 12.5U,一次总剂量为 110 ~ 220U,不主张超过 280U;局灶性痉挛要把针置于大块肌肉的终板区注射,需要 EMG 仪引导,注射剂量为每块肌肉 10 ~ 200U,每次总量一般 10 ~ 300U。注射后应密切观察 30min 以防过敏。原则上注射间期不少于 3 个月。

五、神经营养类药物

脊柱为人体中轴骨,椎管内为脊髓和神经,脊柱各种疾病或者损伤都可能造成不同程度的神经损伤,从而影响患者肢体功能的发挥,在临床治疗中常需要使用神经营养剂。

(一)甲钴胺

1. **作用原理** 是一种内源性的辅酶 B_{12},可促进核酸和蛋白质的合成,促进轴索内输送和轴索的再生,促进髓鞘和磷脂酰胆碱合成,恢复神经传导延迟和神经传导物质的减少。

2. **适应证** 用于周围神经病。

3. **注意事项** 对本药过敏者禁用;老年患者应酌情减少剂量;妊娠及哺乳期妇女用药尚不明确;避免同一部位反复肌内注射;避开神经分布密集的部位注射。

4. **选用原则及用法** 周围神经病或周围神经损伤可选用,可口服、肌内注射或静脉注射。通常成人口服一次 0.5mg,一日 3 次;注射一次 0.5mg,一日 1 次,一周 3 次,可按年龄、症状酌情增减。

(二)单唾液酸四己糖神经节苷脂

1. **作用原理** 促进神经重塑,提高神经细胞的存活率,改善神经传导速度,对损伤后继发性神经退化有保护作用。

2. **适应证** 可用于中枢神经损伤。

3. **注意事项** 对本品过敏或有遗传性糖脂代谢异常禁用;吉兰-巴雷综合征禁用。

4. **选用原则及用法** 中枢神经损伤可选用,肌内注射或缓慢静脉注射。通常急性期成人每日 100mg,静脉滴注,2 ~ 3 周后改为每日 20 ~ 40mg,一般维持 6 周。

六、维生素类药物

(一)腺苷钴胺

1. **作用原理** 是维生素 B_{12} 的同类物,其 CN 基被腺嘌呤核苷取代成为 5'-脱氧腺苷钴胺,是体内维生素 B_{12} 的两种活性辅酶形式之一,是细胞生长繁殖和维持神经髓鞘完整所必需的物质。

2. **适应证** 用于神经性疾患如多发性神经炎、三叉神经痛、坐骨神经痛、神经麻痹、营养性神经疾患等。

3. **注意事项** 禁与葡萄糖注射液配伍;禁与对氨基水杨酸钠并用;对本品过敏者慎用;使用时注意避光;长期使用应补充铁剂。

4. **选用原则及用法** 神经痛及周围神经损伤可选用,可口服或肌内注射。通常成人口服每次 0.5 ~ 1.5mg,一日 3 次;注射一次 0.5 ~ 1mg,一日 1 次。

(二)维生素 B_{12}

1. **作用原理** 促使甲基丙二酸转变为琥珀酸,参与三羧酸循环,从而影响神经髓鞘脂类的合成及维持有鞘神经纤维功能的完整。

2. **适应证** 神经系统疾病,如神经炎、神经萎缩等。

3. **注意事项** 不可静脉给药;对本品过敏者禁用;痛风患者慎用。

4. **选用原则及用法** 神经麻痹及周围神经损伤可选用。通常成人肌内注射一日 0.025 ~ 0.1mg,可酌情加量。

(三)维生素 B_1

1. **作用原理** 参与体内辅酶的形成,参与糖类代谢,影响机体能量供应。

2. **适应证** 用于神经系统疾病的辅助治疗。

3. **注意事项** 不宜静脉注射;对本品过敏者禁用。

4. **选用原则及用法** 通常成人口服每次 10 ~ 20mg,一日 3 次;肌内注射一次 50 ~ 100mg,一日 1 次。

七、激素类药物

1. **作用原理** 主要通过抑制感染性和非感染性炎症起到抗炎作用,通过影响免疫反应的多个环节起到免疫抑制作用,通过提高机体对有害刺激的应激能力起到抗毒素作用。

2. **适应证** 人工合成的皮质激素,作用强,起效快,不良反应相对较少,主要用于自身免疫性疾病、各种关节和肌肉劳损、缓解急性炎症的各种症状、防止某些炎症的后遗症,如组织粘连等。

3. **注意事项** 使用前充分权衡利弊,尽可能短期应用最低有效剂量;禁用于免疫抑制剂治疗或重症感染患者;尽量避免大剂量或长期用药;要缓慢停药,逐渐减量;癫痫、高血压、糖尿病、青光眼、骨质疏松、心力衰竭、消化性溃疡患者应避免使用。

八、抗骨质疏松药

随着我国人口老龄化的加剧,骨质疏松症发生率也在逐渐增高,骨质疏松后脊柱骨折风险也明显增高,而规范系统的抗骨质疏松治疗对于预防骨折的发生至关重要。常用抗骨质疏松药介绍如下:

(一)钙剂

1. **作用原理** 参与骨骼的形成与骨折后骨组织的重建,维持神经与肌肉的正常兴奋性。

2. **适应证** 用于预防和治疗钙缺乏症。

3. **注意事项** 高钙血症、高钙尿症、含钙肾结石或有肾结石病史者禁用;心肾功能不全者慎用;避免与洋地黄类药物合用。

4. **常用药物及用法** 碳酸钙维生素 D_3 片,通常成人口服一日 1 ~ 2 片。

(二)维生素 D

1. **作用原理** 促进血钙值正常化,促进胶原和骨基质蛋白合成,促进骨病变改善,增强肌力,增加神经肌肉协调性,减少跌倒倾向。

2. **适应证** 用于防治骨质疏松症、佝偻病、软骨病。

3. **注意事项** 对本品过敏者禁用;高钙血症者、妊娠期妇女禁用;肾功能不全者慎用;用药期间应注意监测血钙及肾功。

4. **常用药物及用法** 阿法骨化醇,通常成人口服初始剂量为每日 0.5μg,维持量为每日 0.25 ~ 0.5μg。

(三)降钙素

1. **作用原理** 直接抑制破骨细胞活性;抑制钙和磷的重吸收;抑制肠道转运钙;镇痛作用。

2. **适应证** 用于骨质疏松症;Paget 骨病(变形性骨炎);高钙血症和高钙血症危象;乳腺癌、骨髓瘤和其他恶性肿瘤骨转移所致的大量的骨溶解;甲状旁腺功能亢进、缺乏活动或维生素 D 中毒;痛性神经营养不良症。

3. **注意事项** 对本品过敏者禁用;妊娠期、哺乳期妇女及 14 岁以下儿童禁用;肝功能不全者慎用。

4. **用法** 皮下或肌内注射,每日 50 ~ 100IU,或隔日 100IU;鼻内用药,每次 100IU,每日 1 ~ 2 次,或每次 50IU,每日 2 ~ 4 次,或隔日 200IU,12 周为 1 个疗程。治疗期间根据病情,每日补充钙元素 0.5 ~ 1.0g,维生素 D 400 单位。

(四)二膦酸盐类

1. **作用原理** 通过抑制破骨细胞的活性,从而抑制骨吸收。

2. **适应证** 用于治疗绝经后妇女的骨质疏松症;也用于治疗男性骨质疏松症以增加骨量。

3. **注意事项** 对本类药物过敏者禁用;明显低钙血症、骨软化症患者禁用;妊娠期、哺乳期妇女及儿童禁用;严重肾功能不全者禁用;食管动力障碍者禁用口服剂型。

4. **常用药物及用法** 主要分为口服及静脉制剂。同时需补充足量钙剂和维生素 D。

（1）口服制剂：如阿仑膦酸钠，每日一次 10mg，或每周一次 70mg，早餐前 30min 用至少 200ml 白开水送服，不要咀嚼药片，服后半小时内不能平卧。

（2）静脉制剂：唑来膦酸，每年一次，5mg 静脉滴注，给药前适当补水，给药时间至少 15min。输注后 3 天内可能出现流感样症状，包括发热、关节酸痛等。在注射一年内避免同类药品的使用。

（五）骨质疏松症药物治疗原则

包括基础治疗及抗骨质疏松药物治疗。

1. 基础治疗 包括运动、饮食调节、钙剂及维生素 D_3 的补充。适用于 T 值 < −1.0，且无脆性骨折的患者。

2. 药物治疗适应证 骨密度 T 值 ≤ −2.5，无论有无骨质疏松所引起的症状；已发生过脆性骨折，无论 T 值大小；骨密度 T 值 −2.5<T ≤ −1.0，并存在一项以上骨质疏松症危险因素者。

3. 药物选用原则 无骨质疏松所致疼痛患者首选双膦酸盐类降低椎体骨折发生率；脆性骨折手术后或疼痛明显的患者首选降钙素，疼痛缓解后改为双膦酸盐继续治疗；绝经后妇女可用选择性雌激素受体调节剂；治疗 2 ~ 3 年后，骨折风险仍很高但效果肯定，继续 1 ~ 2 个疗程；如果治疗效果不佳，或患者不能耐受，则改用另一种抗骨吸收药物，并加用骨合成促进剂，如甲状旁腺素、锶盐等。

九、免疫抑制剂

（一）甲氨蝶呤

1. 作用原理 竞争性抑制叶酸还原酶；具有很强的抗炎作用；对体液免疫的抑制作用较对细胞免疫更强。

2. 适应证 用于脊柱关节病的周围关节炎、类风湿关节炎等自身免疫性疾病；恶性肿瘤和血液肿瘤。

3. 注意事项 妊娠期妇女禁用；严重肝肾功能不全或伴有血液病者禁用。

4. 用法 成人口服初始剂量一次 7.5mg，一周 1 次，可酌情增加至 20mg，一周 1 次，分 2 次服；肌内注射为每次 10mg，一周 1 次；静脉注射为每次 10 ~ 15mg，一周 1 次。

（二）英夫利昔单抗

1. 作用原理 可与 TNF-α 的可溶形式和透膜形式以高亲和力结合，抑制 TNF-α 与受体结合，从而使 TNF-α 失去生物活性。

2. 适应证 用于强直性脊柱炎等自身免疫性疾病；常与甲氨蝶呤合用于中重度活动性类风湿关节炎。

3. 注意事项 已知对鼠源性蛋白或本品其他成分过敏者禁用；本品剂量高于 5mg/kg 时禁用于中重度心力衰竭患者。

4. 用法 强直性脊柱炎：静脉输注，首次给予本品 5mg/kg，然后在首次给药后第 2 周、第 6 周及以后每隔 8 周各给予 1 次相同剂量；类风湿关节炎：静脉输注，首次给予本品 3mg/kg，然后在首次给药后第 2 周、第 6 周及以后每隔 8 周各给予 1 次相同剂量，且应与甲氨蝶呤合用。对于疗效不佳者，可考虑将剂量调整至 10mg/kg，和（或）将用药间隔调整为 4 周。

（三）柳氮磺吡啶

1. 作用原理 磺胺类抗菌药,起抗菌消炎和免疫抑制作用;抑制前列腺素合成以及其他炎症介质白三烯的合成。

2. 适应证 用于溃疡性结肠炎、类风湿关节炎和强直性脊柱炎。

3. 注意事项 对本品、磺胺类或水杨酸盐过敏者禁用;肠梗阻患者、妊娠期妇女、哺乳期妇女及 2 岁以下小儿禁用。

4. 用法 治疗类风湿关节炎,每次 1g,每日 2 次。

十、脱水利尿剂

脊柱疾病常因病变组织压迫而导致神经水肿,如果不及时地控制水肿,减轻对神经组织的压迫,就会造成严重的后果。所以在临床治疗过程中,经常会早期使用脱水剂,必要时甚至联合激素缓解神经压迫所致的临床症状。

（一）甘露醇

1. 作用原理 组织脱水、利尿作用。

2. 适应证 颈椎病、腰椎疾患伴明显神经根性疼痛者;脊柱脊髓损伤急性期。

3. 注意事项 对本品过敏者、急性肾小管坏死的无尿患者、严重失水者、颅内活动性出血、充血性心力衰竭、急性肺水肿或严重肺淤血者禁用;妊娠期妇女禁用;明显心肺功能损害者、高钾血症、低钠血症、低血容量、严重肾功能不全、对本品不耐受者慎用;使用时应随访血压、肾功能、电解质、尿量。

4. 用法 静脉滴注,一般为 20% 溶液 125ml,30min 内滴完,每日 1 ~ 2 次。

（二）呋塞米

1. 作用原理 抑制肾小管髓袢厚壁段对 Na^+、Cl^- 的重吸收,从而导致水、钠、氯排泄增多;抑制前列腺素分解酶的活性,使前列腺素 E_2 的含量升高,从而扩张血管;扩张肺部容量静脉,降低肺毛细血管通透性,使回心血量减少。

2. 适应证 水肿性疾病、高钾血症和高钙血症、稀释性低钠血症、抗利尿素分泌异常症（SIADH）。

3. 注意事项 对本品及噻嗪类利尿药或其他磺酰胺类药物过敏者禁用;严重肾功能损害、糖尿病、高尿酸血症、严重肝功能不全、急性心肌梗死、胰腺炎或胰腺炎病史者、前列腺肥大、低钾血症倾向者慎用;有低钾血症倾向者注意补钾;少尿或无尿患者应用最大剂量后 24h 仍无效时应停药。

4. 用法 口服,开始每日 20 ~ 40mg,一日 1 ~ 2 次,必要时 6 ~ 8h 后追加 20 ~ 40mg,直至达到满意疗效,一般每日总量控制在 100mg 以下;肌内注射或静脉注射,一次 20 ~ 40mg,一日 1 ~ 2 次,必要时可每 2h 追加剂量。静脉注射时宜用氯化钠注射液稀释后缓慢注射,不宜与其他药物混合。

十一、抗结核药

近年来脊柱结核发病率有增高趋势,且部分病例为耐药结核。药物治疗是脊柱结核治疗的核心,应遵循"早期、联合、全程、规律、适量"的用药原则。

（一）异烟肼（isoniazid，INH，H）

1. **作用原理**　异烟肼口服吸收率高，服后 1 ～ 2h 血清药物浓度可达峰值。对各型结核分枝杆菌都有高度选择性抗菌作用。应用时，常需与其他抗结核药物联合应用，以增强疗效和克服耐药菌。

2. **适应证**　各种结核病。

3. **注意事项**　对本品过敏者、肝功能不全者、精神病患者、癫痫患者禁用；妊娠期妇女慎用；用药期间注意检测肝功能。

4. **用法**　口服，成人 1 次 0.3g，顿服；静脉注射或静脉滴注，1 次 0.3 ～ 0.6g，加 5% 葡萄糖注射液或 0.9% 氯化钠注射液 20 ～ 40ml 缓慢推注，或加入上述注射液 250 ～ 500ml 中静脉滴注。

（二）利福平（rifampicin，RFP，R）

1. **作用原理**　对结核分枝杆菌和其他分枝杆菌在宿主细胞内外均有明显的杀菌作用。

2. **适应证**　各种结核病。

3. **注意事项**　对本品过敏者、严重肝功能不全者、胆道阻塞者、妊娠早期妇女禁用；妊娠 3 个月以上妇女慎用；宜空腹服药；用药期间注意检测肝功能。

4. **用法**　口服，成人 1 次 0.45 ～ 0.6g，1 日 1 次，于早饭前服，疗程半年左右；1 ～ 12 岁儿童 1 次量为 10mg/kg，1 日 2 次；新生儿 1 次 5mg/kg，1 日 2 次。

（三）吡嗪酰胺（pyrazinamide，PZA，Z）

1. **作用原理**　通过渗入含结核杆菌的巨噬细胞内，转化为吡嗪酸而发挥抗菌作用；对人型结核杆菌有较好的抗菌作用。

2. **适应证**　与其他抗结核药联合用于经一线抗结核药治疗无效的结核病患者。

3. **注意事项**　对本品过敏者、妊娠期妇女及 12 岁以下儿童禁用；严重肝功能不全者、糖尿病、痛风患者慎用；用药期间注意检测肝功能。

4. **用法**　口服，成人每 6h 按体重 5 ～ 8.75mg/kg，或每 8h 按体重 6.7 ～ 11.7mg/kg 给药，最高每日 3g。对异烟肼耐药菌感染者可增加至每日 60mg/kg。

（四）乙胺丁醇（ethambutol，EMB，E）

1. **作用原理**　对结核分枝杆菌和其他分枝杆菌有较强的抑制作用。

2. **适应证**　可用于经其他抗结核药治疗无效者，应与其他抗结核药联合使用。

3. **注意事项**　对本品过敏者、酒精中毒者、糖尿病伴眼底病变者、婴幼儿禁用；肾功能减退者、痛风患者、13 岁以下儿童慎用。

4. **用法**　结核初治：1 日 15mg/kg，顿服或每周 3 次，每次 25 ～ 30mg/kg（不超过 2.5g）；或每周 2 次，每次 50mg/kg（不超过 2.5g）。

结核复治：每次 25mg/kg，1 日 1 次，顿服，连续 60 天，后改为每次 15mg/kg，1 日 1 次，顿服。

（五）链霉素（streptomycin，SM，S）

1. **作用原理**　氨基苷类抗生素，对结核分枝杆菌有强大抗菌作用，主要抑制细菌蛋白质的合成。

2. **适应证**　各种结核杆菌感染。

3. **注意事项**　对本品或其他氨基苷类过敏者禁用；肾功能损害者、听神经损害、重症肌无力、帕金森病患者及儿童慎用；使用前须做皮肤实验；用药期间注意定期检测肾功及听力。

4. **用法** 肌内注射,成人1日0.75 ~ 1g,1日1 ~ 2次;儿童一般1日20mg/kg,隔日用药;新生儿1日10 ~ 20mg/kg。须与其他抗结核药联合应用以避免耐药菌株产生。

（六）常用的结核化疗方案有以下几种:

1. **标准化疗方案** 适用于所有初、复治病例。

标准化疗包括强化期和持续期(巩固期)两个阶段,其疗程在12 ~ 18个月不等,如3SHRE(Z)/9 ~ 15HRE(Z)。

2. **短程化疗方案** 适用于早期初治、无严重合并症的病例。

短程化疗的疗程较标准化疗缩减一半,而疗效不减,如4SHRE/5HRE、2SHRZ/6H R3L,2SHRZ/5H R3L。

（白定群）

第二节 中药疗法

人体是一个有机的生命整体,以五脏为核心,通过经络内连六腑,外络肢节、百骸、皮毛发肤、五官九窍,气血灌注其中。人体的各个部分都不是孤立的,和其他部位一样,都是生命有机整体的一部分,在生理上,相互协调,相互为用,在病理上必然相互影响。脊柱是人体肢节、百骸的一部分,是人体极为重要的组成部分。脊柱病与人体的脏腑、经络、气血的功能失调有着密切的联系。《正体类要·序》指出:"肢体损于外,则气血伤于内,营卫有所不贯,脏腑由之不和"。指出局部的外伤,必须从机体的整体观念去认识,才能治疗得当。因此,药物的应用,应根据局部和整体的关系,外伤和内损的关系,在中医整体观念和辨证观念的指导下,制定相应的治疗原则,选择行之有效的方药进行治疗。

中药治疗脊柱疾患,已经有着几千年的历史,累积了丰富的经验。脊柱疾病的药物治疗,一是遵循中医学的基础治疗原则:"寒者热之,热者寒之,微者逆之,甚者从之,坚者削之,客者除之,劳者温之,结者散之,留者攻之,燥者濡之,急者缓之,散者收之,损者温之,逸者行之,惊者平之,上之下之,摩之浴之,薄之劫之,开之发之,适事为故。"(《素问·至真要大论》)这些原则充分体现了中医辨证论治的精神,脊柱病也不例外。二是根据脊柱病自身规律和特点而制定的治疗原则。如损伤性脊柱疾患根据损伤后病理的三期变化而制定的三期辨证治疗原则;脊柱骨痈疽(感染性疾患)根据热毒侵袭所致的痈疽初期、中期的成脓,后期脓溃后病理特点所制定的原则;而脊柱痨以寒、虚为特点的治疗原则等。

一、中药内治法

中药内治法是指给予内服中药以达到全身性治疗的方法,是在中医理论的指导下,施行辨证与辨病相结合,运用中药内服来预防和治疗疾病的最常用的中药治疗方法。根据"客者除之,劳者温之,结者散之,留者攻之,燥者濡之"的骨伤科基本理论,临床应用可以归纳为下、消、清、开、和、续、补、舒等内治法。由于引起疾病发生的致病因素不同,会导致人体发生不同的病理变化,因此在诊治过程中,应正确处理外伤与内损、局部与整体的关系,从整体观念出发,以四诊八纲为依据,采取辨病与辨证相结合的方法,对皮肉筋骨、气血津液、脏腑经络之间的生理病理关系加以分析和归纳,据证立法,依法处方用药,这就是辨证用药。内治药物的剂型,分为汤剂、丸剂、散剂、药酒四种。近代剂型改良,有片剂、颗粒剂和口服液。

(一)脊柱损伤三期辨证治法

损伤三期辨证法是以损伤之疾病发展演变过程中的不同阶段气血虚实的病理变化为基础,进行辨证用药的方法,即所谓"伤科三期辨证用药法"。人体遭受外来损伤,则经脉受损,气机失调,血不循经溢于脉外,"不通则痛",因此必须疏通内部气血。唐容川《血证论》、钱秀昌《伤科补要》均以"损伤之症,专从血论"为辨证施治的基础。根据损伤的发展过程,一般分为初、中、后三期。三期分治方法是以调和疏通气血、生新续损、强筋壮骨为主要目的,临证时,必须结合患者体质和损伤情况辨证施治。

(1)初期疗法:一般在伤后 1～2 周内,由于瘀血停积、气滞血瘀、肿痛并见,以消肿止痛、活血化瘀为主,早期治法有攻下逐瘀法、行气消瘀法、清热凉血法、开窍活血法。

1)攻下逐瘀法:属下法,跌损之后血脉受损,离经之血停滞于体内,壅塞经道,气机不畅,气滞血瘀,瘀血不去,则新血不生,脉中之血亦不能安行其道而妄行,变证丛生。《素问·缪刺论》云:"人有所堕坠,恶血留内,腹中胀满,不得前后,先饮利药。"所谓利药者,即使用攻逐之剂,以去其恶血,"留者去之"(《素问·至真要大论》),此之谓也。本法适用于损伤早期瘀血蓄积,大便不通,腹胀,苔黄,脉数之体实者。常用方剂有大承气汤、桃核承气汤、鸡鸣散加减等。由于药效峻猛,对年老和体虚的患者应该慎用。

2)行气消瘀法:属消法,具有消散瘀血的作用,是骨伤科内治法中最常见的一种治疗方法。气为血帅,气行则血行,气滞则血瘀,血瘀亦导致气滞,临床上跌损新伤后肿痛并见者当用行气消瘀之法,《素问·至真要大论》所云:"结者散之",此之谓也。本法还可用于宿伤瘀血内结,或虽新伤但有某些禁忌而不能峻下攻伐者,均可用本法缓散渐消。常用的方剂有以消瘀活血为主的桃红四物汤、活血四物汤、复元活血汤或活血止痛汤;以行气为主的柴胡疏肝散、复元通气散、金铃子散;以活血祛瘀、行气止痛并重的血府逐瘀汤、活血疏肝汤、膈下逐瘀汤、顺气活血汤等。临证可根据损伤的不同,或重于活血化瘀,或重于行气止痛,或活血行气并重。

3)清热凉血法:属清法,药性寒凉,包括清热解毒与凉血止血两法。适用于脊柱损伤后热毒蕴结于筋骨,引起血液错经妄行,或创伤感染,邪毒侵袭火毒内攻等证。常用的清热解毒方剂有五味消毒饮、龙胆泻肝汤、普济消毒饮;凉血止血方剂有四生丸、小蓟饮子、十灰散、犀角地黄汤等。

4)开窍活血法:属开法,是用辛香开窍、活血化瘀、镇心安神的药物,以治疗跌扑损伤后气血逆乱、气滞血瘀、瘀血攻心、神昏窍闭等危重症。适用于头部损伤或跌打重症神志昏迷者,常用方剂有黎桐丸、三黄宝蜡丸、夺命丸等。

(2)中期治法:损伤 3～6 周以后,虽损伤症状改善,肿胀瘀阻渐趋消退,疼痛逐渐减轻,但瘀肿虽消而未尽,断骨虽连而未坚,故损伤中期宜和营生新、续筋接骨。其治疗以和法为基础,即活血化瘀的同时加补益气血的药物,或加强壮筋骨的药物。结合内伤气血、筋骨的特点,具体分为和营止痛法、接骨续筋法。

1)和营止痛法:适用于损伤后,瘀肿渐消而未尽,而继用攻下之法又恐伤正,故用本法。常用方剂有合营止痛汤、橘术四物汤、定痛和血汤、和营通气散等。

2)接骨续筋法:此法用于损伤之后,肿胀已消,筋骨已接而不坚,瘀血未尽,治当祛瘀生新,接骨续筋之法。常用的方剂有续骨活血汤、新伤断续汤、接骨丹、接骨紫金丹等。

(3)后期治法:后期为伤后 7 周以后,瘀肿已消但筋骨尚未坚实,功能尚未恢复,应以坚骨壮筋为主,根据《素问》"损则益之""虚则补之"的治则,补法可以分为补气养血、补养脾胃、补益肝肾。此外,由于损伤日久,瘀血凝结,筋肌粘连挛缩,复感风寒湿邪,关节酸痛、屈伸不利者颇为多见,故后期治疗除补养法外,舒筋活络也较为常用。

1)补气养血法:此法适用于损伤后期,气血亏损,筋骨萎软者。气血二者关系密切,气为血之帅,血为气之母,气虚可导致血虚,血虚亦可导致气虚。古云有形之血不可速生,无形之气宜当急固。故在治疗上,有大出血时,当益气以固脱摄血;治血虚时,在补血之中常兼以益气,使气旺而血旺。治气虚时,因脾为气血生化之源,肺主气,故治疗时每用健脾益气,兼以补益肺气之法;对因气虚而引起阳虚者,当加附子以助阳,如用参附汤以治元气不足,用术附汤以治中阳虚者,用芪附汤以治卫阳虚。当然,在使用本法时亦应注意,若气血已虚,而瘀血未尽时,当权衡正邪之轻重,扶正以化瘀驱邪。常用的方剂有八珍汤、十全大补汤、当归补血汤、人参养荣汤等。

2)补益肝肾法:因肝主筋,肾主骨,损伤筋骨必内动于肝肾,故欲强壮筋骨,必须补益肝肾。适用于损伤后期,年老体虚,筋骨萎弱、骨折愈合迟缓、骨质疏松等肝肾亏虚者,能加速骨折愈合,增强机体抗病能力以利损伤的修复。常用方剂有壮筋养血汤、生血补髓汤;肾阴虚用六味地黄汤或左归丸;肾阳虚用金贵肾气丸或右归丸;筋骨萎软、疲乏衰弱者用健步虎潜丸、壮筋续骨丹。

3)补养脾胃法:适用于损伤后期,骨病日久、脾胃虚弱、运化失职、营养匮乏的患者。因胃主受纳,脾主运化,补养脾胃可促进气血生化,充养四肢百骸,助生化而加速损伤筋骨的修复,是损伤后期常用之调理方法。常用方剂有补中益气汤、参苓白术散、归脾养胃汤等。

4)舒筋活络法:本法适用于损伤日久,失治失养,瘀血阻滞,筋膜粘连,或风寒湿邪乘虚而入,侵袭经络,留而成痹。对于前者,当舒筋活血,对于后者则当祛邪通痹,但无论前者还是后者,由于损伤日久,气血虚损,故在治疗中当顾护正气,伍以益气养血,补益肝肾之品。此外,血得温则行,遇寒则凝,在治疗上多采用温经通络之法。常用方剂有小活络丹、大活络丹、麻桂温经汤、疏风养血汤、蠲痹汤、宽筋散、舒筋活血汤、独活寄生汤、三痹汤。祛风寒湿药,药性多辛燥,易耗血伤阴,故阴虚者慎用。

(二)脊柱其他骨病内治法

这里所说的其他骨病是指除却脊柱损伤性骨病外的所有脊柱骨病。它包括骨痈疽、骨痨、痹证、骨肿瘤、退行性骨病、代谢性骨病等。各类骨病都有各自的病因、病机及转归,有各自发生、发展、变化的规律。因而在治疗上亦有不同的治疗方法。如骨痈疽为邪毒侵袭筋骨,其病机为热毒蕴结,血瘀肉腐,蚀骨成脓,故治疗上以清热解毒,活血消瘀,托里排脓,调理气血为主,根据疾病发展的不同,辨证运用消、托、补三法。再如痹证为风、寒、湿、热之邪夹杂侵袭筋骨,其病机为风寒湿热之邪痹阻经脉气血,留注关节,久则筋骨受累,损伤肝肾。故治疗上当以疏通经络,柔筋壮骨为要,后期还当辅以补益气血,滋养肝肾之法。其他骨病的治疗方法,不再赘述。由上述可以看出,此类骨病的治疗与损伤骨病的治疗是截然不同的,此类骨病,古代多属杂病范畴,其治疗主要有以下几方面:

(1)清热解毒法:适用于骨痈疽,热毒蕴结于筋骨或内攻营血诸证。症见发热口渴引饮,局部红肿热痛,舌红,苔黄,脉数。骨痈疽早期常用五味消毒饮、黄连解毒汤或仙方活命饮合五神汤加减。本法是用寒凉的药物使内蕴之热毒清泄,故不宜寒凉太过。

(2)温阳驱寒法:适用于阴寒内盛之骨痨或附骨疽。本法是用温阳通络的药物,使阴寒凝滞之邪得以驱散。流痰初起,患处漫肿酸痛,不红不热,形体寒冷,口不作渴,小便清利,苔白、脉迟等内有虚寒现象者,可选用阳和汤加减。阳和汤以熟地黄大补气血为君,鹿角胶生精补髓、养血助阳、强壮筋骨为辅,麻黄、姜、桂宣通气血,使上述两药补而不滞,主治一切阴疽。

(3)祛痰散结法:适用于骨病见无名肿块,痰浊凝滞于肌肉或经隧之内者。见于损伤后,耗气伤阴,脏腑失调,造成血瘀气滞痰凝,久之瘀积成块,方用没药丸、失笑散、鳖甲煎丸等;亦有外感毒邪,体质虚弱,寒痰凝结而成肿物者,方用小金丹、犀黄丸等;或情志不畅,气机郁结,液聚而为肿物,方用逍遥散合二陈汤、温胆汤等。

(4)祛邪通络法:运用祛风除湿、温经散寒、活血通络的方药,以治疗风寒湿邪和瘀血阻于经络而引起肢节痹痛和关节活动不利的治法。适用于风寒湿邪侵袭而引起的痹证。常用方剂有蠲痹汤、独活寄生汤、三痹汤等。

二、中药外治法

中药外治法是将制成一定剂型的药物,按规定的方法施置于人体患部皮肤使药物透过肌肤以达治疗的目的。外用药物的治疗虽然是施置于患部,对局部的疾患有着特殊的治疗效果,但实际上其理、方、药和内治法的原理是相同的。清代医家吴师机在《理瀹骈文》中提出"外治之理即内治之理,外治之药即内治之药,所异者法耳"的观点。外用药物的治疗仍按照"先列辨证,次论治,次用药"的辨证施治的顺序。这不仅是经验之谈,而且也是药物外治法应用的根本原则。

中药外治法治疗骨伤疾患可以追溯到秦汉或更早的时期。如《神农本草经》以及马王堆汉墓出土医书《五十二病方》就有记载。唐代《仙授理伤续断秘方》介绍了用中药外治法治疗骨关节损伤。宋代的《太平圣惠方》《圣济总录》已较为系统、全面地介绍了敷贴方药。后世骨伤医学界都非常重视外用药的应用,积累了大量的外治经验,研制了许多行之有效的方药。中药外治法,在治疗上简便、易行、价廉而效卓,是中医骨伤临床的重要治疗手段。中药外治法的内容丰富,根据剂型及适用方法的不同,大致可以分为敷贴药、搽擦药、熏洗湿敷药和热熨药。

(一)敷贴药

敷贴药应用的剂型分为药膏、膏药和药散三种。临床应用时将药物制剂直接敷贴在病变局部,使药力直接发挥作用,疗效明显。《理瀹骈文》中提出"切于皮肤,切于腠理、摄于吸气、融于渗液",意思是敷贴药贴近于皮肤,直接进入局部肌腠之中,摄入体内,与气血津液融合在一起。

1. 药膏(又称敷药或软膏)

(1)药膏的配制:将药碾成细末,然后选加饴糖、蜂蜜、香油、鲜草药汁、水、酒、醋或医用凡士林等,调和均匀如厚糊状,摊在相应的棉垫或桑皮纸上直接涂敷在患处。也可用药物与油类熬炼或拌匀制成油膏,因其柔软并有滋润创面的作用。

(2)药膏的种类

1)消瘀退肿止痛类:适用于骨折、筋伤初期肿胀疼痛剧烈者,可选用消瘀止痛药膏、定痛膏、双柏散、消痛散等药膏外敷。

2)舒筋活血类:适用于扭挫伤筋,肿痛逐步退减之中期患者。可选用三色敷药、舒筋活络药膏、活血散等药膏外敷。

3）接骨续筋类：适用于骨折整复后，位置良好、肿痛消退之中期患者。可选用外敷解骨散、接骨续筋药膏、驳骨散等。

4）温经通络类：适用于损伤日久，复感风寒湿邪者。发作时肿痛加剧，可用温经通络药膏外敷；或在舒筋活络药膏内酌加温散风寒、利湿的药物外敷。

5）清热解毒类：适用于伤后感染邪毒，局部红、肿、热、痛者。可选用金黄膏、四黄膏等。

6）生肌拔毒类：适用于局部红肿已消，但创口尚未愈合者。可选用橡皮膏、红油膏等。

（3）药膏临床应用注意事项

1）药膏的换药时间，可根据病情的变化、肿胀的消退程度、天气的冷热程度来决定，一般是 2～3 天换药 1 次，古人有"春三、夏二、秋三、冬四"的说法。凡用水、酒、鲜药汁调敷时，必须随调随用勤换，至少每天换药一次，以免水分蒸发影响药效。生肌拔毒类药物应根据创面情况而勤换药，一般每隔 1～2 天换药一次，以免脓水浸淫皮肤。

2）临床应用药膏时，应摊在棉垫或纱布上，敷贴的大小根据创伤的大小范围而定，摊妥后还可在敷药上加叠一张极薄的棉纸后敷于患处。棉纸极薄，药力可直接渗透棉纸到达局部肌肤，既可减少对皮肤的刺激，又能方便换药。现在可直接把外用药膏制成雾化剂，直接喷洒在损伤的部位上，简单廉便，易于接受。

3）药膏一般随调随用，凡用饴糖调敷的药膏，室温下容易发酵，梅雨季节易发霉，故一次应用时不主张调制太多，以免造成浪费；或将饴糖煮过后再调制。凡用酒、水、鲜药汁调敷药物，药膏内的水分易于蒸发，应该及时换药，以免药膏内的水分蒸发影响疗效。寒冬下气温过低，药膏不易搅拌均匀时，可酌加开水稀释。

4）少数患者因对外敷药膏过敏而产生接触性皮炎，皮肤奇痒而有丘疹、水疱出现时，应及时注意并及早停药，外用青黛膏或六一散，严重者可同时给予抗过敏治疗，如金银花、连翘、蒲公英、黄芩、车前子、生薏苡仁、茯苓皮、甘草水煎服。

2. 膏药 古称为薄贴，是中医外用药物中的特有剂型。《肘后备急方》中就有关于膏药制法的记载，后世广泛应用于各科的治疗上，外伤科临床应用更为普遍。

（1）膏药的配制：将药物碾成细末配以香油、黄丹或蜂蜡等基质炼制而成。

1）熬膏药肉：将药物浸入植物油中，主要用香油加热熬炼后，再加入铅丹，经过下丹收膏，制成一种富有黏性，烊化后能固定于伤处的成药，称为膏药或膏药肉。铅丹又称为黄丹或东丹，主要成分为四氧化三铅，也可用主要成分为一氧化铅的密陀僧制膏。膏药要求老嫩合度，富有黏性，达到"贴之即黏，揭之易落"的标准。膏药肉熬成后浸入于水中数天，再贮藏于阴暗地窖处以"去火毒"，可减少皮肤的刺激，防止发生接触性皮炎。

2）摊膏药：用时将熬好的经"去火毒"的膏药肉置于小锅中用文火加热烊化，然后将膏药摊在皮纸或布上备用，摊膏时应注意四周留边。

3）掺药法：膏药内掺和药料的方法有三种：第一是熬膏药时将药料浸入油中，使有效成分溶于油中；第二是将小部分具有挥发性、不耐高温的药物如乳香、没药、樟脑、冰片、丁香、肉桂等先研成细末，待摊药时可将膏药肉在小锅内烊化后加入，搅拌均匀，使之融合于膏药中，再摊膏药；第三是贵重的芳香开窍药物，或需要特殊增加的药物，临贴时可加在膏药上。

（2）膏药的种类：膏药按其功用可分为三类。

1）治损伤类：适用于损伤者，如坚骨壮筋膏；适用于陈伤气血凝滞、筋膜粘连者，如化坚膏。

2）治寒湿类：适用于风湿者，如狗皮膏、伤湿宝珍膏等；适用于损伤与风湿兼证者，如万灵膏、损伤风湿膏等。

3）提腐拔毒生肌类：适用于创伤有创面溃疡者，如太乙膏、陀僧膏等。一般常在创面另加药散，如九一丹、生肌散等。

（3）膏药临床使用注意事项

1）骨伤科膏药的配伍一般由较多的药物组成，可适用于多种疾患。一般较多应用于肢体筋伤、骨折后期或患有筋骨痹痛者，若新伤初期肿胀不明显者，亦可应用；若新伤初期有明显肿胀者，不宜使用。

2）膏药遇高温则烊化而具有黏性，直接贴敷于患处，疗效持久，应用方便，使用时将膏药烘烤后趁热贴于患处，但应防止温度过高，以免烫伤皮肤，一般2~3天换药1次。

3）对含有丹类药物的膏药，由于含有四氧化三铅或一氧化铅，X线不能穿透，所以做X线检查时应取下。

3. 药散　药散又称药粉、掺药。是将药物碾成极细的粉末，收贮瓶内备用。使用时可将药散直接掺于伤处，或加在药膏上，将膏药烘热后贴于患处。

（1）止血收口类：适用于一般创口出血撒敷用，常用的有桃花散、花蕊石散、金枪铁扇散、如圣金刀散、云南白药等。对较大的动脉、静脉的血管损伤的出血，应采用其他止血措施。

（2）祛腐拔毒类：适用于创面脓腐未尽，腐肉未去，窦道形成或肉芽过长的患者。常用的有红升丹、白降丹。红升丹药性峻猛，系朱砂、雄黄、水银、火硝、白矾炼制成，临床上常加入熟石膏使用。白降丹专主腐蚀，只可暂用，不可久用，因其主要成分是氧化汞。常用的九一丹即指熟石膏与红升丹之比为9∶1，七三丹两者之比为7∶3。对于红升丹过敏的患者，可用不含红升丹的去腐拔毒药黑虎丹等代替。

（3）生肌长肉类：适用于脓水稀少、新肉难长的疮面，常用的有生肌八宝丹等，也可与去腐拔毒类散剂掺和在一起应用，具有促进新肉生长、疮面收敛，使创口迅速愈合的作用。

（4）温经散寒类：适用于损伤后期，局部气血凝滞疼痛或寒湿侵袭患者，常用的有丁桂散、桂麝散等，具有温经活血、散寒逐风的作用。

（5）活血止痛类：适用于损伤后局部瘀血结聚肿痛者，常用的有四生散、消毒定痛散等，具有活血止痛的作用。四生散对皮肤的刺激性较大，应用时应注意皮肤药疹的发生。

（二）搽擦药

搽擦药是将药物制成药液、药膏或药粉，直接涂擦或配合按摩手法用于局部患处的一种外用药物剂型。搽擦药既可直接涂搽于患处，又可在施行理筋手法时配合推擦等手法联合应用，或在热敷熏洗后进行自我按摩。搽擦法始见于《素问·血气形志》："经络不通，病生于不仁，治之以按摩醪药。"醪药是配合按摩而涂搽的药酒。凡新伤肿痛较重者，将药液涂擦于患处，配合浅表按摩手法，使药液均匀涂抹在患处，一般每天2~3次。对于损伤中后期兼有风湿的患者，将药液均匀涂抹在患处后，使用推摩或揉按的手法直至皮肤发热为止。应用推摩或揉按的手法时用力应均匀，动作要轻柔灵活，以免损伤患处皮肤。对于有皮肤破损或皮肤过敏者应忌用。

1. 酒剂　又称为外用药酒或外用伤药水，是用药与白酒、醋浸制而成，一般酒醋之比为8∶2，也可单用酒或醋浸。常用的有活血酒、伤筋药水、正骨水等，具有活血止痛、舒筋活络、追风祛寒的作用。

2. 油膏与油剂　用香油把药物熬煎去渣后制成油剂，也可加黄蜡或白蜡收膏炼制而成油膏，具有温经通络、消散瘀血的作用。适用于关节筋络寒湿冷痛等证，也可配合手法及练功前后作局部搽擦。常用的有跌打万花油、活络油膏、伤油膏等。

（三）熏洗湿敷药

1. 热敷熏洗 在《仙授理伤续断秘方》中就有记载热敷熏洗的方法，古称"淋拓""淋洗"或"淋浴"，是将药物置于锅或盆中加水煮沸后熏洗患处的一种方法。使用时先用热气熏蒸患处，待水温稍减后再用药水浸洗患处。冬季可在患处加盖棉垫，以保持热度持久，每日两次，每次 15～30min，每贴药可熏洗数次。药水因蒸发而减少时，可酌加适量水再煮沸熏洗。具有疏松关节筋络、疏导腠理、流通气血、活血止痛的作用。适用于关节强直拘挛、酸痛麻木或损伤兼夹风湿者。多用于四肢关节的损伤，腰背部可根据具体而定。常用方药分为新伤瘀血积聚熏洗方及陈伤风湿冷痛熏洗方两种。

（1）新伤瘀血积聚者：用散瘀和伤汤、海桐皮汤、舒筋活血洗方。

（2）陈伤风湿冷痛、瘀血已初步消散者：用八仙逍遥汤、上肢损伤洗方、下肢损伤洗方，或艾叶、川椒、细辛、炙川草乌、桂枝、伸筋草、透骨草、威灵仙、茜草共研为细末包装，每袋 500g 分 5 次开水冲，熏洗患处。

使用热敷熏洗法应注意：①熏洗时防止烫伤患处；②伤处红肿痛者忌用；③熏洗后患处应注意保暖，并适当运动。

2. 湿敷洗涤 古称"溻渍""洗伤"等。在《外科精义》中有"其在四肢者溻渍之，其在腰背者淋射之，其在下部者浴渍之。"的记载，多用于创伤。使用方法是用脱脂棉蘸药水渍其患处。现在临床上一般把药制成水溶液，供患者使用，常用的有金银花煎水、野菊花煎水、2%～20% 黄柏溶液，以及蒲公英等鲜药煎汁等。

（四）热熨药

热熨法是将药物经加热后置于体表特定部位，促使肌腠疏松、经脉调和、气血流畅，多用于寒湿、气血瘀滞、虚寒证候治疗的一种外治法。临床上选用温经散寒、祛风止痛、行气活血止痛的药物，加热后用布包裹，热熨患处，借助其热力作用于局部。适用于不宜外洗的腰脊躯体之新伤、陈伤。主要的剂型以下几种：

1. 坎离砂 又称风寒砂。用铁砂加热后与醋水煎成药汁搅拌后制成，临用时加醋少许拌匀置布袋中，可缓慢地发生化学变化而发热，最高可达到 80～90℃，用于热敷患处，适用于慢性腰痛和关节炎等证。现在改革采用还原铁粉加上活性炭及中药，制成各种热敷袋，用手轻轻摩擦，即能自然发热，具有使用方便，产热时间长，安全有效的特点。

2. 熨药 俗称"腾药"。将药置于布袋中，扎好袋口放在蒸锅中蒸汽加热后熨患处，适用于各种风寒湿肿痛证，能舒筋活络，消瘀退肿。常用的有正骨熨药等。使用时注意防止烫伤，太热可时时提起，太冷应及时更换，可反复多次使用，每次 20～30min。

临床上还有用粗盐、黄沙、米糠、麸皮、吴茱萸等炒热后装入布袋中热熨患处，适用于各种风寒湿型筋骨痹痛、腹胀痛及尿潴留等证。

（五）其他外用药法

1. 药线 又称纸捻或药捻，是中医用于深部脓肿引流的一种外用药法。一般用桑皮纸、丝棉纸、棉花或棉纸搓捻成线条状，外粘药物或内裹药物而制成。主要适用于创口过深过小，脓液不易排出，或已成瘘管者。采用药线引流，使用方便，痛苦少，具有一定的优势。

2. 中药注射用药法 随着中药现代制剂的不断进步，现已有不少中药通过现代的方法提取有效成分制成注射剂，供肌肉或穴位注射。一些供注射用的中药制剂已有报道用于骨伤科疾病的穴位注射、局部封闭和关节腔注射，如复方当归注射液、复方丹参注射液、威灵仙注射液等。

3. 中药离子导入 是通过直流电疗机将药物离子引入人体局部的一种外治疗法,此法兼有直流电的电疗和药物的双重的作用,目前已在临床上广泛应用,成为常用的中药外用疗法,对骨关节慢性损伤性疾病疗效较好。各地应用中药离子导入的方药很多,一般是应用辨证的结果选用舒筋活血、通经活络、温经散寒、行气止痛的药物,如羌活、独活、红花、当归、生草乌、生川乌、伸筋草、透骨草等。

外用药的使用,需在辨证的基础上立法选方用药,才能取得预期的疗效。外用剂的特点是既可单独使用,亦可与内服药配合使用,内外兼治,局部与整体结合,提高治疗效果。对于病情较轻、病程较长、病势较缓的局部病灶,可单独使用治疗。在外用剂中,有一些方剂可以内服,但大多数方剂含有毒性药物,不可内服,以免中毒。即使是在外用过程中,亦应注意使用方式和时间,防止通过肌肤吸收过量的药毒,发生意外。若出现过敏,应立即停止使用,一般停药后,过敏反应多数能自愈,如有必要,应作相应的抗过敏治疗。

(李 刚)

参 考 文 献

[1] 邓忠良,蒋电明. 运动系统疾病 [M]. 北京:人民卫生出版社, 2017.

[2] 杨宝峰. 药理学 [M]. 8 版. 北京:人民卫生出版社, 2016.

[3] Devin CJ, McGirt MJ. Best evidence in multimodal pain management in spine surgery and means of assessing postoperative pain and functional outcomes[J]. Journal of Clinical Neuroscience, 2015: 1532-2653.

[4] Kroon FP, van der Burg LR, Ramiro S, et al. Non-steroidal anti-inflammatory drugs (NSAIDs) for axial spondyloarthritis (ankylosing spondylitis and non-radiographic axial spondyloarthritis) [J]. Cochrane Database of Systematic Reviews, 2015, 7: CD010952

[5] 颜正华. 中药学 [M]. 2 版. 北京:人民卫生出版社, 2016.

[6] 高鹏翔. 中医学 [M]. 8 版. 北京:人民卫生出版社, 2013.

第十六章

脊柱病损的矫形器应用

第一节 概 述

一、矫形器的定义和作用

(一) 定义

矫形器(orthoses)是装配于人体外部,通过力的作用,以预防、矫正畸形,补偿功能和辅助治疗骨关节及神经肌肉疾病的器械总称。随着现代材料学、生物力学的发展,矫形器的装配和应用已成为康复医学的重要组成部分,在促进骨关节病损、神经肌肉病损等疾病的功能康复中发挥了重要的作用。

(二) 矫形器的基本作用

1. 固定和矫正 通过固定病变部位来矫正肢体已出现的畸形,预防畸形的发生和发展。

2. 稳定和支持 通过限制肢体或躯干关节的异常活动,维持脊柱、骨和关节的稳定性,减轻疼痛或恢复其承重功能。

3. 保护和免荷 通过对病变肢体的固定和保护,促进炎症和水肿吸收,保持肢体和关节的正常对线。对某些承重的关节,可以减轻或免除肢体或躯干的长轴承重,从而促进病变愈合。

4. 代偿和助动 通过矫形器的外力源装置,(如橡皮筋、弹簧等)代偿已瘫痪肌肉的功能,对肌力较弱者予以助力,使其维持正常运动。

二、矫形器的分类和命名

(一) 矫形器的分类

矫形器品种很多,通常可以按照治疗部位、作用、制造材料、产品状态及所治疗的疾病进行分类。

1. 按治疗部位 可分为:①上肢矫形器(upper extremity orthoses);②下肢矫形器(lower extremity orthoses);③脊柱矫形器(spinal orthoses)。

2. 按矫形器的治疗目的 可分为:①临时用矫形器(quick made orthoses);②保护用矫形器(protective orthoses);③固定用矫形器(stabilization orthoses);④免负荷用矫形器(weight bearing orthoses);⑤功能用矫形器(functional orthoses);⑥站立用矫形器(standing orthoses);⑦步行用矫形器(walking orthoses);⑧夜间用矫形器(night orthoses);⑨牵引用矫形器(traction orthoses);⑩功能性骨折治疗用矫形器(functional fracture orthoses)等。

3. 按主要制作材料 可分为:①石膏矫形器;②塑料矫形器;③皮革矫形器;④金属矫形器等。

4. 按产品状态　可分为：①成品矫形器（prefabrication orthoses），是一类预先按照肢体形状、尺寸制作好的成品矫形器，如各种限制颈部活动的围领，各种腰围，平足鞋垫等。成品矫形器不适合畸形明显、皮肤表面感觉丧失的患者。②定制成品矫形器（custom-fitted prefabricated orthoses），是一类高温塑料板模塑制成的矫形器。与成品矫形器的区别是这些制品可根据患者的肢体形状，在成品矫形器的局部加热、变形和修改边缘，比较适合患者的解剖特点。③定制矫形器（custom-made orthoses），是一类根据患者解剖特点、功能障碍情况等严格适配的矫形器，具有良好的生物力学控制能力。定制矫形器还可分为测量订制矫形器（custom made-to-measurement orthoses）和模塑订制矫形器（custom made-to-patient orthoses）两类。前者为一类依靠患者的肢体投影图和有关测量尺寸制作的矫形器；后者根据患者肢体的形状，通过石膏取模、修模等工艺模塑制成，是一类全接触型的矫形器，具有较好的生物力学控制能力。

5. 按所治疗的疾病　可分为：①脊髓灰质炎后遗症用矫形器；②马蹄内翻足矫形器；③脊柱侧凸矫形器；④骨折治疗矫形器；⑤股骨头无菌坏死矫形器等。

（二）矫形器的命名

历史上矫形器名称很多，过去用于上肢的矫形器曾称为夹板，用于下肢的矫形器称为支具或支持物等。1960 年由美国矫形外科医师学会、美国科学院假肢矫形器教育委员会和美国假肢矫形器学会共同负责开发了系统的假肢矫形器术语，随后在美国及世界的一些地区进行了试用和修改，并形成了国际假肢矫形器技术术语的核心。1992 年国际标准化组织（ISO）公布的残疾人辅助器具分类（ISO 9999 1992）采用了系列化的矫形器术语。我国国家质监局 1996 年公布了我国国家标准 GB/T 16432—1996（等同采用国际标准 ISO 9999 1992）。标准中也采用了系统的矫形器的统一命名方案。该方案规定按矫形器的安装部位英文字头的缩写命名（表 16-1）。

表 16-1　矫形器的命名

中　文　名　称	英　文　名　称	缩写
颈矫形器	cervical orthoses	CO
颈胸矫形器	cervico-thoracic orthoses	CTO
胸矫形器	thorax orthoses	TO
胸腰骶矫形器	thorax lumbus sacrum orthoses	TLSO
腰骶矫形器	lumbus sacrum orthoses	LSO
骶髂矫形器	sacro-iliac orthoses	SIO
手矫形器	hand orthoses	HO
腕矫形器	wrist orthoses	WO
腕手矫形器	wrist-hand orthoses	WHO
肘矫形器	elbow orthoses	EO
肘腕矫形器	elbow-wrist orthoses	EWO
肩矫形器	shoulder orthoses	SO
肩肘矫形器	shoulder-elbow orthoses	SEO
肩肘腕矫形器	shoulder-elbow-wrist orthoses	SEWO

中　文　名　称	英　文　名　称	缩写
肩肘腕手矫形器	shoulder-elbow-wrist-hand orthoses	SEWHO
足矫形器	foot orthoses	FO
踝足矫形器	ankle-foot orthoses	AFO
膝矫形器	knee orthoses	KO
膝踝足矫形器	knee-ankle-foot orthoses	KAFO
髋矫形器	hip orthoses	HO
髋膝踝足矫形器	hip-knee-ankle-foot orthoses	HKAFO

三、矫形器临床应用流程

在制定和使用矫形器前,需要经过临床检查、制定矫形器处方、穿戴矫形器前后的训练、调整和维修等过程。

(一)处方前检查

最好以康复治疗组的形式进行,检查内容包括患者的一般情况、病史、体格检查、拟制作或穿戴矫形器的部位、关节活动范围和肌力情况、是否使用过矫形器和使用情况等。

(二)矫形器处方

矫形器处方是依照医学和生物力学的原则,医生对患者装配矫形器治疗的医嘱,像医疗药品一样是临床医疗的一种方法,是总体治疗方案或康复计划中的一部分,是医生向矫形器制作师表达完整的矫形器医疗要求的责任性文件,是临床医生与矫形器制作师联系的主要形式,是医学和工程技术结合的重要环节。矫形器处方应以患者的残疾特点、功能状况和个体差异为依据,以代偿功能、治疗疾病和矫治畸形为目的,对矫形器的装配及其有关的服务工作做出明确的、详细的描述和要求,根据所掌握的情况在许多可用的矫形器中选择最适合于患者使用的品种。

开具矫形器处方的医生必须是受过骨科(矫形外科)训练,具备骨科的基础理论和必要的临床应用经验,并且经过矫形器学的培训,掌握矫形器的基本知识和各种矫形器的功能、设计原理、结构及其适应证。在书写处方时应深入了解病情,并能从生物力学角度去考虑肢体存在的缺陷和解决办法。同时还应注意患者的一般身体状况和心理因素。然后,综合各种条件和因素,选出一种最为合适的品种。处方书写要明确无误,切实可行,写清目的、要求、固定范围、体位及作用力的分布。遇到复杂病例或特殊要求,应与矫形器制作师共同商定处方细节。

矫形器处方书写方法目前尚未统一。在我国,由于距实行矫形器处方制的要求相差甚远,目前还没有比较规范的矫形器处方供临床医院的骨科医生来选择,下面我们介绍的是国际上采用的书写脊柱矫形器处方的方法(表 16-2)。

表 16-2 脊柱矫形器处方

功能性残疾的概要_____

_____

_____

_____

_____

_____

治疗方案：

脊柱对线 　　　　　　运动控制 □

轴向不负载 □ 　　　　其他_____

_____

脊 柱			屈	伸	侧 曲		旋 转		轴向载荷
					右	左	右	左	
	CTLSO	颈椎							
	TLSO	胸椎							
	LSO	腰椎							
		（腰骶）							
	SIO	脊柱侧凸							

评论：

_____　　　_____

签名 　　　　　　日期

符号解释：使用下面符号表示设计功能理想控制

F = 自由——无约束运动

A = 助动——使用外力，为了增加运动的范围、速度或运动的力量

R = 阻动——使用外力，减少运动速度或力量

S = 止动——包括止动部件，以阻止在一个方向上的不理想的运动

V = 可调——能调整，而不产生结构上的变化

H = 保持——消除在规定平面上的所有运动，保持在特别位置，用度或（+）（−）

L = 锁住——包括一种随意的锁紧装置

（三）矫形器装配前的治疗

应根据患者检查评定情况，制定康复治疗方案，主要进行增强肌力、关节活动范围和肌肉协调能力的训练，以消除肢体水肿，为穿戴矫形器创造条件。

（四）矫形器制作

由矫形器制作技师按矫形器处方进行测量、绘图、制作石膏阴模、阳模，制成半成品后试穿。

（五）初检

矫形器在正式使用前，要进行试穿，即初检，以了解矫形器是否达到处方要求、对线是否正确、动力装置是否可靠、穿戴是否舒适，并进行相应的调整。

（六）终检

初检合格的矫形器交付治疗师对患者进行适应性使用训练，训练时间的长短、训练的方法和强度取决于患者的情况。要让患者学会如何穿上和脱下矫形器、如何穿上矫形器进行功能活动。经过一段时间的使用训练后，由康复治疗组进一步检查矫形器的装配是否符合生物力学原理，是否达到预期的治疗目的和效果，穿戴是否舒适，这一过程称为终检。只有终检合格的矫形器才能交付患者正式使用。对需长期使用矫形器的患者，需 3 ～ 6 个月随访一次，以了解矫形器使用效果和病情的变化，必要时进行修改和调整。

（七）注意事项

矫形器制成交付使用时，应认真向患者讲明矫形器的使用方法和穿用时间（白天用、夜间用、昼夜用等），指导患者穿用矫形器期间产生综合征（皮肤发红、疼痛、压疮等）时的临时处置方法和出现故障时的对策。此阶段的指导工作是有效地使用矫形器的关键一环，绝不可忽视，更应当定期检验评定矫形器的使用效果。

第二节　矫形器在脊柱损伤中的应用

人体脊柱可以视为一个可以弯曲的弹性杆状体。人体站立时脊柱的稳定性取决于脊柱的内在稳定因素和外在稳定因素。内在稳定因素包括脊柱的结构因素和脊柱间的各种韧带，外在稳定因素为脊柱周围的肌肉，是维持人体站立、运动中脊柱稳定性的最重要的因素。当脊柱因某些疾病或损伤不能维持其稳定性时，可以应用脊柱矫形器作为一种外在的稳定因素增加脊柱的稳定性。脊柱矫形器（spinal orthosis）主要用于限制脊柱运动，辅助稳定病变关节，减轻局部疼痛，减轻椎体承重，促进病变愈合；支持麻痹的脊柱肌肉；预防和矫正脊柱畸形。

一、颈椎骨折和损伤中的矫形器应用

（一）寰枕关节脱位

寰枕关节脱位比较罕见，需要很大的应力才会出现。可分为前侧损伤和后侧损伤，通常是致命的。发生此型损伤时，翼状韧带和齿突韧带、盖膜和寰枕后韧带都发生断裂。寰枕关节脱位时可以合并有骨折。

1. 临床表现

（1）症状与体征：绝大多数因累及延髓和上颈髓而立即死亡，幸存者多有极严重的高位截瘫和呼吸困难。

（2）辅助检查：X 线侧位片检查可明确诊断，也可以使用 CT 的连续扫描进行断层重建，来协助诊断。

2. 矫形器应用

（1）目的：固定颈椎，限制颈部运动、维持颈椎与枕骨对线，减轻头部加在颈椎的重量。

（2）矫形器选用：受伤后应立即使用费城颈托临时固定，在条件允许的情况下早期施行手术，术后佩戴头颈胸矫形固定 3 个月，后期佩戴费城颈托。（图 16-1、图 16-2）

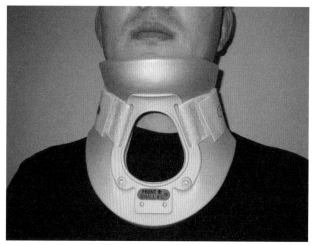

图 16-1 费城颈托

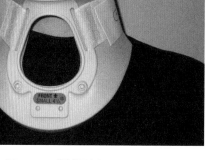

图 16-2 头颈胸矫形器

（二）寰椎骨折、脱位

寰椎的骨折是由于轴向的暴力造成，为重物坠落击于直立患者头部，或患者由高处坠落时头顶垂直冲击地面所致。冲击力通过颅骨传导，通过枕骨髁作用于寰椎上关节突，而反作用力则由枢椎作用于寰椎两个下关节突，使寰椎侧块被挤压于枕骨与枢椎之间，由于寰椎的上关节突朝外上方，下关节突朝外下方，上、下两力的作用使寰椎最薄弱的部分即前弓和后弓发生裂开骨折。

1. 临床表现

（1）症状与体征：患者常感头部及颈部疼痛，常自己用双手托住头避免头颈活动。当 C_2 神经（枕大神经）受损时，患侧枕部可有放射痛，检查可见颈上部压痛，颈肌痉挛及活动，特别是旋转活动受限。少数伴有脊髓损伤者，常显示不同程度的运动和感觉丧失。

（2）辅助检查：需摄开口位及侧位 X 线片，以了解寰椎压迫骨折与寰椎不稳的情况，CT 及 MRI 用于对脊髓损伤及寰横韧带断裂的判定。

2. 矫形器应用

（1）目的：支撑头部，减轻头部加在颈椎的重量，固定颈椎，限制颈椎活动。

（2）矫形器选用：大部分的寰椎骨折都可以通过头颈胸矫形器获得牢固的固定效果，单发的后弓骨折是稳定性骨折，可用费城颈托固定 8 ~ 12 周治疗。无移位或移位轻微的侧块骨折和 Jefferson 骨折，能够通过费城颈托固定以预防移位和促进骨折愈合。当寰椎侧块向外移位超过关节面中线 7mm 时，应用颅骨牵引复位。如果侧块移位严重时，颅骨牵引维持3 ~ 6 周后再改换头颈胸矫形器固定。

(三) 枕骨髁骨折

枕骨髁骨折很少见,在首诊时容易被遗漏,这种损伤多数是由于头颈部受轴向压力并向侧方屈曲引起的。

1. 临床表现

(1)症状和体征:枕骨髁骨折患者绝大多数有严重的脑神经损害,这一现象与严重的颅内损伤如脑挫裂伤、颅内血肿、蛛网膜下腔出血、颅内压增高等有关。脑干损伤和血管性损伤临床上很罕见,因为这种损伤均是致命性的。

(2)辅助检查:颅底部的 CT 和常规正侧位 X 线摄片最容易显示这种骨折。

2. 矫形器应用

(1)目的:稳定颈椎、固定骨折椎体、支撑头颈部与颈椎免荷。

(2)矫形器选用:枕髁骨折分为 3 种类型:Ⅰ型:撞击骨折;Ⅱ型:颅底骨折;Ⅲ型:撕脱骨折。Ⅰ型和Ⅱ型枕骨髁骨折为稳定性骨折,可以用头颈胸矫形器固定 8 ~ 12 周治疗。Ⅲ型骨折有翼状韧带撕脱,为潜在不稳定性骨折,尤其是移位超过 2mm,由于翼状韧带的撕脱伤可能是双侧的,应该使用头颈胸矫形器固定 12 周。

(四) 齿状突骨折

齿状突骨折是高位颈椎损伤的代表性骨折,约占颈椎损伤的 7% ~ 14%。损伤的机制是剪应力和撕裂力的综合作用。齿突骨折在老年人中尤其常见,造成损伤的常见机制为低能量跌倒。

1. 临床表现

(1)症状与体征:枕部和颈后部疼痛,颈部僵硬呈强迫体位。部分患者可有轻度截瘫和神经痛,严重者可发生呼吸骤停,常立即死亡。

(2)辅助检查:①开口位、侧位 X 线片检查及 CT 能显示骨折线及移位情况。② MRI 可较好显示齿状突错位和脊髓受压位移情况。

2. 矫形器应用

(1)目的:固定颈椎、限制颈椎活动、支撑头部加在颈椎的重量。

(2)矫形器选用:对于独立的Ⅰ型和Ⅲ型骨折使用硬质费城颈托固定。对于移位较少稳定的Ⅱ型骨折,采用头颈胸矫形器固定 2 ~ 3 个月,以后再改为费城颈托固定。对于采用外科手术治疗的患者,术后在 ICU 病房观察 24h 然后用牢固的颈部矫形器,如模塑型头颈胸矫形器固定 6 ~ 8 周(图 16-3)。术后 6 周,12 周,24 周时复查并拍摄 X线了解愈合情况。

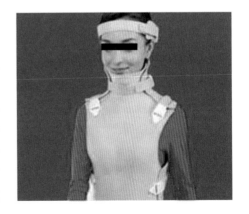

图 16-3 模塑型头颈胸矫形器

(五) Hangman 骨折

Hangman 骨折又称"绞刑者"骨折,原来指罪犯被执行绞刑时发生的颈部损伤。现在最常见的原因是机动车事故时头部相对于颈部过伸而造成的。

1. 临床表现

(1)症状与体征:颈部疼痛、发僵,自觉头部不稳而喜双手托头。根据损伤机制和影像学特点分型:Ⅰ型损伤由头部过伸引起,有较小的移位(C_2 椎体相对 C_3 有 0 ~ 2mm 的移位),

无后凸通过椎间盘隙。Ⅱ型损伤由头部过伸和屈曲之后的轴向压力造成。骨折线相对垂直，通过 C_2 间盘有至少 3mm 的移位。Ⅲ型骨折为屈曲压力损伤，另外同时有 $C_2 \sim C_3$ 关节创伤性前移脱位发生。

（2）辅助检查：X 线检查可见双侧性的骨折，CT 检查是诊断单侧骨折的最好方法。

2. 矫形器应用

（1）目的：固定颈椎、限制颈部活动、支撑头部重量。

（2）矫形器选用：Ⅰ型损伤常不发生韧带损伤，骨折稳定，一般通过 12 周的头颈胸矫形器固定即可愈合。Ⅱ型损伤通常需颅骨牵引复位，之后佩戴头颈胸矫形器制动，到伤后 3 个月去除矫形器。Ⅲ型骨折是 Hangman 骨折中肯定需要手术固定复位的类型，手术过程中需要佩戴索米矫形器，术后佩戴 8 ～ 12 周，直到愈合为止（图 16-4）。

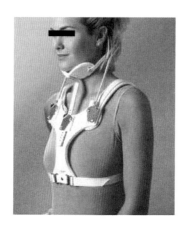

图 16-4 索米矫形器

（六）下颈椎骨折与脱位（$C_3 \sim C_7$）

下颈椎损伤是第 3 颈椎至第 7 颈椎的骨与关节损伤，是一种常见的损伤，而且大多数伴脊髓损伤。

1. 临床表现

（1）症状与体征：颈部疼痛、屈颈强迫体位，抬头困难，严重者伴有脊髓损伤症状。

（2）辅助检查：X 线平片、CT 与 MRI 检查。

2. 矫形器治疗

（1）目的：固定颈椎、恢复脊柱正常序列，防止远期神经功能的缺失，增强神经功能的恢复，保持脊柱的生物力学完整性，促进早期的功能恢复。

（2）矫形器选用：许多下颈段颈椎损伤可以不需要手术治疗，使用头颈胸矫形器制动 8 ～ 12 周。对无神经压迫的稳定型颈椎损伤，使用头颈胸矫形器或定制型颈托制动（图 16-5），可以使患者的颈椎达到稳定、无痛且不遗留畸形。稳定的椎体压缩性骨折、无位移的椎板、侧块或棘突骨折也可以使用颈部矫形器制动治疗。对于颈椎严重不稳定或具有脊髓压迫症状的患者，在手术后也需要头颈胸矫形器固定，固定具体时间取决于最终固定的稳定性和影像学证明植骨融合，需要摄取伸位 X 线片证实稳定性，并决定是否需要继续使用矫形器，复位良好且屈伸位 X 线片提示固定的节段没有移位，则可以撤掉矫形器。

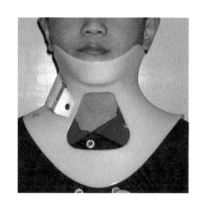

图 16-5 定制型颈托

二、胸腰骶椎骨折中的矫形器应用

胸腰部脊柱骨折较为常见,大多与车祸有关,高处坠落也是常见原因,最常见的损伤部位为 $T_{11} \sim L_1$。胸腰段脊柱骨折可伴有许多严重的合并症,如腹部肝、脾内脏损伤,脊髓损伤等,骨折可单发,也可多个椎体受累。

(一)胸椎骨折与脱位

1. 临床表现

(1)症状和体征:患者有明显的外伤史,检查时可见局部的肿胀及皮下淤血、胸椎脊柱畸形。严重的骨折脱位局部可见棘突序列不连续及局部的空虚感。局部有压痛和叩痛,常可触及棘突的漂浮感,严重损伤者可伴有相应节段的脊髓损伤,表现为感觉运动功能障碍与反射消失等。

(2)辅助检查:①脊柱损伤的患者应行全脊柱的正侧位 X 线检查。正位相了解脊柱形态、排列和软组织影的变化,侧位相可见有无椎体骨折。② CT 检查有助于了解中柱损伤、骨块后突和椎板骨折,CT 矢状重建更能准确了解脊髓受压情况。③ MRI 检查可以清晰地显示骨骼及软组织的损伤情况。

2. 矫形器应用

(1)目的:恢复脊柱稳定性,限制脊柱活动、减轻心理压力。

(2)矫形器的选用:矫形器需要固定骨折椎体上下 3 个椎体以上,且具有一定增加腹压的作用。

1)后路固定术:椎弓根螺钉胸部和腰部节段固定术后第 3 天佩戴胸腰骶矫形器的情况下可以活动,矫形器一般需要佩戴 8 ~ 12 周,佩戴时间取决于患者疼痛的程度和随访的影像学表现,以及矫形器是否维持正常的脊柱序列(图 16-6)。

2)前路钢板固定术:术后患者卧床休息直到拔除胸腔引流管后佩戴胸腰骶矫形器下地活动,若脊柱与垂直方向上夹角超过 30° 则需要全天候佩戴矫形器 12 ~ 16 周。

3)非手术治疗:适用于大多数位于 T_7 或以下损伤的患者,矫形器治疗应该尽可能早地开始,以便于尽早开始活动,通常不需要姿势复位。治疗压缩型骨折,一般佩戴胸腰骶矫形器

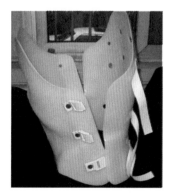

图 16-6 胸腰骶矫形器

12 周,同时给予药物控制疼痛,让患者尽早恢复活动。

(二) 腰椎骨折与脱位

暴力是引起胸腰椎骨折的主要原因,当暴力作用于脊柱时可产生多种方向的复合应力,各个方向的应力都可造成脊柱结构的损伤。约有 50% 的椎体骨折及 40% 的脊髓损伤发生于 T_{11} ~ L_2 节段。

1. 临床表现

(1) 症状与体征:明确的外伤史,如高处落下,重物砸于肩背部,塌方坠楼等。伤区疼痛,皮下淤血,肢体麻木,活动无力,损伤平面以下感觉迟钝或消失,排便无力、尿潴留,或大小便失禁。

(2) 辅助检查:① X 线检查可以确定腰椎损伤部位,损伤类型和骨折脱位现状。② CT 检查能够提供椎体矢状径的情况,反映脊椎轴径的移位程度、移位方向,脊髓受压程度及血肿大小。③其他检查,如 MRI、脊髓造影等。

2. 矫形器应用

(1) 目的:稳定腰椎,限制腰椎屈曲与旋转活动,增加腹压达到固定目的。

(2) 矫形器选用:对于腰椎骨折的患者,一般选择腰骶矫形器(图 16-7)固定,限制脊柱的活动,矫形器上缘应超过剑突,下缘包住骨盆。对于稳定性压缩型骨折,可选用带加强条的硬质腰围(图 16-8)固定;对于严重的椎体骨折或术后的患者,则需选用坚固的模塑型腰骶矫形器或胸腰骶矫形器固定 3 ~ 6 个月。

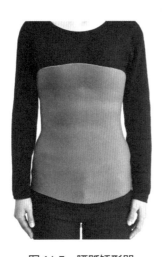 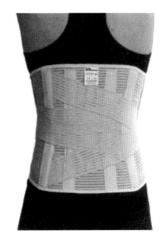

图 16-7 腰骶矫形器　　　　图 16-8 硬质腰围

(三) 骶尾椎损伤

骶骨骨折的患者,大多有明确的骶部创伤的外伤史,例如高处坠落,骶部着地;下楼失足,后仰跌倒,骶部背侧触地;车祸;棍棒直接打击骶部所造成的损伤。

1. 临床症状

(1) 症状与体征:伤后诉骶部疼痛,活动受限,骶部有肿胀、淤血,或有擦伤,局部有压痛,骨折部位或尾椎部体检触摸时可有明显的压痛。

(2) 辅助检查:① X 线检查:X 线检查是确诊骶骨骨折的可靠诊断方法。② CT 检查:CT 扫描检查能够比较清楚地显示骨折的部位,形态和程度。

2. 矫形器应用

(1)目的:固定骶骨,减轻疼痛。

(2)矫形器选用:骶尾骨骨折一般不需要处理,对于疼痛较明显的患者可选用软质腰骶矫形器固定,矫形器需包住腰椎与骨盆部分。

三、腰椎滑脱中的矫形器应用

腰椎滑脱包括退行性椎体滑脱和峡部滑脱两类。椎体滑脱是一个椎体在另一个椎体上向前或向后移位或脱位。半脱位是指不完全的滑移,滑移的椎体一般向前,但有时也向后的,称为后滑;椎体也可向侧方滑移,称为侧滑。

(一)退行性腰椎滑脱

1. 临床表现

(1)症状与体征:腰背疼痛,疼痛特点是持续性钝痛,活动时加重,卧床休息时减轻。可能压迫神经根出现下肢疼痛、无力、麻木的症状,也可能因压迫马尾而出现鞍区麻木、大小便失禁等。查体常见腰椎前凸度明显增加,腰椎活动范围受限,棘突压痛。

(2)影像学诊断:X线侧位片检查可明确诊断,典型的腰椎向前滑脱见于 $L_4 \sim L_5$,不伴椎弓峡部的缺损。

2. 矫形器治疗

(1)目的:通过增加腹部压力,减轻滑椎所负荷的整个脊柱的负荷,通过限制椎体活动等从而减轻神经根的压迫症状与疼痛感。

(2)矫形器选用:腰椎滑脱早期的患者通过硬质腰围、稳定脊柱,减轻疼痛。常见手术疗法有脊柱融合、减压、复位和内固定等,术后佩戴模塑型腰骶矫形器尽早下地活动。

(二)成人峡部型脊柱滑脱症

峡部型脊柱滑脱属于获得性,大多数进展性的滑脱出现于儿童,到18岁成人时其发生率可达 5% ~ 8%。直立行走和负重是峡部型脊柱滑脱的必要条件。男性的发生率是女性的 2 倍,峡部型脊柱滑脱的危险因素包括:体操、舞蹈、羽毛球,以及其他可造成腰椎过度前凸或过度屈曲的运动。

1. 临床表现与体征

(1)症状与体征:患者经常主诉有下腰部疼痛,以及神经压迫可能造成神经根症状或神经性跛行。

(2)影像学诊断:①X线检查:大多数患者中,站立前后位和侧位X线影像有诊断性意义。②磁共振检查(MRI):可发现神经组织压迫及早期确认椎间盘的退变。③骨扫描:采用锝元素的核素骨扫描有助于帮助确认成人轴性腰痛的其他原因。

2. 主要功能障碍 患者常常出现腰痛,严重的腰痛或神经压根受累而影响生活与工作。

3. 矫形器应用

(1)目的:固定保护、限制部分活动。

(2)矫形器选用

1)行后外侧原位融合术后,患者第一天可站起,穿戴坚固的腰骶矫形器,使用矫形器直到出现坚强的融合。

2)行前路腰椎椎间融合术后,如果患者有重度的腰椎滑脱,那么适宜使用带髋人字管型的腰骶矫形器进行保护,直至术后 3 个月或确认有骨性融合时停止使用矫形器。

3)行旁正中经腹膜外入路手术后,使用腰骶矫形器固定 6 ~ 12 周。

第三节 矫形器在脊柱侧凸中的应用

一、脊柱侧凸矫形器的分类

1. 按人名或地名分 密尔沃基脊柱侧凸矫形器、色努脊柱侧凸矫形器、波士顿式脊柱侧凸矫形器、大阪医大式脊柱侧凸矫形器、里昂侧凸矫形器等,这是临床最常用的分类方法。

2. 按形式可分为 颈胸腰骶矫形器、胸腰骶矫形器、腰骶矫形器。

二、脊柱侧凸矫形器的选用

(一)密尔沃基脊柱侧凸矫形器

1. 结构特点 密尔沃基脊柱侧凸矫形器由骨盆托包容部分、一根前支条和两根后支条、胸椎和腰椎压力垫及带有枕骨托和下颌托的颈环等结构组成(图 16-9)。

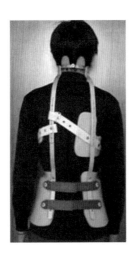

图 16-9 密尔沃基脊柱侧凸矫形器

2. 适应证 密尔沃基脊柱侧凸矫形器主要适用于发育期特发性脊柱侧凸 Cobb 角 20° ~ 45° 的青少年患者。由于密尔沃基脊柱侧凸矫形器可以安装肩部及腋下的压力垫,控制下颈椎的侧凸偏移,适用于高胸段(T_6 以上)、颈段的侧凸畸形的矫正,以及较严重的颈椎侧凸术前治疗。缺点:由于颈环或喉托结构限制了颈椎的活动,因而对患者的日常生活限制较多,外观差,患儿会产生心理障碍。

(二)色努脊柱侧凸矫形器

色努脊柱侧凸矫形器是由法国矫形外科医生色努博士于 20 世纪 70 年代开发的脊柱侧凸矫形器形式,在近 30 年来得到广泛的应用,该矫形器是目前国内制作、装配较多的脊柱侧凸矫形器。

1. 结构特点 色努脊柱侧凸矫形器是采用石膏绷带取模—阳性修模—热塑材料负压成形制作的脊柱矫形器,该矫形器利用"三点力"矫正原理,通过压力垫和释放空间引导患者脊柱运动、呼吸运动和脊柱伸展,是一种主动式的抗旋转脊柱侧凸矫形器。该矫形器显著的特征是具有系列的针对脊柱侧凸和椎体扭转的三维压力垫和较大释放空间(图 16-10)。

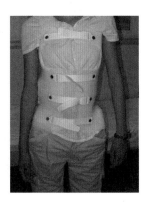

图 16-10 色努脊柱侧凸矫形器

2. 适应证 它不仅适用于矫正脊柱侧凸顶椎在 T_6 及以下,Cobb 角 20° ~ 50°,尚处于发育期的特发性脊柱侧凸患者,还适用于其他原因的脊柱侧凸的保守治疗。

(三)波士顿式脊柱侧凸矫形器

波士顿式脊柱侧凸矫形器是波士顿的哈巴德大学儿童医院的霍尔等,在以前各种脊柱侧凸矫形器的设计原理和方法的基础上开发的结构形式。

1. 结构特点 结构上,采用模塑成形的系列化预制产品,根据患者的躯干尺寸和侧凸状况,选择型号并剪切、修整预制侧凸矫形器的上下边缘,然后根据需要粘贴压垫;采用后侧开口,使用尼龙搭扣系紧,内面粘贴发泡的软衬垫。

2. 适应证 波士顿式脊柱侧凸矫形器适用于尚处于发育期的特发性脊柱侧凸,侧凸角度小于 50°(绝对适应证角度是 25° ~ 40°)、顶椎在腰椎和下胸段的脊柱侧凸。

(四)大阪医大式脊柱侧凸矫形器

大阪医大式脊柱侧凸矫形器是大阪医科大学的矫形器技术员开发的,基于波士顿式脊柱侧凸矫形器形式,在胸椎弯曲凹侧的上部安装胸椎压垫,利用搭扣带的牵拉,提供矫正胸椎侧凸的上位矫正力。

1. 结构特点 由类似波士顿式脊柱侧凸矫形器的骨盆托部分与位于胸椎侧凸凹侧的腋下压垫组成,其间采用金属支条连接,采用尼龙搭扣调节松紧。制作工艺上,大阪医大式脊柱侧凸矫形器的骨盆托部分,采用因人而异的石膏取型方法制作。压垫和金属支条可以直接在试样时将压垫和支条根据侧凸位置和高度需要进行适配。

2. 适应证 大阪医大式脊柱侧凸矫形器的矫正要点,首先是以骨盆为基准,对腰段的侧凸和旋转进行矫正;其次利用附加的高位胸椎垫,对胸段的侧凸进行矫正和改善脊柱的平衡。所以,该矫形器适用于顶椎位于胸椎中段(T_8 ~ T_6)的脊柱侧凸患者。

(五)里昂侧凸矫形器

里昂侧凸矫形器由法国整形外科医生斯塔格纳拉设计。

1. 结构特点 里昂侧凸矫形器是采用前后两根合金支条和可调节的压垫连接组成,它具有可调整性和可修改性。这种矫形器常在一种叫科特雷尔的牵引架上取型,取型时采用最大矫正位,最后热塑成形,组合而成的(图 16-11)。

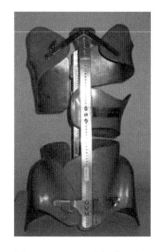

图 16-11　里昂侧凸矫形器

2. 适应证　里昂侧凸矫形器适用于胸椎、胸腰椎侧凸,Cobb 角 25°～ 45° 的脊柱侧凸患者。

（六）CBW 脊柱侧凸矫形器

CBW 脊柱侧凸矫形器是色努脊柱侧凸矫形器 - 波士顿式脊柱侧凸矫形器改良的矫形器形式,综合两者的结构特点和矫形原理,采用后开口形式。

结构特点:该矫形器胸腰段具有波士顿式脊柱侧凸矫形器类似的结构特点,胸椎侧凸则是运用了色努脊柱侧凸矫形器的矫形结构,采用后侧开口。该矫形器开口面积较大,为提供足够的强度支撑,矫形器前部用支条加固。

（七）查尔斯顿夜用脊柱侧凸矫形器

1. 结构特点:查尔斯顿夜用脊柱侧凸矫形器是由前后两片热塑板材加工而成,前后两片重叠 8cm,前侧用三根带子可调节,后片固定。

2. 查尔斯顿夜用脊柱侧凸矫形器较适用于 C 型特发性脊柱侧凸,可过度矫正 25° 。

（八）GBW 侧凸矫形器

GBW 侧凸矫形器(The Gensingen Brace according to Dr Weiee)是 Weiss 博士在色努脊柱侧凸矫形器的基础上进一步研究的成果,并结合先进的计算机辅助设计和制造(CAD/CAM)技术研发。

1. 结构特点　GBW 侧凸矫形器利用计算机辅助设计和制造,利用 3D 扫描技术取代传统的石膏取模与修模技术,再用数控机床加工模型。具有隐蔽、小巧的结构特点,通过结合德国施罗斯侧凸矫正操,可获得较好的治疗效果(图 16-12、图 16-13)。

2. 适应证　适用于脊柱侧凸顶椎在 T_6 及以下,Cobb 角 20°～ 50° ,尚处于发育期的特发性脊柱 C 型与 S 型侧凸患者。

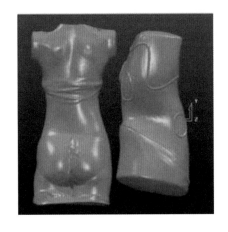

图 16-12 计算机辅助设计制作侧凸矫形器

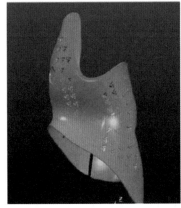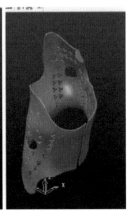

图 16-13 GBW 侧凸矫形器

三、脊柱侧凸矫形器应用的方法和注意事项

(一) 使用方法

1. 穿戴方法 在开始阶段,患者及其家长应该在医生和矫形技师、治疗师的帮助下学会正确穿戴。

(1)应穿戴在一件较紧身的薄棉质内衣上。内衣要较矫形器长;内衣侧方应没有接缝,或者将接缝朝外穿着,防止磨伤皮肤。

(2)将矫形器稍拉开,患者站立位略抬起双臂,侧身穿进;不要将矫形器拉开太大以免变形。应尽量将内衣拉平,内裤也应穿在矫形器外面。

(3)先将搭扣松松地扣上,患者改为仰卧位,再将搭扣逐一拉紧。侧凸角度大于 40° 的患者一定要在仰卧位穿戴,使脊柱处于松弛状态,较易得到矫正。拉紧搭扣后,将双手放在矫形器腰间将矫形器向下压,努力使脊柱伸展。

(4)矫形器搭扣带一般要保持矫形技师交代的位置,以保证矫正效果。进餐时可适当松开矫形器。

(5)为了外观上不引人注意,可穿较宽松的外衣。

2. 穿戴时间 穿戴时间是指脊柱侧凸患者每天穿戴矫形器的时间长短,以及患者穿戴矫形器治疗的持续时间。

(1)在矫形治疗期间的侧凸患者,应当每天穿戴 23h;但是在初次装配时,应在两三周内逐步达到这个标准。

(2)在矫正效果较好的情况下,每天穿戴时间可相应减短,如每半年减少 2 ~ 3h;直到白天不穿戴矫形器,仅在夜间穿戴。

(3)患者可在洗澡和游泳、做矫正体操时脱掉矫形器。

(4)患者在穿戴矫形器期间应积极参加不十分剧烈的体育活动,以保持肌力,促进畸形矫正。

(5)患者身体发育结束以后,如果侧弯角度仍大于 30°,应在发育停止后继续穿戴 2 年至 2 年半,以巩固矫正效果,最大年龄可到 22 周岁。

3. 适应性练习 矫正目的性强的矫形器在初期会给患者带来不适,如压痛、背部肌肉酸痛、胸闷气短等,应该根据患者的侧弯程度、年龄、矫正程度大小等,确定一定的适应性练习步骤。

（1）第 1 ～ 2 天,每天白天分 3 ～ 4 次每次穿戴 0.5 ～ 1h,夜间入睡前穿戴 0.5 ～ 1h,脱下后检查皮肤是否发红,患者有无不适感。

（2）第 3 ～ 4 天,每天白天分 3 ～ 4h 每次穿戴 2 ～ 3h,夜间入睡穿戴 1 ～ 2h,然后脱下。

（3）第 5 ～ 6 天,每天白天持续穿戴,每 4h 脱下检查皮肤;夜间入睡穿戴 1 ～ 2h,然后脱下。

（4）第 2 周,每天白天持续穿戴,每 4h 脱下检查皮肤;夜间入睡穿戴,若入睡困难可脱下,尽量延长穿戴时间。

（二）脊柱侧凸矫形器使用注意事项

1. 保证佩戴时间　由于矫形器施于脊柱和胸背部的压力较大,患者有一个适应的过程,穿戴时间从第一天的 3 ～ 5h,逐渐增加穿戴时间,至 2 周后,每天应穿戴 22 ～ 23h,余下的 1 ～ 2h 时间进行皮肤及矫形器清洁卫生和做脊柱侧凸矫正操。

2. 应定期（3 ～ 6 个月）复查 X 线片　及时处理佩戴矫形器出现的问题,及时更换因患儿生长发育而变小的矫形器。

3. 坚持穿戴　进入骨发育成熟期后（女孩子通常以月经初潮开始）,仍应在最初两年内每日穿戴矫形器 22 ～ 23h,因为这一阶段脊柱侧凸往往迅速加重。

4. 停止佩戴矫形器方法　应在确定脊柱侧凸稳定后方开始停止佩戴,方法为取下矫形器 4 ～ 6h 后拍摄 X 线,如 Cobb 角无改变,可将矫形器佩戴时间减至 20h,4 个月后复查无变化减为 16h,再过 3 ～ 4 个月无变化减为 12h,再过 3 个月复查,除去矫形器后 24h,X 线无改变方可停止使用。观察期间若侧凸加重仍需恢复 23h 佩戴。

5. 配合做运动疗法　运动疗法可以防止因持续佩戴矫形器而引起的脊柱僵直和椎旁肌肉的萎缩,同时对侧凸进行科学的矫形操训练,也可改善侧凸畸形进行性加重。

第四节　矫形器在脊柱退行性疾病中的应用

一、颈椎病的矫形器应用

颈椎病又称颈椎综合征,是最为常见的一种颈椎疾病。颈椎病是由颈椎、颈椎间盘及韧带退行性改变引起的颈椎骨结构改变,如椎间隙变窄、骨质增生、椎体失稳、颈椎生理弯曲变直等从而压迫邻近组织结构,如脊神经、脊神经根、脊髓、椎动脉、交感神经等产生的一系列临床症状。通常颈椎病可分为:神经根型颈椎病、脊髓型颈椎病、椎动脉型颈椎病、交感神经型颈椎病及混合型颈椎病。

（一）临床表现

1. 症状与体征　颈椎病主要症状是颈肩部疼痛,并放射到头枕部及上肢。不同类型颈椎病的临床表现有所不同。

（1）神经根型主要表现为颈肩痛,短期加重并向上肢放射,同时有麻木等现象。

（2）脊髓型颈椎病表现为四肢无力、行走持物不稳,逐渐出现自下而上的上运动神经元瘫痪的表现。

（3）椎动脉型主要表现为头痛、眩晕、视觉障碍、步态笨拙、甚至出现大小便功能障碍等。

（4）交感神经型主要表现为头痛伴恶心呕吐、血压升高或下降、出汗等。

（5）混合型颈椎病还可能出现吞咽障碍情况。

2. **辅助检查** X 线检查与 MRI 检查有助于确诊与分型。

（二）主要功能障碍

颈椎病患者常常因颈部疼痛不适、头晕、上肢麻木或眩晕等影响工作与生活。

（三）矫形器治疗

1. **目的** 稳定颈椎、给颈椎提供支撑、保持颈椎正常的对位、术后制动等。

2. **矫形器选用** 对于症状明显的患者可选择可调节颈托（图 16-14）或充气围领（图 16-15）制动数周，对于颈椎不稳或术后要求固定牢固的患者可选用低温热塑颈椎矫形器（图 16-16）固定，制动一般不少于一周，缓解症状后应及时解除制动。

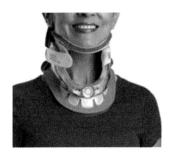 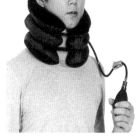 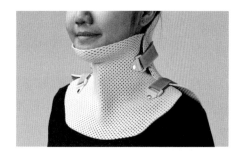

图 16-14 可调节颈托 　　 图 16-15 充气围领 　　 图 16-16 低温热塑颈椎矫形器

二、腰椎间盘突出症的矫形器应用

腰椎间盘突出症是由于腰椎间盘退变、纤维环部分或完全破裂，髓核突出或脱出，压迫脊髓神经根或脊髓而引起的一系列临床症状和体征。

（一）临床表现

1. **症状和体征** 腰椎间盘突出的患者常为反复发作的腰痛和臀部疼痛，短期休息后缓解，疼痛可由于弯腰而突然加重，表现为突然出现的比腰痛更为剧烈的腿痛。如果突出的椎间盘大或椎间盘突出的位置高，则可出现全马尾神经受压症状，如双下肢麻木、肌力减弱、会阴区麻木及括约肌麻痹等，椎间盘突出的其他症状包括肌力减弱和感觉异常。部分患者可出现侧凸或倾斜，腰椎正常生理前凸消失。病变椎间盘节段的棘突可出现压痛点，压痛可引起下肢放射性痛。

2. **辅助检查** CT 与 MRI 检查有助于确诊与分型。

（二）主要的功能障碍

95% 以上的腰椎间盘突出发生在 L_4 或 L_5 间隙。患者由于髓核从纤维环薄弱处或破裂处突出，从而导致腰部不适或疼痛，突出物刺激或压迫神经根即发生放射性下肢痛。

（三）康复治疗

1. **目的** 减轻椎间盘应力，解除神经根压迫，促进修复，缓解疼痛，增强脊柱稳定性、恢复运动功能。

2. **方法** 急性阶段的治疗方法包括卧床休息、腰椎牵引、推拿疗法、理疗等。慢性阶段的方法包括继续理疗和腰椎牵引治疗，推拿疗法与腰背肌力训练。

（四）矫形器应用

1. **目的** 支撑体重、减少腰椎与椎间盘的载荷、缓解疼痛，限制部分椎体活动。

2. **矫形器选用** 腰椎间盘突出早期出现疼痛的患者可选择软质脊柱矫形器如软围腰、或者带钢条的硬围腰。严重的患者或者术后需要固定者则可选择模塑型躯干矫形器，术后3天下地活动。

三、腰肌劳损中的矫形器应用

（一）临床表现

1. **症状与体征** 腰部有急慢性损伤史，下腰部、骶部、单双侧腰部肌肉酸胀痛，甚至牵涉引起臀部、骶部或下肢疼痛。触及损伤肌肉时可感到肌肉紧张，触压时酸、胀、痛感明显；腰部侧屈、前屈运动受限。

2. **辅助检查** X线检查可见腰椎生理曲度消失，腰椎周围软组织钙化影。

（二）主要功能障碍

患者因为肌肉劳损经常出现腰部、骶尾部等肌肉酸痛，运动后反复发作性腰痛，站立行走、腰部运动时症状加重，患者下肢疼痛或感觉异常。

（三）康复治疗

1. **目的** 减少或消除腰部疼痛，增强腰部肌肉力量。

2. **方法**

（1）腰部牵引，应用牵引技术能改善、缓解腰痛症状，牵引重量以体重的 1/5 ~ 1/4 为宜。

（2）手法治疗：推拿手法治疗具有舒筋活络、松解粘连、减除痉挛、缓解疼痛等作用。

（3）物理治疗：超短波疗法，调制中频电疗法以及温热疗法等。

（四）矫形器治疗

1. **目的** 缓解疼痛、支撑固定。

2. **矫形器选用** 矫形器主要作用是缓解疼痛，可选择软性腰围支撑。严重者可选择腰部具有加强钢条的腰围，不推荐使用硬质腰骶矫形器，症状缓解后及时解除矫形器。

（武继祥）

参 考 文 献

[1] 陆廷仁 . 骨科康复学 [M]. 北京：人民卫生出版社，2007.

[2] 赵辉三 . 假肢与矫形器学 [M]. 北京：华夏出版社，2005.

[3] 缪鸿石 . 康复医学理论与实践 [M]. 上海：上海科学技术出版社，2000.11.

[4] 于长隆 . 骨科康复学 [M]. 北京：人民卫生出版社，2010.10.

[5] 胥少汀 . 葛宝丰 . 徐印坎 . 实用骨科学 [M]. 2 版 . 北京：人民军医出版社 2001.

[6] 武继祥 . 假肢与矫形器的临床应用 [M]. 北京：人民卫生出版社，2010.

[7] May BJ, Lockard MA. Prosthetics & Orthotics in clinical practice [M]. Philadelphia: FA. Davis Company, 2010.

[8]   Jacobs MLA. Splinting the Hand and Upper Extremity [M]. New York: Principles and Process, 2002.

[9]   Lusardi MM. Orthotics and Prosthestics in Rehabilitation [M]. St Louis: Missouri, 2013.

[10]   Hsu JD, Michael JW, Fisk JR. AAOS Atlas of Ortheses and Assistive Devices [M]. Philadelphia: Elsevier, 2008.

第十七章 颈椎疾病

第一节 颈 椎 病

一、概述

颈椎病(cervical spondylosis)是由颈椎间盘退行性变以及由此继发的颈椎组织病理变化累及颈神经根、脊髓、椎动脉、交感神经引起的一系列临床症状和体征。颈椎在脊柱中体积最小,但活动度最大,容易产生劳损。从生物力学角度来说,颈椎有5个关节复合体,即1个椎间盘、2个关节突关节和2个钩椎关节。神经根与钩椎关节和椎间盘毗邻,很容易受两者退变的影响,从而产生相应的临床症状和体征。

颈椎病在人群中的发病率高,男女发病率相当,高发年龄30～50岁。诱发因素有很多,如不良的睡姿、不当的工作姿势、不当的锻炼、头颈部的外伤、咽喉部炎症、寒冷潮湿的气候等。颈椎间盘退行性变及由此继发的椎间关节退变是本病的发病基础。颈椎退变过程中,首先改变的是椎间盘,然后累及椎间关节,一般以 $C_5 \sim C_6$、$C_6 \sim C_7$、$C_4 \sim C_5$ 的顺序发生。人的颈椎间盘变性从20岁就可能开始,30岁以后退变明显,随着其累积性损伤,椎间盘的纤维环变性、肿胀、断裂,使裂隙形成,导致椎间盘膨出或突出,椎间隙变窄。随着退变的加重,椎体上、下缘韧带附着处产生牵拉性骨赘,这些骨赘和突出的椎间盘可压迫脊髓或神经根,产生相应的表现。颈椎前屈时,脊髓被拉长,脊髓变细,横断面积减小。颈椎后伸时椎管横断面积减少11%～17%。如果此时伴有椎间盘突出、钩椎关节增生、椎体后缘骨赘以及黄韧带肥厚,则会造成脊髓或神经根损害。

颈椎病分型至今还没有统一的标准,根据不同组织结构受累而出现的不同临床表现,将颈椎病分为软组织型、神经根型、脊髓型、椎动脉型以及混合型。有的在此分型的基础上再加交感神经型,因交感神经与椎动脉关系密切,常将其合并在椎动脉型中。

二、临床特点

不同类型的颈椎病有不同的临床特点,分述如下:

(一)软组织型颈椎病

该型是在颈椎退变的起始阶段,髓核与纤维环的脱水、变性与张力降低,进而引起椎间隙的松动与不稳,常于晨起、过劳、姿势不当及寒冷刺激后突然加剧。青壮年多发,以颈部酸、胀、痛为主,约半数患者发作期有颈部活动障碍,个别的有上肢短暂的异常感觉。查体主要是一侧或双侧斜方肌压痛,棘突和棘间可有压痛,一般较轻。X线平片提示颈椎生理曲度减小。MRI可见椎间盘退变。

(二)神经根型颈椎病

髓核突出、小关节的骨质增生或创伤性关节炎、钩椎关节的骨刺形成等对神经根造成压迫和炎性刺激。本型的发病因素较多,病理改变复杂,临床表现各异,是颈椎病常见的类型,约占颈椎病的70%。主要表现有以下几方面:

1. **颈部症状** 髓核组织突出刺激局部窦椎神经,有明显的颈部疼痛,椎旁肌、棘突、棘间压痛,颈椎活动度减小。

2. **根性痛** 其范围与受累得脊神经分布区相一致。与根性痛相伴的是该神经分布区的感觉功能障碍。

3. **肌力障碍** 以前根受累者明显,早期肌张力增高,但很快减弱并出现肌肉萎缩,在手部以鱼际肌、小鱼际肌及骨间肌最明显。

4. **腱反射改变** 即受累神经根所参与的反射弧出现异常。早期呈现活跃,中、后期减退或消失。检查时应与对侧相比,单纯的根性受累不应有病理反射。

5. **特殊试验** 增加脊神经张力的试验阳性,尤以急性期及后根受累为多见。颈椎挤压试验阳性者以髓核突出和椎间关节不稳为多。

X线平片多表现颈椎生理曲度消失,椎节不稳,椎间孔狭窄,钩椎增生等。CT、MRI表现为椎间盘突出。

(三)脊髓型颈椎病

较少见,主要由椎管发育性狭窄、椎节不稳、髓核突出、后纵韧带骨化压迫或刺激脊髓而出现感觉、运动和反射障碍,特别是出现双下肢的肌力减弱是诊断脊髓型颈椎病的重要依据。表现为:

1. **锥体束征** 先出现下肢无力、双腿发紧、抬步沉重感,渐而出现跛行、易跪倒、足尖不能离地、步态拙笨等。

2. **肢体麻木** 主要是脊髓丘脑束受累所致。在脊髓丘脑束内的痛、温度觉纤维与触觉纤维分布不同,因而受压迫的程度亦有所差异。痛、温觉可能明显障碍,而触觉可能完全正常。

3. **反射障碍** 反射亢进、踝、膝阵挛、肌肉萎缩、手部持物易坠落,最后呈现为痉挛性瘫痪。二头肌、三头肌和桡反射、下肢的膝反射和跟腱反射早期活跃,后期减弱和消失。病理反射以Hoffmann反射阳性率为高,其次是髌阵挛、踝阵挛及Babinski征。

4. **自主神经症状** 胃肠、心血管的表现、大小便改变。

5. **屈颈试验阳性** 颈椎前屈时,脊髓有效空间减小,双下肢或四肢可出现"触电"样感觉。

X线平片:椎管矢径小、骨刺形成明显(椎体后缘)、后纵韧带骨化等。CT、MRI有椎间盘突出、脊髓受压,重者有脊髓变性的表现。

(四)椎动脉型颈椎病

椎节失稳后,钩椎关节松动、变位,累及两侧上下横突孔,出现轴向或侧向移位,刺激或压迫椎动脉,引起痉挛、狭窄。另外,椎间隙的变化也可影响椎动脉,椎间盘突出或退变后,相邻椎间隙变窄,椎动脉相对变长,出现折曲、狭窄,而造成以椎基底动脉供血不全为主要症候群。最近有研究表明,一侧椎动脉受压不会造成基底动脉供血不足,所以该类型的发病率不高。临床特点:

1. **偏头痛** 常因头颈部突然旋转而诱发,以颞部为剧,多呈跳痛或刺痛,一般为单侧。

2. **迷路症状** 耳聋、耳鸣。

3. **前庭症状** 如眩晕,记忆力减退。

4. 精神症状　精神抑郁、健忘、失眠、多梦。

5. 自主神经症状　由于椎动脉周围有大量交感时间的节后神经纤维,因此当椎动脉受累时,常累及交感神经引起自主神经症状,以胃肠、心血管症状多见,头晕、眼花、耳鸣、手麻、心动过速、心前区痛、胸闷等,个别患者可出现 Horner 征。患者头向健侧时头晕或耳鸣加重,严重者可出现猝倒。

X 线平片表现为钩椎关节增生、椎间孔狭小(斜位片)或椎节不稳(梯形变)。MRI 有椎间盘突出或退变的表现,颈椎两侧横突孔不对称,内径变窄。

（五）混合型颈椎病

在实际临床工作中,混合型颈椎病也比较常见。常以某一类型为主,其他类型不同程度地合并出现,病变范围不同,其临床表现也各异。

三、康复评定

不同的颈椎病类型有不同的表现,所以,康复评定要根据颈椎病的类型来定。评定的内容主要包括以下几个方面。

（一）颈椎功能障碍评定

采用颈椎功能障碍指数(the neck disability index,NDI)对其进行评定,NDI 共包括 10 个项目:颈痛及相关的症状(疼痛的强度、头痛、集中注意力和睡眠)和日常生活活动能力(个人护理、提起重物、阅读、工作、驾驶和娱乐)两部分,由受试对象根据自己的情况勾选,具体评定内容详见附录,每个项目最低得分为 0 分,最高得分为 5 分,分数越高表示功能障碍程度越重。

（二）颈椎活动度的评定

评定颈椎屈曲、伸展、侧屈、旋转的活动度。

1. 旋转　嘱患者在尽可能舒服的情况下向一侧转头,然后再向另一侧转头。旋转的范围约 70°。肌紧张定位明确提示肌肉张力增高,疼痛弥散提示软组织受刺激或炎症,局限性剧痛提示关节突综合征或关节囊受刺激。

2. 伸展　嘱患者在尽可能舒服的情况下向上看。在颈椎主动伸直过程中,患者应能在感觉很舒服的情况下看到天花板。伸展使关节突关节间隙及椎间孔截面积减小,如果存在关节突关节固定或关节囊刺激,则会引发局限性疼痛。伸展时枕骨下肌群紧张,会引起枕骨下区疼痛;如果颈前肌群已受损,则会引起颈前区疼痛。肩头区或肩胛区的牵涉痛提示关节受刺激。臂或手相应皮节的牵涉剧痛提示神经根疾患。

3. 屈曲　嘱患者在尽可能的情况下屈头至前胸部。在颈椎主动屈曲时,下颌与前胸间有两个手指尖宽的距离属于正常范围。屈曲时,椎骨关节突关节张开,使关节疾患得到缓解。然而,屈曲会拉伸包括颈椎伸肌与斜方肌在内的颈背部与肩部的肌肉,引起牵拉感和疼痛。

4. 侧屈　嘱患者使耳朵尽可能的向肩部靠。正常侧屈范围约 45°,即头与肩成角的一半。侧屈时同侧疼痛通常提示关节疾患,对侧疼痛或紧张通常提示肌肉损伤或肌张力增加。侧屈使同侧关节突关节间隙和椎间孔截面积减小,可引发肩头的弥散性牵涉痛。如果有关节刺激,则疼痛可牵涉至肩胛区。若有神经根刺激,侧屈可引发臂或手相应皮节的剧痛、麻木或麻刺感。颈部侧屈受限则提示关节囊纤维化或退变性关节病。

（三）疼痛评定

采用 VAS 评定疼痛程度。

（四）肌力评定

1. 临床上,常用徒手肌力评定法对受累的肌肉进行评定,同时与健侧肌肉对照。常评定的肌肉有:

冈上肌(冈上神经 C_3):作用为外展、外旋肩关节。

三角肌(腋神经 $C_{5\sim6}$):作用为屈曲、外展、后伸、外旋、内旋肩关节。

胸大肌(胸内、外神经 $C_5\sim T_1$):作用为肩关节屈曲、内收、内旋。

肱二头肌(肌皮神经 $C_{5\sim6}$):作用为肘关节屈曲、前臂旋后。

肱三头肌(桡神经 $C_{5\sim6}$):作用为肘关节伸展。

伸腕肌(桡神经 $C_{6\sim7}$):作用为腕关节伸展。

骨间肌(尺神经 $C_8\sim T_1$):作用为手指内收、外展。

2. **握力测定** 使用握力计进行测定,测试姿势为上肢在体侧下垂,用力握 2~3 次,取最大值。反映屈指肌肌力。正常值为体重的 50%。

（五）肌电图和神经传导速度测定

评估颈神经受累的程度。

（六）影像学评定

包括 X 线、CT、MRI 等。

四、康复治疗

（一）治疗原则

由于颈椎病的病因复杂,症状体征各异,而且治疗方式多种多样,因此在治疗时,应根据不同类型颈椎病的不同病理阶段,选择相应的治疗方案。不同类型的颈椎病,治疗原则不同。

1. **软组织型颈椎病康复治疗原则** 以非手术方法治疗为主。牵引、按摩、理疗、针灸均可。理疗常用超短波,无热或微热量,12min,每日一次,4 次为 1 个疗程;电脑中频或电刺激,电量为耐受限,20min(感应电刺激 5min);直流电离子导入疗法,药物,8% 乌头碱,电流强度 $0.1mA/cm^2$,20min,每日一次,4 次为 1 个疗程。

2. **神经根型颈椎病的康复治疗原则** 仍以非手术治疗为主。牵引有明显的疗效,前倾放松位牵引,6~8kg,30~40min,每日两次,药物治疗较明显。超短波和乌头碱导入、I^- 导入都有治疗意义。推拿治疗切忌操作粗暴而引起意外。

3. **脊髓型颈椎病的康复治疗原则** 先试行非手术疗法,如无明显疗效应尽早手术治疗。该类型较重者禁用牵引治疗,特别是大重量牵引,手法治疗多视为禁忌证。

4. **椎动脉型颈椎病的康复治疗原则** 以非手术治疗为主。90% 的病例均可获得满意疗效。具有以下情况者可考虑手术:有明显的颈性眩晕或猝倒发作;经非手术治疗无效者;经动脉造影证实者。

（二）康复治疗方法

包括围领及颈托、药物、注射疗法、颈椎牵引、理疗、针灸、手法按摩及运动疗法等。

1. **围领及颈托** 围领和颈托可起到制动和保护颈椎,减少对神经根的刺激,减轻椎间关节创伤性反应,并有利于组织水肿的消退和巩固疗效,防止复发的作用。围领和颈托可应用于各型颈椎病患者,对急性发作期患者,尤其对颈椎间盘突出症,交感型及椎动脉型颈椎病的患者更为合适。白天戴上,休息时可除去。长期应用颈托和围领可以引起颈背部肌肉萎缩,关节僵硬,非但无益,反而有害,所以穿戴时间不可过久,且在应用期间要经常进行医疗体育锻炼。在症状减轻时要及时除去围领和颈托,加强肌肉锻炼。

2. 中西医药物治疗　药物在颈椎病的治疗中可以起到辅助的对症治疗作用,常用的药物有:

(1) 非甾体抗炎药(NSAIDs):疼痛严重者可服用。此类药物通过抑制环加氧酶使前列腺素 E 减少而产生镇痛作用。用药不宜超过 2 周。常用药物有:对乙酰氨基酚、布洛芬等。

(2) 扩张血管药物:如烟酸、地巴唑等,可以扩张血管,改善血液循环及脊髓的血液供给。

(3) 营养和调节神经系统的药物:常用的有谷维素等,可调节神经系统的功能。维生素 B_1、维生素 B_{12} 等营养神经的药物有助于神经变性的恢复。

(4) 解痉类药物:如苯海索、苯妥英钠等,可解除肌肉痉挛,适用于脊髓型颈椎病,肌张力增高并有严重阵挛者。

(5) 中医药辨证治疗:主要有祛风散寒法、益气化瘀补肾法、活血通络法等。再根据具体表现加减,对减轻疼痛、麻木、头晕等症状有一定疗效。常用方剂如:以疼痛僵硬、怕风惧寒、急性发作等症状为主用桂枝附子汤,颈部疼痛加葛根汤,气虚眩晕加补中益气汤,血虚眩晕加归脾汤,血瘀加桃红四物汤,痰湿偏寒加半夏白术天麻汤,痰湿偏热加温胆汤,手麻木伴蚁行感加黄芪桂枝五物汤,麻木伴肢体僵硬加牛蒡子汤,顽固性麻木不仁加羚羊钩藤汤等。常用的中成药有:丹参注射液、颈复康冲剂、祖师麻片、仙灵骨葆、根痛平、肾骨胶囊、活血止痛胶囊等。

(6) 外用药物:局部应用止痛擦剂对减轻因肌肉筋膜炎和肌肉劳损所引起的疼痛有良好的效果,如松节油、冬青油软膏、正骨水、正红花油等。外用膏药如关节止痛膏、麝香壮骨膏等亦有止痛作用。

3. 注射疗法

(1) 局部痛点封闭:常用药有醋酸泼尼松龙、醋酸可的松、利多卡因等,在患处找出压痛敏感点,行痛点注射,每隔 5 ~ 7 日治疗 1 次,3 ~ 5 次为 1 个疗程。一般 1 个疗程后症状基本消失,功能有所改善。

(2) 颈段硬膜外腔封闭疗法:适用于神经根型、交感型颈椎病和颈椎间盘突出症。采用低浓度的局麻药加皮质激素阻断感觉神经及交感神经在椎管内的刺激点,也可抑制椎间关节的创伤应激。常用氢化可的松、地塞米松、醋酸泼尼松龙、利多卡因等,一般为每周 1 次,2 ~ 3 次为 1 个疗程。本项治疗要求备有麻醉机或人工呼吸器,在严格无菌条件下进行,要求穿刺技术熟练。

(3) 星状神经节阻滞:患者取仰卧位,头偏对侧后仰,于胸锁关节上二横指可扪及第 7 颈椎横突,以示指深压将颈总动脉挤向外侧,与气管分开,用七号针垂直刺入直达横突。回吸无血、无气即注射 1% 利多卡因 10ml。数分钟后出现霍纳氏征为成功的标志。每隔 5 ~ 7 日治疗 1 次,3 ~ 5 次为 1 个疗程。

4. 颈椎牵引治疗　颈椎牵引疗法对颈椎病是较为有效且应用广泛的一种治疗方法,必须掌握牵引力的方向、重量和牵引时间三大要素,以保证牵引的最佳治疗效果。此疗法适用于各型颈椎病,对早期病例更为有效。对病程较久的脊髓型颈椎病进行颈椎牵引,有时可使症状加重,故较少应用。具体牵引的方法及注意事项参见第十四章第三节。

5. 物理因子治疗 可以消除神经根及周围软组织的炎症、水肿,改善脊髓、神经根及颈部的血液供应和营养状态,缓解颈部肌肉痉挛,延缓或减轻椎间关节、关节囊、韧带的钙化和骨化过程,增强肌肉张力,改善小关节功能,改善全身钙磷代谢及自主神经系统功能。常用的方法有离子导入疗法、低中频电疗、高频电疗法、石蜡疗法、磁疗、超声波、光疗、水疗、泥疗等。

(1)直流电离子导入疗法:应用直流电导入各种中、西药物治疗颈椎病,有一定治疗效果。但要用能电离的药物,并明确药物离子的电性,因药物离子是根据"同性相斥"的原理导入皮肤的。可导入的药物有中药制剂(如乌头碱提取物)、维生素类药物、镇痛药、碘离子等,作用极置于颈后部,非作用极置于患侧上肢或腰骶部,电流密度为 0.08 ~ 0.1mA/cm^2,每次20min,每日 1 次,7 ~ 10 次为 1 个疗程。

(2)高频电疗法:常用的有短波、超短波及微波疗法,通过其深部透热作用,改善脊髓、神经根、椎动脉等组织的血液循环,促进功能恢复。超短波及短波治疗时,颈后单极或颈后、患侧前臂斜对置,微热量,12 ~ 15min/ 次,每日 1 次,7 ~ 10 次为 1 个疗程。微波治疗时,将微波辐射电极置于颈部照射,微热量,10 ~ 12min/ 次,每日 1 次,7 ~ 10 次为 1 个疗程。

(3)石蜡疗法:石蜡的比热大,导热系数小,融化时吸收大量的热量,冷却时慢慢将热量放出,热作用时间长、加热均匀。另外,石蜡有良好的可塑性、黏滞性和延伸性,可与治疗部位密切接触。将加热后的石蜡敷贴于患处,使局部组织受热、血管扩张,循环加快,细胞通透性增加,由于石蜡的热作用持续时间较长,故有利于深部组织水肿消散、消炎、镇痛。常用颈后盘蜡法,温度 42℃,每次治疗 30min,每日 1 次,7 ~ 10 次为 1 个疗程。

(4)磁疗:即利用磁场治疗疾病的方法。常用脉冲电磁疗,磁圈放置于颈部和(或)患侧上肢,20min/ 次,每日 1 次,10 次为 1 个疗程。

(5)超声波疗法:作用于颈后及肩背部,常用接触移动法,0.8 ~ 1.0W/cm^2,每次治疗 8 ~ 10min,每日 1 次,7 ~ 10 次为 1 个疗程。可加用药物透入,常用维生素 B、氢化可的松、双氯芬酸等。

(6)低频调制中频电疗法:电极于颈后并置或颈后、患侧上肢斜对置,根据不同病情选择相应处方,如止痛处方、调节神经功能处方、促进血液循环处方,20min/ 次,每日 1 次,7 ~ 10 次为 1 个疗程。

(7)红外线照射疗法:红外线灯于颈后照射,照射距离 30 ~ 40cm,温热量,20 ~ 30min/ 次,每日 1 次,7 ~ 10 次为 1 个疗程。

(8)泥疗:泥疗是将具有医疗作用的泥类,加热至 37 ~ 43℃左右,进行全身泥疗或颈、肩、背局部泥疗。由于泥的热容量小,并有可塑性和黏滞性,可影响分子运动而不对流,所以其导热性低、散热慢,保温性好,能长时间保持恒定的温度。其次,由于泥中含有各种微小沙土颗粒及大量胶体物质当其与皮肤密切接触时,对机体可产生一定的压力和摩擦刺激,产生类似按摩的机械作用。另外泥土中尚有一些化学作用和弱放射作用,通过神经反射、体液传导和直接作用对机体产生综合效应。每日或隔日一次,每次治疗 30min,7 ~ 10 次为 1 个疗程。结束时要用温水冲洗。

6. 针灸治疗 包括针法与灸法。针灸疗法对颈椎病的治疗可取得明显疗效,而且设备简单、易行。

针法常取绝骨穴和后溪穴,再配以局部穴位的大椎、风府、天脊、天目、天柱等,一般每日一次,每次留针 20 ~ 30min,2 周为 1 个疗程。因为绝骨穴属足少阳胆经,是足三阳络,为髓之会穴;后溪穴属太阳小肠经,是八脉交会穴之一,通过督脉。而颈后部正是督脉,是足太阳膀胱经、足少阳胆经必经之路;而侧颈部有手太阳小肠经和手少阳三焦经通过,所以能起到疏通经络、调理气血、疏筋止痛等功效。

7. 推拿和手法治疗　按摩、推拿疗法对颈椎病是一种较为有效的治疗措施。其治疗作用为疏通脉络,止痛止麻;加宽椎间隙,扩大椎间孔,整复椎体滑脱,解除神经压迫;松解神经根及软组织粘连,缓解症状;缓解肌肉紧张,恢复颈椎活动;对瘫痪肢体进行按摩,可以减轻肌肉萎缩,防止关节僵直和关节畸形。

推拿和手法治疗大致可分为三类:一为传统的按摩、推拿手法;二为旋转复位手法;三为关节松动术。

(1)传统的按摩、推拿手法:治疗前对患者的病情应有全面的了解,手法要得当,切忌粗暴。在颈、肩及背部施用揉、拿、捏、推等手法,对神经根型颈椎病施行推拿手法时还应包括患侧上肢,椎动脉型和交感型颈椎病应包括头部。常取的穴位有风池、太阳、印堂、肩井、内关、合谷等。每次推拿 15 ~ 20min,每日 1 次。推拿治疗颈椎病对手技的要求高,不同类型的颈椎病,其方法、手法差异较大。

(2)旋转复位手法:应用于颈椎小关节紊乱、颈椎半脱位等疾患。该法难度较大,存在一定风险,必须要由有经验的术者操作。

(3)关节松动术:关节松动术治疗颈椎病手法主要有拔伸牵引、旋转、松动棘突及横突等。

1)拔伸牵引:常用于颈部肌肉紧张或痉挛,上段颈椎合并中段颈椎病变用中立位牵引,下段颈椎约20° ~ 30° 牵引,持续 15 ~ 20s,休息 5s,重复 3 ~ 4 次。

2)旋转颈椎:患者去枕仰卧,颈部放在床沿,术者站在床头,一手四指分开放在患者健侧颈枕部,拇指放在对侧,用另一手托住其下颌,前臂放在耳前,使患者头部位于术者的手掌、前臂和肩前,操作时躯干及双手不动,双前臂向健侧缓慢地转动患者的颈部。

3)松动棘突:分垂直松动和侧方松动两种,对于颈椎因退变引起的活动受限和颈部肌肉紧张或痉挛特别有效。

4)松动横突及椎间关节:术者双手拇指分别放在患侧横突背侧和棘突与横突交界处进行操作,对于颈部活动受限的患者效果较好。

8. 运动疗法　各型颈椎病患者的全身各部肌肉可因神经营养失调或废用等原因而发生明显肌肉萎缩,并引起肌肉劳损和肌筋膜炎等症状。颈椎周围的关节囊、韧带、肌肉等组织也可因炎性反应,缺少活动等原因发生粘连、显得僵硬,因而应鼓励患者积极进行功能锻炼。运动疗法可增强颈与肩胛带肌肉的肌力,保持颈椎的稳定,改善颈椎各关节功能,防止颈部僵硬,矫正不良体姿或脊柱畸形,促进机体的适应代偿能力,防止肌肉萎缩、恢复功能、巩固疗效、减少复发。故在颈椎病的防治中运动疗法起着重要的作用。

功能锻炼的方法要因人而异,以颈背肌肉劳损为主要症状者,要锻炼颈背部肌肉;上肢肌肉萎缩无力者,以锻炼上肢动作为主;而下肢跛行无力、步行困难者,则要练习行走及蹲立动作;出现四肢瘫痪的患者,失去自主活动的能力,除加强护理,防止发生各种并发症外,对瘫痪肢体的肌肉要进行按摩,对所有关节进行全范围的被动活动,每日两三次,可以减轻肌肉萎缩,防止关节僵直和关节畸形。

功能锻炼应在医师的指导下进行,急性发作期限制活动,尤其是脊髓型和椎动脉型的患者,动作应缓慢,幅度由小逐渐增大,活动中不引起任何不适和摩擦感、弹响声。肌力训练只进行等长收缩。

（三）颈椎病的手术治疗

无论哪一型颈椎病,其治疗的基本原则都是遵循先非手术治疗,无效后再手术治疗这一基本原则。这不仅是由于手术本身所带来的痛苦和易引起损伤及并发症,更为重要的是颈椎病本身绝大多数可以通过非手术疗法使其缓解和停止发展、好转甚至临床痊愈。除非具有明确手术适应证的病例,一般均应先从正规的非手术疗法开始,并持续 3 ~ 4 周,一般均可显效。对呈进行性发展者,则需当机立断,及早进行手术。

手术治疗的目的是解除由于椎间盘突出、骨赘形成或韧带骨化所致的对脊髓或血管的严重压迫,以及重建颈椎的稳定性。手术疗法适应证:

1. 经合理的保守治疗,半年以上无效,或反复发作,并影响正常生活或工作,而且同意手术治疗者;

2. 颈椎间盘突出经非手术治疗后根性疼痛未得到缓解或继续加重,严重影响生活及工作者;

3. 上肢某些肌肉,尤其是手内在肌无力、萎缩,经保守治疗 4 ~ 6 周后仍有发展趋势者;

4. 颈椎病有脊髓受累症状,经脊髓碘油造影有部分或完全梗阻者;

5. 颈椎病患者突然发生颈部外伤或无明显外伤而发生急性肢体痉挛性瘫痪者;

6. 颈椎病引起多次颈性眩晕、晕厥或猝倒,经非手术治疗无效者;

7. 颈椎病椎体前方骨赘引起食管或喉返神经受压症状者。

（四）康复教育与颈椎病的预防

随着年龄的增长,颈椎椎间盘发生退行性变几乎是不可避免的。但是如果在生活和工作中注意避免促进椎间盘退行性变的一些因素,则有助于防止颈椎退行性变的发生与发展。

1. **明确认识**　正确认识颈椎病,树立战胜疾病的信心。颈椎病病程比较长,椎间盘的退变、骨赘的生长、韧带钙化等与年龄增长、机体老化有关。病情常有反复,发作时症状可能比较重,影响日常生活和休息。因此,一方面要消除恐惧悲观心理,另一方面要防止得过且过的心态,放弃积极治疗。

2. **医疗体操**　医疗体育保健操:无任何症状者,可以每日早、晚各数次进行颈椎保健操。

(1)与颈争力:站立,两足分开与肩同宽,两手叉腰,抬头望天,低头看地,自然呼吸。

(2)前伸探海:头颈前伸并转向右下方,双目前下视,似向海底窥视,然后还原向左。

(3)回头望月:头颈向右后上方尽力转,双目转视右后上方,似向天空望月亮一样,头颈转向左后上方,双目望月。

(4)往后观瞧:头颈向右后转,目视右方;头颈向左后转,目视左方。

(5)金狮摇头:头颈向左、右各环绕数周。缓慢屈、伸、左右侧屈及旋转颈部的运动。加强颈背肌肉等长抗阻收缩锻炼。

3. **戒烟酒**　颈椎病患者戒烟或减少吸烟对其缓解症状、逐步康复意义重大。饮酒要适量,最好每餐饮酒不超过白酒 100g。避免过度劳累而致咽喉部的反复感染炎症,避免过度负重和人体震动进而减少对椎间盘的冲击。

4. **良好姿势**　避免长期低头姿势,要避免长时间低头或固定一个方向工作,银行与财会专业人士、办公室伏案工作、电脑操作等人员,这种体位使颈部肌肉、韧带长时间受到牵拉而劳损,促使颈椎椎间盘发生退变。应在工作 1h 左右后改变一下体位。改变不良的工作和生活习惯:如卧床阅读、看电视,无意识的甩头动作等。

5. 避免颈部外伤　乘车外出应系好安全带并避免在车上睡觉,以免急刹车时因颈部肌肉松弛而损伤颈椎。不要互做拧头搂颈动作,以免拧伤颈椎。出现颈肩臂痛时,在明确诊断并除外颈椎管狭窄后,可行轻柔按摩,避免过重的旋转手法,以免损伤椎间盘。

6. 避免风寒、潮湿　夏天要注意避免风扇,特别是空调直接吹向颈部。出汗后不要直接吹冷风,或用冷水冲洗头颈部,或在凉枕上睡觉。注意颈部的保暖。

7. 选择合适的枕头　正常情况下,颈椎的生理曲度是维持椎管内外平衡的基本条件,如枕头过低,仰卧位入眠时,颈部处于过伸位,致使前凸曲度加大,椎体前部的肌肉和前纵韧带牵拉易疲劳。与此同时,椎管后方的黄韧带则形成皱褶突入椎管,增加脊髓的压力,如已有椎间盘突出、骨质增生则可诱发症状。如枕头过高,仰卧入眠时颈部过度前屈,后方的肌肉和韧带紧张,容易疲劳,此时硬膜囊后壁受到牵张,颈髓前移。此时,若伴有椎管狭窄,容易出现脊髓受压。所以,枕头过高或过低对颈椎都可产生不利影响。枕头的高度因个体差异,不好用统一的数值来确定,但一般来说,枕头的合适高度是自己拳头的 1.5 倍高。枕芯填充物不要太软,最好用荞麦皮、稻壳、绿豆壳等透气好、经济实惠的物质作枕芯。

8. 重视青少年颈椎健康　随着青少年学业竞争压力的加剧,长时间的看书学习对广大青少年的颈椎健康造成了极大的伤害,从而出现颈椎病发病低龄化的趋势。应在青少年中宣传有关颈椎的保健知识,教育学生们树立颈椎的保健意识,重视颈椎健康,树立科学学习、健康学习的理念,从源头上堵截颈椎病。

9. 关于颈椎病的预防性治疗　胡桃、山萸肉、生地黄、黑芝麻等具有补肾髓之功,合理地少量服用可起到强壮筋骨、推迟椎间盘和关节退变的作用。如果有条件,每年可以服用一些防止颈椎病和其他慢性脊柱病(如腰椎间盘突出症、椎体骨质疏松症、慢性腰肌劳损等)的膏方。

五、预后及预防

颈型颈椎病的预后大多数较好。神经根型颈椎病的预后,单纯髓核轻度突出者,及时治疗,大多可痊愈。髓核突出较重,病程较长,突出物与周围组织有粘连者,残留一定的后遗症。钩椎关节增生,早期治疗,恢复满意。多节段椎体退行性变,骨质增生广泛者,预后较差。脊髓型颈椎病的预后,单纯椎间盘突出,造成硬膜囊受压,经保守治疗后,恢复满意。因椎间盘突出造成脊髓压迫者预后较差。椎管矢状径明显变小并伴骨质增生、后纵韧带钙化者预后较差。椎动脉型颈椎病多因椎节不稳所致,保守治疗后,预后较好。预防主要是避免各种诱发因素,养成良好的睡姿,避免增加颈部负荷。另外,经常做颈部体操也可治疗和预防颈椎病的发作。

(岳寿伟)

第二节　寰枢关节半脱位

一、概述

寰枢关节半脱位是指构成寰枢关节的两个外侧关节及寰枢正中关节在外伤、劳损、感染等因素作用发生移位而不能自行复位,并产生局部的神经、血管刺激症状。也称寰枢关节旋转型半脱位、寰枢关节非外伤型半脱位等。研究显示,寰枢关节半脱位的大多数患者为儿童或青少年。

寰枢关节是人体运动最复杂的关节(见图 2-15)。寰椎本身并无椎体,人的头部重量是通过寰椎侧块向枢椎侧块传导,二者之间的关节接触面积远远小于其他颈椎,寰椎侧块关节面在矢状位接近于水平,关节囊较松弛,第 2 颈神经从寰椎后弓与枢椎弓板之间穿出,椎动脉干在寰枢椎之间有 4 个近乎 90° 的弯曲,并且,椎动脉管壁有丰富的交感神经纤维环绕。另外,寰枢关节的稳定性主要依靠寰椎横韧带、翼状韧带、十字韧带、前后纵韧带以及关节囊来维持。因寰枢关节处于人体的中枢部位,在各种生理运动状态下,寰枢关节经常处于受力状态,其运动幅度也较大,所以,这些特点都决定了寰枢关节具有相对不稳定性。

二、临床特点

(一)发病机制

关于寰枢关节半脱位的发病机制,人们一般认为是由于寰枕关节或 C_2、C_3 关节活动性的丧失,寰枢关节的活动代偿性增加,因而会承受更大的应力,从而增加了寰椎横韧带和翼状韧带的紧张度,韧带逐渐拉长松弛,使寰枢关节逐渐失去稳定性,进而造成半脱位或脱位。另外,相关研究认为,炎症也可导致寰枢关节半脱位,如类风湿关节炎、咽喉部炎症、强直性脊柱炎等。由于炎症会感染颈部软组织,当感染扩散浸润至颈椎关节时,引起颈部肌肉痉挛,关节囊松弛,使正常的对位发生旋转或侧方移位;或是炎性水肿,造成寰椎横韧带扩张,导致寰枢椎关节不稳。另外,正常情况下,小儿的颈椎韧带比成人更松弛,双侧侧块小关节呈水平位,因此,上下关节面不能够有效制约,容易发生旋转移位。

(二)临床表现

1. **颈部症状** 颈部疼痛、颈项强直,疼痛可扩大至枕部或半个颅脑区;当患者头颈向一侧倾斜时,颈部关节活动明显受限。

2. **椎动脉症状** 患者可有头痛、眩晕、耳鸣、视物模糊等症状,特别是当头颈转动时,眩晕会加重,可伴有恶心、呕吐感。部分患者后枕部麻木酸楚,可伴手指麻木,听力和视力也可出现不同程度的减退。

3. **神经症状** 患者可有上肢麻木、肌力减退,行走时步态不稳等。

4. **呼吸功能障碍** 见于重症或晚期患者。发病的早期,患者呼吸功能正常;随着病情的发展会表现出呼吸费力,当延髓交界区受压时,会逐渐出现呼吸功能障碍,直至呼吸衰竭,甚至死亡。

(三)影像学检查

1. **X 线检查** 诊断寰枢关节半脱位时,尽管没有 CT 或三维 CT 准确,但是 X 线片依然具有不可替代的作用。正常人颈椎张口位 X 线片可见寰椎两侧块呈同样大小,齿状突与两侧块之间的距离相等。当头转向左侧时,右侧块与齿状突的距离减小,同时右侧块清晰,左侧块模糊;当头转向右侧时则相反。正常人寰齿间隙差平均为 0.9mm。有学者认为,摄张口位片时,患者头部应该向左右各旋转 15°,如果左右两侧侧块与齿状突的差值不变,则寰枢关节关系正常;反之则提示寰枢关节脱位(图 17-1、图 17-2)。

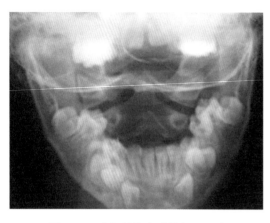

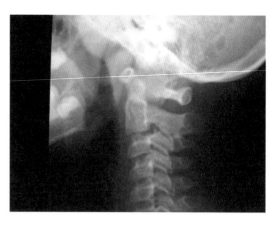

图 17-1 寰枢关节半脱位(正面观)　　　　图 17-2 寰枢关节半脱位(侧面观)

2. CT 检查　随着颈椎三维 CT 成像技术应用于临床后,诊断寰枢关节半脱位的准确率明显提高。CT 能够清楚地显示出椎管与骨结构的断面图像,也能够清楚地显示出寰枢关节以及齿状突的连续图像,还可以显示齿状突与寰椎前弓的关系,且不受颈椎周围结构的影响。1978 年,Fieding 等学者首先对临床怀疑为寰枢关节半脱位而普通 X 线片难以确定的患者进行颈椎的 CT 检查,发现 CT 能清晰地显示寰枢区断层的解剖结构及寰枢关节相对旋转情况。Fieding 将旋转脱位分为 4 型,Ⅰ型:以齿状突为旋转轴,寰椎旋转移位而无向前移位;Ⅱ型:以一侧关节为旋转轴,寰椎旋转向前移位 3 ~ 5mm 并固定;Ⅲ型:旋转移位固定情况同Ⅱ型,但移位超过 5mm;Ⅳ型:旋转向后移位,常合并齿突骨折。

(四)诊断

临床上一般认为,寰枢关节半脱位患者的寰枢关节面有移位,寰齿间距 >5mm,寰齿侧间隙差值成人 >3mm、儿童 >5mm,并且摄左右双侧斜 15° 张口位片时差值仍存在可确诊。详细诊断标准如下:

1. 症状　有或无颈斜,颈枕交界处疼痛不适,颈部向一侧或两侧旋转受限,可伴头痛、头晕、恶心、视物不清等症状。

2. 体征　C_1 ~ C_2 横突、椎弓、后关节一侧隆起,有压痛;对侧凹陷,无压痛,枢椎棘突偏位,旋颈试验阳性,仰卧位时颈椎两侧旋转角度不对称。

3. X 线　在寰椎侧块等宽的前提下,寰枢关节外侧对合不全,寰齿前隙呈"V"形或倒"V"形改变。

(五)一般治疗

1. 纠正不良颈姿　睡眠时,枕头勿太高或太低,应托及颈部和头部;伏案工作时,桌椅高度应相称,避免颈部过度屈曲前倾,另外,也要避免头颈部长时间向一侧倾斜。

2. 颈部锻炼　主要做以下练习:

(1)目视前方,将头慢慢后缩至最大限度,保持这个姿势数秒后放松,也可以将手按在下颌上,将头推向更后的位置,使锻炼更有效。

(2)颈部缓缓向后伸至最大范围,保持数秒后恢复起始姿势,每组动作 10 下,每天 6 ~ 8 次。

三、常见康复问题

1. **疼痛** 颈肩部疼痛,颈项强直,疼痛可波及颅枕部。
2. **颈椎活动受限** 颈椎常呈固定姿势,并且其他各项活动也明显受限。
3. **眩晕** 寰枢关节半脱位刺激椎动脉或交感神经,常引起眩晕、恶心、呕吐等症状。
4. **肢体活动受限** 寰枢关节半脱位严重者,脊髓受压可导致肢体无力,甚至瘫痪。

四、康复评定

(一) 一般评定

针对患者的颈部疼痛、颈部功能障碍、颈椎关节活动度、颈部肌群肌力,进行详细的评定。

1. **颈部疼痛评定** 采用 VAS 对其进行评定,具体方法如下:在白纸上画一条 10cm 长的粗直线。在线的一端写上"无痛",另一端"最剧烈的疼痛"。患者根据自己所感受的疼痛程度,在直线上某一点作一记号,以表示疼痛的强度对心理上的冲击。从起点至记号处的距离长度即为疼痛的量,0 ~ 10 分,分数越高表示疼痛程度越重。

2. **颈部功能障碍评定** 采用颈椎功能障碍指数(neck disability index, NDI)对其进行评定,NDI 共包括 10 个项目:颈痛及相关的症状(疼痛的强度、头痛、集中注意力和睡眠)和日常生活活动能力(个人护理、提起重物、阅读、工作、驾驶和娱乐)两部分,由受试对象根据自己的情况勾选,具体评定内容详见附录,每个项目最低得分为 0 分,最高得分为 5 分,分数越高表示功能障碍程度越重。按以下公式计算受试对象颈椎功能受损的程度:颈椎功能受损指数(%)=(每个项目得分的总和/受试对象完成的项目数 ×5)×100%,结果判断:0 ~ 20%,表示轻度功能障碍;20% ~ 40%,表示中度功能障碍;40% ~ 60%,表示重度功能障碍;60% ~ 80%,表示极重度功能障碍;80% ~ 100%,表示完全功能障碍或应详细检查受试对象有无夸大症状。

3. **颈部活动度评定** 对患者颈部进行前屈、后伸、侧屈以及旋转活动度评定,以了解患者颈部活动情况,同时也可作为康复治疗前后的疗效评定。

4. **颈部肌力评定** 采用徒手肌力评定方法进行评定。

(二) 影像学评定

根据 X 线、CT 等影像学表现进行评定,常用 X 线拍摄张口正位片。张口正位片能够显示颈椎侧块的移位距离以及齿突与侧块的间距,还可以了解寰椎侧块关节面、枢椎上下关节面是否变形,但有时无法区别是否为假性脱位。因此,对临床表现和影像学结果不符合者可加照颈椎屈曲位、伸直位以及中立位 X 线检查,以排除假阳性。正常人颈椎张口位 X 线片可见枢椎齿状突与两侧块之间的距离相等。无法确诊时,可做 MRI 检查。

五、康复治疗

(一) 康复治疗原则

对于症状明显、诊断明确的寰枢关节半脱位,颈椎牵引配合局部理疗,效果较好;对于合并炎性病变者,可以选用相应的抗生素治疗;12 岁以上的患者可使用颅骨牵引,可取得较明显的治疗效果;病程长、症状重的牵引治疗无效,有颈部神经功能障碍并持续严重的颈部疼痛患者或有严重的交感神经症状,可考虑手术治疗。

（二）康复治疗方法

1. 颈椎牵引　是治疗寰枢关节半脱位的一种有效方法,适合于各种原因引起的寰枢关节半脱位,常见的有枕骨牵引和颅骨牵引。枕颌带牵引方便、安全,临床应用较多,牵引体位可采用平卧位或坐位,每次牵引 20 ~ 30min,每天 1 次,牵引至临床症状消失或 X 线检查证实复位;牵引重量应根据自身体重以及患者的耐受程度决定,一般为体重的 10% 左右,可从小剂量开始,逐渐增加牵引重量。

2. 支具固定　持续时间较短的轻度寰枢关节半脱位,可使用支具固定 2 ~ 3 周;如果症状持续时间较长或者使用支具治疗并无明显改善的患者,可行颈椎牵引,牵引复位后配合支具固定。常用颈托固定,一般固定 2 ~ 3 周,时间不宜过长,固定时间过长容易造成患者关节僵硬,影响关节功能恢复;固定时间过短则不利于关节囊及韧带的恢复。解除固定后,椎间关节会出现僵硬或者活动受限,应当积极进行颈部功能锻炼,恢复颈部肌力和关节活动度。

3. 物理治疗　主要作用是改善局部血液循环,减轻炎症及水肿,解除肌肉痉挛,缓解疼痛。常用的方法为:

（1）高频电疗法:常用超短波、短波疗法,通过其深部透热作用,改善颈部软组织血液循环,从而缓解肌肉痉挛、疼痛。通常将电极分别放在颈前部和后部,两电极对置。每次治疗时间为 12 ~ 15min,每天 1 次,10 ~ 15 次为 1 个疗程。

（2）石蜡疗法:改善血液循环,消除水肿,缓解疼痛。通常温度略高于体温,30min/ 次,每日 1 次,10 次为 1 个疗程。

（3）磁疗:常用脉冲电磁疗,磁圈放置于颈部,20min/ 次,每日 1 次,20 次为 1 个疗程。

（4）中频电疗法:将电极在颈后并排放置,20min/ 次,每日 1 次,15 ~ 20 次为 1 个疗程。

（5）红外线照射疗法:将红外线灯置于颈后照射,照射距离 30 ~ 40cm,热量适中,20 ~ 30min/ 次,每日 1 次,20 次为 1 个疗程。

4. 手法复位　根据病情,可选择推拿手法。手法治疗的目的在于解除肌肉痉挛、嵌顿和压迫,在枕部、颈部和肩部进行揉、捏、推、按,松解软组织痉挛。在手法的直接作用下,可使脱位的关节逐渐复位。值得注意的是,手法复位治疗寰枢关节半脱位具有一定的危险性,应避免暴力复位,错误的手法反而会加重病情,甚至造成高位的脊髓损伤危及生命,因此该疗法必须由经验丰富的医务工作者进行(图 17-3)。

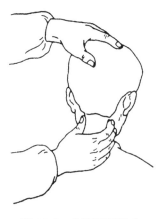

图 17-3　拿捏颈部肌肉

（吴　文）

第三节 颈椎挥鞭样损伤

一、概述

颈椎挥鞭样损伤损伤又称颈椎屈曲(伸展)损伤或加速(减速损伤),是指由后方或者侧方车辆撞击所致的颈部加速(减速)运动所造成的颈部骨、神经及软组织等一系列损伤。最初由 Crowe 于 1928 年提出,专指机动车追尾撞车时,对乘车人员产生突然过伸或过屈的作用力,使颈部软组织产生过度应力而造成的损伤。

当机动车与前方、后方或侧方的车辆相互撞击时,作用于驾驶员或乘客的致伤能量,使颈部产生加速(减速)的运动,造成骨或软组织损伤,由此导致的临床表现被称为挥鞭伤相关性疾患,致伤能量的大小与车辆的重量及速度相关。另外,当车辆被撞击时,如果乘员头部同时伴有旋转动作时,造成的挥鞭样损伤会更加严重。

随着当今交通工具的逐渐发达,由于交通意外导致的交通伤也不断增加,颈部挥鞭样损伤的发生率也呈逐渐上升的趋势。在西方国家,颈部挥鞭伤的发病率约为 0.1% ~ 0.4%,其中有 40% 在 6 个月后转变成继发性挥鞭伤综合征;有 25% 的患者转成慢性病,其中 10% 遭受严重的病痛。仅在美国,每年发生的挥鞭样损伤就超过 100 万例。而在我国,挥鞭样损伤的发病率也呈逐年上升的趋势。由于我国的医疗条件以及相关法规的不足,虽然有关颈部挥鞭伤的报道较少,但实际发生率应当高于西方国家水平。颈部挥鞭样损伤对社会、对家庭也会造成很大的经济负担,因此越来越受到人们的重视。

二、临床特点

(一) 病因病理

挥鞭样损伤大多见于高速行驶的车辆急刹车及撞车时,由于惯性的作用,乘员的面、颌、额等部位遭受来自正前方的撞击(多为挡风玻璃或正前方座椅的靠背),致使头颈向后过度后仰;此外,来自颈部前方的其他暴力撞击或后上方的暴力牵拉均可产生同样的后果。如果患者本身存在发育性或退变性因素等造成的椎管狭窄病变,更容易导致挥鞭样损伤的发生(图 17-4、图 17-5)。

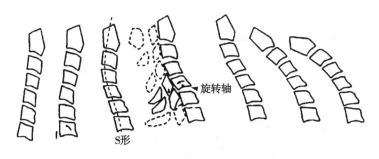

图 17-4 挥鞭样损伤中的颈椎过伸运动

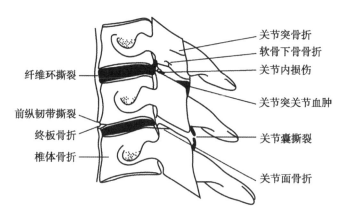

图 17-5　挥鞭样损伤时颈椎的常见损伤

挥鞭样损伤累及颅颈连接部的颈椎是产生临床症状的重要原因。颅颈连接部由枕骨、寰椎、枢椎及相应的关节和韧带组成，结构较为复杂，主要包括：

1. **寰椎横韧带与寰椎十字韧带**　起到固定齿状突的作用；

2. **翼状韧带**　是成对的圆形纤维束，起于枢椎齿状突后上缘，从齿突尖后方向外并略向上向后，止于枕骨群内侧凹；

3. **覆膜**　从脊柱后纵韧带向上延伸，经寰枢椎向上伸展，附着于枕骨大孔前方的枕骨脑桥基底沟；

4. **寰枕前膜**　上缘起于枕骨大孔前方，下缘止于寰椎前弓上缘；

5. **寰枢前韧带**　呈索状结构，是脊柱前纵韧带向上的延续，上方附着于寰椎前弓下部；

6. **寰枕后膜**　是黄韧带的延续，上缘附着于枕骨大孔后缘，寰枕后膜两侧有椎动脉的入口和枕下神经的出口；

7. **项韧带**　从枕外粗隆延伸至第 7 颈椎棘突。

研究显示，来自车辆后方的撞击可使乘员颈部产生双向、复杂的运动。乘车者由于惯性作用产生一定的加速度，使颈椎发生超出正常范围的过伸运动，作用点一般以 $C_5 \sim C_6$ 为中心，随后颈椎因反弹作用又会产生屈曲运动。另外，躯干的上下运动又会使颈椎产生轴向压缩负荷，因而在颈椎屈伸活动的同时也产生了上下方向的运动。有研究人员用 X 线摄影记录了顶椎在挥鞭样过程中的过伸运动变化：开始时，人体躯干的向上运动驱使第 6 颈椎发生向上运动并后伸，然而，此时上方的颈椎仍保持静止；随后 C_6 的后伸又使得上方椎体产生 $2° \sim 50°$ 的前屈，使颈椎呈 S 形曲线，导致颈椎前段趋于分离，从而产生了挥鞭伤（图 17-6）。

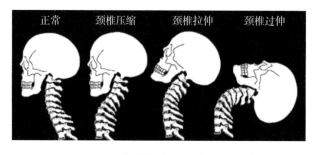

图 17-6　挥鞭样损伤发生过程示意图

关于挥鞭样损伤的发病机制,目前公认的理论是当颈椎过度伸展时,颈椎的椎管矢状径缩小范围超过50%,造成椎管空间减小,导致颈部脊髓受压,而脊髓损伤的范围也与损伤前的病理基础密切相关。

（二）临床表现

多数患者在伤后几分钟内并无症状,但几小时后局部症状和体征开始变得明显,绝大多数患者在24h之内出现临床症状,其后的几天内症状逐渐加重。伤后数小时内的迟发型症状是挥鞭样损伤的典型表现之一,其原因可能为损伤的软组织发生水肿并产生渐进性出血。

魁北克工作组根据伤者的颈部症状、肌肉骨骼体征、神经体征和其他一些症状将挥鞭样损伤分为5级:0级,颈部无不适,无异常体征;1级,颈部疼痛、僵硬或仅有压痛、无异常体征;2级,颈部症状及肌肉骨骼体征(指活动范围缩小和局部压痛);3级,颈部症状及神经体征(神经反射减弱或消失,运动和感觉功能损害);4级,颈部症状伴骨折或脱位。临床上典型的挥鞭样损伤为1～3级,0级和4级少见。常见的临床表现如下:

1. **颈痛** 颈痛是挥鞭样损伤的主要临床表现,通常在创伤后24h以内或者在创伤后立即出现。目前认为,颈痛的原因是颈椎软组织和椎间小关节损伤的结果。典型的颈痛表现为颈区后出现钝痛,可放射至头部、肩胛区以及上肢,患者活动颈部时疼痛会进一步加剧。有些伤者可出现长期颈痛,甚至出现肢体功能障碍。

2. **头痛** 头痛的发生在挥鞭样损伤中仅次于颈痛,有时甚至为最明显的症状。典型的表现为枕部或枕下部疼痛,并可向前放射至颞部、眼眶及头顶部;肌肉和筋膜的损伤也可能是引起头痛的最常见原因;此外,神经性或血管性因素也可能成为疼痛的原因。

3. **背痛和上肢放射痛及感觉、运动功能障碍** 由于神经根受压或者神经根直接损伤,上肢可出现放射痛以及感觉、运动功能障碍。约有20%～35%的挥鞭样损伤患者在伤后第1个月内出现肩胛区至后腰背部疼痛,其中多数为肌筋膜损伤所致,也可能由胸、腰椎的椎间盘或椎体损伤而引起。

4. **认知及心理异常** 挥鞭样损伤可造成记忆、思维等方面能力的下降,患者在日常工作生活中容易疲劳或神经过敏,这些表现可能与脑损伤有关。

5. **其他** 其他的症状还有吞咽困难、头晕、视力障碍、脑神经损伤、自主神经系统损害等。

（三）影像学检查

1. **X线检查** 挥鞭样损伤行X线片检查时无明显异常发现,部分患者在侧位片上可见椎前软组织阴影增宽,若出现这种情况,应注意患者有无前纵韧带损伤,必要时应行MRI检查明确诊断(图17-7)。

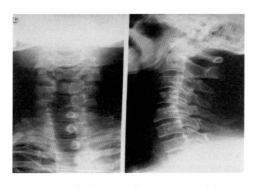

图17-7 挥鞭样损伤X线片(正面观、侧面观)

2. CT 检查　CT 检查适用于 3、4 级损伤的患者,优点是可显示椎管退行性病变,如椎管狭窄或椎间盘突出等,缺点是不能显示颈部软组织以及脊髓的病变。

3. MRI 检查　MRI 检查可以显示软组织和脊髓的病变。挥鞭样损伤急性期 MRI 可发现颈椎生理弯曲异常,椎间盘突出并伴有脊髓或硬脊膜受压、椎间盘与椎板分离等,部分患者可观察到脊髓水肿变性。有学者认为,横韧带及环枕膜作为稳定颅颈连接部的结构,一旦出现异常,往往提示患者存在挥鞭样损伤。

（四）诊断

目前尚无统一的检查标准。主要是根据病史、临床表现及影像学检查进行诊断。

（五）鉴别诊断

1. **脊髓前中央动脉综合征**　两者可在完全相似的外伤情况下(例如急刹车)发生,症状也较为相似,容易混淆。颈椎挥鞭样损伤主要是脊髓中央管周围损伤,瘫痪特点是上肢瘫痪症状重于下肢,可出现感觉分离,椎前阴影明显增宽,可有骨刺形成,一般症状较轻;而脊髓前中央动脉综合征的损伤机制主要是由于脊髓前中央动脉受阻,瘫痪特点是下肢重于上肢,感觉障碍较轻,一般无感觉分离,椎前阴影一般正常,可有较明显的骨刺。

2. **脊髓空洞症**　因其病理改变及解剖部位与挥鞭伤相似,症状相同,故容易混淆。本病一般无严重的外伤史,X 线平片上椎体前阴影无明显增宽,但 MRI 检查时则显示脊髓中央有空洞形成。

3. **急性椎间盘脱出症**　因本病发生突然,多见于外伤后,且伴有脊髓症状,故需鉴别。但髓核脱出时其外伤并不一定严重,甚至也可由一般的咳嗽引起;而脊髓受累一般以锥体束为主,少有感觉分离现象,MRI 检查有确诊意义。

4. **其他**　注意与颈椎管狭窄症、脊髓型颈椎病及其他波及脊髓的疾病相鉴别。

（六）常规治疗

关于颈椎挥鞭样损伤的常规治疗,目前尚无统一意见。对于 MRI 显示颈髓以水肿为主,程度较轻的患者可采取保守治疗,在急性期应用颈托局部制动,同时予以镇痛、缓解水肿、肌肉松弛等对症支持治疗。例如:颅骨牵引,颈托固定,使用大剂量甲泼尼龙冲击治疗以及注射甲钴胺类的营养神经药物等,这些均可获得较为满意的疗效。另外,热疗、冷疗或高频电磁治疗对于缓解疼痛症状也有一定的帮助。对于 MRI 显示脊髓受压,颈髓出血、肿胀明显并且临床表现较重者,应选择手术治疗,其中以颈前路手术为首选。保守治疗无明显效果且症状有加重趋势的患者也应手术治疗,手术方式可选择颈前路手术、颈后路手术和颈前后路联合手术。

三、康复评定

（一）颈部功能障碍评定

可采用颈椎功能障碍指数(neck disability index,NDI)对其进行评定。

（二）颈部疼痛评定

采用 VAS 对患者颈部的疼痛程度进行评定。

（三）颈部活动度评定

对患者颈部进行前屈、后伸、侧屈以及旋转活动度评定,便于了解患者颈部活动情况,同时也可作为康复治疗前后的疗效评定。

（四）颈部稳定性评定

通过 X 线片了解患者颈部稳定性,挥鞭样损伤患者通常采用侧位片,必要时加拍正位片。

（五）颈部肌力评定

采用徒手肌力评定方法进行评定。

四、康复治疗

（一）康复治疗原则

无论对于神经系统,还是肌肉本身,只有进行该项功能所需的动作锻炼,才能达到康复的目的。以患者不痛为准,在此基础上增加颈椎关节活动度,为后期康复做准备,循序渐进,从易到难,从功能需要进行锻炼,达到恢复该功能的目的。

（二）康复治疗方法

1. 物理治疗

(1) 中药外敷:急性期过后可使用活血化瘀的中药外敷,对于缓解疼痛及肌肉痉挛、僵硬有效。

(2) 高压氧舱治疗:以 2 ~ 2.5 个大气压的高压氧治疗,每次 2h,每日 2 ~ 3 次,持续10 ~ 14 天。

(3) 热疗、冷疗或高频脉冲电疗对于缓解疼痛症状也有一定的帮助。

2. 牵引　牵引可以帮助颈椎维持稳定。对于无骨折脱位,同时神经症状不明显者,可使用颌枕吊带牵引,持续牵引 21 天。待症状有所改善,可起床活动,同时佩戴颈托 3 个月。颅骨牵引主要用于骨折、脱位但神经症状不明显者,需要持续牵引 1 ~ 3 个月,若神经症状有所改善,可拍摄颈椎 X 线片,明确脱位的椎体已经复位、骨折愈合后,佩戴颈托起床活动;若神经症状加重,则需行手术治疗。

3. 运动疗法　对于 0 ~ 2 级的挥鞭伤患者,积极的运动疗法,可能比传统的物理治疗方法(如超声波、激光、穴位疗法、推拿疗法)具有更多的优点。患者可在医务人员的指导下,自主进行颈部功能锻炼,有效地改善颈椎活动度及稳定性,促进颈椎功能恢复。

4. 心理治疗　由于挥鞭伤患者颈椎高位节段受到损伤,患者会担心自己有瘫痪的风险,此时,需要专业的心理治疗。心理干预可以使挥鞭伤患者更加清楚目前所处的状况及预后,从而有效缓解患者的紧张焦虑情绪,再配合其他多种有效的治疗方法来减轻患者的不良症状,促进患者的康复。

（吴　文）

第四节　前斜角肌综合征

一、概述

前斜角肌综合征是指各种原因引起的前斜角肌水肿、增生、痉挛,导致斜角肌间隙狭窄,卡压臂丛神经以及锁骨下动静脉而引起的一种临床综合征,属于胸廓出口综合征的一种,在临床上较为常见。有学者认为,前斜角肌综合征是由于患者长时间处于特定的姿势,致使一部分肌肉过度劳累,而另一部分肌肉相对废用,产生的一种肌肉失衡状态所致。除此之外,前斜角肌综合征还可引起颈部软组织病变,产生肌肉血管神经症状,严重时可发展为骨性病变。该病多发生于中青年人,患者多从事手工劳动或者长期伏案工作,女性要多于男性,右侧要多于左侧。患者肩部肌肉不发达,一般可呈现下垂肩并伴有萎缩迹象,症状也可随压迫组织的不同而有所差异。

二、临床特点

(一)病因病理

斜角肌可分为前斜角肌、中斜角肌和后斜角肌,各组肌肉均起自于颈椎横突前结节。前斜角肌和中斜角肌止于第1肋,后斜角肌止于第2肋。前、中斜角肌与第1肋间的三角间隙称为斜角肌间隙,有锁骨下动静脉以及臂丛神经从中穿过。膈神经在前斜角肌上端外侧下行,在锁骨下动脉和静脉之间通过胸廓上口进入胸腔,支配膈肌的运动。前斜角肌属于辅助呼吸肌肉,可将第1肋抬高协助呼吸。当前斜角肌发生病变、遭受创伤或先天发育异常时,可使这部分肌肉痉挛、肥厚进而导致斜角肌间隙的挤压变形。例如,压迫臂丛神经干时,患者可表现为尺神经支配区疼痛麻木;压迫锁骨下动脉时,患者可表现为动脉供血不足;压迫膈神经时,患者可出现叹息样呼吸;压迫交感神经时,患者可表现为视力减弱,心跳加快以及前额多汗。

颈椎的运动基础有三个支点,椎体间关节为前方支点,两侧上下关节突之间的后关节为后方支点,以此为基础,形成三点运动。由于关节之间的组织具有可塑性,允许颈部关节向各个方向运动,例如伸、曲、侧弯以及旋转运动。但是,后关节只可以做与关节面垂直的滑动运动,所以后关节的活动范围很小。当颈椎的运动范围过大、遭受外伤或者颈部姿势不正常时,会导致颈部筋膜损伤和肌肉劳损,尤其以前斜角肌的劳损最为严重;且痉挛、肥厚等一些影响因素又使颈椎生理曲度异常。随着年龄的增长,颈椎髓核内的水分减少,椎间盘变薄,弹性降低,椎体间隙变窄。当椎间盘退变以后,椎间孔横径、纵径均会减小,导致神经根管变狭窄,致使 C_3、C_4、C_5 神经根受压,而 C_3、C_4、C_5 神经根的前支正好支配前斜角肌,所以前斜角肌综合征与颈椎病的一些临床表现相似。同时,前斜角肌长期痉挛会使其逐渐变粗肥厚,进而刺激臂丛神经干、膈神经并且牵拉第1肋骨,导致锁骨下动脉出现搏动减弱、血供不足等一系列症状。所以,颈部软组织长期劳损可引起颈椎骨关节的改变,之后产生前斜角肌综合征的典型症状,形成"肌肉-骨骼-肌肉"相互影响的病理循环。

(二)临床表现

患者颈臂疼痛麻木、酸胀无力、感觉异常,斜角肌间隙有明显压痛,并向上肢放射,上述症状可反复发作,时重时轻,一侧多见。当患侧产生疼痛症状时,嘱患者向上高举患肢,症状可减轻;向下牵拉患肢时,疼痛症状则明显加重;在颈前就可摸到紧张、肥大而硬韧的前斜角肌肌腹,局部有明显压痛,并向患侧上肢放射。根据临床表现可分三种类型:

1. 神经型(约占90%～95%) 分为臂丛神经下干受压型,其次为臂丛神经上干受压型及全臂丛受压型。若有典型的临床症状与体征以及神经电生理检查阳性,便可确诊。

2. 血管型(约占4%～8%) 主要为锁骨下动脉与静脉卡压,临床上较为少见,一般需要超声及血管造影检查来确诊。

3. **非典型**（约占 1% ~ 2%） 包括假性心绞痛型、椎动脉受压型以及交感神经刺激型等，这类患者较难确诊，需要经验丰富的临床工作者仔细诊断。

（三）体格检查

患者前臂内侧及环指、小指出现明显的感觉障碍，斜角肌间隙压痛明显，并向上肢放射，可伴有患侧上肢肌力减弱、肌萎缩、腱反射减弱；触诊患者颈前部，前斜角肌出现肌紧张，触感肥大而坚韧，局部有明显的压痛，并向患肢上侧放射。另外，可对患者进行症状激发试验，包括：肩外展试验 Wright 征、斜角肌挤压试验 Adsen 征、上臂缺血试验 Roose 征、肋锁挤压试验 Eden 征以及锁骨上叩击试验 Moslege 征。

（四）影像学检查

1. **X 线检查** 可以利用 X 线片排除颈胸椎的畸形，例如：第 7 颈椎横突过长等先天畸形。

2. **CT 检查** CT 显示前斜角肌与周围组织界限模糊不清，提示前斜角肌与周围组织存在粘连；另外，肌纤维增生也会导致前斜角肌纤维的局部密度增大。

（五）诊断依据

主要根据病史、临床表现、物理检查以及影像学检查等。诊断要点：本病多发于中年女性；有特征性疼痛伴上肢感觉异常或循环异常；患侧前斜角肌有压痛及上肢放射痛；深呼吸试验（Adson 征）阳性；前斜角肌肌腹局部浸润阻滞可以缓解疼痛；颈、胸段正侧位片无阳性体征。

（六）鉴别诊断

前斜角肌综合征属于臂丛性上肢疼痛范畴，需要与以下几个疾病进行鉴别。

1. **神经根型颈椎病** 其疼痛性质属于根性神经痛，为闪电样放射痛，疼痛部位与神经根分布一致，压痛点多在患侧颈椎或者椎旁部位。椎间孔挤压试验和臂丛牵拉试验多呈阳性。X 线片显示颈椎骨质增生，椎间关节错位。

2. **胸小肌综合征** 嘱患者做胸肌收缩，患侧上肢过度外展或内收，并施加一定的阻力，患侧肩臂可出现疼痛，脉搏减弱甚至消失，改变肩臂位置后，患者症状减轻。

3. **颈部扭挫伤** 因各种暴力使颈椎过度扭转，引起颈部软组织的损伤，受伤的一侧可触及肿块或者条索状硬结，并可见到皮下瘀斑。个别神经受压的患者可出现手臂麻木疼痛，感觉减退，肌力下降等体征。

三、康复评定

针对患者的疼痛，动、静脉以及臂丛神经的卡压程度进行详细的评定。

（一）疼痛评定

采用 VAS 对其进行评定。

（二）功能评定

无论采用何种康复治疗方法，都应该客观科学地评定这种方法的实际治疗效果，因此制定比较全面的标准以反映臂丛神经、血管功能十分重要。近年来，多数学者认为，可采用以下 7 项功能指标来评定前斜角肌综合征患者的功能状态（表 17-1）。

表 17-1　前斜角肌综合征评定指标

评定项目	优	良	可	差
临床症状	无	偶有(<1 次 / 周)	常有(>1 次 / 天)	未改善
运动	正常	明显改善	轻度改善	未改善
两点分辨觉	正常	正常 <6mm	>10mm	
握力	正常	正常	轻度改善	未改善
肌萎缩	阴性	阴性	阳性	强阳性
血管试验	阴性	阴性	阳性	强阳性
肌电图检测	正常	明显改善	轻度改善	未改善
总评分	15 ~ 21	10 ~ 14	4 ~ 9	≤ 3

注:优(每项 3 分);良(每项 2 分);可(每项 1 分);差(每项 0 分)

四、康复治疗

常见的康复治疗方法有:牵引治疗、等长收缩运动治疗、推拿治疗、臭氧局部注射治疗、电针治疗及穴位注射等。

1. **牵引治疗**　采用坐位颈椎前屈牵引,牵引时间 20min,重量 6 ~ 7kg。

2. **等长收缩运动治疗**　等长收缩运动是一种离心 - 向心复合式收缩运动,可以松解肌肉痉挛及牵涉痛,达到治疗目的。具体操作如下:患者取坐位,医者立于患者身后,患者头部向患侧屈,耸患肩,医者双手做抵抗运动,持续 10s,间歇 1min,每次重复以上运动 3 遍,1 次 / 天,5 次为 1 个疗程。

3. **推拿治疗**　医者站于患者身后用双手对其颈、肩、背及胸锁乳突肌进行推拿疗法。具体操作如下:将患者患侧上肢托起,使患侧肩部肌肉充分放松,连同患侧上臂一同施以揉法,然后捏颈部肌肉,按点相关穴位,如风池、风府,时间约为 8min,接着用单手鱼际沿胸锁乳突肌自上而下施以按法、揉法,并用拇指沿胸锁乳突肌肌腹前缘和后缘由上至下的进行拿捏,使患侧上肢有酸麻、酸胀等感觉,随后放松按压穴位,这时患侧上肢有温热感,最后按点极泉、曲池、合谷、内关和小海穴,揉搓上肢而结束,治疗时间约为 20min。推拿治疗同样能够有效地解除前斜角肌痉挛,减轻神经血管受压,并且缓解交感神经受累所引起的一系列症状。

4. **臭氧局部注射治疗**　臭氧是一种强氧化剂,局部注射可使炎性纤维化和筋膜等软组织软化松解,还可抑制前列腺素合成、缓激肽及致痛复合物的释放,并能增加拮抗剂或白细胞介素的释放,从而可以彻底清除局部炎症反应。从胸锁乳突肌及后缘中点进针,可达 C_4 横突,向上、向下可达 C_3 和 C_5 横突,由于这些部位均为前斜角肌的起止点所在,向这些部位注射臭氧可消除炎症,松解痉挛的肌纤维,从而可以使前斜角肌松弛。另外,在前斜角肌中部注射臭氧可以松解卡压的臂丛神经及血管,清除神经介质,从而改善局部微循环。

5. **电针治疗**　嘱患者侧卧位,患侧朝上。医者首先按压其颈椎横突尖,寻找敏感点(治疗点),敏感点可能位于横突的前沿或后沿。找准敏感点后,进行常规消毒,用左手固定好敏感点,右手持 1.5 寸针灸针,在离敏感点约 1cm 处进针,针尖 45° 朝向头部方向,沿斜角肌肌束,使针尖到达敏感点下的横突尖部,患者出现酸胀感及沿上肢的放射感后留针。根据敏感点的多少决定进针多少,最多不超过 5 个敏感点。操作完毕后,在针灸针上加用电针治疗仪,每次治疗留针 30min,20 天为 1 个疗程。如治疗 7 天无效则停止该疗法。应注意,因椎动脉在 C_6 以上的横突孔穿过,故针刺角度一定要保持 45° 并且针尖应抵达横突尖,防止误伤患者椎动脉。

6. 穴位注射　通过药物注射穴位,使患处疏经活血、通络散结,有效地阻断肌性组织被激惹 - 痉挛 - 再激惹的恶性循环,达到治疗目的。具体方法如下:1% 盐酸普鲁卡因 2ml,加维生素 B_{12} 500μg,取颈臂处的穴位,即锁骨内 1/3 与外 2/3 交界处上 1 寸,胸锁乳突肌锁骨头后缘处避开血管进针,待针下有得气感后抽无回血时,缓慢推入药液即可,每 5 天 1 次。

7. 点刺放血疗法　将前斜角肌痉挛肥厚处常规消毒,首先采用三棱针叩刺至局部出现均匀的出血点,然后在出血点处拔火罐,放血 0.5 ~ 1ml。相关研究表明,点刺放血疗法可以调节微小血管的收缩和舒张功能,使组织得到更充分的血液营养,促进组织修复。经过点刺放血治疗后,肿胀或痉挛的前斜角肌能迅速恢复到正常形态,从而解除对血管神经的压迫。

8. 臂丛神经阻滞法　选择前、中斜角肌间沟的较高位进针,寻找到横突后,回抽无血液、无脑脊液时固定针头,注入泼尼松龙 1.5ml 或地塞米松 5mg,0.5% 利多卡因 5ml 混合液,注射完毕后轻轻揉压肌间沟,使药液迅速扩散。当疼痛减轻时,嘱患者活动患侧颈肩部,医务人员用手法轻轻按摩前中斜角肌。

(吴　文)

参 考 文 献

[1]　于长隆 . 骨科康复学 [M]. 北京:人民卫生出版社, 2010.

[2]　岳寿伟 . 颈椎病非手术治疗 [M]. 北京:人民军医出版社, 2008.

[3]　Sheen JJ, Seo DK, Rhim SC, et al. Hemorrhagic Synovial Cyst Associated with Rheumatoid Atlantoaxial Subluxation [J]. Korean Journal of Spine, 2013, 10:85-87.

[4]　伍少玲 , 马超 , 伍时玲 , 等 . 颈椎功能障碍指数量表的效度与信度研究 [J]. 中国康复医学杂志 , 2008, 23:625-628.

[5]　齐伟 , 王朝辉 , 王之虹 . 寰枢关节半脱位诊断标准研究 [J]. 长春中医药大学学报 , 2012, 28(4):638.

[6]　Siskind V, Sheehan M, Rakotonirainy A, et al. Road crash risk after Whiplash Associated Disorder[J]. Safety Science, 2014, 63:151-156.

[7]　Fice JB, Cronin DS. Investigation of whiplash injuries in the upper cervical spine using a detailed neck model[J]. Journal of Biomechanics, 2012, 45(6):1098-1102.

[8]　陈峰 , 韩志强 , 于从军 , 等 . 挥鞭样损伤综合治疗的疗效分析 [J]. 中华物理医学与康复杂志 , 2008, 30(9):625-627.

[9]　戴力扬 . 挥鞭样损伤的生物力学 [J]. 医用生物力学 , 2002, 17(4):248-252.

[10]　孙桂红 . 前斜角肌综合征的综合康复疗法及预防 [J]. 中国疗养医学 , 2016, 25(6):595-597.

[11]　Franklin GM. Work-Related Neurogenic scalenus anticus syndrome: Diagnosis and Treatment[J]. Physical Medicine and Rehabilitation Clinics of North America, 2015, 26(3):551-561.

[12]　卢胜海 , 蔡华海 , 杨晓龙 , 等 . 臭氧局部注射治疗前斜角肌综合征 [J]. 中医正骨 , 2013, 25(6):61-62.

第十八章

腰椎疾病

第一节 腰椎间盘突出症

一、概述

(一)定义

腰椎间盘突出症(lumbar disc herniation,LDH)主要是指腰椎,尤其是 $L_4 \sim L_5$、$L_5 \sim S_1$、$L_3 \sim L_4$ 的纤维环破裂和髓核组织突出压迫和刺激相应水平的一侧和双侧坐骨神经所引起的一系列症状和体征。在腰椎间盘突出症的患者中,$L_4 \sim L_5$、$L_5 \sim S_1$ 突出占 90% 以上,年龄以 20 ~ 50 岁多发,随年龄增大,$L_3 \sim L_4$、$L_2 \sim L_3$ 发生突出的危险性增加。

(二)腰椎间盘的功能解剖

1. 椎间盘组成 椎间盘由纤维环、髓核、透明软骨终板组成,纤维环由坚韧的纤维组织环绕而成,髓核位于椎间盘中心的稍后方,外观呈半透明的凝胶状,主要由软骨基质和胶原纤维组成,透明软骨终板是椎体的上下软骨面,构成椎体的上下界,与相邻椎体分开。纤维环大约由 90 层相互交织的胶状纤维组成,每层的周缘纤维都垂直向上,越向内部,纤维的走向越倾斜。在向邻层纤维的走向大约相差 30°。这种结构增加了纤维环的抗载荷能力。但椎间盘抗张压力特别是扭转压力的耐受能力相对较弱。

2. 退变对椎间盘力学性能的影响 椎间盘的重要作用是把压力应变均匀地分布给椎体以及整个脊柱。椎间盘的弹性模量比椎体为低,腰椎前屈时能达到一定程度的应变。每个椎间盘起一个关节的作用,并且能减少椎体的应力,使脊柱在低得多的应力下弯曲,若椎间盘退变,椎间隙狭窄,该节段间的活动度减小,其邻近的椎间盘及椎骨在弯曲时要承受更大的形变及更大的屈曲应力。

(三)病因

1. 退行性变 腰椎间盘突出症的危险因素(risk factor)又称诱发因素,有很多,其中腰椎间盘退行性变是根本原因。椎间盘的生理退变从 20 岁即开始,30 岁时退变已很明显。此时,在组织学方面可见到软骨终板的柱状排列的生长层消失,其关节层逐渐钙化,并伴有骨形成和血管的侵入。

2. 职业特性 腰椎间盘突出有明显的职业特性。暴露于反复举重物、垂直震动、扭转、震动职业的人,腰椎间盘突出症的发病率高。长期弯腰工作者,尤其是蹲位或坐位,髓核长期被挤向后侧,纤维环后部长期受到较大的张应力,再加之腰椎间盘后方纤维环较薄弱,易发生突出,所以并非重体力劳动者是腰椎间盘突出的高危人群。

3. 吸烟 吸烟也是腰椎间盘突出症的危险因素。吸烟者腰痛的发病率明显高于不吸烟者。吸烟与腰痛有明显的相关性,且有剂量对应关系,即吸烟史越长,每日吸的烟越多,发生腰痛的几率就越高。

4. 心理因素 对从事的职业长期厌烦、焦虑或紧张,有恐惧心理的人群,发生腰椎间盘突出症的几率高。A 型性格的人,易发生腰痛,而且多表现在年轻人群中。

5. 医源性损伤　诊断性治疗、腰穿和腰麻误伤椎间盘,也可增加其突出的危险性。

6. 体育运动　很多体育活动虽能强身健体,但也可增加腰椎间盘突出的可能性,如跳高、跳远、高山滑雪、体操、足球运动、掷铁饼、掷铅球等,这些活动都能使椎间盘在瞬间受到巨大的压应力和旋转应力,纤维环受损的可能性大大增加。

7. 其他因素　寒冷、酗酒、腹肌无力、肥胖、多产妇和某些不良站及坐姿,也是腰椎间盘突出症的危险因素。

(四)疼痛机制

椎间盘源性疼痛是由神经刺激,炎症以及关节运动过度等引起。通常情况下,只有椎间盘纤维环外 1/3 有神经纤维支配,但人类和动物模型的研究表明,退变椎间盘的感觉神经支配范围超过外 1/3,到达椎间盘内层。神经生长因子(NGF)刺激产生并维持此过程,而 NGF 是常见的炎症反应因子。研究还表明,退行性椎间盘还产生多种促炎分子,包括 TNF-α、IL-1、IL-6、IL-8、前列腺素 E_2 和 NGF,这些促炎分子在 LDH 的病理生理过程中起重要作用。退化椎间盘的过度活动也是疼痛产生的一个主要因素,因为随着年龄的增长,纤维环细胞的数量下降,使椎间盘更坚硬,移动度更大,更易产生疼痛。

腰痛症状持续 3 个月以上时称为慢性腰痛。LDH 患者疼痛由急性转为慢性的过程仍是讨论及研究的热点。根据生物 - 心理 - 社会医学模式,心理因素在此过程以及疼痛阈值和耐受性变化中发挥重要作用。可能的原因是慢性 LBP 中缺乏外周的疼痛刺激,真正的问题可能在于疼痛慢性化相关的神经可塑性。有研究表明慢性 LBP 患者大脑皮层灰质减少,包括前额叶皮层(PFC)、颞叶、岛叶、和躯体感觉中枢皮层。也有研究发现慢性 LBP 患者的神经通路被过度激活的 PFC,扣带回皮质,杏仁核及岛叶信号切断。这表明疼痛的慢性化至少一定程度上可由神经可塑性及疼痛综合体的上调作用引起,从而导致疼痛心理及情绪的产生。

(五)分型

根据腰椎间盘突出症髓核突出的位置、程度、方向、退变程度与神经根的关系及不同的影像学检查,有多种分型方法。

根据突出物与椎管的位置(横断面)分为中央型、后外侧型、椎间孔内型(或称外侧型)和椎间孔外型(或称极外侧型)。前两型多见,占 85% 左右,后两型少见,且多发于 $L_3 \sim L_4$ 和 $L_4 \sim L_5$ 水平。中央型又分为Ⅲ度,中央Ⅰ度:突出居中但以一侧为主,伸展已过中线 2mm;中央Ⅱ度:突出居中也以一侧为主,伸展已过中线 4mm;中央Ⅲ度:突出居中,伸延到两侧。

国际腰椎研究协会和美国矫形外科学分型:①退变型:纤维环轻度向四周扩大,椎间盘后部的凹陷消失;②膨出型:髓核内压增高,内层纤维环破裂中层和外层纤维环膨隆,在 CT 图像上出现典型的"满月形";③突出型:纤维环的内侧和中层破裂,外层也有部分破裂,髓核从破裂口突出,顶起外层纤维环和后纵韧带,形成凸起形结节;④脱出后纵韧带下型:全层纤维环破裂,髓核从破裂口脱出,顶起后纵韧带,形成凸起形结节,CT 图像上的块影比突出型要大。⑤脱出后纵韧带后型:纤维环全层破裂,髓核从纤维环破裂口脱出,穿破后纵韧带至硬膜外腔;⑥游离型:大块髓核或软骨终板脱出,穿破后纵韧带,在硬膜外腔患椎间隙以下游离和脱垂。前三型为未破裂型,占 77%,保守治疗多数可取得较满意的疗效,后三型为破裂型,约占 23%,常需要手术治疗。

二、临床特点

(一) 症状

1. **疼痛** 腰痛是最早的症状,由于腰椎间盘突出是在腰椎间盘退行性变的基础上发展起来的,所以在突出以前的椎间盘退行性变即可出现腰腿痛。

腰部的疼痛多数是由慢性肌肉失衡、姿势不当或情绪紧张引起。椎间关节引起的牵涉性疼痛是由椎旁肌肉、韧带、关节突关节囊、椎间盘或硬膜囊受损引起,疼痛在腰骶部或患侧下肢。若是腰部的肌肉慢性劳损,其疼痛一般局限于腰骶部,不向患侧下肢放射。神经根引起的牵涉性疼痛,其支配的皮节易出现刺痛、麻木感,若前根的运动神经受压,可出现支配肌肉的力量下降和萎缩。

2. **麻木** 麻木是突出的椎间盘压迫本体感觉和触觉纤维引起的。有少数患者自觉下肢发凉、无汗或出现下肢水肿,这与腰部交感神经根受到刺激有关。中央型巨大突出者,可出现会阴部麻木、刺痛、排便及排尿困难,男性阳痿,双下肢坐骨神经疼痛。

3. **肌肉萎缩** 腰椎间盘突出较重者,常伴有患侧下肢的肌萎缩,以踇趾背屈肌力减弱多见。

4. **马尾神经受累** 由于重度中央型椎间盘突出或大块椎间盘髓核压迫马尾神经,引起会阴麻木、直肠和膀胱功能障碍、性功能障碍等。

5. **活动范围降低** 腰椎间盘突出常引起腰椎的活动度受限,前屈受限病变多在上腰椎,侧屈受限有神经根受刺激的情况存在,伸展受限多有关节突关节的病损。若运动范围正常但有腰部弥散性疼痛,提示肌肉疾患;若主动运动轻微受限,但运动时有剧痛,则提示关节或韧带疾患;若腰椎强直但无疼痛,则提示腰骶椎关节病或强直性脊柱炎。

(二) 体征

1. **步态异常** 疼痛较重者步态为跛行,又称减痛步态,其特点是尽量缩短患肢支撑期,重心迅速从患侧下肢移向健侧下肢,并且患腿常以足尖着地,避免足跟着地震动疼痛,坐骨神经被拉紧。

2. **压痛** 突出间隙、棘上韧带、棘间韧带及棘旁压痛,慢性患者棘上韧带可有指下滚动感,对诊断腰椎间盘突出症有价值。压痛点也可出现在受累神经分支或神经干上,如臀部、坐骨切迹、腘窝正中、小腿后侧等。

3. **曲度变化** 腰椎间盘突出症患者常出现腰椎曲度变直,侧凸和腰骶角的变化,这是为避免神经根受压机体自我调节造成的,患者越年轻,其自我调节能力越强,脊柱侧凸、平直或后凸的程度就越重。

4. **感觉、肌力、反射异常** 受累神经根所支配的感觉区域及肌肉的肌力出现异常。$L_5 \sim S_1$ 椎间盘突出,外踝、足背外侧、足底外侧感觉减退或消失,小腿三头肌、腓骨长短肌肌力减退,膝反射、跟反射减弱或消失;$L_4 \sim L_5$ 椎间盘突出,足背内侧感觉,趾伸肌及胫前肌肌力减弱,但腱反射改变不明显。徒手肌力评定和感觉功能检查有助于确定突出的节段,但敏感性不高。

(三) 特殊检查

1. **直腿抬高试验** 直腿抬高试验是诊断腰椎间盘突出症较有价值的试验。小于 45°为阳性,卧位敏感性高于坐位。其诊断腰椎间盘突出症的敏感性为 76% ~ 97%。直腿抬高试验阳性也可出现于急性腰扭伤、强直性脊柱炎、腰骶椎肿瘤、骶髂关节和髋关节病变中,但阳性率很低,此时直腿抬高加强试验是区分真假腰椎间盘突出症的有效办法。$L_4 \sim L_5$ 和 $L_5 \sim S_1$ 突出时,直腿抬高试验阳性率最高,而高位腰椎间盘突出,则阳性率较低。

2. 直腿抬高加强试验 当抬高患者下肢发生疼痛后,略降低患肢,其放射痛消失,医师一手握住患者足部背伸,如患肢放射痛、麻木感加重即为阳性,该试验可区别腘绳肌、髂胫束或膝后关节紧张所造成的直腿抬高受限。

3. 屈颈试验 患者仰卧位,双腿伸直,检查者一手按压胸骨,另一只手置于患者后枕部托起头部,使颈椎逐渐前屈,直至下颌部靠近胸部,出现腰或患肢疼痛为阳性。

4. 股神经牵拉试验 患者俯卧位,屈膝 90°,抬高膝关节使髋关节后伸,患肢出现疼痛为阳性,提示 L_4 以上椎间盘突出。

(四)影像学检查

1. 腰椎平片 腰椎平片检查操作简便、价格低廉,患者乐于接受。其最大优点不单是能为腰椎间盘突出症的诊断提供依据,更重要的是能除外腰椎的各种感染、骨肿瘤、强直性脊柱炎、椎弓崩裂及脊椎滑脱等许多亦能引起腰腿痛的其他疾病。

腰椎间盘突出症的平片征象有:①脊柱腰段外形的改变,正位片上可见腰椎侧弯、椎体偏歪、旋转、小关节对合不良。侧位片腰椎生理前凸明显减小、消失,甚至反常后凸,腰骶角小。②椎体外形的改变,椎体下缘后半部浅弧形压迹。③椎间隙的改变,正位片可见椎间隙左右不等宽,侧位片椎间隙前后等宽甚至前窄后宽。

2. CT CT 扫描即计算机体层扫描(computed tomography),由于 CT 分辨率高,能清楚地显示椎管内的各种软组织结构。确诊腰椎间盘突出症的金标准为 CT 横断面扫描或手术所见。因此在诊断腰椎间盘突出症及椎管其他病变中普遍受到重视。腰椎间盘突出的 CT 征象:①突出物征象,突出的椎间盘超出椎体边缘,与椎间盘密度相同或稍低于椎间盘的密度。当碎块较小而外面有后缘韧带包裹时,软组织块影与椎间盘影相连续。当突出的块较大时,在椎间盘平面以外的层面上也可显示软组织密度影,当碎块已穿破后纵韧带时,与椎间盘失去连续性,除了在一个层面移动外,还可上下迁移,还可向椎管内突出,此时,在椎间管内可见到游离的髓核碎块软组织影。②压迫征象,硬膜囊和神经根受压变形、移位、消失。③伴发征象,黄韧带肥厚、椎体后缘骨赘、小关节突增生、中央椎管及侧隐窝狭窄(图 18-1)。

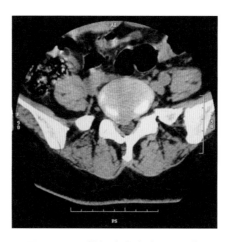

图 18-1 腰椎间盘突出症 CT 图像

3. MRI 椎间盘退行性变后,由于水分的丢失和胶原与非胶原蛋白的变化,髓核从一黏性流体静力学结构变成干燥的纤维团块。在 T_2 加权图像上,这种退变表现为髓核与纤维环之间的信号差别消失,而且椎间盘也失去了正常的高强度信号,信号明显降低。在 T_1 和 T_2 图像上都可显示椎间隙变窄,但 T_2 加权图像对椎间盘退变的诊断较佳(图 18-2)。

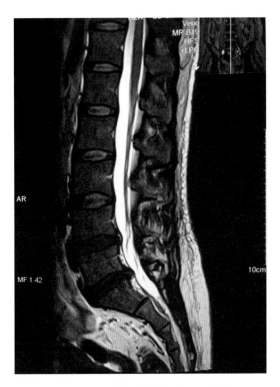

图 18-2 腰椎间盘突出症 MRI 图像

(五) 神经电生理检查

1. **肌电图** 当突出的腰椎间盘或粘连性束带压迫脊神经根后,早期为部分性损害,表现为多种电位。当肌肉松弛时可出现纤颤电位(fibrillation potential),肌肉收缩时多为低电压的正常电位,当肌肉强烈收缩时可出现单纯相(simple pattern)或干扰相(interference pattern);当神经根长期受压,致使所支配的肌肉完全失去控制,则可能出现各种异常电位,甚至电静息状态(electrical silence)。H 反射是脊髓单突触反射,能反映 S_1 神经根感觉、运动纤维的损害情况。F 波主要反映运动纤维的功能状态,通过其潜伏期可以测算出 F 波的传导时间和传导速度。临床观察表明,腰椎间盘突出症患者 F 波潜伏期及传导速度与健侧相比有显著差异。肌电图、神经传导速度检查和 F 波在诊断腰椎间盘突出症中作用有限。H 反射有助于诊断 S_1 神经根病变,但对腰椎间盘突出症诊断特异性差。

2. **诱发电位** 主要包括运动诱发电位、下肢皮层体感诱发电位、皮节体感诱发电位、节段性皮神经诱发电位、阴部诱发电位等。下肢皮层体感诱发电位:一般来说,腰骶神经根受压时,腘窝电位正常,马尾电位正常或潜伏期延长,腰脊电位潜伏期均延长,波幅降低。皮层电位 P40 患侧潜伏期延长,波潜伏期左右差值异常,患侧波幅降低,低于对侧 50% 以上。皮节体感诱发电位:刺激皮节记录到的体感诱发电位,可以比较准确地了解 L_5、S_1 神经根的功能状态,皮节体感诱发电位检测对腰椎间盘突出症的神经根损害有较高的敏感性和特异性。体感诱发电位可辅助 CT 检查,确诊是否存在神经根受压,但不能特异性定位受压节段。有观察表明,腰椎间盘突出的患者的皮节体感诱发电位 87.2% 异常,与影像学及手术发现基本一致。皮神经刺激法:刺激下肢的感觉神经、皮神经或混合神经的皮支,观察下肢节段性诱发电位的变化,称节段性皮神经诱发电位。一般节段性诱发电位的一级体感皮层原发反应在神经根受压时正常或潜伏期延长,左右差值在一侧性根损害时显著延长。一级体感皮层原发反应的两侧波幅差值超过 50% 者亦为异常,病损在波幅低的一侧。阴部诱发电位:阴部诱发电位是电刺激阴茎背神经在大脑皮层记录到的体感诱发电位,其波形形态特征、峰潜伏期、周围与中枢传导时间与刺激胫/腓神经在大脑皮层记录的诱发电位反应相似。主要分析 P1 波的峰潜伏期,它代表了神经冲动从阴部刺激点通过感觉轴索到大脑皮层的传导时间,阴部诱发电位对脊髓圆锥和马尾神经的损害有较大的诊断价值。运动诱发电位或指伸肌短反射诊断神经根病变敏感性低,特异性高,但不能区分 L_5 和 S_1 受累。

三、康复评定

1. **疼痛评定**　可采用视觉模拟评分法(VAS)评定疼痛的程度。
2. **关节活动范围评定**　采用量角器测量腰椎前屈、后伸、侧屈和旋转的活动范围。
3. **肌力和耐力测量**　患者常伴有局部肌肉力量和耐力的减弱。躯干肌肉肌力评定可采用 MMT 法评定。

躯干肌肉耐力评定:①躯干屈肌耐力评定:患者仰卧位,双下肢伸直,并拢抬高 45°,测量能维持该体位的时间,正常值为 60s。②躯干伸肌耐力评定:患者俯卧位,双手抱头,脐以上在床缘以外,固定下肢,测量能维持该体位的时间,正常值为 60s。

4. **脊柱稳定性评定**　多使用过屈过伸动态 X 线片检查,与邻近的椎体 Cobb 角超过 15° 或移位超过 3mm,可诊断脊柱不稳定。
5. **腰椎功能的量表评定**　可采用 JOA 腰背痛评分、改良的 Oswestry 腰痛功能障碍调查问卷表。

四、康复治疗

(一)治疗原则

在腰椎间盘突出症的急性发作期,神经根水肿和无菌性炎症明显,可采用药物、物理治疗等方法。牵引时牵引距离不要太大;手法治疗以肌松类手法为主。在恢复期,可用温热治疗,手法治疗以松动手法为主,如推拿的旋扳手法。突出物的大小和位置直接影响治疗效果,未破裂型的突出,以非手术治疗为主。破裂型特别是后纵韧带后型和游离型突出,突出物较大,多伴有相应椎管狭窄,非手术治疗的效果欠佳,主张以手术治疗为主。另外,外侧型和极外侧型突出非手术的治疗效果一般不理想。骶裂孔硬膜外注射适用于下腰椎($L_4 \sim L_5$, $L_5 \sim S_1$)的椎间盘突出。卧床休息一周为宜。腰围固定时间不要太长,一般 20 ~ 30 天。腰背肌肉的锻炼有一定的治疗效果,不同的时期采用不同的锻炼方法。

无论哪种年龄和类型的患者,通过保守治疗,多数患者可取得较好的疗效。年龄和病程可影响预后,年龄 <40 岁,病程 <3 个月的患者,预后明显优于其他患者。但突出类型并不影

响预后。

(二) 治疗方法

1. 卧床休息 卧床休息可减轻脊柱应力负荷,促进软组织恢复,缓解肌肉痉挛,减轻受压神经根水肿。卧床时间根据腰腿痛程度各异,轻度患者卧床休息 1 ~ 3 天,中重度应休息 2 ~ 3 周。卧床时可采用屈髋屈膝位以减少椎间盘负荷。但卧床休息时应注意进行床上康复训练,如下肢肌肉等长收缩、踝泵练习、全范围关节活动训练等,以避免出现不良反应。

2. 药物治疗 用于治疗腰痛和椎间盘源根性症状的药物有很多种,包括:对乙酰氨基酚、NSAIDs、肌松剂、类固醇、麻醉药、镇静剂和抗抑郁药物。尽管不是腰椎间盘突出的特异性药物,最近的一项双盲随机对照研究发现:同安慰剂相比,4000mg 对乙酰氨基酚在腰痛急性发作的恢复中有一定的作用。NSAIDs 常被用作治疗腰痛的一线药物,但目前缺少相关的数据支持。对于存在胃食管反流、消化性溃疡、肾病及高血压的患者,开具此类药物应当小心谨慎。口服糖皮质激素也常常用于治疗急性椎间盘突出和腰痛,目前也缺少疗效相关的数据。在缓解根性腿疼症状方面,三环类抗抑郁药物显示出一定的短期疗效。加巴喷丁、普瑞巴林等膜稳定剂也有一定的疗效。目前的数据尚不支持长期应用阿片类药物。

3. 物理疗法(physical therapy) 物理疗法提供了一种监控下的运动,其目的是通过运动训练缓解疼痛、改善功能。物理疗法属非侵入性的治疗,风险也很低。

物理疗法可以分为主动和被动两种形式。被动物理治疗包括超短波、电脑中频、冷热疗法、神经肌肉电刺激、超声疗法、低能量激光、推拿和牵引。物理治疗的作用有镇痛、消炎、促进组织再生、兴奋神经肌肉和松解粘连等作用,在腰椎间盘突出症的非手术治疗中是不可缺少的治疗手段。临床应用证明,对减轻因神经根压迫而引起的疼痛、改善患部微循环,消除神经根水肿,减轻因神经刺激而引起的痉挛,促进腰部及患肢功能的恢复起着非常重要的作用。主动物理治疗则包括各种力量练习和牵伸练习,以及有氧运动。

尽管目前尚无 PT 疗法实际疗效相关的数据。考虑到保持积极生活方式的整体益处,建议患者保持积极的生活方式是明智的。主动运动强度应保持在患者能耐受的水平。

(1)被动物理治疗

1)牵引:根据患者症状和突出程度,选用快速牵引或慢速牵引。

A. 快速牵引:多方位牵引床又称三维立体牵引,该牵引由计算机控制,多动作组合,作用时间短,患者无痛苦。多方位快速牵引包括三个基本参数:牵引距离 45 ~ 60mm,倾角 10° ~ 15°,左右旋转 10° ~ 18°。每次治疗重复牵引 2 ~ 4 次,多数一次治疗即可,若需第二次牵引,需间隔 5 ~ 7 日,两次治疗无效者,改用其他治疗。不良反应:牵引后 6h ~ 2 日内有部分患者腰及患侧下肢疼痛加重,还有的表现腹胀、腹痛,另有操作不当造成肋骨骨折、下肢不完全瘫痪、马尾损伤的报道。

适应证和禁忌证:临床除用于治疗腰椎间盘突出症外,还可治疗腰椎小关节紊乱、腰椎假性滑脱、早期强直性脊柱炎。禁忌证:重度腰椎间盘突出、腰脊柱结核和肿瘤、骶髂关节结核、马尾肿瘤、急性化脓性脊柱炎、椎弓崩裂、重度骨质疏松症、孕妇、腰脊柱畸形、较严重的高血压、心脏病及有出血倾向的患者。另外,对于后纵韧带骨化和突出椎间盘的骨化以及髓核摘除术后的患者都应慎用。

B. 慢速牵引:小重量持续牵引是沿用很久的方法,疗效也是肯定的。慢速牵引包括很多方法,如自体牵引(重力牵引)、骨盆牵引、双下肢皮牵引等。这些牵引的共同特点是作用时间长,而施加的重量小,大多数患者在牵引时比较舒适,在牵引中还可根据患者的感觉对牵引重量进行增加或减小。牵引重量一般为体重的 30% ~ 60%,时间 20 ~ 30min,每日 1 ~ 2 次,10 ~ 15 日为 1 个疗程

适应证和禁忌证:慢速牵引在国内应用比较广泛,其适应证为:腰椎间盘突出症,腰椎退行性变引起的腰腿痛,急性腰扭伤,腰椎小关节疾患。禁忌证:慢速牵引由于牵引重量小,作用缓慢,其不良反应比快速牵引少,但由于牵引时间长,胸腹部压迫重,呼吸运动受到明显的限制,所以对老年人特别是有心肺疾病的患者应特别谨慎,另外慢速牵引重量过大也可造成神经根刺激或损害。

2)体表冷热疗法:有限的证据表明,热疗法可以暂时缓解疼痛、改善失能。还没有充分的证据支持或反对冷疗法的应用。相关的研究中均未将有明确根性症状或椎间盘突出的患者纳入研究,因此不适宜推荐给椎间盘突出症患者。据报道,使用电热毯等热疗装置还可造成烧伤和色素减退(热激性红斑),因此患者在家中使用上述设备时应小心谨慎。

3)推拿:未破裂型推拿效果好,破裂型效果不佳,巨大突出的中央型为推拿禁忌证。对适合推拿的患者,要根据其病情轻重、病变部位、病程、体质等选择适宜的手法,并确定其施用顺序、力量大小、动作缓急等。如急性期疼痛较剧者,施以肌松类手法,可先下肢后腰骶,先健侧后患侧,先周围后患处、痛点,循序渐进,且轻柔缓和。而初次发病但症状较轻和恢复期疼痛缓解者,继肌松类手法后可施以牵引、整复类手法。而病程迁延日久者,可适当增加整复类手法。

4)神经电刺激:同假手术组比较,无论是经皮神经电刺激还是电针均可缓解坐骨神经痛。电针对于疼痛的短期缓解、功能改善以及改善睡眠方面更有效。当时上述结论并没有在大样本的研究中得到证实。

(2)主动物理治疗

1)麦肯基疗法:对于 LDH 和根性疼痛的治疗,麦肯基疗法的重点是找到可以改善根性症状的方向特异性(directional preference)和体位;将疼痛的症状"中心化",即使疼痛局限于下腰部。"中心化"对腰痛的预后有重要意义。出现坐骨神经痛中心化的患者通常有较好的预后,而未出现疼痛中心化的患者预后通常较差。一旦上述体位确定后,患者的治疗方案应当围绕上述方向特性进行。在缓解疼痛和改善失能方面,麦肯基疗法的短期疗效优于非甾体抗炎药(NSAIDS)、患者教育、推拿治疗和脊柱护理、增强肌力训练和常规的训练。麦肯基疗法的长期疗效相关的数据尚不充分。

2)核心稳定肌群的训练:核心稳定肌群训练治疗腰椎间盘突出症的数据较少,且大多数的研究仅仅评价了该疗法对非特异性腰痛的治疗。有研究显示,核心稳定肌群训练可改善椎间盘突出源性腰痛;但纳入上述研究的患者同时还进行了其他治疗,如硬膜外类固醇治疗。也有研究表明:对于椎板减压术后再次发生腰椎间盘突出源性腰痛的患者而言,核心稳定肌群训练可缓解疼痛、改善功能。

4. 腰椎手法治疗　手法治疗是通过整复错位的关节,纠正脊柱侧凸,解除肌肉痉挛,松解痉挛,以缓解疼痛,重建脊柱的力学平衡,是一种安全有效的治疗方法。有临床研究显示,手法治疗与化学髓核溶解术疗效类似。

治疗技术方法多种多样,没有固定模式,但是无论什么样的技术都必须适应患者的症状、体征、病理变化,主要治疗技术如下:脊柱中央后前按压;脊柱中央后前按压并右侧屈;脊柱中央前后按压;单侧脊柱外侧后前按压;横向推压棘突;旋转;纵向运动;屈曲;直腿抬高。

患者常对 SMT 的安全性存在疑问,因此了解该疗法的风险具有重要意义。腰椎 SMT 疗法最常见的副作用为局部不适,常见的严重并发症有马尾症状和椎间盘突出加剧。当骨科医师、脊柱按摩师和物理治疗师进行腰椎手法治疗时,马尾症状和椎间盘突出加重的预计发生率小于 1/370 000 000。因此,可以认为该治疗是安全的。

5. 硬膜外注射治疗 硬膜外注射治疗的入路有三种形式:经骶裂孔、经椎板间隙、经椎间孔。最新的疼痛治疗指南建议影像引导下行硬膜外注射。

骶裂孔注射相关的研究较多。该疗法是将药液经骶裂孔注射至硬膜外腔,药液在椎管内上行至患部神经根处发挥治疗作用。患者侧卧位,患肢在下呈屈曲位,成人沿骶骨嵴自上而下顺次触之,至骶骨联合处可触及一个有弹性的凹陷,即骶裂孔。在孔的两侧可触及骶角。局麻后,用 20 号或 22 号针与皮肤纵面呈 45° 刺入,透过骶尾韧带时可感觉落空感。针刺入深度依据患者性别和胖瘦不同而异,约 0.5 ~ 2cm。所用药液包括维生素 B_1、维生素 B_{12}、利多卡因、地塞米松和生理盐水,30 ~ 50ml,3 ~ 5 天 1 次,一般注射 1 ~ 3 次。2011 年,Manchikanti 等人发现:骶裂孔注射可显著改善疼痛(120 例)。为期 1 年的随访研究也发现:无论应用类固醇与否,骶裂孔注射均对患者有益处;加用类固醇后,治疗效果更好。Parr 等得出结论:椎间盘突出源性腰痛及根性神经痛,经骶裂孔注射后有良好的短期疗效和长期疗效。

由于缺少影像学引导,经椎板间隙注射治疗法的疗效存在较大的差异。Butterman 等将影像引导下经椎板间隙注射治疗同椎板减压术的疗效进行了比较。经椎板减压术后,90% 的患者疼痛明显改善;经硬膜外注射后,56% 的患者疼痛明显改善,且这些患者避免了椎板减压术等手术治疗。

经椎间孔注射治疗是目前应用最多的硬膜外注射方法。对于存在椎间盘源性神经痛的患者,北美脊柱协会推荐此类患者均应进行经椎间孔硬膜外注射。采用该注射方法后,药物更接近于椎间盘。经椎间孔硬膜外注射可显著降低手术的必要性。Schaufele 等的研究发现:经椎间孔法优于经椎板间隙注射法。

Manchikanti 等人的研究发现:上述三种硬膜外注射疗法均有明显的短期疗效和较好的长期疗效。

6. 自我锻炼 腰椎间盘突出症患者应积极配合运动疗法,以提高腰背肌肉张力,改变和纠正异常力线,增强韧带弹性,活动椎间关节,维持脊柱正常形态。

(1)早期练习方法 腰背肌练习:五点支撑法,仰卧位,用头、双肘及双足跟着床,使臀部离床,腹部前凸如拱桥,稍倾放下,重复进行。三点支撑法,在前法锻炼的基础上,待腰背稍有力量后改为三点支撑法:仰卧位,双手抱头,用头和双足跟支撑身体抬起臀部。飞燕式,俯卧位,双手后伸置臀部,以腹部为支撑点,胸部和双下肢同时抬起离床,如飞燕,然后放松。

(2)恢复期练习方法

1)体前屈练习:身体直立双腿分开,两足同肩宽,以髋关节为轴,上体尽量前倾,双手可扶于腰两侧,也可自然下垂,使手向地面接近。做 1 ~ 2min,还原。重复 3 ~ 5 次。

2)体后伸练习:身体直立双腿分开,两足同肩宽。双手托扶于臀部或腰间,上体尽量伸展后倾,并可轻轻震颤,以加大伸展程度。维持 1 ~ 2min 后还原,重复 3 ~ 5 次。

3)体侧弯练习:身体开立,两足同肩宽,两手叉腰。上体以腰为轴,先向左侧弯曲,还原中立,再向右侧弯曲,重复进行并可逐步增大练习幅度。重复 6 ~ 8 次。

4)弓步行走:右脚向前迈一大步,膝关节弯曲,角度大于 90°,左腿在后绷直,此动作近似武术中的右弓箭步。然后迈左腿呈左弓步,左右腿交替向前行走,上体直立,挺胸抬头,自然摆臀。每次练习 5 ~ 10min,每天 2 次。

5)后伸腿练习:双手扶住床头或桌边,挺胸抬头,双腿伸直交替后伸摆动,要求摆动幅度逐渐增大,每次 3 ~ 5min,每天 1 ~ 2 次。

6)提髋练习:身体仰卧,放松。左髋及下肢尽量向身体下方送出,同时右髋右腿尽量向上牵引,使髋骶关节做大幅度的上下扭动,左右交替,重复 1 ~ 8 次。

7)蹬足练习:仰卧位,右髋、右膝关节屈曲,膝关节尽量接近胸部,足背勾紧,然后足跟用力向斜上方蹬出,蹬出后将大小腿肌肉收缩紧张一下,约 5s 左右。最后放下还原,左右腿交替进行,每侧下肢做 20 ~ 30 次。

8)伸腰练习:身体直立,两腿分开,两足同肩宽,双手上举或扶腰,同时身体做后伸动作,逐渐增加幅度,并使活动主要在腰部而不是髋骶部。还原休息再做,重复 8 ~ 10 次,动作要缓慢,自然呼吸不要闭气,适应后可逐渐增加练习次数。

9)悬腰练习:两手悬扶在门框或横杠上,高度以足尖刚能触地为宜,使身体呈半悬垂状,然后身体用力,使臂部左右绕环交替进行。疲劳时可稍事休息重复进行 3 ~ 5 次。

(岳寿伟　张　杨)

第二节　腰椎小关节不稳症

一、概述

(一)概念

腰椎因慢性退行性变、外伤或先天发育等因素引起腰椎小关节滑膜炎症、滑膜嵌顿、关节半错位或错位称为小关节不稳综合征,合并腰痛、活动受限和不适症状。

(二)发病机制

1. 解剖学因素　腰椎关节由上位椎体的下关节突与下位椎体的上关节突所组成,透明软骨覆盖关节面,关节面有小关节腔,小关节腔周围的关节囊薄而松弛,内层为滑膜,能分泌滑液,以利于关节的活动。当垂直于腰椎的压力过大或是与腰椎水平的旋转剪切力过强时,容易发生损伤性滑膜炎,导致关节面软骨营养不良,软骨体积变薄及关节面不平整;也可造成关节囊再撕裂,并形成纤维瘢痕化,进一步导致关节囊稳定性降低,直接造成小关节半脱位。

2. 生物力学因素　当腰椎小关节不稳的患者突然做脊柱屈伸动作如扭腰、弯腰持物时会因椎体及椎间组织在不稳定状态下承受较大应力,而使小关节咬合不良或错位。由于腰椎关节囊松弛,当腰部活动所致腰椎小关节张开时,小关节腔内的负压增加,关节囊滑膜被吸入、嵌夹,形成小关节滑膜嵌顿。大多数患者由于未及时解除嵌顿,就会产生严重腰痛和关节炎。

二、临床特点

(一)症状

持续性腰背部钝痛多见,平卧时减轻,站立时加重,弯腰持物或腰部扭转动作均会诱发腰背痛。关节滑膜嵌顿患者疼痛剧烈,处于强迫体位,局部注射麻醉镇痛药物后疼痛症状可明显缓解。

(二)体征

1. 脊柱关节活动受限,多部位压痛阳性。腰背肌无力,腰椎后伸时疼痛明显加重。

2. 神经根刺激症状,部分患者存在下肢放射痛,疼痛部位可与神经节段分布不一致。

(三)影像学检查

1. **X 线** 早期可见腰椎生理曲度发生改变,小关节间隙狭窄;关节凸起处增生,形成骨刺,一般不易发现小关节移位,但动力性侧位片可显示松动征,并可发现两侧小关节突呈不对称状态。晚期该关节呈肥大性改变,关节间隙变窄,骨疣形成。

2. **CT 及 MRI 影像** 可显示受累椎节骨质与周围软组织的概况,多用于评定腰椎小关节周围软组织退化程度。

三、康复评定

1. **疼痛评定** 视觉模拟评分法(VAS)使用一条约 10cm 的游动标尺,一面标有 10 个刻度,两端分别"0"分端和"10"分端,0 分表示无痛,10 分则代表难以忍受的最剧烈的疼痛,临床使用时将有刻度的一面背向患者,让患者在直尺上标出能代表自己疼痛程度的相应位置,评分标准为 0 分:无痛,10 分:强烈疼痛,1 ~ 3 分:轻度疼痛,4 ~ 6 分:中度疼痛,7 ~ 10分:重度疼痛。

2. **腰椎关节活动度(ROM)评定** 以 L_5 棘突为轴心,两侧髂嵴连线中点的连线垂线为固定臂,以 $C_7—L_5$ 棘突连线为移动臂,使用量角器测量腰椎关节活动度,正常为 0° ~ 50°,关节活动度过大提示腰椎小关节不稳。

3. **体感诱发电位(SEP)** 可有效检测到神经根病变和反应神经根功能状态。

4. **表面肌电图(sEMG)** 腰脊旁肌的肌电图特征可反映相应节段的神经根功能,通过动态观察表面肌电图的变化,可清楚地反映相应节段肌肉功能。

5. **Roland-Morris 功能障碍调查问卷** 是一种针对腰背痛患者功能状态进行评估的调查问卷。问卷设计了与腰背痛密切相关的 24 个问题,主要涉及腰背痛对行走、弯腰、坐卧、穿衣、睡眠、生活自理能力等方面的影响,能较好地反映患者由于疾病而出现的功能缺陷。

四、康复治疗

(一)治疗原则

急性期患者卧床休息,腰部佩戴腰围制动,减轻椎间关节和腰背肌的承载负荷,慢性期给予腰肌功能锻炼、神经阻滞疗法、物理因子治疗等。伴有神经根压迫症状者,经非手术治疗无效,应行小关节部分切除及根管扩大减压术。

（二）治疗方法

1. 药物　腰痛明显时，可口服 NSAIDs 抗炎药物，如布洛芬、阿司匹林、吲哚美辛等。部分疼痛剧烈患者可给予经皮麻醉药物或抗炎药物贴片。

2. 物理因子治疗　红外线疗法、紫外线疗法、直流电药物离子导入、中频电疗法及超短波疗法。急性期超短波宜使用无热量，以减轻关节滑膜水肿，慢性期宜选用微热量、热量改善血液循环，促进组织修复。

3. 骨盆牵引　腰肌痉挛严重而拒绝手法复位者，可先进行患椎小关节封闭，待疼痛缓解后再行骨盆牵引。牵引重量一般为患者体重的 1/4 ~ 1/2，每次牵引 30min，每日一次。

4. 运动疗法

（1）腰背肌训练，注意避免腰椎过度屈曲或伸展。每日 2 ~ 3 组，每组 10 ~ 15 次，每次持续 5 ~ 10s。①双桥训练：嘱患者采取仰卧位，以头和双足为支撑点，抬高臀部。②背飞训练：俯卧位，以腹部为支撑点，上肢背于身后，胸和双下肢同时抬起离床，形如飞燕。

（2）麦肯基疗法：治疗原则是姿势矫正。当腰椎小关节不稳所致脊柱出现解剖学改变时，可用麦肯基屈曲或伸展原则。如果伸展使疼痛减轻采用伸展原则，反之，屈曲使疼痛减轻采用屈曲原则。

（3）腰椎核心稳定性训练：在悬吊训练装置平台上，针对患者腰椎进行核心稳定性训练。仰卧位，患者仰卧于悬吊带下方，悬吊带固定双侧腰部，双腿对吊带施力，抬升骨盆伸直身体并维持；俯卧位，患者俯卧于悬吊带下方，双脚固定。

（4）呼吸训练：目前研究认为腰椎及其附属结构稳定性降低与呼吸模式异常和腹内压改变紧密相关，而核心肌群包括膈肌、盆底肌、多裂肌的协同公轴运动与核心稳定性紧密相关。这其中，膈肌对于核心稳定性作用最为重要，而膈肌又是维持呼吸功能的重要肌肉，因此纠正或改善呼吸功能尤为重要。目前对于呼吸功能的训练方法主要以增强膈肌力量的动作为主。

5. 中医手法治疗　治疗前需先松弛肌肉：患者俯卧位，治疗师采用擦、拍、揉、分推、按等手法作用腰骶部和双下肢。斜扳法：患者侧卧，屈髋、屈膝，保持肩部后仰。治疗师站在患者的前面，一手固定患者肩部，另一手按扶其髂嵴上方，治疗师双手同时向反方向用力，使患者上位肩向后扭转，臀部向前旋转，部分患者可听到腰部关节复位声。斜扳可使关节突关节张开，利于被嵌顿的滑膜及错位的关节复位。

6. 小关节封闭疗法　患者俯卧位，以疼痛脊柱棘突下缘大约 2.0cm 处为穿刺点，使用 7 号腰椎穿刺针，向关节内注射 0.5% 利多卡因、维生素 B_{12} 及地塞米松混合液 10ml，浸润小关节周围，做多部位注射治疗。

（武俊英）

第三节　第三腰椎横突综合征

一、概述

（一）概念

第 3 腰椎横突急性或慢性损伤引起的腰痛或腰骶部疼痛称为第三腰椎横突综合征。

（二）发病机制

1. 生物力学因素 由于第 3 腰椎横突最长、最宽,腰背筋膜中层在第 3 腰椎横突末端的附着范围最大,人体在维护腰部姿势或进行腰部活动(前屈、侧屈、旋转)时,第 3 腰椎是枢纽,为了维护脊柱的平衡,第 3 腰椎横突末端所承受的拉应力明显大于邻近腰椎横突,因此,当腰部受力过大或长期不良姿势工作时,第 3 腰椎横突末端组织更易受到急、慢性损伤。

2. 解剖学因素

(1)第 3 腰椎居 5 个腰椎的中点,在解剖学上位于腰椎生理前凸的中心,是腰椎活动的中轴。在第 3 腰椎横突顶端附有腰方肌、横突间肌、横突间韧带、横突棘肌等组织,这些组织与躯体活动密切相关,为腰椎屈伸、侧弯及旋转的枢纽。向前外下来自腰方肌的拉力、向外来自腹横肌和腹内斜肌的拉力。双侧横突处于拮抗肌与协同肌的交汇点,该交汇点是维持人体重心的重要位置。由于特殊的解剖位置,腰部任何方向的活动均易使其受到劳损。腰部的急慢性损伤造成该处附着肌肉撕裂、出血、瘢痕粘连、筋膜增厚挛缩,使血管神经束受摩擦、刺激和压迫而产生症状。如未得到及时有效的治疗,将引发周围损伤的软组织进一步损伤。

(2)第 3 腰椎横突端后方紧贴着第 2 腰椎神经根的后支,当腰椎前屈及向对侧弯曲时,该后支易受到横突压迫而引起该神经支支配区疼痛;也可牵涉到第 2 腰椎神经前支而引起反射痛,达臀部及大腿前侧。第 3 腰椎横突前方深面有腰丛神经的股外侧皮神经干通过,并分布到大腿外侧及膝部。如横突因慢性劳损而增生或因慢性软组织损伤伴发炎性渗出时,能使该神经受累并出现股外侧皮神经痛。若此病变波及附近的闭孔神经甚至肌神经时,疼痛也可出现于髋部或大腿。

二、临床特点

（一）好发人群

多见于从事体力劳动的青壮年男性,有多次的腰部扭伤史。

（二）临床表现

主要症状为腰部疼痛(行弯腰持物动作时加重),疼痛程度因人而异。疼痛一般为钝痛并发牵扯样的疼痛,卧床休息后缓解,久坐、久站或晨起后疼痛加重。主要体征为第 3 腰椎横突尖端有明显的局部压痛,定位固定,是本综合征的特点。部分患者第 3 腰椎横突较长,其尖端处可触及活动的肌肉痉挛结节。部分患者放散痛明显,股内收肌可出现疼痛伴肌痉挛紧张。直腿抬高试验可阳性。

（三）影像学检查

1. X 线检查 可能发现患侧第 3 腰椎横突增大,但仅发现增大而无临床症状不能确诊第三腰椎横突综合征,必须结合临床表现才可确诊。

2. CT、MRI 检查 可明确疼痛是否由脊髓压迫引起而与腰椎间盘突出相鉴别。

三、康复评定

1. 视觉模拟评分法（VAS） 详见本章第二节。

2. 腰椎关节活动度（ROM）评定 详见本章第二节。

3. Roland-Morris 功能障碍调查问卷　详见本章第二节。

4. 改良日本骨科学会腰痛评分量表（Japanese Orthopedic Association Score，JOA）
共三个部分，主观症状（9）分、临床体征（6）分和日常生活活动能力（14）分。总分 29，最低分 0，分数越小病情越严重。

四、康复治疗

（一）药物

口服 NSAIDs 抗炎药物。

（二）物理因子治疗

急性期给予患者冷疗消炎、减轻组织水肿，超短波（无热量），磁疗，紫外线。慢性期给予第 3 腰椎横突局部红外线疗法、直流电药物离子导入、中频电疗法。疼痛顽固患者给予激光治疗、冲击波治疗可明显缓解肌紧张伴发的疼痛。

（三）运动疗法

第三腰椎横突综合征通常伴有腰背筋膜痛，因此，对于腰背筋膜痛康复治疗应同步进行。目前腰背筋膜松解技术对于第三腰椎横突综合征所致疼痛疗效明显。由于第三腰椎横突综合征患者通常伴有腰背肌无力及核心稳定性降低。因此，腰背肌训练及核心稳定训练也应贯穿于康复治疗始终。

（四）中医传统康复

1. **针刺**　阿是穴针刺是一种较为有效的止痛方法。深刺达病区，捻针柄以提高针感，已有酸、麻、胀、串等"得气"征时，亦可辨证针灸取穴，可有良好效果。若双侧病变，则在双侧压痛点行艾灸治疗。目前大量文献报道局部针刀治疗也有良好效果。

2. **按摩**　①患者俯卧位，采用按揉法、弹拨法、滚法、擦法及运动关节类手法，自第 1 胸椎棘突至骶部，从上向下按压 3 遍，力量逐渐加大。②患者俯卧，治疗师一手置于第 3、第 4 腰椎棘突，另一手置于患者同侧大腿根部，将其轻轻托起，使该下肢尽量后伸，后伸角度由小到大（0°～15°），在后伸的同时从上往下推腰椎。

（五）封闭疗法

封闭疗法也是常用的方法，在压痛点注入醋酸泼尼松龙 25mg 加 1% 或 0.5% 普鲁卡因 3～10ml，注射时医生先以左手拇指触到横突尖为指示目标，然后沿拇指尖垂直进针，进入 2～3cm 后可有骨性感觉，即证明刺中横突尖，再将药物注入。

（六）手术

经保守疗法无效时，对于反复再发或长期不能治愈时，可考虑手术切除过长的横突尖及周围的炎性组织，术中可同时松解受压的股外侧皮神经，术后积极进行康复治疗，即可彻底治愈。

（武俊英）

第四节　腰椎退行性骨关节病

一、概述

(一) 概念

腰椎退行性骨关节病是指椎间盘退变,椎体边缘骨质增生及小关节肥大性改变而形成的骨关节病变,亦称退行性脊柱炎、增生性脊柱炎、老年性脊柱炎等,本病好发于中年以后,男性多于女性。

(二) 病因

腰椎退行性骨关节病的病因多为继发性。多见于中年后发病,属生理性退变。随着年龄的增长,老年人身体组织细胞中液态物质逐渐减少,组织细胞代谢减慢,衰老破损快于新生。衰老细胞数量增多导致钙离子在体内堆积增加,细胞的整体功能进一步下降。组织细胞的衰老破坏进而逐渐改变腰椎椎体结构,包括椎体前后缘降低,椎间盘逐渐变薄,椎体周缘的肌肉力量、韧带弹性下降,椎体周围原有的关节囊松弛,都会影响、甚至改变脊柱平衡系统的稳定。机体为了适应这些退行性反应所引发的稳定系统的改变,建立起新的肌肉、韧带和关节囊的生理平衡系统,包括开始在椎体的边缘生长新的骨骼使整个椎体面增大而增加脊柱的稳定性,而这些新生的骨骼就是"骨质增生",俗称为骨刺。这类变化引起患者腰椎慢性疼痛伴活动功能受限,也有可能引起相关的神经放散痛等症状。

二、临床特点

(一) 好发人群

多见于中、老年人,其中超过 60 岁的老人占大多数。发病率男多于女,重体力劳动者多于轻体力劳动者。同时本病与遗传因素也有一定关系。

(二) 症状

腰部有慢性疼痛、酸胀,寒冷潮湿时症状加重,温热缓解;腰椎晨起后晨僵伴疼痛加重,活动后减轻。活动过多或活动强度过大可诱发腰痛,休息后症状减轻。腰部活动受限,主要表现为主动活动受限,被动活动无明显受限。

(三) 体征

腰椎关节活动受限,生理前凸变小或者消失。两侧腰部肌肉肌紧张伴局限性压痛,腰椎棘突部位可见叩击痛。可伴有下肢放散痛,但放散痛位置不固定,少部分患者直腿抬高试验及加强试验阳性。

(四) 影像学检查

1. X 线检查　腰椎椎体边缘骨质增生,椎间隙变窄,脊柱生理曲线改变,小关节骨质增生。

2. CT 检查　在椎管及侧隐窝形态与大小的判定上具有较高的临床价值,通常不作为首选检查。

3. MRI 检查　主要明确脊柱及脊柱周围包括韧带、肌肉、纤维板、髓核等组织及脊髓等变化。

三、康复评定

1. **SF-36 评定**　作为简明调查问卷,全面概括了生理、心理、功能及包括疼痛在内的主观感受等方面的健康概念。

2. **腰椎关节活动度(ROM)评定**　详见本章第二节。

3. **体感诱发电位(SEP)**　详见本章第二节。

4. **改良日本骨科学会腰痛评分量表**(Japanese Orthopedic Association Scores, JOA)　详见本章第三节。

四、康复治疗

1. **药物治疗**　NSAIDs,如双氯芬酸、布洛芬、吲哚美辛。

2. **物理因子治疗**　红外线疗法、中频电疗法、超声疗法、激光疗法、石蜡疗法、超短波疗法;考虑患者多伴有骨质疏松,可给予患者亚红斑量或弱红斑量紫外线照射改善骨质疏松。

3. **运动疗法**　原则是因人而异,从小的活动范围开始,训练的量不宜过大。

(1)腰背肌锻炼

1)双桥式运动:仰卧位,双膝屈曲,屈膝同时向上挺腰、臀部抬高离床面 5 ~ 10cm,维持 10s,连续 10 次。

2)飞燕式运动:俯卧位,四肢及胸部同时上抬,还原。要求保持 10s,连续 10 次。跪位交替伸动作:患者跪位,以一侧的手、小腿为支点,前伸出对侧手和后伸对侧脚,保持身体水平,目视前方,连续 10 次。

(2)脊柱核心稳定行训练:①双桥训练:仰卧,双小腿置于 Bobath 球上,在保持平衡状态下抬起臀部,尽量使膝、髋、肩三个关节保持一条直线,并维持 10s,随后将身体缓缓复位,该动作重复 10 次;单桥训练:抬起一侧下肢,维持 10s,两腿交替为一次,重复 10 次;②俯卧位屈腿:俯卧在 Bobath 球上,双脚与肩同宽,双腿交替抬起并屈曲,膝关节屈至 90° 时保持该姿势 10s,重复 10 次。

4. **中医传统疗法**

(1)针刺　针灸辨证取穴:疗效确切。

(2)按摩:①推按腰部:患者俯卧位,医者以掌推或肘推腰部,以足太阳膀胱经和督脉为主,2 ~ 3min,而后掌摩腰骶部,以透热为度,达到肌肉放松目的;②搓揉腰背:医者施搓法于腰背部,以两侧竖脊肌为主,自上而下,反复 3 ~ 5 遍,而后掌根按揉腰背部 3 ~ 5 遍,以缓解肌肉痉挛;③弹拨痛点,按压腧穴:医者施点压、弹拨手法施术于痛点及肌痉挛处,垂直于肌纤维走行方向,以求松解粘连;④直擦经络,拿揉下肢:医者直擦督脉及两侧足太阳膀胱经路线,也可用冬青膏或红花油为介质,横擦腰骶部,以透热为度,可达温经活血的目的。

(武俊英)

第五节 腰椎椎管狭窄症

一、概述

(一) 概念

因先天或后天因素造成骨性或纤维组织异常所造成的中央椎管变窄,引起神经根或脊髓压迫而产生的一系列临床综合征称为腰椎管狭窄症,该病在脊柱病中发病率仅次于腰椎间盘突出症。

(二) 发病机制

1. 先天性椎管狭窄 包括先天性腰椎弓根短小,此种情况临床较为少见。

2. 腰椎退变性椎管狭窄 临床最为多见,系腰椎退变的结果,按照解剖结构包括:腰椎间盘退变;椎体唇样增生;腰椎小关节增生,肥大,内聚,突入椎管,上关节突肥大增生时,在下腰椎由上关节突背面与椎体后缘间组成的侧隐窝发生狭窄,该处为神经根所通过,从而可被压迫,同时增生的关节突关节也可导致黄韧带增厚,使其侵犯中央椎管;椎板增厚;腰椎术后形成的瘢痕,再使椎管狭窄,或椎板融合之后,椎板相对增厚,致局部椎管狭窄,此种情况较为少见;腰椎滑脱,该平面椎管矢状径减小;腰椎骨折,椎体向椎管内移位压迫脊髓或神经根。

二、临床特点

(一) 症状

1. 间歇性跛行 患者在静息下没有明显不适,步行一段时间后患侧下肢出现疼痛、酸胀等不适感,停下休息一段时间后不适感消失,以上症状可随着静息—步行—静息反复循环。

2. 腰部疼痛伴腰部后伸活动受限 表现为腰部疼痛,易疲劳等一般性腰部症状。不同于腰椎间盘突出症,腰椎椎管狭窄患者后伸受限,前屈动作如推车可减轻腰部疼痛不适症状。

3. 双下肢放散痛 表现为活动后加重,休息后缓解。

(二) 体征

腰背肌、双下肢肌力降低,可伴有腰部及双下肢感觉减退。腰部及双下肢运动与感觉障碍不一定与椎管狭窄程度呈正相关性。部分患者双下肢病理征阳性。由于腰椎部位越低腰椎承受的应力越大,L_5椎管狭窄较重,易出现跟腱反射减弱,而膝腱反射由于对应节段较高大多正常。

(三) 影像学检查

1. 神经肌电图 可显示神经根病变或双侧多节段失神经支配,并且对排除周围神经病或神经卡压病有帮助。

2. X线 主要表现为椎管矢状径小,椎板,关节突及椎弓根异常肥厚,两侧小关节移向中线,椎板间隙窄;退变者有明显的骨增生。在侧位片上可测量椎管矢状径,14mm 以下者椎管狭窄,14 ～ 16mm 者为相对狭窄,也可用椎管与椎体的比值来判定是否狭窄。

3. CT 有助于显示关节突关节、椎间盘脱出、黄韧带钙化对骨性椎管的侵占。

4. MRI 评估腰椎管狭窄的首选检查。除可了解骨性结构外,也可明确硬膜囊受压情况,可显示腰椎椎管包括软组织在内的全貌。

三、康复评定

1. **疼痛** 视觉模拟评分法(VAS)详见本章第二节。
2. **腰椎关节活动度(ROM)评定** 详见本章第二节。
3. **双下肢行徒手肌力评定** 详见本章第二节。
4. **日常生活活动(ADL)能力评定** 详见本章第二节。
5. **神经肌电图测定** 详见第二节。

四、康复治疗

1. **药物** 口服药物可选用 NSAIDs 如布洛芬、吲哚美辛等。静脉滴注可酌情选用糖皮质激素、改善循环类药物、神经生长因子类药物等。

2. **物理因子治疗** 可采用热疗、超声波疗法和经皮神经电刺激疗法用于缓解肌肉疼痛和痉挛症状。采用直流电药物离子导入疗法、超短波疗法镇痛、缓解神经根水肿。

3. **运动疗法** 主要是加强背伸肌、腹肌的肌力锻炼,使腰椎的稳定性增加,从而减慢腰椎关节退变演变的速度。

(1)提高腹部肌肉力量,增强腹内压:患者半坐床上,双足并拢。身体保持垂直后,主动式后仰平移训练,治疗师双手扶持患者背部助其逐渐下降,以提高患侧腹部肌肉紧张度及力量。腹部力量提高后,进行主动式后仰旋转训练,以平衡患者双侧腹部力量,提高整体动态稳定性。每日 2 次,每次 15min。

(2)改善脊柱核心肌群的控制能力:患者取仰卧位,并将双下肢以屈髋屈膝位放置于治疗师双侧大腿上。治疗师双手握住患者双手并引导患者主动进行躯干前屈的运动嘱咐患者在前屈时控制双侧腹部肌肉进行向心收缩时,使双侧腹肌力量逐渐平衡。

(3)提高本体感觉训练:患者可仰卧于滑板上在相对不稳定的支持面上做抗阻运动,如仰卧起坐,腰部系沙袋做屈伸和旋转运动等。

(4)提高双下肢肌力:嘱患者仰卧位、侧卧位行双下肢前屈、后伸、内收、外展方向的抗阻训练,阻力可随肌力提高不断加大。

4. **中医传统康复**

(1)腰部按摩:患者俯卧位,采用按揉法、滚法、拿法、搓法、擦法及下肢屈按揉法作用于腰部 10min 放松腰部肌肉,后施以拍击法。每日做 1 次,15 天为 1 个疗程,治疗期间患者要卧床休息,注意腰部保暖。

(2)针灸:依据症状辨证取穴。

5. 对于长期保守治疗无效,神经根症状明显未见缓解,或者出现进行性下肢无力或马尾综合征患者,建议手术治疗。

(武俊英)

参 考 文 献

[1] 史国栋，贾连顺，袁文，等．退变性腰椎不稳的诊断与治疗方法 (附 48 例报告)[J]. 颈腰痛杂志，2007, 28(1):30.

[2] 弗兰克尔，努丁．临床骨科生物力学基础 [M]. 过邦辅，译．上海：上海远东出版社，1993:291.

[3] 王玉龙，郭铁成．康复功能评定学 [M]. 北京：人民卫生出版社，2008:124-153.

[4] 方国华，曾青东，骆剑敏，等．腰椎不稳与腰椎间盘退变程度的相关性分析 [J]. 中国脊柱脊髓杂志，2001, 11(2):26.

[5] 杨惠林，唐天驷．腰椎不稳与腰椎管狭窄专题研讨会纪要 [J]. 中华骨科杂志，1994, 14(1):60.

[6] Mc Gill SM, Norman RW, Sharratt MT. The effect of an abdominal belt on trunk muscle activity and intra-abdominal pressure during squat lifts[J]. Ergonomics, 1990, 33(2):147-160.

[7] Hodges PW, Eriksson AE, Shirley D, et al. Intra- abdominal pressure increases stiffness of the lumbar spine[J]. J Biomech, 2005, 38(9): 1873-1880.

[8] Shirley D, Hodges PW, Eriksson AE, et al. Spinal stiffness changes throughout the respiratory cycle[J]. J Appl Physiol(1985), 2003, 95(4): 1467-1475.

[9] 谭远超．骨伤整复术 [J]. 北京：人民卫生出版社，2008:487-489.

[10] 詹进文．中西医结合治疗腰椎不稳定 33 例 [J]. 江西中医药，1997, 28(1):43.

[11] 孙树椿，赵文海．中医骨伤科学 [M]. 北京：中国中医药出版社，2005:337-337.

[12] 程继伟，王红伟，郑文杰，等．慢性下腰痛疗效评价方法的应用现状 [J]. 中国修复重建外科杂志，2014, 28(1):119-122.

[13] Peng B, Wu W, Hou S, et al. The pathogenesis of discogenic low back pain. Journal of Bone and Joint Surgeryd British Volume, 2005, 87(1):62-67.

[14] Richard A, Deyo MPH, James N, et al. Low back pain[J]. N Engl J Med, 2001, 344(5):363-370.

[15] Ghormley RK. Low back pain. With special reference to the articular facets, with presentation of an operative procedure[J]. JAMA, 1933, 101:1773-1774.

[16] Eubanks JD, Lee MJ, Cassinelli E, et al. Prevalence of lumbar facet arthrosis and its relationship to age, sex, and race: an anatomic study of cadaveric specimens[J]. Spine, 2007, 32(19):2058-2059.

[17] 国家中医药管理局．中医病证诊断疗效标准 [M]. 南京：南京大学出版社，1994:23.

[18] 倪朝民，何娟娟，赵翱．第三腰椎横突综合征的基础与临床研究 [J]. 中国骨伤，1998, 11(2):23-24.

[19] 王玉龙，郭铁成．康复功能评定学 [M]. 北京：人民卫生出版社，2008:124-153.

[20] 孙丽珠，魏永明，刘春涛．腰三横突综合征的治疗及发病机理探讨 [J]. 中华现代中医学杂志，2006, 2(7):615-616.

[21] Fukui M, Chiba K, Kawakami M, et al. JOA back pain evaluation questionnaire: initial report[J]. J Orthop Sci, 2007, 12(5):443-450.

[22] Boonstra AM, Schiphorst Preuper HR, Reneman MF, et al. Re-liability and validity of the visual analogue scale for disability in patients with chronic musculoskeletal pain[J]. Int J Rehabil Res, 2008, 31(2):165-169.

[23] 肖德平，张军，李先樑．第 3 腰椎横突综合征 102 例治疗体会 [J]. 中国中医骨伤科杂志，2007, 15(5):53-54.

[24] 杨国法, 靳聪妮, 原苏琴. 阿是穴的现代医学解析 [J] 中国针灸, 2012, 32(2):180-182.

[25] 王淑娟, 苏妆. 针刺扳机点治疗常见疼痛类疾患 [J] 上海针灸杂志, 2009, 28(9):548-549.

[26] 范振华, 胡永善. 骨科康复医学 [M]. 上海:上海医科大学出版社, 1999; 219.

[27] Liebenson C. 脊柱康复医学 [M]. 2 版. 洪毅, 海涌, 李建军, 译. 北京:人民军医出版社, 2012.

[28] 孙树椿, 孙之镐. 临床骨伤科学 [M].北京:人民卫生出版社, 2006: 859.

[29] 秦汉兴, 何克云, 唐建东, 等. 退变性腰椎不稳的诊治进展 [J]. 中国矫形外科杂志, 2012, 20(3): 235-237.

[30] 王志明, 杨雄健, 吴俊哲, 等. 骨质疏松与腰椎退行性变的相关性分析 [J]. 中国骨质疏松杂志, 2014, 23(2):178-180.

[31] Liu P, Liu X, Qiao X, et al. Comparison of clinical efficacies of single segment transforaminal lumbar interbody fusion with cage versus autogenous morselized bone for degenerative lumbar spinal stenosis: a prospective randomized controlled study[J]. Zhonghua Yi Xue Za Zhi. 2014 Sep 23; 94(35) :2731-2733.

[32] Zhong ruyi, Wu xianping. Relationship between age-related bone mass of the lumbar spine and skeletal size and their effects on the diagnosis of osteoporosis in women[J]. Chinese Journal of Osteoporosis, 2012, 18(2):99-105.

[33] Faries MD, Greenwood M. Core training, stabilizing the confusion[J]. Strength and Conditioning Journal, 2007, 29(2):10-25.

[34] Willosn JD, Christopher PD, Mary LI, et al. Core stability and its relationship to lower extremity function and injury[J]. J Am Academy Orth Syrg, 2005(13):316-325.

[35] 熊俊, 杜元显, 黎波, 等. 现代针灸疾病谱的发展历史与研究现状 [J]. 辽宁中医杂志, 2009, 36(12): 2155.

[36] 徐帮杰, 陈彭梦影, 黎福庆. 整脊疗法配合针刺治疗退行性脊柱炎疗效观察 [J]. 按摩与康复医学, 2014, 5(3):75.

[37] 国家中医药管理局. 中医病证诊断疗效标准 [M]. 南京:南京大学出版社, 1994:189-190.

[38] 吕选民. 退行性脊柱炎和强直性脊柱炎 [J]. 中国乡村医药, 2014, 10(21):38-39.

[39] Li KK, Chung OM, Chang YP, et al. Myelopathy caused by ossification of ligamentum flavum [J]. Spine (Phila Pa 1976), 2002, 27(12):E308-E312.

[40] 邵华磊. 颈肩腰腿痛应用诊疗学 [M]. 郑州:河南科学技术出版社, 2009:848.

[41] 李士春, 郭昭庆. 评分系统在腰椎疾患中的应用 [J]. 中国脊柱脊髓杂志, 2005, 15(12):758-761.

[42] 安德烈. 脊柱 [M]. 周谋望, 陈仲强, 刘楠, 译. 济南:山东科学技术出版社, 2013:349-354.

[43] 唐成洋, 范红卿. 腰椎管狭窄症 32 例患者的康复治疗 [J]. 中国医药指南. 2015, 13(29):71-72.

[44] 王诚宏. 针灸治疗腰椎管狭窄症的疗效研究 [J]. 中华物理医学与康复杂志, 2009, 31(1):42-43.

[45] 杨光, 古恩鹏. 中医综合疗法治疗退变性腰椎管狭窄症的临床研究 [J]. 天津中医药大学学报, 2010, 29(2) : 69.

[46] 陈景藻. 现代物理治疗学 [M]. 北京:人民军医出版社, 2001:137-182.

[47] 刘志远, 赵玉驰, 朱武平, 等. 混合性腰椎管狭窄症的诊断及手术治疗 [J]. 现代手术学杂志, 1998, 3(4):314-315.

[48] Qin Z, Wu J. Efficacy of acupuncture for degenerative lumbar spinal stenosis: protocol for a randomised sham acupuncture-controlled trial[J]. BMJ Open, 2016, 6(11):e012821.

[49] Koc Z, Ozcakir S, Sivirioglu K, et al. Effectiveness of physical therapy and Epidural steroid injections in Lumbar Spinal Stenosis[J]. Spine(Phila Pa 1976), 2009, 34(10):985-989.

[50] Weinstein JN, Tosteson TD, Lurie JD, et al. Surgical versus nonsurgical therapy for lumbar spinal stenosis[J]. N Engl J Med，2008, 358:794–810.

[51] Siebert E, Pruss H, Klingebiel R, et al. Lumbar spinal stenosis: syndrome, diagnostics and treatment[J]. Nat Rev Neurol, 2009, 5:392–403.

第十九章　骨盆疾病

第一节　骨盆的功能解剖

一、骨盆的组成

骨盆是由左右髋骨、骶骨、尾骨及其骨连接共同构成。其中髋骨由髂骨、耻骨、坐骨组成，16岁左右完全愈合，三骨交会于髋臼。在直立位时，骨盆向前倾斜，两侧的髂前上棘和耻骨结节位于同一冠状面，而耻骨联合上缘和尾骨尖处于同一水平面。骨盆的主要作用是连接下肢和躯干，传递重力，构成骨盆腔，保护骨盆腔内脏器，在女性，骨盆还要适应孕育和胎儿娩出的功能需要。

骨盆借界线分为上部的大骨盆和下部的小骨盆。界线由后方的骶岬、骶翼前缘、弓状线、髂耻隆起、耻骨梳、耻骨结节、耻骨嵴和前方的耻骨联合上缘共同围成。大骨盆位于界线的上方，两侧髂骨翼形成大骨盆的后外侧壁；其前壁不完整，由腹前外侧壁软组织补充，故大骨盆实属腹腔一部分。小骨盆即一般所说的骨盆，又称骨盆腔，位于界线的下方，分上下两口。小骨盆上口即界线，下口则由耻骨联合下缘、耻骨下支、坐骨支、坐骨结节、骶结节韧带和尾骨尖围成，呈菱形。骨盆腔容纳直肠、膀胱和部分生殖器。

二、骨盆的肌肉

包括盆膈肌和盆壁肌。

（一）盆膈肌

有肛提肌和尾骨肌。

1. 肛提肌　为扁薄肌，左右两肌联合成漏斗状，按纤维起止可分为四部，其主要作用为组成盆膈，承托骨盆腔内脏器，提高腹压，缩小阴道，协助控制排便。主要支配神经为阴部神经（$S_2 \sim S_4$）。

2. 尾骨肌　起自坐骨棘盆面，止于尾骨和骶骨侧缘，其主要作用为组成盆膈，承托骨盆腔内脏器，也由阴部神经支配。

（二）盆壁肌

有闭孔内肌和梨状肌。

1. 闭孔内肌　参与构成盆侧壁，上缘参与闭膜关的形成。

2. 梨状肌　参与构成盆后壁，呈扇形起自骶骨前面骶前孔的外侧，经坐骨大孔出骨盆，止于大转子尖。梨状肌将坐骨大孔分为梨状肌上孔和梨状肌下孔，上孔有臀上血管神经出入骨盆，下孔有坐骨神经、臀下血管神经和阴部血管神经出入骨盆。

三、盆部的神经

(一) 骶丛
位于梨状肌表面,其分支经梨状肌上下孔,分布于臀部、下肢和会阴,其损伤较少见。

(二) 盆交感干
由腰交感干下延而来,经骶骨盆面下行,左右两干汇合,其节后纤维参与构成盆丛(下腹下丛)。

(三) 盆内脏神经
又称勃起神经,为副交感神经,主要由 $S_2 \sim S_4$ 骶神经前支分出的副交感节前纤维组成,加入盆丛。

(四) 上腹下丛和下腹下丛
上腹下丛又叫骶前神经,位于第5腰椎及第1骶椎前面,上续腹主动脉丛,下接盆丛。下腹下丛(盆丛)位于骨盆腔脏器两侧,由腹下神经、盆内脏神经和骶交感干神经节发出的节后神经纤维等交织而成的神经丛。盆丛发出的纤维沿血管形成亚丛,随血管分布至骨盆腔脏器。

(五) 闭孔神经
发自腰丛,经腰大肌内侧缘、髂总动脉后方入骨盆腔,沿骨盆侧壁行于输尿管外侧、同名血管的上方,向前穿闭膜管至股部。

四、盆部的血管

盆部的血管主要由髂总动脉发出的分支——髂内外动脉及其分支构成。髂外动脉在靠近腹股沟韧带处发出旋髂深动脉和腹壁下动脉,髂内动脉在梨状肌上缘分成前后两干,前干壁支有闭孔动脉、臀下动脉,前干脏支有脐动脉、膀胱下动脉、直肠下动脉、阴部内动脉、子宫动脉或输精管动脉。髂内动脉后干有髂腰动脉、骶外侧动脉和臀上动脉,其中臀上动脉经梨状肌上孔出骨盆腔至臀部。除上述血管外,骨盆腔内尚有直肠上动脉、卵巢动脉和骶正中动脉。

第二节 梨状肌出口综合征

一、概述

(一) 概念
梨状肌出口综合征是坐骨神经在臀部受到卡压的一种综合征,梨状肌的充血、水肿、痉挛、肥厚等病变,刺激、压迫坐骨神经,是导致梨状肌出口综合征的主要原因。大部分患者都有外伤史,如闪、扭、跨越、站立、肩扛重物下蹲、负重行走及受凉等。某些动作如下肢外展、外旋或蹲位变直位时使梨状肌拉长、牵拉而损伤梨状肌。

（二）发病机制

梨状肌参与构成盆后壁,呈扇形起自骶骨前面骶前孔的外侧,经坐骨大孔出骨盆,止于大转子尖。梨状肌将坐骨大孔分为梨状肌上孔和梨状肌下孔,上孔有臀上血管神经出入骨盆,下孔有坐骨神经、臀下血管神经和阴部血管神经出入骨盆。

梨状肌损伤后,局部充血水肿或痉挛,反复损伤导致梨状肌肥厚,造成梨状孔狭窄,可直接压迫坐骨神经而出现梨状肌出口综合征。当臀部外伤出血、粘连、瘢痕形成,髋臼后上部骨折移位,骨痂过大均可使坐骨神经在梨状肌处受压。此外,少数患者因坐骨神经出骨盆时行径变异,穿行于梨状肌内,当髋外旋时肌强力收缩可使坐骨神经受到过大压力,长此以往也是一种慢性因素。

二、临床特点

（一）症状

有外伤或受凉史,常发生于中老年人。主要表现为臀部疼痛和感觉异常,并经大腿后方向小腿和足部放射。臀部疼痛严重者,患侧臀部呈持续性"刀割样"或"烧灼样"剧痛,多数伴有下肢放射痛、疼痛性跛行或不能行走。

（二）体征

1. 检查时可发现梨状肌部位有深压痛,可扪及条索(纤维索)状硬结,轻度小腿肌萎缩,小腿以下皮肤感觉异常。

2. 直腿抬高在 60° 以内疼痛明显,超过 60° 后疼痛减轻,梨状肌紧张实验阳性。4 字试验时予以外力拮抗可加重或诱发坐骨神经痛,臀部压痛处 Tina 征可阳性。

3. **影像学检查** 坐骨神经及梨状肌的磁共振斜矢状位显像,能较好地显示坐骨神经,能直观地分析盆腔段坐骨神经本身及周围的病理改变。坐骨神经在磁共振上呈等 T_1 信号,包绕坐骨神经周围的脂肪呈高信号,与坐骨神经伴行的血管呈流空信号。

三、康复评定

1. **疼痛评定** 可采用视觉模拟评分法(VAS)评定疼痛的程度。
2. **关节活动范围评定** 采用量角器测量腰椎前屈、后伸、侧屈和旋转的活动范围。
3. **肌力评定** 肌力评定可采用 MMT 法评定。患者常伴有局部肌肉力量的减弱。
4. 感觉功能评定。
5. 日常生活活动能力评定。

四、康复治疗

（一）治疗原则

早期的梨状肌出口综合征可经保守治疗而得到缓解,急性期患者卧床休息,应用药物及局部神经阻滞、物理因子及手法治疗等,保守治疗无效者,应采取手术治疗。

（二）治疗方法

1. **病因治疗** 即针对神经卡压原因,采取相应的措施以消除致病因素。如局部水肿引起坐骨神经卡压时可暂时使用脱水剂减轻局部的水肿,如骨折或肿瘤引起的卡压,则手术是最好的根治性病因治疗方法。

2. 局部制动休息 避免加重炎性水肿的姿势或动作,如患髋外展外旋的抗阻运动,或被动的屈髋、内收、内旋。

3. 药物及局部神经阻滞 口服非甾体抗炎药减轻卡压病变引起的炎性反应,缓解症状。有研究表明,局部神经阻滞疗法也有良好的治疗效果。但如果病因仍存在,药物治疗使症状缓解只是暂时的,通过病因治疗才能根本治愈。

4. 物理因子及手法治疗 选用超短波、紫外线、温热式低周波、离子导入疗法等可改善血液淋巴循环,减轻局部炎症,消除水肿,缓解疼痛。此外,体外冲击波治疗梨状肌综合征,能够达到解除局部肌肉痉挛、改善微循环、降低肌张力及松解粘连等目的。有文献表明推拿也是早期梨状肌损伤综合征常用的保守治疗方法,治疗时推按、弹拨梨状肌可松弛因充血水肿产生的肌肉粘连,促进局部血液循环,从而消除血肿、水肿、减轻神经受压。值得提醒的是进行推拿手法治疗时,需先用较轻手法在患者大腿后侧以及臀部反复按压,让患者有一个逐渐适应的过程,待患者适应之后,逐渐加重按压力度,帮助患者解除肌肉痉挛性疼痛,同时使局部血液循环得到改善。还有文献表明,针灸、针刀也是一种有效的治疗方法。

5. 手术治疗 已形成较重的瘢痕粘连或有骨痂压迫、神经行径变异则需手术治疗,手术的效果与病程长短关系很大。

第三节 臀肌挛缩

一、概述

(一)概念

臀肌挛缩(gluteal muscles contracture,GMC),又称臀肌纤维化,它是由多种原因引起的臀肌及筋膜纤维变性、挛缩,临床表现以髋关节功能障碍为主,特别是髋内收和外展困难,行走呈外"八"字步态,该病好发于儿童,由 Valderrama 于 1970 年首次提出。

(二)病因及发病机制

本病多发生于婴幼儿或青少年反复肌内注射的患者,病因目前尚未完全清楚。可以肯定的是与多种因素有关。自身因素:①免疫功能异常:有研究人员发现,臀肌挛缩的患儿抑制性 T 细胞较正常人显著降低。②体质因素:有学者认为此病与患儿的瘢痕体质有关,不过另有学者认为无明显的相关性。③先天性与遗传性因素:国外有报道此病在同胞兄弟姐妹中间有相似的症状,多名学者也通过调查后认为此病与遗传因素有关。外界因素:①肌内注射学说:指局部注射药物后引起的臀肌挛缩,综合各家报道以青霉素+苯甲醇肌注最多见。②损伤:如臀部外伤、产伤、手术、髋关节关节脱位,甚至臀部各骨的骨折,臀部各种原因引起的无菌性炎症皆是臀肌挛缩的重要致病条件。③生活环境:有学者通过调查发现农村发病率高于城市,认为此病的发病可能与生活环境有关。综上所述,臀肌挛缩的病因复杂,单用一种因素无法解释,是多因素综合作用的结果,有待进一步研究。

由于臀肌挛缩的病因不明,故其发病机制也未得到详细的阐述,目前关于臀肌挛缩的发病机制研究多集中在细胞因子 TGF-β1 上,但 TGF-β1 发挥生物学作用的关键环节及重要靶分子还缺乏统一认识,这制约了针对 TGF-β1 进行干预措施的开展,因此,更加深入研究 TGF-β1 信号的调节机制有利于应用生物工程等先进手段干预纤维挛缩带的形成过程,避免后期引起关节的严重畸形及功能障碍,并有可能为臀肌挛缩治疗后复发提供有效的预防措施。

二、临床特点

(一) 症状及体征

临床表现以髋关节功能障碍为主,患者行走时双下肢呈外展外旋位,呈外"八"字步态,患侧臀肌发育差,萎缩明显,局部可触及到较硬的条索状物向大粗隆延伸,无弹性,双下肢内收内旋受限,坐位时不能翘"二郎腿",双膝并拢下蹲实验阳性,Ober 征阳性,髋部屈伸活动时弹响,臀部挛缩带,髋 X 线表现多为正常。

(二) 分型

1. **条索状挛缩**　以臀部外上 1/4 象限臀部常规肌内注射部位发生臀肌或髂胫束挛缩,挛缩束带呈条索状;

2. **扇形挛缩**　常累及臀部外上和内上象限,大部分肌肉和软组织及皮肤与皮下组织瘢痕粘连,皮肤呈"酒窝"样改变,臀部外形呈漏斗状;

3. **混合型挛缩**　多发生于婴幼儿时期反复肌内注射,挛缩带掺杂在正常肌肉组织内,呈三明治样,累及臀大肌、臀中肌或阔筋膜张肌的不同层面,深浅不等。

三、康复评定

主要采用 Fernandez 分度法:按屈髋 90° 外层挛缩角分度,轻度:<15°;中度:15°~30°;重度:>30°。

四、康复治疗

(一) 治疗原则

早期臀肌挛缩较轻者,可采用中西医结合等保守治疗,如手法按摩、中药熏蒸、中频治疗仪、髋关节功能锻炼等,可取得满意疗效。保守治疗无效的臀肌挛缩患者必须行手术治疗。

(二) 治疗方法

手术的主要目的是松解、切断影响髋关节运动的瘢痕组织,解除其对关节活动的束缚。术后应早期、积极地进行康复训练,一方面可以改善挛缩带周围正常组织的伸展舒张情况,另一方面可以减轻手术后的瘢痕粘连,以免术后在原挛缩带位置广泛形成新的瘢痕组织,从而影响髋关节运动的恢复。功能锻炼的动作是针对髋关节活动障碍设计的。

康复训练:术后 1 周内为康复训练的黄金时间,所以必须尽早开始科学、合理、规范的功能锻炼。

(1)术后保持并膝屈膝屈髋体位有利于伤口引流通畅,避免血肿形成,可防止切断的痉挛束带端再度发生连接愈合,可进行:①双下肢并拢左右交叉固定,每小时变换体位 1 次。②主动直腿抬高,膝关节屈曲。

（2）步态训练：术后拔出导尿管后即可在护士的陪同下练习行走，走"一字步"，每天3～5次，每次约30min。

（3）并膝下蹲训练：术后2～3天，患者扶栏杆主动屈膝下蹲，练习时双足双膝并拢，足跟不能离地，腰部挺直，屈膝下蹲，下蹲速度要缓慢。下蹲训练容易引起伤口张力增大而疼痛，训练前可适当予止痛处理。每次练习反复进行，强调循序渐进。每天应保持在30～50次，可分组进行。

（4）跷二郎腿训练：术后3～4天，初期缓慢，适应后逐渐加大范围和次数，可先被动后主动，3～5min再换另一腿，反复进行，每天应坚持30～50次。在早期功能锻炼期间，患者常因疼痛而拒绝练习或练习的强度不够，这时应及时讲明功能锻炼的重要性，取得他们的理解与合作。

所有训练持续到患者无痛苦、能自然完成为止，时间8～12周。训练疗效以患者步态正常，能并膝完全下蹲，下蹲时臀部能与小腿接触，交腿试验阴性为最佳。

第四节　骶髂关节功能紊乱

一、概述

（一）概念

骶髂关节功能紊乱（sacroiliac joint dysfunction）指因关节退变、韧带松弛、外伤等多种因素共同作用致使骶髂关节稳定性下降、骶骨与髂骨相对位置改变，产生疼痛、功能障碍和一系列不适症状的一种疾病。又称骶髂关节综合征，是导致腰痛的重要原因之一。

（二）发病机制

骶髂关节位于脊柱的基底部，是由后上部的不动部分和前下部的微动部分结合成的强大关节系统。骶髂关节属于滑膜关节，其主体由骶骨的两侧面和髂骨的耳状关节面构成，关节面凹凸交错，以便相互嵌牢。关节间隙内充满组织物，后上部为弹性纤维组织，前下部为关节软骨组织，无关节腔隙和关节液存在。骶髂关节周围有众多韧带、筋膜和肌肉组织。关节本身由腰骶干发出的臀上神经的关节支支配，其前方还有骶丛的腰骶干及其分支，以及髂总动脉、静脉丛等重要血管神经通过。骶髂关节是脊柱连结骨盆与下肢，并将躯干所承受的力传递到下肢的交接点，稳定和有效地传达重力是其构造的重要目的。其凹凸交错的关节面、关节间隙后上部的韧带和关节周围的肌肉、筋膜和韧带共同强化了关节的稳定性。骶骨承受来自躯干的重力，并通过骶髂关节均匀地传达到髋臼及股骨（股骶弓）或坐骨结节（坐骶弓），又分别由耻骨的水平支和降支形成的两个副弓支持加强，形成一个完整的应力传导环用于重力的传导。一旦骶髂关节的稳定性遭到破坏、应力传导出现问题，就会出现骶髂关节功能紊乱的表现。

可导致骶髂关节功能紊乱的情形很多，例如，随着年龄增长，关节的慢性退行性变；女性在激素的影响下关节周围韧带松弛，尤其是在月经及妊娠期；腰椎间盘突出导致腰痛时，患者为减轻疼痛症状采取不同的姿势导致骨盆的应力传导环异常；急性扭伤。一般而言，上述情形不是单独出现，而是多个综合共同导致了骶髂关节稳定性下降，出现一系列症状和体征。

二、临床特点

(一)症状

1. 疼痛和功能障碍　经产女性多为慢性起病,可无腰部外伤史;青壮年男性多为急性起病,有腰部外伤史。主要表现为腰骶部疼痛及单侧或双侧下肢痛,少数患者也可出现骶尾部、腹股沟疼痛。患者站立时多以健肢负重,坐位时以健侧臀部触椅;严重者甚至仰卧时不能伸直下肢,喜屈曲患肢仰卧或向健侧侧卧。上述症状通常在休息后减轻,活动后加重。

2. 盆腔器官功能紊乱　可出现消化系统、泌尿系统症状,如腹痛、尿频等,可能与骶髂关节局部炎症刺激周围神经有关。

(二)体征

1. "歪臀跛行"步态。骶髂关节急性损伤的患者骨盆向健侧倾斜,脊柱侧凸,有保护性的"歪臀跛行"步态出现,不能挺胸直腰。对于慢性损伤的患者,其保护性的步态可能不明显。

2. 骶髂关节局部压痛、叩击痛,两侧的髂后上棘、髂后下棘等骨性标志不对称;双下肢不等长(长短腿),不对称的内旋或外旋(阴阳脚)。

(三)特异性检查

1. 骶髂关节分离试验　又称床边试验(Gaenslen 征),患者仰卧,患侧紧靠床边,患者双手抱健膝至腹部,患膝置于床下。术者两手分别扶其两膝按压,患侧骶髂关节疼痛为阳性。

2. 骶髂关节挤压试验　患者侧卧,术者双手重叠置于髂嵴处,向对侧挤压,患侧骶髂关节疼痛为阳性。

3. 骶骨压迫试验　患者俯卧,术者按压其骶骨上部,出现疼痛为阳性。

4. 骨盆挤压分离试验　患者仰卧,术者两手分别置于其两侧髂嵴处,将骨盆向内挤压或向外分离,引起患侧骶髂关节疼痛为阳性。

5. "4"字试验　患者仰卧,屈膝屈髋并外旋髋关节,将患肢踝部置于健腿的膝上,术者一手按对侧髂嵴,另一手压患肢膝部,正常情况下此膝部可触及床面或放平。骶髂关节病变时,患肢不能放平并疼痛为阳性。

(四)影像学检查

骶髂关节功能紊乱多无特异性影像学改变,X 线平片可见:耻骨联合两侧阶梯状改变和耻骨直径不对称;双侧髂后上棘不在同一水平上;慢性患者可见患侧骶髂关节髂骨侧骨密度增高。CT 亦可发现双侧关节不对称。此外,X 线、CT 及 MRI 等影像学检查常用于排除腰椎间盘突出症、强直性脊柱炎、感染、肿瘤等其他能够导致相似表现的情况。

三、康复评定

1. **疼痛评定**　采用视觉模拟评分法(VAS)。
2. **功能障碍评定**　常采用 Oswestry 功能障碍指数(Oswestry disability index,ODI)

四、康复治疗

(一)治疗原则

多数患者可通过保守治疗获益。通过卧床休息、手法治疗、物理因子治疗、肌力训练等,可缓解症状,改善患者生活质量。保守治疗无效者,可行骶髂关节融合术。

(二)治疗方法

1. 药物 疼痛明显时,可口服非甾体抗炎药镇痛,如布洛芬、吲哚美辛等。疼痛严重者亦可经皮给药,缓解症状。

2. 手法治疗 骶髂关节功能紊乱的核心是关节稳定性下降,关节错位,通过手法治疗恢复骶髂关节原有位置关系即可缓解或消除疼痛症状。实际操作中使用的手法治疗方式很多,如改良斜扳法、单髋过伸复位法、单髋过屈复位法等。此外,根据"腰 - 盆 - 髋"整体学说,应借助生物力学对骨盆运动的分析来指导手法的操作。

3. 物理因子治疗 磁疗、短波、紫外线、红外线等物理因子疗法可起到镇痛、消炎、解除肌肉痉挛等作用,对于辅助改善患者症状有重要帮助。

4. 肌力训练 通过肌力训练提高骶髂关节周围肌肉的力量,可提高骶髂关节的稳定性,对骶髂关节功能紊乱的预防有重要意义。

第五节 髋关节滑囊炎

一、概述

(一)概念

髋关节滑囊主要由髂耻滑囊和转子滑囊组成。髂耻滑囊是人体最大的一个滑囊,位于髂腰肌与髋关节囊之间,常在前侧与髋关节囊相通。转子滑囊是骨盆区域唯一表浅的滑囊,位于臀大肌和大转子之间。髋关节滑囊为一密闭的裂隙状结缔组织窄囊,内层是滑膜,含有关节液,主要功能为缓解肌肉与骨骼间的压力,减少运动时的摩擦,增加运动的灵活性。当滑囊受到过量的机械摩擦、化学刺激、感染、创伤等时,滑囊壁发生炎症反应,滑膜充血水肿,后期囊壁纤维化增厚,囊内积液,即形成滑囊炎。

(二)发病机制

1. 转子滑囊炎主要由于髋关节反复强烈的机械刺激造成,使肌肉或肌腱在滑囊上反复来回滑动(如骑自行车),或由于髋关节或腰骶关节损伤,臀大肌、阔筋膜张肌、髂胫束等过度持续收缩,也可由于排列不齐等解剖学因素(如双下肢长度差异、股骨颈前倾角过大、骨盆过宽、髂胫束紧缩、足旋前及胫骨内旋)使运动时过度摩擦滑囊,导致慢性炎症。急性创伤性滑囊炎一般只发生在大转子囊,大转子囊位置表浅,容易受到直接的撞击、摩擦、挤压等,黏膜受到损伤,发生出血和炎症。若治疗不恰当或不及时,滑囊中血液凝固,纤维蛋白渗出沉淀,即转变为慢性滑囊炎。慢性滑囊炎可发生钙化,当触诊时可发现滑囊中可移动的米粒样钙化块。

2. 髂耻滑囊炎主要由于反复过度的髋关节屈伸(如爬楼梯、长时间的跑步训练),或持续的髋关节收缩(如长期坐位时髂腰肌持续收缩压迫滑囊)引起。

二、临床特点

（一）症状

转子滑囊炎主要表现为大转子附近深部剧烈烧灼性疼痛，疼痛可沿着大腿外侧向下放射。爬楼梯及晚间卧床时疼痛加重。急性创伤性滑囊炎患者有明确的下肢外伤史，大转子上有疼痛，或伴有肿胀。

髂耻滑囊炎主要表现为腹股沟区及大腿前侧上部弥漫的深部疼痛。

（二）体征

在抵抗内收或伸直时可引发转子滑囊炎的广泛疼痛，过度被动内收也可引起疼痛，疼痛常表现为剧烈的跳痛。

髂耻滑囊炎在髋关节被动屈曲、旋转及髋关节过伸时能够引起疼痛，但髂腰肌抗阻伸展时不引起疼痛。

（三）影像学检查

超声和MRI检查可显示滑囊壁增厚和囊内积液。髋关节周围滑囊炎MRI可有如下特征：①疼痛有特定的好发部位，多局限于大转子附近或腹股沟区；②可见囊性病灶，T_2加权像为水样极高信号；③表观弥散系数（ADC）值极高，再结合相关的临床症状，可以对其做正确诊断。

三、康复评定

包括由于滑囊疼痛、肿胀等导致的髋关节周围肌力、关节活动度、感觉及日常生活活动能力等功能障碍的评定。

四、康复治疗

（一）急性期

急性创伤性滑囊炎首先应停止运动负荷，使用非甾体抗炎药以缓解疼痛，消炎消肿，防止急性滑囊炎转变为慢性。局部适当冷疗可减少炎性渗出，消肿止痛。

（二）恢复期

1. 若囊内积液较多或症状慢性反复发作，要抽吸囊内积液，尽量抽尽，如果没有感染化脓，可直接囊内注入可的松。

2. 采用替代的训练方法保持未受损部位的正常的肌肉力量和关节活动度。

3. 对于转子滑囊炎，治疗师要对紧张的髂胫束和阔筋膜张肌进行牵拉练习，采用肌肉力量技术放松持续收缩的阔筋膜张肌、髂胫束、臀大肌等，纠正排列不齐，矫形按摩以恢复滑囊正常位置与形态。治疗师帮助患者挤出过多的囊内积液，深部按摩松解粘连，刺激滑膜正常分泌滑液。对于髂耻滑囊炎，治疗师可采用收缩-放松或等长收缩训练肌肉力量技术松弛过度紧张的髂腰肌，减轻滑囊肿胀。

4. 有研究表明大转子围刺（取穴：股骨大转子上前后缘各一针，阳陵泉、肩髎穴）等治疗髋关节慢性滑囊炎有明确疗效。

5. 经保守治疗无效的患者，需要手术切除滑囊，并在大转子上方开一个较大的卵圆形窗口。使大转子不卡压阔筋膜张肌的边缘而允许髋关节能够自由屈曲和伸展。

第六节 髋关节骨关节炎

一、概述

(一) 概念

髋关节骨关节炎主要由于髋关节关节软骨退化、关节腔变窄、关节空间缺失、软骨下骨硬化或囊性变以及边缘骨赘出现而引起。髋部若仍持续负重,不恰当过度使用,可能会迅速退化,髋关节形状也会发生改变。髋关节骨关节炎病因尚不明确,其发生与炎症、创伤、年龄、肥胖及遗传因素等有关。髋关节骨关节炎多发生在 10% ~ 20% 的老化人群中,治疗不当可能会导致严重残疾。

(二) 发病机制

1. **解剖学因素** 髋关节由髋臼和股骨头组成,周围包括 22 块肌肉、关节囊及大量的韧带加固,是身体主要的负重关节,行走时,髋关节受力上下波动,波动幅度从身体重力的 13% 到 300% 以上,单腿站立及行走时股骨头承载的重量约为体重的 6 倍,当负重或跑跳时其所承受的负荷将更大。

2. **生物力学及病理学因素** 髋关节骨关节炎可被划分为原发性和继发性,原发性髋关节骨关节炎是一种原因不明的关节炎。继发性骨关节炎是一种由机械性破坏或病理学因素导致的关节炎,如:①髋关节创伤或者过度负荷及不恰当的使用;②髋关节不稳定或发生反复脱位;③结构破坏如股骨头骨骺滑脱;④结构不对称或结构异常,如双下肢长度差异或者股骨头缺血性坏死,髋臼前倾角过大或者股骨前端畸形。软骨新陈代谢障碍、遗传学、免疫系统因素、神经肌肉紊乱及生物化学因素也可能与骨关节炎的发生相关。

二、临床特点

(一) 症状及体征

1. **髋关节疼痛** 表现在腹股沟中线部位的疼痛,并可放射至大腿前侧及膝关节。初期为轻中度间断性隐痛,活动后加重,休息时好转,晚期可为持续性疼痛或夜间痛。

2. **晨僵** 在早晨起床时出现关节僵硬及发紧感,长期坐位也可出现僵硬,活动后可稍缓解。

3. 髋关节周围肌肉萎缩无力、髋关节屈伸力量下降,软组织肿痛、步态异常(如疼痛时跛行或补偿的存德林伯步态)以及步长缩短。

4. **髋关节活动受限** 由关节活动不灵逐渐发展为关节活动范围减小,关节内旋明显,同时伴有屈曲受限。

(二) 功能障碍

1. **髋关节结构与功能异常** 患者主要表现为运动、感觉及平衡功能障碍。

2. **日常生活活动受限** 主要表现为站、行走、上下楼梯、做家务及个人护理等活动受到不同程度的限制。

3. **社会参与受限**　主要表现为对工作、社会交往、休闲娱乐及社会环境适应等方面能力受限。

(三)诊断标准

(1)近 1 个月反复髋关节疼痛;

(2)血细胞沉降率 ≤ 20mm/h;

(3)X 线示骨赘形成,髋臼缘增生;

(4)X 线示髋关节间隙变窄。

满足诊断标准(1)+(2)+(3)条或(1)+(3)+(4)条,可诊断髋关节骨关节炎。

三、康复评定

1. **疼痛评定**　视觉模拟评分法(VAS)。

2. **关节活动度及肌力评定**　髋关节屈伸、内收外展及内外旋等活动度、髋关节周围肌力的评定。

3. **平衡功能评定**　骨关节炎患者常常存在生物力线的异常及本体感觉障碍,常常影响平衡功能的调节,而平衡功能障碍又进一步加重关节损伤、加速骨关节炎病理改变的进程。

4. **15m 步行时间测定**　综合评估患者疼痛程度及炎症对关节功能及步行能力的影响。

5. **日常生活活动及社会参与能力评定**　如 Barthel 指数,职业评定、生活质量评定等。

四、康复治疗

髋关节骨关节炎的治疗主要包括药物治疗、物理因子治疗、运动治疗、作业治疗及手术治疗。治疗方案应遵循个体化原则,减轻或消除疼痛,矫正畸形,改善髋关节功能,提高自理能力、日常生活活动能力、社会参与能力,以提高患者的生活质量。

1. **药物**　NSAIDs 对骨关节炎既有止痛作用又有抗炎作用,是十分常用的一类药物。关节腔内地塞米松、玻璃酸钠等药物注射可缓解疼痛症状、延缓关节软骨的退变。回顾性研究发现采用氨基葡萄糖联合布洛芬治疗髋关节骨关节炎疗效稳定、可靠。

2. **物理因子治疗**　热疗、冷疗可有效改善局部血液循环、消炎止痛,经皮神经电刺激疗法对缓解骨关节炎患者关节疼痛症状十分有效,超声波治疗、低能量激光疗法、脉冲磁疗可延缓关节软骨退变,防止关节粘连导致的活动度下降,以延缓疾病的进展。

3. **运动治疗**　运动治疗可增强关节稳定性,缓解关节疼痛。主要包括有氧运动、肌力训练及关节活动度训练。髋关节骨关节炎急性发作期的患者,宜休息以减轻疼痛。非急性发作期的患者应进行自我行为疗法(适量活动,避免不良姿势,避免长时间跑跳蹲起、爬楼梯等可能加重损伤的不合理的运动)、减轻体重以减轻关节自身负荷、有氧锻炼(如游泳、骑自行车等)、关节功能训练、肌力训练(如注意髋关节外展肌的训练)等。

4. **作业治疗**　主要包括日常生活活动能力作业、功能性作业、学会使用辅助行走装置及进行家庭环境节能的改造。关节保护技术可防止关节进一步损害,如保持正确体位,保持关节正常的对位对线,以减轻病变关节的负重;避免在同一姿势下关节长时间负重,不加重原有损伤;工作或活动的强度适量,不产生或加重疼痛,减轻关节的应激反应。

5. **康复辅具**　手杖、拐杖、助行器等辅具可节约能量,有效保护受累髋关节。

6. **手术治疗**　若髋关节内有游离体,应进行游离体摘除术及关节清理术,经上述保守治疗无效的髋关节骨关节炎患者,可行人工髋关节置换术。

第七节　内收肌损伤

一、概述

(一)概念

髋关节的主要内收肌是耻骨肌、长收肌、股薄肌、短收肌和大收肌。内收肌的主要作用是使髋关节内收(在某种程度上屈曲和外旋)。内收肌拉伤是常见的软组织损伤,好发于足球、滑冰、滑雪等运动员足内侧踢球或反复强烈的髋关节内收时。拉伤主要发生在肌肉-肌腱的交界区或者肌腱附丽区。

(二)发病机制

1. **解剖学因素**　内收肌群位于大腿的内侧,耻骨肌、长收肌、股薄肌在外层,在身体近端附着于耻骨上下支与耻骨体相邻,在远端,附着在股骨的后表面与近端胫骨的内侧,短收肌在中层,近端附着在耻骨下支和骨盆,远端沿粗线的近体1/3和股骨附着,深层是大收肌,近端附着在整个坐骨支以及部分坐骨结节,远端附着于内收肌结节上。内收肌比较薄弱,在不恰当或过度的运动中易挛缩紧张而损伤,产生髋关节内收功能障碍。

2. **生物力学因素**　内收肌在额状面与矢状面内都有内收力矩,额状面内的内收力矩起主要作用,它不仅控制股骨绕骨盆运动,还能够控制骨盆绕股骨运动。在矢状面内,内收肌能够在髋关节屈曲与伸展时提供屈伸双向力矩。这一功能尤其适用于如冲刺、骑自行车、跑上陡坡以及连续蹲下站起等需要很大循环力量支持的动作。当髋关节屈曲到终末时内收肌将发挥伸力矩的作用来加强伸髋动作。相反,当髋关节几乎完全伸展到终末时,内收肌将发挥屈力矩的作用来加强屈髋动作。内收肌的这种具有屈伸双向力矩的功能也使其容易损伤,在踢球时,强烈并快速变换方向以及髋关节内收截球,此时髋关节迅速内收,内收肌离心收缩,极大地增加了内收肌损伤的可能。在滑冰或者滑雪等反复强烈的内收动作中,内收肌过度负荷,也会使其发生局部损伤。

二、临床特点

(一)症状

急性损伤后患者在腹股沟处、大腿内部感到剧烈的疼痛、肿胀,当髋关节内收或外展时疼痛加剧,继而患者因疼痛无法完成髋关节内收及外展动作。若损伤在远端肌腱-肌肉交界处,则疼痛并不明显,患者容易忽视而影响治疗时机。

(二)体征

1. **局限性肿胀和肌肉缺损**　急性期,在肌肉断裂的部位能够触及局限性肿胀和肌肉缺损,在肌肉收缩时更为明显,但肌肉缺损很快就会被出血和水肿替代。肌肉缺损或者瘢痕组织的位置能够经触诊发现,这有助于判断肌肉损伤的程度。

2. **皮下出血及瘀斑**　当损伤位于肌束间时,筋膜破裂,皮下组织中有出血,通常在损伤发生 3 天后可见局部的瘀斑。

3. **抗阻试验阳性及肌力下降**　在内收肌抗阻收缩时,在肌肉断裂区域疼痛加剧,内收肌抗阻试验阳性,受伤肌肉的肌力减弱。完全或不完全的断裂肌肉发生收缩时,可见肌肉有不对称的凸出。当内收肌严重拉伤时,令髋关节抗阻内收,在大腿近端内侧部可见较明显的软组织肿块。

(三) 诊断

1. **MRI**　在急性期和瘢痕形成期,MRI 可显示肌肉拉伤的程度和范围。对于深层肌肉损伤(如髂腰肌)的诊断 MRI 有特殊价值。

2. **超声**　超声是诊断肌肉损伤十分有用的工具,它可显示血肿的大小和损伤的范围,超声也有助于定位深部损伤。在损伤后期,还可发现瘢痕组织的变化情况、早期的钙质沉着及骨化性肌炎。

三、康复评定

包括由于肌肉损伤后疼痛、水肿等导致的关节活动度、肌力、感觉及日常生活活动能力等功能障碍的评定。

四、康复治疗

(一) 早期

急性期可口服非甾体抗炎药(2～3 天),以缓解疼痛,减少炎症反应及瘢痕的形成。有研究表明针刺内庭穴治疗内收肌损伤有一定疗效。如果完全断裂早期能够诊断,宜早期手术,将远端完全断裂的肌肉再植到股骨上。

(二) 恢复期

待疼痛缓解后,开始逐渐活动受伤的肌肉,活动要循序渐进,避免引起或加重疼痛。进程过快损伤容易转变成慢性。

(1)为了保持患者正常的肌肉长度和力量,急性期后 3～4 天开始主动力量训练及牵拉练习,牵拉训练的负荷缓慢增加直至可以达到最大。

(2)在症状允许的情况下,尽早开始臀部和腹股沟区肌肉的平衡练习(神经肌肉训练)。

(3)采用替代的训练方法(如骑自行车和游泳)保持未受损部位的肌肉力量和耐力素质。运动员患者必须进行一定时间的专项功能训练后,才能恢复完全的训练,继续参加比赛。局部热敷可有效缓解腹股沟部位长期的僵硬和疼痛。完全断裂的肌肉也可采用保守治疗的方法,进行牵拉和力量训练。

(4)治疗师应用收缩 - 放松、等长收缩放松肌肉力量技术松解耻骨肌和内收肌,拉伸缩短的耻骨肌和内收肌,可有效降低肌张力。患者逐渐增加抗阻使患髋关节进一步外展,增加外展活动度。

(5)物理因子治疗,以改善局部血液循环、消炎止痛、促进断裂的组织愈合,防止粘连及瘢痕的形成。包括热疗、冷疗、短波、超声波治疗、脉冲磁疗等。

（6）有研究表明推拿整脊联合针刺治疗内收肌损伤也有确切疗效。如双手揉拿松弛内收肌、牵抖整复同侧骶髂关节、整复腰椎后关节、针刺患侧相关穴位。

（岳寿伟 张长杰）

参 考 文 献

[1] 胡勇文，刘钢．宫廷正骨手法配合针刺治疗梨状肌出口综合征 42 例 [J]．中国民间疗法，2011，19(7):23-24.

[2] 贾琼珍．体外冲击波结合正清风痛宁穴位注射秩边穴治疗梨状肌综合征疗效观察 [J]．湖北中医杂志，2017，39(5):55-56.

[3] 梁青福，蒋昆利，田征，等．坐骨神经在盆腔出口区的 MR 成像对梨状肌综合征诊断的临床意义 [J]．新疆医科大学学报，2015, (10):1283-1286.

[4] 字有华．神经阻滞治疗梨状肌综合征的临床体会 [J]．医药前沿，2013, (30):220-221.

[5] 卢浩浩．臀肌挛缩症病因及诊断的研究发展 [J]．中国矫形外科杂志，2007, 15(3):207-209.

[6] 刘玉杰，王志刚，李众利，等．臀肌挛缩的分型与关节镜微创治疗 [J]．军医进修学院学报，2010，31(10): 947-948.

[7] 李家民，宋峥嵘，葛崇林．臀肌挛缩症的治疗及分析 [J]．中原医刊，2007, 34(22):46.

[8] 周秉文．腰背痛 [M]．北京：人民卫生出版社，2005:85-134, 425-430.

[9] 恽晓平．康复评定学 [M]．北京：华夏出版社，2004:96-101.

[10] 刘洪波，左亚忠，沈国权．骶髂关节功能紊乱所致下腰痛的诊断和手法治疗 [J]．颈腰痛杂志，2008，29(6):578-580.

[11] 戴德纯，房敏，沈国权，等．骶髂关节紊乱特点和推拿干预研究 [J]．中国临床康复，2006, 10(35):135-138.

[12] 师宁宁，沈国权，何水勇，等．骶髂关节紊乱在 X 线片上的表现形式和临床意义 [J]．中国骨伤，2013，26(2):102-106.

[13] 黄永火，孙向前，欧阳祖彬，等．骶髂关节解剖特点与 X 线表现的分析 [J]．中国医学影像技术，2001，17(4):372-374.

[14] Moayad Al-subahi. The effectiveness of physiotherapy interventions for sacroiliac joint dysfunction: a systematic review [J]. The Journal of Physical Therapy Science, 2017, 29:1689-1694.

[15] 休德里克逊．骨科疾病的矫形按摩 [M]．叶伟胜，万瑜，主译．天津：天津科技翻译出版公司，2004.

[16] 周然宓．大转子围刺为主治疗髋关节慢性滑囊炎 42 例 [J]．中国针灸，2011, 31(11):1025-1026.

[17] 王继民．髋关节周围滑囊炎 MRI 诊断及鉴别诊断 [C]．第十一次全国中西医结合影像学术研讨会论文集，2010:673-676.

[18] 黄晓琳，燕铁斌．康复医学 [M]．北京：人民卫生出版社，2015:190-194.

[19] 罗阿尔·贝尔．运动损伤临床指南 [M]．高崇玄，译．北京：人民体育出版社，2007.

[20] 杨昌宇．氨基葡萄糖联合布洛芬治疗髋关节骨关节炎的临床效果探讨 [J]．中国实用医药，2013, 8(19): 5-6.

[21] 诺依曼．骨骼肌肉功能解剖学 [M]．刘颖，师玉涛，闫琪，译．北京：人民军医出版社，2016:499-501.

[22]　李杰 , 程新正 . 针刺内庭穴治疗内收肌损伤 40 例 [J]. 上海针灸杂志 , 2000, 19(3):43-43.

[23]　任耀龙 , 冯前 , 刘伟 . 推拿整脊配合针刺治疗内收肌损伤 56 例临床观察 [J]. 按摩与康复医学 , 2014, 11:83-84.

第二十章　先天性疾病

第一节　脊　柱　裂

先天性脊柱裂包括一组疾病,是小儿椎管发育过程中产生的各种异常表现,定义为躯干中线间质、骨、神经结构融合不全或不融合。其表现形式多种多样,好发于下腰椎及上部骶椎,以 L_5、S_1 最多见,因该区为脊柱最后的闭合部分。缺损部分常被软组织如纤维、脂肪充填。多见于头胎,随母亲年龄增大,胎儿的脊柱裂发生率就越高。

一、病因

先天性胚胎中叶发育不全所产生的脊椎畸形。在胎龄 21 天,神经管开始形成,位置从胸部开始,以后向上下两侧开始发展。颅侧在受精后 25 天闭合,尾侧约在 29 天闭合,神经根管形成后,逐渐与表层脱离,移向背侧体壁的深部,神经管的头端发育膨大成为脑部,而其余部分则发育成为脊髓,胎龄 11 周,由颈到 S_3、S_4 各椎骨两侧椎板即行融合。脊髓部分的神经管裂不断加厚,在妊娠第 3 个月,管腔呈圆形的中央管,两侧的中胚叶形成脊柱成分,包围神经管而形成椎管,由于胚胎期神经管及其周围中胚层发育不全,使椎管闭合不全或阙如引起脊柱裂。

二、分型

先天性脊柱裂根据病变的程度不同,大体上将有椎管内容物膨出者称显性脊柱裂。反之则称隐性脊柱裂。

(一)显性脊柱裂

根据病理形态可分为:

1. **脊髓脊膜膨出**(图 20-1)　指脊膜膨出通过较大的椎管缺损,向后突出。膨出脊膜囊内含神经组织、软脊膜、蛛网膜和脑脊液。该神经组织包括脊髓、马尾神经及畸形神经分支。膨出脊膜囊处的脊髓很像原始的神经板,有时分裂成两根,一根在膨出脊膜囊底部的椎管腔内,另一根向背侧疝入膨出的脊膜囊内。该发育不良的脊髓又称基板。可出现脊髓低位,被牵拉、栓系。

2. **脂肪脊髓脊膜膨出**　此型表现形式多样。因此,又可将其分为 2 种亚型。

(1)Ⅰ型:为椎管腔局部膨大,通过椎管缺损向背侧突出,形成一高出皮面的肿块。肿块表面皮肤完整,内含脑脊液、脊髓(又称基板)、马尾神经及畸形神经分支也可突出到囊肿内,与囊壁发生粘连,脊髓因此被牵拉、

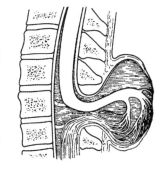

图 20-1　脊髓脊膜膨出

栓系。此型特征为肿块表面含有皮下脂肪或脂肪瘤。但可以不进入囊肿内。

(2)Ⅱ型：此型外观与Ⅰ型相像，但背侧局部膨出硬脊膜被皮下脂肪瘤完全侵蚀。失去正常结构，大量脂肪通过椎管缺损涌入椎管腔内，与脊髓粘连、混合生长，该脊髓发育畸形，失去正常圆锥结构，变得细长，位于椎管腔内，其末端位于腰骶部甚至骶尾部，并且背侧裂开，脂肪瘤或脂肪组织长入裂开的脊髓内。由于长入脊髓内的脂肪与皮下脂肪相互连接，脊髓因而受到牵拉。

上述两型脂肪脊髓脊膜膨出外观上均为背部一肿块，表面覆盖着正常皮肤，有的最初体积较小，以后随着年龄增大或在短期内迅速增大。其体积小者通常呈圆形，较大者多不规则，有的有一细颈样蒂，有的基底宽阔。膨出物的表面，有的皮肤上有疏密不一的长毛或异常色素沉着，有的表现为毛细血管瘤，有的在膨出物上或其附近有深浅不一的皮肤凹陷。脂肪脊髓脊膜膨出可发生在脊柱任何节段，多见于腰骶、腰部或胸腰段。临床上可有不同程度的下肢瘫痪、足畸形、步态异常及膀胱肛门括约肌功能障碍。有的合并 Chiari Ⅰ畸形（10%）、脊髓积水（10%）、椎体畸形等。

3. 脊髓囊状突出 指脊髓囊性扩大，通过椎管缺损向背侧膨出。膨出囊肿实质上为囊性扩大的中央管，并且由硬脊膜、脑脊液以及发育不良的脊髓组成，脊髓因此被牵拉。脊髓囊状突出好发于腰骶部，若表面无皮肤覆盖.称脊髓囊状突出，若有皮肤及脂肪覆盖，称脂肪脊髓囊状突出。该脂肪组织仅位于皮下，不进入囊肿内，与囊肿壁有一明显分界。临床表现有下肢感觉运动障碍，括约肌功能障碍，可同时合并有消化道系统、泌尿生殖系统、脊柱椎体畸形及 Chiari Ⅱ畸形。

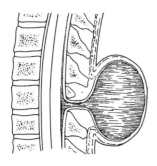

图 20-2 脊膜膨出

4. 脊膜膨出（图 20-2） 特点是脊膜自骨缺损处向外膨出，囊内含脑脊液，无脊髓及马尾神经。根据脊膜膨出方向不同，又可分为以下 5 种类型，其中除背部单纯脊膜膨出外，其余 4 型均可归结到隐性脊柱裂里面。

(1)背部单纯脊膜膨出：膨出脊膜向背部突出，表面有皮肤覆盖，多位于腰骶部，有时也会发生在颈部或胸部。

(2)骶内脊膜膨出：骶管内硬脊膜和蛛网膜向硬脊膜外突出，形成一个小的憩室，该憩室通过颈口与硬膜下腔相通。有时囊内压力高，可压迫神经根，产生症状。

(3)骶前脊膜膨出：膨出的硬脊膜和蛛网膜通过骶骨腹侧缺损，向骶前膨出，称骶前脊膜膨出。囊内一般无神经组织，有时神经根也会疝入囊腔内，产生临床症状。

(4)脊柱旁脊膜膨出：为硬脊膜和蛛网膜通过神经孔突出，在脊柱旁形成一囊性软组织肿块。病变在脊柱一侧或两侧都可发生，可单发也可多发。85% 病变发生在胸部，可并发多发性神经纤维瘤。

(5)末端骶骨脊膜膨出：指膨出脊膜囊位于尾骨区域。这种类型很少见，有时很容易与囊性畸胎瘤相混淆。

(二)隐性脊柱裂

脊柱裂常累及第 5 腰椎和第 1 骶椎。病变区域皮肤可正常，也可有色素沉着、毛细血管瘤、皮肤凹陷、局部多毛等现象。在婴幼儿多不出现明显症状。如果椎管腔内合并有先天性畸形，多在儿童期逐渐成长过程中，脊髓受到异常牵拉才产生出脊髓栓系综合征表现。有报道，很多患儿可以到成年期才出现症状。隐性脊柱裂，根据病理类型可分为：

1. **脊髓纵裂**　好发部位在胸、腰段,可同时伴有脊髓积水、终丝牵拉征、硬脊膜内脂肪瘤等。又可分为两种类型:Ⅰ型:双硬脊膜囊双脊髓,即脊髓在纵裂处一分为二,有各自的硬脊膜和蛛网膜,两者之间有纤维、软骨或骨嵴分开,脊髓因此受牵拉,产生临床症状。此型约占50%。Ⅱ型:脊髓在纵裂处一分为二,但共享一个硬脊膜及蛛网膜,脊髓内无异物牵拉,不产生临床症状。

2. **终丝牵拉征**　正常终丝由室管膜、胶质细胞组成。从脊髓末端发出,向下行走,穿过硬脊膜囊底部。固定在骶骨上,通常我们将在硬脊膜内的终丝称为内终丝。穿出硬脊膜的部分称为外终丝。成人终丝直径<2mm。当终丝受到脂肪纤维组织浸润而变性甚至增粗时(直径可大于2mm),将牵拉脊髓,引起神经症状。此时脊髓可低位,也可在正常位置。

3. **硬脊膜内脂肪瘤**　硬脊膜下腔内局限性的脂肪堆积,与背部皮下脂肪组织不相连。脂肪瘤通常在脊髓表面生长,也可浸润到脊髓内,对脊髓造成牵拉和压迫。

4. **背部皮下窦道**　可发生在脑脊髓轴背侧,由枕部到骶尾部之间的任何部位,其中以骶尾多见。位于骶尾部窦道很少进入椎管腔内,若位于骶尾水平以上,窦道可穿过硬脊膜进入椎管腔内或沿脊髓表面行走。50%的窦道终端为一皮样囊肿,可位于椎管腔末端或脊髓表面,脊髓因此被牵拉或压迫。皮肤外观窦道口周围往往有异常的毛发、色素沉着或毛细血管瘤样改变。窦道所经处,在相应部位可有颅骨或椎管缺损。60%的患儿可继发囊肿感染、脑脊膜炎等。

5. **皮样囊肿或表皮样囊肿**　好发于腰骶,约25%的囊肿伴有背部皮肤窦道。囊壁为鳞状上皮,含许多皮脂腺和毛囊,囊内积聚油状液体,为汗腺、皮脂腺和毛囊的分泌物或分解产物。40%的囊肿在髓内,其余在髓外硬脊膜下。囊肿多在出生时即有,由于增长缓慢,一般到儿童期才有症状表现出来。如果囊肿破裂,油状液体可顺着蛛网膜下腔扩散,导致化学性蛛网膜炎。

6. **脊索裂隙综合征**　指胚胎期中肠与背部皮肤有一管道连接,此连接可以从食管、胃、小肠及大肠背侧发生,向不同方向经过腹腔或胸腔、后纵隔,穿过脊髓到达背部皮肤。此管道可中断于任何位置,形成囊肿、憩室、瘘管或纤维束带。根据病变所在部位而有相应名称,如腹腔肠源性囊肿、肠憩室及纵隔肠源性囊肿等,若囊肿在椎管腔内,则称椎管内肠源性囊肿。该病变多发生在上胸段或颈段,可位于椎体后、椎体旁或椎管腔内。囊壁一般具有无肌层的单层或假复层上皮,囊肿的形态、囊壁的厚度和囊液的黏稠度及颜色很不一致。

7. **脊髓积水**　脊髓积水为脊髓中央管扩大。可局限性地单独存在,也可多发或与脊髓脊膜膨出、脊髓纵裂以及Chiari畸形相伴发生。

8. **尾部退化综合征**　指脊柱末端发育障碍,可同时伴有神经性膀胱、肾发育不良、外生殖器畸形、肛肠畸形、无足并肢畸形及足畸形等。末端骨缺损一般在T_9以下。根据缺损节段的高低不同可以有不同程度的临床症状,缺损节段越低临床症状越轻,末端尾骨缺损可无临床症状。另外,本病还可同时合并脊髓脊膜膨出、脊髓纵裂、终丝牵拉征、潜毛窦道及硬脊膜内脂肪瘤等。

三、临床表现

据文献报道:80%以上的隐裂无症状,多在一般X线检查时发现,也可在腰痛行X线检查中发现。约1%的新生儿有脊柱裂,约30%的病例无症状,仅有少数病例有周围神经受刺激症状,由于马尾神经受累肌力失调,4～6岁后下肢可出现进行性畸形,但很难指出受累之肌肉。有时二便失禁,有时足部可发生营养障碍性溃疡或出现痉挛性瘫痪,颅内压增高,臂丛神经疼痛等,约50%隐裂部的皮肤有色素沉着、黑痣、毛发丛生、皮肤隐窝或脂肪增厚,临床上发现有上述体征后,应摄X线片,早期发现。

但近年来有学者认为X线片上显示椎弓缺损,仅是影像上的缺损,而非解剖学上的骨质或软骨阙如,仅代表该处椎弓骨化不全。隐性脊柱裂实际上是在椎弓断处有一软组织存在,并无真正的空隙存在,脊柱裂的重要性不在于骨的缺损或不稳定,而在于伴有脊髓发育不良症。

四、治疗

单纯隐裂而无症状者,属正常变异,不需治疗,亦不应告知患者为疾病。疑有症状或神经刺激症状较轻者,可行保守治疗,包括休息、腰围固定保护、针灸、中药、理疗、局部注射、神经营养及血管扩张药物应用等,多可缓解症状;另更重要的是加强腰背肌功能锻炼,以增强肌肉力量,提高脊柱的稳定性,借以代偿先天发育不足。若是神经受压严重,症状顽固,经系统保守治疗不愈,严重影响生活、工作或学习等,可进行手术治疗或酌情进行畸形矫正。

第二节 先天性脊柱椎体畸形

先天性脊柱畸形是由脊柱椎体畸形所导致的脊柱三维结构的畸形,可造成脊柱的后凸、侧凸及侧凸伴后凸畸形等。先天性脊柱畸形常常会合并其他器官、系统的畸形,以椎管内神经系统畸形发生率最高。1984年,McMaste等应用碘油进行椎管内造影,报道先天性脊柱畸形患者中神经系统畸形的发生率为18.3%。国内尚没有大样本的研究。

一、病因

胚胎学基础研究椎体的前体被称作体节,体节的突变会导致椎体畸形。这些畸形会包括形成障碍,如半椎体畸形;分节不全障碍,如单侧未分节骨桥形成,骨桥可位于椎体前方、侧后、侧前方等;或者会导致混合型畸形,即同时合并形成障碍和分节不全障碍。不同部位的椎体和椎体附件的畸形类型常常会导致不同的畸形,会有不同的分类方式。研究分析环境因素对脊柱畸形的发生主要在胚胎前期4～8周时发挥作用。

二、分类及临床表现

先天性脊柱畸形可按照畸形的发生部位、畸形的凸向和畸形的发生三种方法分类,依据畸形的发生分为分节缺陷(A型)和形成缺陷(B型)。

（一）分节障碍

单侧分节的骨桥,由于畸形同时合并形成障碍及分节不全两种致畸原因,其生长能力因部位及累及节段多少各不相同,在上胸段,青春前期每年平均2°,随后每年4°,会导致显著的双肩不对称、颈部偏斜和躯干失平衡。在下胸段,青春前期每年平均5°,随后每年6.5°。腰段平均每年5°。临床上的最为突出的困难表现在骨盆倾斜和躯干不平衡,这与它带来的继发性弯曲及加重的速度有关。

（二）形成障碍

1. **融合块状椎畸形** 常常累及多个节段,畸形部位椎体生长能力差,畸形进展缓慢（平均每年进展小于1°）,一般不影响治疗结果,但如果多发,会导致躯干短小。

2. **楔形椎畸形** 多见于下胸段和胸腰段,相对生长缓慢,平均每年进展小于1°～2°。

3. **钳闭型半椎体** 即椎体上下椎间隙消失,生长终板生长能力差或无生长能力,进展的危险性不大,单纯的钳闭型半椎体成熟后典型的脊柱弯曲度数不会超过30°。

4. **半分节或完全分级的半椎体** 半椎体一侧或上下方均存在较正常的椎间盘,是一种单侧半椎体终板或上下两面的椎体终板均有生长能力的半椎体,会逐渐导致进展性侧凸。畸形进展快慢的危险性取决于畸形的位置、半椎体分节的程度、凸侧半椎体的数量。

三、脊柱椎体畸形

（一）半椎体（图 20-3）

脊柱的发生有胚胎性缺失,脊椎的一侧缺失,另一侧形成半脊椎。临床症状视畸形缺损的部位不同可引起以下脊柱畸形:因单发或多发半椎体畸形所致导致脊柱侧凸,因后侧半椎体畸形导致脊柱后凸,因半椎体畸形导致严重侧凸者,如果躯体上部重力不平衡,则于发育过程中可逐渐形成伴有明显旋转的侧凸畸形,并伴有胸廓变形等体征导致脊柱侧凸及旋转畸形,并且上述患者身高生长多有受限。

（二）蝴蝶椎（图 20-4）

椎体的两个软骨中心出现联合异常,椎体成为左右对称的两个三角形骨块,称为矢状椎体裂,在正位 X 线片上形似蝴蝶的双翼,故称蝴蝶椎。本病一般无特殊症状,这种畸形常发生在胸椎或腰椎。该畸形可产生脊柱成角畸形,但较轻微,可能是邻近椎体前缘代偿延长所致。

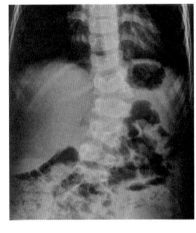

图 20-3 半椎体

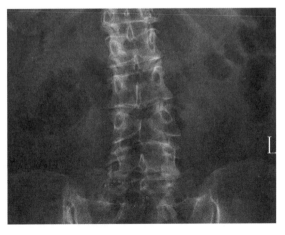

图 20-4 蝴蝶椎

（三）椎体融合（图 20-5）

椎体融合又称阻滞椎，是生长发育过程中椎体分节不全所导致，最常见于腰椎和颈椎。在未分节处有骨性链接称为骨桥，因骨桥位置的不同而发生不同的畸形，表现出不同的临床症状，一侧的未分节的骨桥引起脊柱侧凸，在脊柱后方的骨桥引起脊柱前凸，在脊柱后外方的骨桥引起脊柱前凸、侧凸，在脊柱前方的骨桥引起脊柱后凸，脊柱环形的一圈都未分节将影响脊柱的纵向生长，因稳定性高，不发生侧凸畸形。其影像学表现为：两个或两个以上椎体之间完全或者部分融合，前者椎间盘消失，后者残留部分椎间盘痕迹，或只残留骨性终板，或者可以只侵犯椎体或椎体与附件同时受累。融合的椎体高度不变或者减少，前后径将变小。

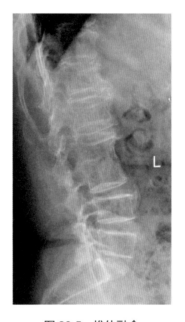

图 20-5　椎体融合

四、诊断

先天性脊柱畸形患者有非常高的几率伴发其他器官先天发育异常，如脊柱裂、先天性心脏病、高肩胛畸形及面部不对称等。诊断时应做全身详细的检查，记录患者的身高，包括站高及坐高，胸背的旋转及侧凸程度，是否合并其他畸形如先天性心脏病、Sprengel 畸形、腭裂等。X 线片可明确椎体畸形类型，应包括全脊柱正侧位片，以便初步估计术中可能矫正的角度。若有神经症状者，可行脊髓造影，或做 MRI 检查，除外脊髓纵裂或栓系综合征。

五、治疗

（一）非手术疗法

外固定矫形支具可以防止长节段柔软性侧凸的发展，而对短节段且僵硬者效果较差。拍摄牵引状态下及自然状态下 X 线片，可测出脊柱弯曲柔软度。穿支具期间应记录原始弯及代偿弯的角度,以便监测其发展情况。如支具固定期间,弯曲度明显加重,则应考虑手术治疗。对于弯曲度超过 50° 者,最好不采用支具固定。

（二）手术治疗

根据脊柱畸形的类型、严重程度、脊柱侧凸的进展速度、畸形的部位及年龄而决定术式,早期发现脊柱畸形非常重要,这样可以早期实施手术阻止畸形发展。

1. **脊柱原位后融合术** 适用于脊柱畸形轻至中度,外形尚可,畸形发展不快者,尤其单侧未分节者适合做此类手术。手术时机宜在 5 岁前,有利于控制畸形的发展。可采用自体髂骨作为骨源,融合范围包括上、下两个正常椎体。

2. **单侧椎体骨骺固定术** 对椎体凸侧的前方和后方进行融合,阻止其过度生长,使脊柱凹侧继续生长,达到矫形目的,但对有过度后凸者不宜做这类手术。

3. **半椎体切除术和脊柱融合术** 半椎体切除术实际上是一种前后路的楔形截骨术,适用于 6 岁以上的儿童,通常是腰骶段的半椎体或胸腰段的半椎体,它们导致脊柱出现短而锐利的侧凸,可使用此种术式。

4. **脊柱后路融合及内固定术** 后路融合术的目的是稳定脊柱曲度,防止畸形进一步发展,本手术适用于儿童期侧凸不严重,但有明显的进展趋势,后路融合能够矫正其侧凸畸形。

第三节　骶部移行椎

一、概述

正常脊柱包括颈椎、胸椎、腰椎、骶椎和尾椎,虽然椎骨总数保持恒定,但各段脊柱之间又可相互移行,因而段与段交界处的椎骨可部分或全部具有邻近椎骨的形态,故称为移行椎。移行椎是脊柱发生过程中十分常见的异常现象,其中以腰骶部移行椎最为多见。

腰骶部移行椎的发生率各家报道不一,国外学者 Moculloch 报道为 10%；Otani 报道在腰痛症状组占有 12.7%,无症状组 10.8%；国内学者陈勇在 416 例腰椎间盘突出症患者中报道腰骶部移行椎 30 例,占 7.2%；黄子康等对 989 例军人因腰痛所采集的影像学资料进行分析,其中移行椎 84 例,占 8.5%,横突肥大 21 例,占 2.1%。

二、定义

腰骶移行椎（lumbosacral transitional vertebrae, LSTV）是指末节腰椎的一侧或者两侧横突增大并与髂骨形成不完全或完全骨性融合。

三、分类

腰骶移行椎分为腰椎骶化和骶椎腰化。腰椎骶化为 L_5 同化为骶椎,呈 S_1 外形；骶椎腰化为 S_1 同化为腰椎,呈 L_5 外形。

1984 年 Castellvi 等依据腰椎 X 线片将腰骶部移行椎分为以下 4 个类型。

Ⅰ 型　横突发育异常:横突肥大呈三角形,其宽度超过 19mm。根据其发生于单侧或双侧分为ⅠA和ⅠB两个亚型。

　　Ⅱ型　不完全腰(骶)化:横突肥大,形状类似骶骨翼,与骶骨相接触形成关节样结构。根据其发生于单侧或双侧分为ⅡA和ⅡB两个亚型。

　　Ⅲ型　完全腰(骶)化:横突与骶骨发生骨性融合。单侧融合为ⅢA,双侧融合为ⅢB。

　　Ⅳ型　混合型:双侧横突肥大,一侧与骶骨相接触为Ⅱ型表现,另一侧与骶骨形成骨性融合为Ⅲ型表现。

四、诊断

　　X线平片是发现移行椎最基本和主要的检查方法,可明确有无移行椎的存在,并可判明有无假关节形成。尤其是对有需要手术的疾病如椎间盘突出等进行定位诊断有一定的帮助。

五、鉴别骶椎腰化和腰椎骶化

　　腰骶移行椎中,腰椎骶化多见。腰椎骶化和骶椎腰化对腰椎生物力学的影响不同。对腰椎骶化而言,腰椎趋向减少一个活动节段;骶椎腰化时,腰椎趋向增加一个活动节段。鉴别时可依靠X线片进行,在有胸部X线片时,将第1个有肋椎计作T_1,将胸腰段第1个无肋椎计作L_1,但一个脊柱移行区解剖异常多伴随另一个移行区解剖异常,腰骶移行椎可伴有T_{12}肋阙如或腰肋等,在实际阅读影像资料中需加以区分。

六、腰部移行椎与腰椎疾患

　　腰骶移行椎时力学机制变化是导致腰椎疾患的重要因素。Luoma等报道,年轻个体腰骶移行椎上方椎间盘退变几率增加,中年个体腰骶移行椎下方椎间盘退变几率降低。外伤、异常负载、旋转应力是导致椎间盘退变的重要原因。Aihara等经尸体发现,正常个体位于L_4的髂腰韧带较L_5明显薄弱;而腰骶移行椎的髂腰韧带由致密纤维组织组成,在ⅡA和ⅢA型腰骶移行椎中,正常侧可见厚而坚强的髂腰韧带延伸至髂骨,紧邻其上方的脊椎髂腰韧带明显较正常腰椎的薄弱,部分呈筋膜样外观或阙如。腰骶移行椎上方节段髂腰韧带薄弱产生的不稳或运动过度会导致椎间盘早期退变,而腰骶移行椎与骶骨形成的假关节或骨性融合及LSTV与髂骨间的致密纤维组织或坚厚韧带产生的运动范围下降或稳定性增加,能保证LSTV与骶骨间的椎间盘退变延缓。

七、临床治疗

　　腰骶移行椎如无临床症状,无需处理。腰骶移行椎假关节导致的疼痛,可采用佩戴支具、理疗、特殊训练来避免或减少局部损害,或用局部封闭来治疗;非手术治疗无效可行手术融合或切除LSTV横突。假关节部位增生骨赘对神经根造成压迫非手术治疗无效时可手术切除增生骨赘。

第四节 脊髓栓系综合征

由于各种先天或后天性病因导致脊髓生长发育障碍,致使脊髓异常或圆锥的位置低于正常脊柱节段($L_1 \sim L_2$),由此产生慢性缺血缺氧及退行性病理改变,并出现一系列神经功能障碍,大、小便失禁、下肢畸形或活动障碍等,称之为"脊髓栓系综合征"(tethered cord syndrome,TCS)。早在 1921 年,Clute 等观察到尿潴留与马尾神经被脂肪组织牵拉有关,首次提出脊髓栓系是脊髓发育不良、神经缺陷的病因。由于各种原因,该疾病没有得到重视和进一步深入研究。直至近年来,随着神经科学的不断发展和现代科学技术的应用,1981 年 Yamada 等通过总结这类病例的临床资料,才提出"脊髓栓系综合征"的概念。

一、病因

(一) 先天性疾病

如先天性脊柱裂中的脂肪脊髓脊膜膨出和脊髓脊膜膨出,终丝或马尾的位置被病变固定,患儿在生长过程中产生脊髓栓系综合征;或是幼年做过脊髓脊膜膨出手术,术后局部粘连导致脊髓圆锥被固定而产生脊髓栓系综合征。

(二) 先天畸形

如脊椎闭合不全而出现的先天性皮肤瘘道,会出现纤维索或瘘道通向椎管内,进而产生脊髓栓系综合征。先天性皮肤瘘道多发在腰骶部,亦可在枕颈部,胸椎极少,出现此病往往是脊髓栓系综合征的提示。

(三) 终丝异常发育

因终丝发育异常,如终丝肥大、增粗固定圆锥使其不能向头端移动,而导致出现脊髓栓系综合征。

(四) 后天性病因

如椎管内肿瘤、脊髓脊膜膨出或椎管内病变,行手术治疗后因局部缺失而引起。

二、病理类型和病理变化

(一) 病理类型

从影像学角度大多数分为五类,包括终丝粗大型、脂肪瘤型、脂肪瘤切除术后瘢痕粘连型、椎管内肿瘤致脊髓栓系及混合型。其中终丝粗大型(图 20-6)和脂肪瘤型(图 20-7)最为常见。

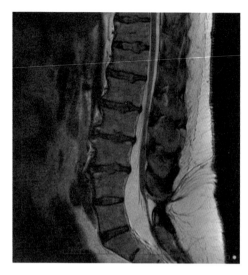
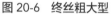

图 20-6　终丝粗大型

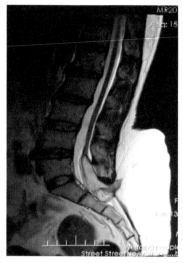

图 20-7　脂肪瘤型

(二) 栓系的病理变化

1. 脊髓被栓系、固定后,引起脊髓或神经的血液循环障碍而发生缺血、缺氧,逐渐变性坏死或呈退行性改变。Schneider 等利用激光多普勒血流仪连续监测手术前后脊髓远端的微循环,结果表明栓系解除后血流量明显增多,所有病例术后神经功能均有改善。

2. 脂肪瘤型的脂肪组织经缺损的椎板、硬脊膜栓系脊髓,脂肪组织可浸润至脊髓,神经纤维也深入脂肪瘤内,两者之间无明确界限,术中要完全切除脂肪瘤是十分困难。

3. 脊髓栓系后血流障碍将导致栓系部位代谢率低,产生进行性神经损害。Yamada 利用双波长反射分光光度计检测呼吸链中关键的氧化酶细胞色素 a1a1 的还原 / 氧化率,以观察脊髓的代谢率。同时记录脊髓后侧电生理的变化,结果发现,实验动物脊髓缺血缺氧或被牵拉时,均表现为还原型细胞色素 a1a1 水平下降,即代谢降低,脊髓电位降低。脊髓栓系解除后,可见代谢率和脊髓电位明显升高。

三、临床表现

(一) 腰骶部包块及畸形

患儿出生后即能发现腰骶部正中或一侧包块,是小儿脊髓栓系最常见的临床表现。如脊髓脊膜膨出,但也有少部分病例在脊膜表面覆盖较多的脂肪组织,腰骶部皮下组织较为丰满,局部表现不如前者明显,易被忽视。有一些病儿骶部明显畸形,X 线检查清楚显示骨的畸形。也有少数病儿在骶尾部皮肤内陷。

(二) 泌尿系统症状

遗尿、尿失禁和排尿困难最多见。尿动力学测定可发现膀胱容量、压力和括约肌的功能均异常。肛门检查时肛括约肌十分松弛。

(三) 下肢运动障碍

主要是进行性下肢无力和步行困难。鞍区皮肤麻木或感觉减退是主要表现,神经电生理检查可发现下肢神经电生理异常。

除上述表现外还可能存在多系统的畸形和异常。脊柱侧凸、前凸或后凸,脊柱裂,骶骨发育不良,椎管扩大,下肢高弓足最多见,马蹄足也应引起重视。

四、诊断

(一)临床依据

腰骶部有脊髓脊膜膨出存在,有椎板的缺损,脊髓和脊膜由此膨出,是脊髓栓系的最大可能存在者;有长期的二便失禁史或异常;有下肢的高弓足或马蹄足存在;有骨科不能解释的下肢跛行;有较长的腰骶部疼痛史,皮肤异常包括腰骶部毛发丛生,皮肤凹陷,皮肤斑块,瘢痕组织和皮肤窦道;婴幼儿时期有脊髓和椎管的手术史。

(二)影像检查

1. **B 超检查** 年龄小于 1 岁的婴幼儿椎管后部结构和骨化尚不成熟,B 超检查可显示脊髓圆锥位置,彩超还测定脊髓的血流速度,提供有价值的诊断线索。

2. **X 线检查** 一般普通 X 线检查能显示骨的异常,如隐性脊柱裂、椎管膨大或骶裂等。脊髓造影可显示腰骶部膨大和脊髓脊膜膨出,但要确定脊髓圆锥的位置较难。

3. **CT 检查** 检查能够发现椎管内肿瘤,对脊髓圆锥位置的诊断也有一定帮助,CT 检查配合椎管内造影更有价值,脊髓纵裂显示也有意义。

4. **磁共振检查** 为脊髓病变的诊断提供了最佳手段,能清楚显示脊髓的病变、脊髓圆锥位置、终丝的粗细。在冠状位、矢状位和水平位各个不同位置确定病变,对手术治疗提供科学依据。

(三)尿动力学检查

包括膀胱内测压、容量、膀胱和尿道括约肌肌电图检查,神经性排尿障碍包括以上三方面。如病儿在临床上有其中两条表现存在,再配合 X 线检查,有骶裂存在,应考虑脊髓栓系可能,可行 MRI 检查,即能做出一个正确的诊断,同时能了解引起脊髓栓系的原因。

五、治疗

脊髓栓系主要治疗手段是外科手术,松解并尽量解除栓系因素,手术年龄越早越好,一般在 1 ~ 3 个月内完成。对有先天畸形或疾病的患儿,如皮样囊瘤、脊髓脊膜膨出等,应同时给予切除或修复。为了防止术中分离或切除肿瘤时损伤马尾,使用电生理监测;对有硬脊膜缺损,应用自体筋膜或人造筋膜严密修补,防止术后脑脊液漏。手术要求应在显微镜下进行,显微手术治疗的预后要大大高于传统手术效果。尽管随着显微神经外科的进步手术效果有大幅提高,但如何防治 TCS,真正改善患者脊髓功能仍然是治疗的难点之一。

(王炳武)

参 考 文 献

[1]　Van der knap MS. Valk Classification of congenital abnormalities of the CNS[J]. Am J Neuroadiol, 1988, 9：315-326.

[2]　Bames PD. Developmental abnormalities of the spine and spinal enuresis// Wolpert SM, Bames PD. MRI in pediatric neuropathology[M]. St. Louis：Moeby-Year book, 1992:331-411.

[3]　Barkovich AJ, Naidich TP. Congenital anomalies of the spine// Barkovich AJ. Pediatric neuroimaging[M]. New York: Raven Press, 1990:477-740.

[4]　Naidich TP. Zimmerman RA, Mclone DG, et al. Congenital anomalies of the brain and spinal cord//Atlas SW. Magnetic resonance imaging of the brain and spine[M]. New York: Raven Press, 1996: 1265-1333.

[5]　Naidich TP, Harwood-Nesh DC, Mclone DG, et al. Radiology of spinal dysnphusm[J]. Climneurosurg, 1983, 30:341-365.

[6]　Naidich TP. Mclone DG. Congential pathology of the spine and spine cord//Taveras JM, Fernucci JT. Radiology[M]. Philadelphia：JB Lippincott, 1986:23.

[7]　Peaoock WJ, Murovic JA. Magnetic resonance imaging in myelocystocelet: report of two cases[J]. J Neur, 1989, 70：804-807.

[8]　Doty JR, Thomson J, Simonds G, et al. Occult intrasacral meningocele clinical and radiographic diagnosis[J]. Neurosurgery, 1989, 24: 818-625.

[9]　Uchino A, Mon T, Ohno M, Thickened fatty filum reminale: MR imaging[J]. Neuro-radilolgy, 1991, 33: 331-333.

[10]　McMaster MJ. Occult intraspinal anomalies and congenital scoliosis[J]. J Bone Joint Surg AM, 1984, 66:588-601.

[11]　Dias MS, Li V, Landi M, et al. The Embryogenesis of congenital vertebral dislocation: early embryonic buckling[J]. Pediatr Neurosurg, 1998, 29(6):281-289.

[12]　马兆龙, 邱勇, 王斌, 等. 先天性脊柱侧凸患者中的脊髓畸形和脊柱畸形 [J]. 中国脊柱脊髓杂志, 2007, 12(2):53-57.

[13]　原所茂, 邱贵兴, 魏斌, 等. 先天性脊柱侧凸患者脊柱畸形及椎管内畸形的特点 [J]. 中国脊柱脊髓杂志, 2008, 18(11):811-814.

[14]　胥少汀, 葛宝丰, 徐印坎, 等. 先天性脊柱侧凸 [M]. 实用骨科学, 2011:1770-1771.

[15]　包岳丰, 邱勇, 朱丽华, 等. Milwaukee 支具治疗青少年特发性脊柱侧凸的疗效分析与应用体会 [J]. 中国脊柱脊髓杂志, 2001, 11(4):201-203.

[16]　陈崇文, 佟斌. 腰骶部移行椎的分型及临床意义, [J]. 实用骨科杂志, 2013, 9(19):804-807.

[17]　杜心如. 腰骶移行椎临床解剖学研究进展 [J]. 中国临床解剖学杂志, 2007, 25(4):606-608.

[18]　戴力扬, 贾连顺. 胸腰部移行椎与腰骶部移行椎关系的研究 [J]. 解剖学杂志, 1998, 21(1):1-2.

[19]　Castellvi AE, Goldstein LA, Chan DP. Lumbosacral transitional vertebrae and their relationship with lumbar extradural defeets[J]. Spine, 1984, 9:493.

[20]　侯黎升, 王亦舟. 腰骶移行椎及其临床意义 [J]. 脊柱外科杂志, 2008, 6(6):366-369.

[21]　Chang HS, Nakagawa H. Altered function of lumbar nerve roots in patients with transitional lumbosacral

vertebrae[J]. Spine, 2004, 29(15):1632-1635.

[22] Lchihara K, Taguchi T, et al. The treatment of far out foraminal stencils below a lumbosacral transitional vertebrae: a report of two cases[J]. J Spinal Discord Tech, 2004, 17(2):154-157.

[23] 刘福云, 许尚恩, 周菊铃, 等. 新生儿脊髓栓系综合征的诊断和治疗特点 [J]. 中华小儿外科杂志, 2002, 23(3):274.

[24] Yamada S, Zinke DE, Sanders D. Pathophsiology of tethered cord syndrome[J]. J Neurosueg, 1981, 54(4):494.

[25] 周良辅. 现代神经外科学 [M]. 上海: 上海医科大学出版社, 2001:983.

[26] Schneider SJ, Rosenthal AD, Greenberg BM, et al. A Preliminary report on the use of laser Doppler flowmetry during tethered spinal cord release[J]. Neurosurg, 1993, 32(2):214.

[27] 石志才, 李家顺. 脊髓栓系综合征的研究现状 [J]. 中华外科杂志, 1995, 33(2):734.

[28] 刘福云, 赵保平, 孙雁岭. B 超早期诊断新生儿脊髓栓系综合征 [J]. 中华小儿外科杂志, 1999, 20(5):303.

[29] 杨勇, 吴士良, 那彦群. 脊髓栓系患者的尿动力学评估和治疗对策 [J]. 中华泌尿外科杂志, 2002, 23(5):267.

第二十一章　软组织损伤

第一节　概　　述

软组织损伤主要是指人体局部关节囊、筋膜、韧带、肌肉、滑囊、腱鞘等受到外伤性因素和慢性劳损因素造成的损伤,可引起软组织粘连、瘢痕、挛缩、硬结、条索、硬化、钙化等病理变化。临床上常见的颈、背、腰和肢体痛及活动失常为主要病症。

根据发病的原因和过程的不同,软组织损伤分为急性软组织损伤和慢性软组织损伤。

一、急性软组织损伤

急性软组织损伤多因用力过猛、闪转扭伤等原因导致肌肉、筋膜、韧带损伤或撕裂。常见部位多为四肢关节及腰部周围软组织。肌肉损伤多在其起止点,或筋膜受牵拉部位。其病理变化为肌肉、筋膜、韧带、关节突及滑囊的损伤,产生无菌性炎症改变,如充血、水肿、纤维组织增生和粘连等。根据损伤的病理发展过程,急性软组织损伤大致可分为早、中、后三个时期。

早期:指伤后24h或48h以内,组织出血和局部出现红肿热痛、功能障碍等征象的急性炎症。

中期:指伤后24h或48h以后,出血已经停止,急性炎症逐渐消退,但局部仍有淤血和肿胀,肉芽组织形成,组织正在修复。

后期:损伤基本修复,肿胀、压痛等局部征象也已消除。常见于急性腰背筋膜及骶棘肌损伤、急性棘上韧带或棘间韧带损伤、急性腰椎关节滑膜嵌顿。

急性软组织损伤临床表现为:患者有牵拉或撕扯样疼痛、局部肿胀、活动明显受限、出现疼痛和肌紧张、压痛点明确、X线检查无骨折及小关节脱位。

二、慢性软组织损伤

慢性软组织损伤主要是指骨骼以外的各种组织如肌肉、筋膜、肌腱、韧带、神经和血管等慢性疲劳损伤并导致局部无菌性炎症而出现的慢性疼痛症状。慢性软组织损伤是脊柱疼痛中的常见疾病,常见原因有:①长期处于某种姿势或姿势不良,肌肉持续收缩,形成积累性损伤。②急性软组织损伤疾患治疗不及时或治疗不当,损伤组织未得到充分修复而遗留慢性疼痛。③脊柱先天或后天畸形、脊柱外伤或下肢畸形等也易发生慢性软组织劳损。

慢性软组织损伤的特点有:①作用强度小。这种强度常常被人们视为微不足道或正常范围,例如看书时保持颈部位置肌肉用的张力很微小。②长时间存在。③潜伏性强。

慢性软组织损伤的临床表现为:患部酸痛或胀痛,部分患者表现为刺痛或灼痛;劳累时加重,休息时减轻;适当活动和经常改变体位时减轻,活动过度又加重;患部活动受限,有压痛,且外形无异常。

三、康复评定

1. **疼痛的评定** 通常采用视觉模拟评分法(VAS)、简化 McGill 疼痛问卷、压力测痛法、数字分级法和面部表情疼痛量表等评定方法及专项评定量表。
2. 关节活动范围评定。
3. 步行功能评定。
4. 心理评定。

四、康复治疗

(一)原则

消肿、止痛、消炎,促进损伤组织愈合,减少组织粘连与瘢痕,促进功能恢复。

(二)康复治疗

1. **急性期** 急性期的康复治疗,治疗重点是止痛、止血,防止肿胀。传统急性闭合性软组织损伤的早期处理方法为 PRICE,即 protection(保护)、rest(制动休息)、ice(冷疗)、compression(加压包扎)和 elevation(抬高患肢),随着一些先进运动康复理念的发展和最新研究结果的应用,目前提出新的早期处理方法即 POLICE,即 protection(保护)、optimal Loading(最适负荷)、ice(冷疗)、compression(加压包扎)和 elevation(抬高患肢)。

(1)"P"保护(protection):弹性绷带、夹板或矫形器固定患部。

(2)"OL"最适负荷(optimal loading):在急性闭合性软组织运动损伤后的一段短时间内,应该尽量减轻损伤部位的负荷,避免过早较快的移动或运动。但是损伤后的制动休息应限定在一定时间内,而且从损伤后即刻就开始计算。损伤部位长时间的失负荷状态不利于损伤的康复,并且会对组织的生物力学特性和形态产生不利影响。而渐进性的力学载荷刺激更有利于恢复胶原组织的力学和形态学特征,因此康复的介入应该是越早越好,且应该将运动康复疗法与其他治疗干预方法组成一个有机的整体。

(3)"I"冰敷(ice):伤后 24h 或 48h 内局部冰敷、冷水浴(cold water immersion,CWI)和全身超低温冷疗(whole body cryotherapy,WBC)。

(4)"C"加压(compression):早期用弹性绷带加压包扎。

(5)"E"抬高(elevation):抬高患部以利于局部血液和淋巴循环,减轻水肿。

2. **稳定期** 伤后 48h,出血停止,治疗重点是血肿和渗出液的吸收,可使用物理治疗、按摩、中药外敷等加速血液循环的方法促进创面恢复。支具保护,局部制动至创面愈合。

3. **后期** 后期的康复治疗针对存在的问题及功能障碍,如疼痛、关节活动受限以及肌肉萎缩和功能障碍等制订康复计划,主要包括推拿按摩、物理治疗、手法治疗、运动疗法、心理辅导、日常行为纠正等。

第二节　韧　带　损　伤

一、概述

从椎体前方至后方按序有前纵韧带、后纵韧带和棘上韧带，它们均自第 1 颈椎一直延伸至腰骶椎，大部分人棘上韧带止于第 3 腰椎棘突，自此而下棘上韧带缺损，而由骶髂韧带和髂腰韧带来加强。此外，有黄韧带、横突间韧带和棘间韧带连接相邻脊椎骨的椎板、横突和棘突，以维持相邻椎骨的稳定性。前纵韧带极为坚韧，即使在脊柱极度伸展时，亦不易撕裂，它对维持椎体骨折复位后的稳定有重要作用。韧带保持一定张力时，才能使椎骨维持相对稳定。关节突关节的关节囊，环状韧带以及椎间盘也是脊柱的稳定因素。

棘上及棘间韧带损伤又称棘突骨膜炎、棘间韧带断裂或撞击性棘突滑囊炎。棘上及棘间因韧带位置较浅，因而活动时易受到牵拉而损伤。棘上韧带和棘间韧带是腰部扭伤中最常见的损伤之一，尤其以棘上韧带损伤为主。最易发生部位：L_4/L_5（44.8%）、L_5/S_1（34.3%）及胸椎（7.8%）。

髂腰韧带为宽而肥厚的三角形纤维束，伸展于第 4 ~ 5 腰椎横突及髂嵴与髂骨上部前面之间，其纤维起于第 4 腰椎横突下缘和第 5 腰椎横突，呈辐射状止于髂嵴后部的内唇，相当于腰背筋膜的深层。髂腰韧带是覆盖于盆面腰方肌筋膜的加厚部分，它的内侧与横突间韧带和骶髂后短韧带相混。这条韧带实际上是下肢支撑人体上半身重量的一个重要组织。它可以限制 L_5 的旋转，同时防止它在骶骨上朝前滑动。

髂腰韧带损伤是慢性损伤性疾病，以下腰部疼痛为主症，临床中多见。因其病灶位置深、隐蔽，临床症状与腰背筋膜损、骶髂关节错位与损伤等病症相近似，诊治时宜混淆。

黄韧带，位于相邻椎板之间，参与围成椎管的后壁和神经根管的后外侧壁，限制脊柱过度前屈。此韧带由上向下增强；以腰部韧带最厚，约 2 ~ 3mm。两侧黄韧带间在中线处有一窄隙，有小静脉穿过。由于外伤造成身体钙化质代谢的异常，黄韧带可出现退变，增生肥厚，甚至钙化，以腰段为多见，可导致腰椎管狭窄，压迫马尾和腰脊神经根，引起腰腿痛。

横突间韧带附着于相邻两横突之间，腰横突间韧带呈薄膜状，有腰神经后支的外侧支穿过，如韧带损伤或卡压时可产生腰痛。

二、临床特点

（一）棘上及棘间韧带损伤

1. 损伤机制　棘上韧带和棘间韧带均有限制脊柱过度前屈的作用。脊柱向前弯曲到一定程度，骶棘肌即完全松弛，此时完全由韧带维持脊柱的姿势，由于棘上韧带和棘间韧带负荷大，因此易发生急性和慢性损伤。

急性损伤多在搬取重物或转身不慎时突然发病，并可闻及裂声或有撕裂感。慢性损伤发生在长期弯腰工作，使棘上韧带受到积累性劳损，久之发生部分断裂，局部出血、肿胀和疼痛。同时在日常生活中，腰部的屈伸运动常使棘突分开和挤压，并相互摩擦，从而造成棘间韧带的牵拉和挤压，韧带纤维之间的经常性机械摩擦，都会引起韧带变性、断裂、出血或渗出。

由于棘上韧带与棘间韧带由脊神经后支神经末梢支配,是极敏感的组织,一旦损伤,会造成严重的胸腰部疼痛并伴有腿痛。

2. 损伤病理 其病理属典型末端病改变。两个棘突之间有棘上韧带与棘间韧带,并以末端结构的形式止于棘突。伤后手术标本有四种情况:部分断裂、囊变、全断与松弛。

组织病理改变:①韧带的胶原纤维呈玻璃样变、脂肪变或有断裂。有的化生成软骨或骨组织。②韧带止点的潮线涨潮,骨组织增生。③韧带小动脉增生及硬化。④韧带内出现滑液囊。

3. 临床表现 这是一种独立的疾患,但有时与其他腰背痛并发,或继发于腰背肌肉筋膜炎。因此在检查时应特别注意。患者常有搬物扭伤或长期劳损史,疼痛位于脊柱正中线,轻者酸痛,重者呈撕裂样或刀割样疼痛,劳累后加重,休息后减轻。棘上韧带损伤时,疼痛点常固定在 1 ~ 2 个棘突上,棘突上有明显压痛,弯腰时疼痛加重。棘间韧带损伤时,疼痛主要位于两棘突之间,有时可向骶部或臀部放射,压痛点在相邻两棘间,位置较深,腰部屈伸时都可产生疼痛。

X 线片:早期正常。晚期病例,可见棘突的韧带附着处有骨质硬化变尖或有游离的骨化影,需与棘突骨骺炎鉴别(后者为多发)。另外,也可行碘水造影,即将碘水由棘间韧带的一侧注入,如果药物溢入对侧,即证明有全断裂或囊性变。

4. 鉴别诊断 此症必须与棘突骨骺炎及撕脱骨折相鉴别。X 线检查:骨骺炎有骨骺无菌性坏死。骨折多有急性外伤史,照相有明显的骨折线影。另外,有一些内脏疾患如盆腔炎或胃肠道疾病,也可以在棘突部有反射痛,应注意鉴别。

5. 治疗 急性期治疗,以止痛和卧床休息为主,具体治疗方法一般与急性腰肌扭伤相同。损伤严重或 X 线检查已有明显棘上韧带与棘间韧带断裂者,可采取腰部过伸位固定,固定时间一般为 4 ~ 6 周,而后积极进行功能锻炼。恢复期治疗 - 疼痛缓解后可逐渐恢复活动,配合腰背肌锻炼,同时也采用推拿按摩、物理治疗、手法治疗、运动疗法进行治疗。

(二)髂腰韧带损伤

1. 损伤机制 第 5 腰椎在整个椎骨中,活动度较大,稳定性较差,对整个脊柱起支撑作用,髂腰韧带则将第 5 腰椎系挂于两髂骨之间,起加强和稳定的作用。所以,受外力作用发生形态、位置变化的机会最多。持续大幅度活动腰部或站、坐、弯腰姿势过久,可使韧带慢性损伤,进而挛缩变性。在腰部过度屈曲、扭转、侧屈的情况下负重,可使髂腰韧带纤维撕裂、肿胀,日久机化粘连。

2. 临床表现 多数患者以后背下腰部疼痛、僵硬为主诉前来就医,但多追溯不到发病的原因。有的患者疼痛非常剧烈,有的患者则为持续性钝痛。疼痛的性质一般是牵扯样的,也有呈酸困状的。疼痛往往在久坐、久站、久行,或早晨起床以后加重。有些患者的疼痛可向对侧腰部或向同侧腹股沟内侧、臀部和大腿内上方放散,很少超过膝关节。

(1)有外伤史和劳损史,以劳伤者为多。

(2)下腰部疼痛、僵硬、劳累或腰部过度活动后加重。

(3)下腰部外观常无明显变化,但用拇指由第 5 腰椎棘突向髂嵴方向按压时,可有疼痛出现,特别是在髂嵴按压时疼痛较为明显。在髂腰三角近髂骨处按压,有深压痛。

(4)站立检查时,可发现患侧髂嵴比健侧高,患侧下肢也相应比健侧下肢缩短。若两腿长度相差大于1.25cm时,行走时即可出现跛行。做上体侧屈动作时,出现疼痛或疼痛加重(有的向患侧屈时痛,有的向健侧屈时痛,有的无论向哪一侧屈都痛)。屈膝屈髋试验阳性:患者仰卧位,健侧下肢伸直放于床上,患侧膝髋充分屈曲时外展外旋髋关节,出现下腰部疼痛为阳性。髂腰韧带局麻后几分钟,一切症状均消失。

(5)X 线检查:多无异常发现。

3. 鉴别诊断 骶髂韧带损伤:疼痛向股外侧或后侧放射,在骶髂关节处可找到压痛点。

三、康复评定

包括 JOA 腰背评定、Quebec 下背痛分类评定、疼痛程度评定、腰椎活动度评定、肌力和耐力评定、下背痛生活质量评定、心理评定。

四、康复治疗

针对病因,急性期以卧床休息、口服消炎镇痛药为主,可给予局部痛点注射治疗。一般不主张手法及运动疗法,但应坚持适量的日常活动;恢复期及慢性疼痛患者应配合推拿按摩、物理治疗、手法治疗、运动疗法等综合治疗。

(一) 药物治疗

1. 止痛药物 仅短期应用于中度以上疼痛患者,用药不宜超过 2 周。常用:非甾体抗炎药,也可酌情选择肌肉松弛剂、麻醉性镇痛药、各种复方药物。

2. 扩张血管药物 如烟酸、地巴唑等,可以扩张痉挛血管,改善局部血液循环,加速疼痛物质清除,缓解症状。

3. 营养神经的药物 常用的有谷维素、维生素 B_1、维生素 B_{12} 等。有助于神经变性的恢复。

4. 中药治疗 中医根据辨证施治,多采用散风祛湿、活血化瘀、舒筋止痛等法,常用的成药有:丹参注射液、祖师麻片、仙灵骨葆、根痛平等,常用的方剂有四物止痛汤、独活寄生汤、桃红四物汤、骨刺汤、伸筋活血汤等。

5. 外用药物 松节油、冬青油软膏、正骨水、骨友灵、正红花油、关节止痛膏、麝香壮骨膏、辣椒痛可贴等。

(二) 注射疗法

局部痛点封闭——在压痛点部位行局部注射缓解疼痛症状。常用药有醋酸泼尼松龙、醋酸可的松、利多卡因等。

(三) 物理治疗

物理因子治疗可促进局部血液循环,缓解局部无菌性炎症,减轻水肿和充血,缓解疼痛,解除粘连,促进组织再生,兴奋神经肌肉等作用,在脊柱韧带损伤的保守治疗中是不可缺少的治疗手段,在临床上广泛应用。对缓解各类疼痛、改善患部微循环,消除水肿,减轻肌肉及软组织痉挛,促进腰部及肢体功能的恢复起着非常重要的作用。临床常根据患者的症状、体征、病程等特点选用高频电疗、低中频电疗、直流电药物离子导入、光疗、蜡疗等治疗。

(四) 手法治疗

手法治疗是国外物理治疗师治疗脊柱韧带损伤的常用方法,手法的主要作用为缓解疼痛,改善脊柱的活动度。各种手法治疗都各成体系,有独特的操作方法。以 Maitland 手法治疗和 McKenzie 力学诊断治疗技术最为常用。

(五) 中医传统治疗

1. 推拿治疗　常用的治疗手法有:肌松类、牵伸类、被动整复类。对适合推拿的患者,要根据其病情轻重、病变部位、病程、体质等选择适宜的手法,并确定其施用顺序、力量大小、动作缓急等。如急性期疼痛较剧者,施以肌松类手法,可先下肢后腰骶,先健侧后患侧,先周围后患处、痛点,循序渐进,且轻柔缓和。而初次发病但症状较轻和恢复期疼痛缓解者,继肌松类手法后可施以牵引、整复类手法。而病程迁延日久者,可适当增加整复类手法。

2. 针灸治疗　针灸常用穴为肾俞、环跳、承扶、殷门、委中、阳陵泉等。备用穴为腰夹脊、承山、昆仑、悬钟、阿是穴等。每次选用 3 ~ 5 穴,每日或隔日 1 次。以疏导经气、通经活络为治疗原则。

(六) 运动疗法

运动疗法对缩短病程,减少韧带损伤的发病率,改善功能有重要作用。一般来说,急性期疼痛较重时,患者不进行特异性的腰背活动,只是尽可能保持日常活动,尽可能坚持工作,疼痛减轻后以及韧带损伤的患者除了进行有氧运动以外,还应该着重于腰腹肌的训练和腰及下肢的柔韧性训练。

1. 关节活动度训练

(1)原则:早期、缓慢、轻柔、最大限度

(2)方法:被动活动

(3)注意事项:避免急性期活动,避免活动造成新的损伤,避免活动加重疼痛、肿胀等。

2. 肌力训练

(1)原则:阻力、超负荷、适度疲劳

(2)方法:早期等长训练,后期等张、等长、等速训练三者结合

(3)注意事项:训练注意避免屏气,负荷逐渐增加,急性期疼痛肿胀时禁忌抗组训练,训练后第二天不感疼痛,高血压或其他心肺疾病者慎用。

第三节　软组织劳损

一、概述

软组织劳损,是指多种损伤所致的脊柱软组织慢性病理性改变,损伤后产生炎症、痉挛、粘连、钙化,主要表现为持续性的局部疼痛伴活动障碍。是临床上较为常见的脊柱疼痛疾病之一。

二、临床特点

(一) 损伤机制

脊柱的急性损伤后治疗不及时或治疗方法不当,愈合后遗留大面积瘢痕组织,使肌内小神经被卡压,产生慢性疼痛。或身体长时间保持同一姿势工作,或睡姿不良,肌肉同一方向持续用力牵拉,日久造成肌肉劳损,肌肉内纤维断裂而致出血、肿胀,发生疼痛。此外,外部环境的刺激,如寒冷、潮湿,可使肌肉挛缩而诱发或加重疼痛。脊柱软组织劳损,初期以充血

水肿为主,若长时间得不到修复会导致粘连、瘢痕,甚至形成钙化。

（二）症状及诊断

脊柱的软组织劳损的患者一般有脊柱外伤病史,或脊柱长期姿势不当病史;疼痛反复发作,劳累后加重,休息减轻;保护性僵直;检查压痛点不局限,本病无下肢感觉及反射障碍。

诊断依据为有脊柱外伤史,或长期低头、弯腰工作者;脊柱局部持续性酸胀痛;活动受限;局部可扪及肿胀或条索状物;X线检查无明显异常。

（三）鉴别诊断

虽然软组织损伤根据病史、症状、局部体征诊断不难,但应与枕神经痛、颈枕畸形、病毒性脑炎、颈部肿瘤、腰背部纤维织炎、退变性脊柱炎、腰椎间盘突出症等慢性颈腰背痛疾病相鉴别。

三、康复评定

目前主要的评估方法包括 Roland-Morris 功能障碍调查问卷（RMDQ）、Oswestry 功能障碍指数（ODI）、视觉模拟评分法（VAS）、腰椎关节活动度（ROM）评定、体感诱发电位（SEP）、表面肌电图（sEMG）。

四、康复治疗

慢性软组织损伤是慢性病,治疗应采取综合的非手术疗法。包括中西药物治疗,推拿按摩、理疗、穴位注射、小针刀,同时适当休息,注意纠正不良姿势,防止风寒湿外邪侵袭,改善工作劳动生活环境,以及进行适当的体育锻炼。

（一）一般治疗

急性发作时,应休息,避免剧烈活动和负重,宜睡硬板床。平时在劳动中要注意尽可能变换姿势,纠正习惯性不良姿势。

（二）药物治疗

急性发作时,可服用乙哌立松以缓解肌肉痉挛,塞来昔布以止痛;外贴消炎镇痛膏、双氯芬酸软膏等。

（三）物理治疗

主要有超短波、低中频电疗法、红外线、磁疗和中药熏蒸。

（四）臭氧治疗

软组织劳损主要是局部无菌性炎症引起疼痛等症状,在病变局部注射臭氧,利用臭氧拮抗无菌性炎症而达到镇痛作用,可缓解症状。

（五）手法治疗

患者俯卧,术者用手掌揉按两侧骶棘肌,然后找出压痛点或痛性结节,由上而下逐个进行点穴、弹拨、拿捏,然后施予㨰法,注意手法不宜过重。

（六）中医治疗

1. 推拿　中医治疗软组织劳损的主要疗法之一,利用推拿能够促进腰背部血液循环的作用,解除肌肉痉挛,松解肌肉粘连,达到舒筋活络,活血祛瘀的目的,提高局部组织的痛阈,从而改善腰痛症状,取得通则不痛的功效。

2. **拔罐疗法** 通过有效地刺激神经、调节体液神经功能,可对损伤的神经起到"催醒"的作用,是利用所产生的热作用,使毛细血管扩展,从而血流加速,血液循环增加,组织代谢增强,达到活血祛瘀、祛风散寒、通络止痛的功效。

3. **针灸治疗** 脊柱软组织劳损的相关研究多为综合疗法,如针灸结合药物、针灸结合理疗等,现主要对单一针灸疗法进行综述。仅从治疗效果来分析,针灸对腰肌劳损的治疗在短期内有明显的效果,很多患者也能接受,停针以后,因康复不够复发率高。取穴:肾俞、委中、气海俞、大肠俞、承山、三阴交、太溪;采用远近配穴法,每次取 4 ~ 5 穴,中等度刺激,留针 30min。

（七）运动康复

结合患者病情,用运动处方制定患者适合的运动内容、运动强度、运动时间、运动频率、运动中的注意事项,以达到科学的、有计划地进行腰背肌功能的康复,患者依据运动处方进行腰背肌功能恢复锻炼,主要康复锻炼的动作有:

1. **挺腰式** 患者取仰卧位,两手四指朝前叉腰,屈髋,屈膝,屈肘,以头后枕部、两肘关节、两脚五点为支点,向上支起胸,将腰拱起成拱形状。治疗期,此运动重复 4 ~ 6 次,早晚各锻炼一次,每次腰拱起后坚持 1min 左右;恢复期和巩固期依据患者情况调整运动处方(重复次数增多,坚持时间加长)。

2. **飞燕式** 患者取俯卧位,头转向任意一侧,两上肢贴紧身侧并伸直或在后脑交叉且两肘关节后展。运动时头颈肩带动上体向后做背伸动作,同时两腿并紧伸直背伸,如此反复、还原。治疗期,此运动重复 15 ~ 20 次,早晚各锻炼一次;恢复期和巩固期依据患者情况调整运动处方(重复次数增加或次数不变双手脑后托物增加负重)。

3. **攀足翘首式(体前屈)** 两脚并立,两手交叉从腹前向下压,向前弯腰,手掌触脚面,收立起身后,两手叉腰,抬头望天,再还原。做此动作尽量避免屈腿下压。治疗期,此运动重复 15 ~ 20 次,早晚各锻炼一次;恢复期和巩固期依据患者情况调整运动处方(重复次数增加)。

4. **拧腰转体式** 两脚分立,约与肩同宽,两膝微屈,上体体前平屈,两臂自然下垂。当右手向右上方摆起,随之腰转、头转,目视右手,同时左手摆向右侧膝盖外,两腿不动;相反方向亦同,两边各做一次为一个完整动作。治疗期,此运动重复 15 ~ 20 次,早晚各锻炼一次;恢复期和巩固期依据患者情况调整运动处方(重复次数增加或次数不变双手持物增加负重)。

第四节　腰背筋膜炎

一、概述

腰背筋膜炎因寒冷、潮湿、慢性劳损而使腰背部肌筋膜及肌组织发生水肿、渗出及纤维性变,而出现以腰部疼痛为主的一系列临床症状。

人体的肌肉中的任何一块如果受到伤害,都可以发展出肌筋膜激痛点,通常会将疼痛或运动功能障碍引传到其他部位。肌筋膜激痛点,是十分普遍的病状,几乎是每个人一生中某个时期都会有的疼痛。潜伏性激痛点通常会引起运动功能障碍,如僵硬或活动范围受限,但并不引起疼痛,比会产生疼痛的活动性激痛点更为常见。肌筋膜疼痛综合征的患者最感不舒服的症状就是疼痛,疼痛是涉及心理、生理及行为、认知等多方面因素的影响。

二、临床特点

(一) 损伤机制

急性外伤引起的肌肉筋膜附着处的直接撕裂而形成疼痛性肿块;慢性劳损长期累积性损害而形成肌肉筋膜慢性炎症。风湿、类风湿、糖尿病等引起的慢性筋膜炎症。生活环境过于潮湿、寒冷,衣服湿冷、汗出当风,气候突然变冷等,亦可诱发或加重肌筋膜炎。

(二) 症状及诊断

腰背肌肉筋膜炎主要表现为腰背部弥漫性钝痛,尤以两侧腰肌及髂嵴上方更为明显。局部疼痛、发凉、皮肤麻木、肌肉痉挛和运动障碍;腰呈前倾强迫位、活动不便、俯仰和转侧困难、轻微说话、活动等都感到腰部疼痛难忍,严重者不能直立和行走;腰背部肌肉、筋膜受损后发生纤维化改变,使软组织处于高张力状态。从而出现微小的撕裂性损伤,最后又使纤维样组织增多、收缩,挤压局部的毛细血管和末梢神经出现疼痛。

1. 慢性反复发作的腰部弥散性疼痛。
2. 疼痛具有明显的晨起重活动后减轻,劳累后又加重;与情绪、气候环境有关。
3. 辅助检查无异常发现。
4. 排除其他器质性疾病。

(三) 鉴别诊断

位于腰背部的肌筋膜疼痛,其患者的主诉是腰痛,这与很多其他非软组织源性原因所引起的腰痛必须先做鉴别。

1. **腰肌劳损** 本病有外伤史,腰部酸胀疼痛,特点是疼痛劳累后加重,休息后减轻。

2. **泌尿系统结石** 肾结石或输尿管结石引起梗阻或继发感染时可发生同侧腰痛。疼痛性质多属纯痛或隐痛;结石移动引起梗阻则出现肾绞痛,患者呻吟面色苍白,呈虚脱状态,疼痛从腰部开始沿输尿管向下放射可至股部、睾丸或阴唇,属阵发性,一般持续数分钟至数十分钟,也可长达数小时常伴有恶心、呕吐现象。血尿是本病的第二个重要征象。此外,腰痛常规摄片中目前还可显示肾结石、输尿管结石,包括膀胱结石在内的阴影来明确诊断。

3. **腰横突周围炎** 有外伤或劳损史,腰部中段一侧或两侧疼痛,一般呈牵扯样痛,有的呈酸困状,活动明显受限,尤其不能弯腰,常以双手支撑腰部站立。压痛点局限在横突尖部,呈结节状或条索感,横突外缘局限性肌紧张或痉挛,按压时刺激神经分支引起臀部、大腿前方及膝部以上的放射痛,下肢腱反射对称,皮肤知觉、肌力、直腿抬高试验均属正常,X 线平片通常无异常发现,少数患者可见横突较长或肥大改变,有时横突左右不对称,生理前凸减小或消失。腰部后仰不痛,疼痛往往在弯腰、久坐、久站或早晨起床以后加重,极少数患者疼痛可延伸至小腿的外侧,第三腰椎横突最长,附着肌肉最多,负重最大,劳损的机会相对最多,故称腰横突周围炎。压痛较局限,而不像肌筋膜疼痛综合征有感传的疼痛。

三、康复评定

临床通常用疼痛评估方法对腰背肌筋膜炎进行评定,包括:视觉模拟评分法、语言分级评分法、面部表情疼痛量表等。

四、康复治疗

应采取综合治疗方法。中药辨证论治、理疗按摩对本病有重要的治疗作用。对于有明显压痛点、扳机点者宜用阻滞疗法;有痛性结节条索或有小神经卡压者用小针刀治疗;局部肿胀板滞者用拔罐、灸法;疼痛局部按揉舒服者应选按摩疗法;疼痛范围广泛者可用微波治疗或采用中药熏蒸疗法。经过各种保守治疗无效,病变部位形成结块和条索状物,可行手术松解。

1. 药物治疗 服用或涂抹缓解肌肉痉挛、消炎止痛药物。

2. 物理治疗 可予超短波、低中频电疗法、红外线、磁疗和中药熏蒸等改善患部血液循环,缓解疼痛。也可使用热水袋局部热敷。

3. 手法治疗

(1)手法放松:患者取俯卧位,术者用手掌、掌根、鱼际或指腹贴于胸椎棘突两旁向腰骶部作圆形或螺旋形的揉动。揉动时手指或手掌不移开接触的皮肤,轻揉力达皮下浅层肌肉10min 左右,让患者彻底放松,待局部筋肉组织松软后行弹拨法治疗。

(2)弹拨法:患者俯卧位,头转向一侧,双臂自然下垂于按摩床两侧,全身自然放松,不屏气。术者站立于患者左侧,以右手拇指指腹按压于条索状硬结上,左手掌根按压于右手拇指上,然后从上到下向外用力弹拨条索状硬结 5 ~ 7 遍,弹拨以患者能忍受为度,力求透达深层肌肉组织,达到松解深部筋膜粘连的作用。

(3)整理手法:患者俯卧位,在背部棘突两侧,以病变部位骶棘肌群为主施轻柔的按、揉、叩等手法 10min 应用以上弹拨手法治疗,1 次 / 天,10 次为 1 个疗程。

(4)注射治疗:患者取俯卧位,以压痛最明显处为进针。向各痛点分别注入镇痛液 2 ~ 4ml,一次注射治疗总药量不超过 20ml。

4. 针刀治疗 对于疼痛时间较长或局部有硬结、条索者可在注射治疗后沿肌纤维或韧带走行方向用 4 号针剥离,分解粘连。

5. 臭氧治疗 对注射治疗效果不明显者,可在注射治疗的基础上加臭氧治疗 5ml,每周1 次,连续 3 周。

6. 冲击波治疗 通过高能量在扳机点局部产生对软组织的松解这一机制实现的。通过松解颈肩腰背部肌肉和韧带的起止点可以缓解疼痛和沉重感,并显著改善患者的活动能力,提供了一种临床医师和患者都需要的新的无创的物理治疗方法。

7. 运动康复 以往的研究和实践证实,运动疗法可增加肌肉力量,使失调的肌肉骨骼系统恢复正常功能。适时适度地指导患者进行颈肩腰背肌的功能训练。在颈肩肌训练时,根据其活动灵活度较大,关节结构稳定性差的特点,注重活动既要伸缩有序,又要平衡协调,防止引起疼痛扩散。在腰背肌训练时,在特别注重强调的在骨盆固定的情况下,对腰背肌进行低强度、低频率的功能性训练的腰背部肌力训练,则有助于诱发腰椎骨与肌肉的适应性反应。使得腰伸肌得到充分的伸展,肌力显著增加,并能减轻疼痛,缓解肌肉痉挛,改善其柔韧性及适应性。肌肉力量的加强,有助于炎症的吸收,同时抵抗力的增强,可以减少肌筋膜炎的扩散。

(赵振彪)

参 考 文 献

[1]　马超, 伍少玲. 软组织疼痛治疗与康复 [M]. 广州:广东科技出版社, 2012.

[2]　岳寿伟. 颈椎病非手术治疗 [M]. 北京:人民军医出版社, 2008.

[3]　岳寿伟. 肌肉骨骼康复学 [M]. 3 版. 北京:人民卫生出版社, 2018.

[4]　陆廷仁. 骨科康复学 [M]. 北京:人民卫生出版社, 2007.

[5]　关骅. 中国骨科康复学 [M]. 北京:人民军医出版社, 2011.

第二十二章 炎症性疾病

第一节 强直性脊柱炎

一、概述

(一)定义

强直性脊柱炎(ankylosing spondylitis,AS)是一种慢性进行性疾病,主要侵犯骶髂关节、脊柱、脊柱旁软组织及外周关节,并可伴发关节外表现。严重者可发生脊柱畸形和关节强直。

(二)病因

强直性脊柱炎病因和发病机制迄今尚不明了,目前认为主要与 HLA-B27 及感染、遗传、外伤有关。通过大量的研究观察发现发病主要同以下因素有关:

首先是在一个家族中常有 2 个以上的成员发生强直性脊柱炎。家系调查发现在强直性脊柱炎患者的第一代亲属中,发生强直性脊柱炎的危险性比一般人群高出 20 ~ 40 倍。孪生子女的调查中发现:单卵孪生中,另一个患病的可能性超过 50%。其次,近来的研究认为该病的发生可能与感染有关,强直性脊柱炎患者大便培养肺炎克雷白杆菌阳性率达 79%,而在正常人群中为 30%,说明患者肺炎克雷白杆菌感染的频率明显高于正常人。另外还发现强直性脊柱炎患者血清抗肺炎克雷白杆菌抗体水平明显升高,阳性率为 43.3%,而正常人阳性率仅 4.4%。柳氮磺吡啶治疗强直性脊柱炎收到较好的疗效,也进一步支持肠道感染与强直性脊柱炎有一定关系。此外,还发现免疫、环境等因素也可导致发病。

1. **基因因素** 本病发病与遗传因素有密切关系,强直性脊柱炎的 HLA-B27 阳性率高达 90% ~ 96%,家族遗传阳性率达 23.7%。类风湿者其家族的发病率为正常人的 2 ~ 1 0 倍,而强直性脊柱炎家族的发病率为正常人的 30 倍。

2. **感染因素** 泌尿生殖感染是引起本病的重要因素之一,盆腔感染经淋巴途径播散到骶髂关节再到脊柱,还可扩散到大循环而产生全身症状及周围关节、肌腱和眼色素膜的病变。

3. **内分泌失调或代谢障碍** 由于类风湿多见于女性,而强直性脊柱炎多见于男性,故被认为内分泌失调与本病有关。但利用激素治疗类风湿并未取得明显效果,激素失调与本症的关系也没有肯定。肾上腺皮质功能亢进的患者患类风湿或强直性脊柱炎的比率无明显增加或减少。

4. **其他因素** 年龄、体质、营养不良、气候、水土、潮湿和寒冷。其他包括外伤、甲状旁腺疾病、上呼吸道感染、局部化脓感染等,可能与本病有一定关系,但证据不足。

5. **中医的病因** 传统医学的病因病理认识:

(1)感受外邪:久卧湿地如居处潮湿或因工作关系风餐露宿、涉水淋雨或夏季贪凉、坐卧潮湿或劳累出汗,汗出当风,寒、湿、热之邪侵入机体,凝滞血脉而发病。

(2)气血亏虚:先天禀赋不足,肾气亏乏,督脉空虚,或房劳过度伤肾,导致筋骨失于濡养而发病。

（3）跌扑损伤、高处坠落等外伤因素，也可损伤筋骨关节，而诱发本病，强直性脊柱炎肾虚督空为本，感受外邪为标。

（三）流行病学

AS 发病率各国报道不一。我国初步调查患病率为 0.26%。多见于青年男性，发病年龄多在 15 ～ 35 岁。40 岁以后发病者少见，男性患病是女性的 10.6 倍。

二、临床特点

（一）关节表现

1. **骶髂关节**　本病发病隐匿。患者逐渐出现腰背部或骶髂部疼痛和（或）晨僵，半夜痛醒。翻身困难，晨起或久坐后起立时腰部晨僵明显，但活动后减轻。部分患者有臀部钝痛或骶髂部剧痛。偶尔向周边放射。咳嗽、打喷嚏、突然扭动腰部疼痛可加重。疾病早期臀部疼痛多为一侧呈间断性或交替性疼痛，数月后疼痛多为双侧呈持续性。

2. **脊柱**　多数患者随病情进展由腰椎向胸、颈部脊椎发展，则出现相应部位疼痛、活动受限或脊柱畸形。随病情进展出现胸椎后凸畸形和腰椎前凸消失，晚期脊柱强直，脊肋和横突关节受累引起扩胸受限。

3. **外周关节**　24% ～ 75% 的患者在病初或病程中出现髋关节和外周关节病变，其中膝、踝和肩关节居多，肘及手、足小关节偶有受累。外周关节病变多为非对称性，常只累及少数关节或单关节，下肢大关节的关节炎为本病外周关节炎的特征之一。髋关节和膝以及其他关节的关节炎或关节痛多出现在发病早期，较少或几乎不引起关节破坏和残疾。髋关节受累 38% ～ 66%，表现为局部疼痛、活动受限、屈曲挛缩及关节强直，其中大多数为双侧，而且 94% 的髋部症状起于发病后前 5 年内。发病年龄较小及以外周关节起病者易发生髋关节病变。

4. **肌腱端炎**　足底筋膜炎、跟腱炎和其他部位的肌腱端病在本病常见。

（二）关节外表现

本病的全身表现轻微，少数重症者有发热、疲倦、消瘦、贫血或其他器官受累。

1. **眼损害**　1/4 的患者在病程中发生眼色素膜炎，单侧或双侧交替，可反复发作甚至可致视力障碍。

2. **心血管病变**　主动脉瓣关闭不全及传导障碍见于 3.5% ～ 10% 的患者。

3. **肺部病变**　极少数患者出现肺上叶纤维化，有时伴有空洞形成而被误认为结核，也可因并发真菌感染而使病情加剧。

4. **神经系统病变**　神经系统症状来自压迫性脊神经炎或坐骨神经痛、椎骨骨折或不全脱位以及马尾综合征，后者可引起阳痿、夜间尿失禁、膀胱和直肠感觉迟钝、踝反射消失。

5. **肾脏病变**　可并发 IgA 肾病和淀粉样变性。

（三）主要体征

1. **骶髂关节定位试验**　患者仰卧，检查者右手抱住患者两腿膝部，使髋关节屈曲至直角位置，小腿自然地放置在检查者右臂上，检查者左手压住膝部，使患者骨盆紧贴检查台，令患者肌肉放松，以两大腿为杠杆，将骨盆向左和向右挤压。如存在骶髂关节炎时，患者受挤压时疼痛减轻，而拉开时疼痛较明显。

2. "4"字试验 患者仰卧,一腿伸直,另一腿屈膝,足置于对侧大腿。检查者一手压住直腿侧髂嵴,另一手握住屈腿膝部上搬、下压。如下压时臀部发生疼痛,提示屈侧骶髂关节病变。

3. 髂关节压迫试验 直接按压骶髂关节,如局部出现疼痛,提示该关节受累。

4. 髂嵴推压试验 患者仰卧,检查者双手置其髂嵴部,拇指置于髂前上棘处,手掌按髂结节,用力推压骨盆,如骶髂关节疼痛,提示该关节病变可能。

5. 骨盆侧压试验 患者侧卧,检查者按压髂嵴,如骶髂关节疾患则出现疼痛。

6. Schober 试验 令患者直立,在背部正中线髂嵴水平做一标记为零,向下 5cm 做标记,向下 10cm 再做另一标记,然后令患者弯腰,测量两个标记间的距离,若增加少于 4cm,提示腰椎活动度降低。

7. 指地距 患者直立,弯腰、伸臂,测量指尖与地面距离。

8. 胸廓活动度 患者直立,用刻度尺测其第 4 肋间隙水平(妇女乳房下缘)深吸气和深呼气之胸廓差。小于 2.5cm 者为异常。

9. 附着点病变的检查 由于韧带/肌腱与骨接触点炎症,早期还可发现坐骨结节、大转子、脊柱骨突、肋软骨、肋胸关节,以及髂嵴、跟腱、胫骨粗隆和耻骨联合等部位压痛。

三、诊断及鉴别诊断

强直性脊柱炎的诊断主要依靠症状和骶髂关节的 X 线表现。所有强直性脊柱炎均存在骶髂关节炎,且骶髂关节为本病最常受累部位,故临床凡疑似强直性脊柱炎者,均需摄骨盆 X 线正位像。

(一)诊断标准

强直性脊柱炎仍沿用 1984 年修订的纽约 AS 的诊断标准,但是该标准尚缺乏对早期患者诊断的敏感性。如果患者表现符合欧洲脊柱关节病研究组(ESSG)制定的脊柱关节病分类标准,应进行随访,以免延误诊断和治疗。

1. 强直性脊柱炎的纽约修改标准(1984)

(1)诊断

1)临床标准:腰痛、晨僵 3 个月以上,活动改善,休息无改善;腰椎额状面和矢状面活动受限;胸廓活动度低于相应年龄、性别的正常人。

2)放射学标准:双侧骶髂关节炎≥2级或单侧骶髂关节炎 3～4 级。

(2)分级

1)肯定强直性脊柱炎:符合放射学标准和 1 项以上临床标准。

2)可能强直性脊柱炎:符合 3 项临床标准;符合放射学标准而不具备任何临床标准。应除外其他原因所致骶髂关节炎。

2. 骶髂关节 X 线改变分期

(1)0 级:正常骶髂关节;

(2)Ⅰ级:可疑或极轻微的骶髂关节炎;

(3)Ⅱ级:轻度骶髂关节炎,局限性的侵蚀、硬化,关节边缘模糊,但关节间隙无改变;

(4)Ⅲ级:中度或进展性骶髂关节炎,伴有以下一项(或以上)变化:近关节区硬化、关节间隙变窄/增宽、骨质破坏或部分强直;

(5)Ⅳ级:严重异常,骶髂关节强直、融合,伴或不伴硬化。

1984 年纽约标准强调放射学标准,即双侧骶髂关节炎≥ 2 级或单侧 3 ～ 4 级方可诊断为 AS,因此部分早期患者容易漏诊。90 年代初的两个血清阴性脊柱关节病(seronegative spondyloarthropathy,SPA)的诊断和分类标准——欧洲脊柱关节病研究组(ESSG)标准和 Amor 标准的提出对 AS 的早期诊断有重要意义。

炎症性腰痛是 AS 的主要临床特点,它与腰椎外伤、骨折等引起的机械性腰痛明显不同。所谓炎症性腰痛,即指:40 岁以前发生腰腿痛 / 不适;隐匿发病;病程 >3 个月;伴晨僵;症状于活动后改善。炎症性腰痛对 AS 诊断有重要意义,它是所有 AS 诊断标准的指标之一,同时也是 AS 早期诊断的重要线索。

骶髂关节炎时,骶髂关节及周围出现疼痛,体检骶髂关节试验可为阳性。体格检查可能有助于发现早期骶髂关节炎以及肌腱附着端炎,但骶髂关节阳性体征不能作为骶髂关节炎的确诊依据。

（二）实验室诊断

90% 左右的患者 HLA-B27 左右为阳性,HLA-B27 是 AS 相对较特异性的实验室检查,但是不作为诊断标准。Ig(IgA/IgG/IgM) 可能升高。病情活动时,ESR 快,CRP 高,偶有贫血及血小板增多。

（三）放射学诊断

1. X 线检查

(1)骨盆正位像:AS 最早的变化发生在骶髂关节。所有强直性脊柱炎均存在骶髂关节炎,且骶髂关节为本病最常受累部位,故临床凡疑似强直性脊柱炎者,均需摄骨盆正位像(图 22-1)。按强直性脊柱炎的纽约标准,X 线骶髂关节炎分 5 级,即 0 ～ IV 级。0 级为正常,I 级可疑,II 级有轻度骶髂关节炎,III 级有中度骶髂关节炎,IV 级为关节融合强直。

(2)脊柱 X 线片:X 线片腰椎正、侧位像表现有椎体骨质疏松和方形变,椎小关节模糊,椎旁韧带钙化以及骨桥形成。晚期脊柱骨化性骨桥表现称为"竹节样脊柱"(图 22-2),脊柱竹节样变为本病特征性表现之一。耻骨联合、坐骨结节和肌腱附着点(如跟骨)可有骨质糜烂,伴邻近骨质的反应性硬化及绒毛状改变,可出现新骨形成。

2. 计算机断层扫描(CT)(图 22-3) 检查的优势在于发现 X 线片尚未显示明确的或 II 级以上的双侧骶髂关节炎改变者,发现一些临床上的可疑病例,假阳性很少出现。近期研究发现单光子发生计算机断层成像(SPECT)骨扫描对早期 AS 具有较高的敏感性。

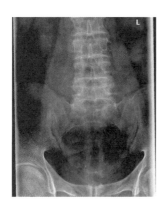 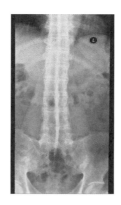 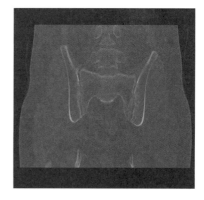

图 22-1　AS 患者骨盆正位像　　图 22-2　竹节样脊柱　　图 22-3　强直性脊柱炎 CT 表现

3. 磁共振成像技术（MRI）（图22-4） 对了解软骨病变优于CT，显示骶髂关节间隙及关节面骨质，发现X线平片不能显示的轻微关节面骨侵蚀及软骨下囊性变等。但在判断骶髂关节炎时易出现假阳性结果，值得注意。

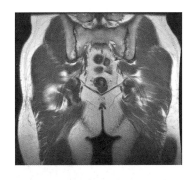

图22-4　强直性脊柱炎MRI表现

（四）鉴别诊断

1. 机械性腰痛 判断是否为炎性腰痛是鉴别机械性腰痛与AS腰痛的关键。AS炎性腰痛有以下特点：①腰背痛发生在40岁以前；②缓慢起病；③症状持续至少3个月；④腰背痛晨起明显；⑤腰背痛在活动后减轻或消失。机械性腰痛一般在活动时加重，休息时减轻。

2. 类风湿关节炎 强直性脊柱炎常伴有外周关节炎，易与类风湿关节炎（RA）混淆。

3. 髂骨致密性骨炎 本病常见于经产妇女，其主要表现为慢性腰骶部疼痛和发僵。诊断主要依靠X线前后位平片，在髂骨沿骶髂关节之中下2/3部位有明显的骨硬化区，即局限于髂骨面呈特征性扇形分布的高密度区，无关节面的破坏。

4. 脊柱骨性关节炎 常见于中、老年人，X线表现为椎体唇样增生，椎间隙不对称性狭窄，无韧带骨化、竹节样变，很少累及椎小关节。累及骶髂关节时主要表现为软骨下骨硬化、关节间隙狭窄及关节下部骨桥形成。

四、康复评定

（一）疼痛评定

1. 疼痛评分 这是目前临床使用最多的一类疼痛强度评价方法，包括视觉模拟评分法（visual analogous scale，VAS）、语言分级评分法（verbal rating scale，VRS）、数字分级评分法（numerical rating scale，NRS）等。

VAS目前广泛使用的临床疼痛评分方法，简便可靠。评定AS患者近一周夜间背部疼痛和总的疼痛情况。

2. 疼痛问卷 疼痛问卷是疼痛的生理感受、情感因素和认知成分等多方面因素设计而成，因此能较准确地评价疼痛的强度与性质。

（1）McGill疼痛问卷（McGill pain questionaire，MPQ）：将描述疼痛的102个词分为3类16组。其3类分别是：①感觉类：包括疼痛的时间、空间、压力、温度等特点。②情感类：包括描述与疼痛相关的紧张、自主感受和恐惧等。③评价类：包括一组评价疼痛强度的词。MPQ可以得到三个重要的指数：①疼痛评定指数（pain rating index，PRI）：根据被测者多选出的词在词组的位置，可以得出一个数值（序号数），所有这些选出词的数值之和即PRI。②选出词的总和。③现时疼痛强度：用6分NRS评定当时患者全身总的疼痛强度。

（2）简化McGill疼痛问卷（short-form of McGill pain questionaire，SF-MPQ）在MPQ基础上简化而来。由11个感觉类和4个情感类对疼痛的描述词以及PPI和VAS组成。所有描述词均用0~3表示"无痛""轻度痛""中度痛"和"重度痛"。由此分类求出PRI或总的PRI。

（二）关节活动度

1. 脊柱活动度

（1）改良Schober试验：令患者直立，两侧髂后上棘连线的中点标记为0，向上10cm，向下 5cm 做标记,令患者弯腰(保持双膝直立)。脊柱最大前屈时,用卷尺紧贴皮肤测定两标志点之间的距离。若增加小于 5cm,提示腰椎活动度减低。(图 22-5、图 22-6)

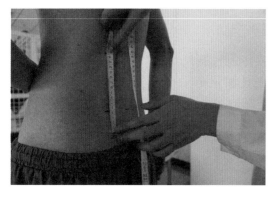
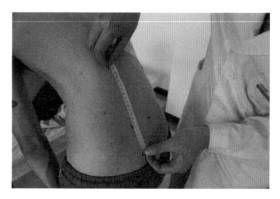

图 22-5 改良 Schober 试验 -1　　　　　图 22-6 改良 Schober 试验 -2

(2)枕 - 墙距:令患者靠墙直立,双足跟靠墙,双腿伸直,背贴墙,收下颌,眼平视前方,测量枕骨结节与墙的水平距离。正常为 0,大于 0 者为异常(图 22-7)。

(3)指地距离:可反映脊柱和髋关节的功能状态。令受试者双腿直立位,脊柱尽量前屈,手臂伸直,测量中指指尖与地面之间的距离。(图 22-8)

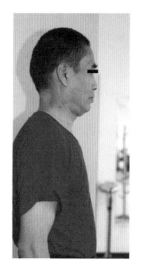
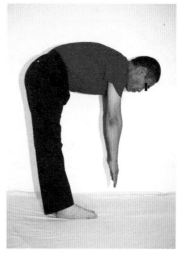

图 22-7 枕 - 墙距　　　　　图 22-8 指地距离

(4)其他脊柱活动度评定方法

1)第 7 颈椎棘突至髂嵴连线距离:分别于直立式和脊柱充分屈曲时测量两点连线距离,测量其差值。此法优点避免髋关节的影响。

2)侧弯中指地面距:侧弯时测同侧中指指尖与地面距离。

3)直立位时腋中线上任何距离为 20cm 的两点标记在侧弯时距离应增加 4cm 以上。

4)颌 - 柄距:主要评定颈椎前屈功能。患者取坐位,分别测量颈椎前屈和后伸时下颌至胸骨体上缘距离。两者之间的差越大,说明颈椎功能越好。

5）柄 - 耻距：分别测量直立和尽量前屈时胸骨柄上缘至耻骨联合的距离。两者之间的差越大，说明腰背功能越好。

6）剑 - 耻距：分别测量直立和尽量前屈时剑突至耻骨联合的距离。两者之间的差越大，说明腰背功能越好。

7）颈椎、胸腰椎活动度：包括屈伸、旋转、侧弯。

Viitanen 等建议脊柱活动度测量作为复查和病情进展的指标应包括改良 Schober 试验、胸腰椎前屈 / 侧屈 / 旋转、颈椎屈伸 / 侧屈 / 旋转。

2. 四肢关节活动度 强直性脊柱炎不但脊柱受累，外周关节同样也会累及。受累部位以髋、膝、踝等下肢大关节多见，也可累及肩、腕等上肢大关节，指、趾等末梢小关节少见。可采用通用量角器按照常规方法测量关节活动度。

3. 胸廓活动度 患者直立，用刻度软尺测其第四肋间隙水平（胸骨角处为第 2 肋，找到第 4 肋，其下方即是；男性为乳头水平），深呼气和深吸气之胸围差，通常小于 2.5cm 为异常。

（三）肌力评定

AS 患者由于疼痛、废用常影响肌力包括背肌，呼吸肌和四肢肌力。肌力评定常用的方法为徒手肌力评定、等长肌力测定法和等速肌力测试法。

（四）脊柱功能

1. Keitel 功能试验 对脊柱多项活动进行评定，即综合考虑 Schober 试验、指地距、枕墙距、胸围呼吸差、单腿站立、下蹲六个方面。总分最高为 18 分，0 分为正常，分值越高表示障碍越严重（表 22-1）。

表 22-1 Keitel 功能试验

试验	评分		
	3	1	0
Schober 试验（cm）	< 2	2 ~ 4	≥ 4
指 - 地距（cm）	> 30	10 ~ 30	< 10
枕 - 墙距（cm）	> 3	0 ~ 3	0
胸围呼吸差（cm）	< 2	2 ~ 4	≥ 4
单腿站立	完全不能	单侧能	两侧均能
下蹲	1/4 蹲	半蹲	全蹲

2. Bath 强直性脊柱炎计量指数（Bath AS metrology index, BASMI） BASMI 包括 5 个评估项目。得分为所有分值相加取平均值。分值越高，功能越差。BASMI 线性公式用于计算得分。共有两种计算版本：原始 BASMI 和改良 BASMI（表 22-2、表 22-3）。原始 BASMI 包括耳 - 墙距（tragus-to-wall distance, TTW））、脊柱侧凸活动度（lateral spinal flexion, LSF）、踝间距（intermalleolar distance, IMD），15 厘米 Schober 试验（15cm Schober test, 15ST）和仰卧位时颈椎旋转。改良 BASMI 有两处改变：①测量坐位颈椎旋转，而非仰卧位；②测量 10 厘米 Schober 试验（10 cm Schober test, 10ST）而非 15ST。

表 22-2 BASMI 3 分法

	轻度(0 分)	中度(1 分)	重度(2 分)
颈部旋转(左右平均值)	>70°	20° ~ 70°	<20°
耳 - 墙距(平均值)	<15cm	15 ~ 30cm	>30cm
腰部侧弯(左右平均值)	>10cm	5 ~ 10cm	<5cm
腰部弯曲(改良 Schober 试验)	>4cm	2 ~ 4cm	<2cm
踝间距	>100cm	70 ~ 100cm	<100cm

表 22-3 BASMI 11 分法

	腰部弯曲(cm)	耳 - 墙距(cm)	改良 Schober 试验(cm)	踝间距(cm)	颈部旋转(°)
0	≥ 20	≤ 10	≥ 7	≥ 120	≥ 85
1	18 ~ 20	10 ~ 12	6.4 ~ 7	110 ~ 119	76.6 ~ 85.0
2	15.9 ~ 17.9	13 ~ 15	5.7 ~ 6.3	100 ~ 109	68.1 ~ 76.5
3	13.8 ~ 15.8	16 ~ 18	5 ~ 5.6	90 ~ 99	59.6 ~ 68.0
4	11.7 ~ 13.7	19 ~ 21	4.3 ~ 4.9	80 ~ 89	51.1 ~ 59.5
5	9.6 ~ 11.6	22 ~ 24	3.6 ~ 4.2	70 ~ 79	42.6 ~ 51.0
6	7.5 ~ 9.5	25 ~ 27	2.9 ~ 3.5	60 ~ 69	34.1 ~ 42.5
7	5.4 ~ 7.4	28 ~ 30	2.2 ~ 2.8	50 ~ 59	25.6 ~ 34.0
8	3.3 ~ 5.3	31 ~ 33	1.5 ~ 2.1	40 ~ 49	17.1 ~ 25.5
9	1.2 ~ 3.2	34 ~ 36	0.8 ~ 1.4	30 ~ 39	8.6 ~ 17.0
10	≤ 1.2	≥ 37	≤ 0.7	≤ 30	≤ 8.5

3. Bath 强直性脊柱炎功能指数(Bath ankylosing spondylitis functional index, BASFI) 对患者日常生活功能状况进行记录。0 分为轻易做到,10 分为完全做不到。得分为所有分值相加的均值(表 22-4)。

表 22-4 Bath 强直性脊柱炎功能指数(BASFI)

采用 10cm 视觉模拟评分法,用 mm 记录

根据以下 10 个问题的提示,您将以目前完成下列活动时的难易程度在相应位置标注"×"

1. 无需别人帮忙或借助工具而能穿上袜子或紧身衣
2. 无需借助工具能自己弯腰从地上拾起钢笔
3. 无需别人帮忙或借助工具而能触及较高的架子
4. 不用手支撑或借助其他帮助而能从一张无扶手的椅子上站起来
5. 躺在地板上,无需他人帮助而能站起来
6. 不扶物站立 10min 未感不适
7. 不扶栏杆且不依靠助行工具而能爬 12 ~ 15 级楼梯(每步一梯级)
8. 不用转身而能望向您的肩部
9. 能进行体能活动,如身体锻炼、散步或其他体育运动之类的活动
10. 无论是做家务活,还是在上班,您都能完成一整天的活动

4. Bath 强直性脊柱炎疾病活动性指数(Bath ankylosing spondylitis disease activity index,BASDAI) 包括疲劳、脊柱和髋关节疼痛、外周关节疼痛或肿胀、肌腱末端压痛、晨僵(严重性和持续时间)5 项、6 问(表 22-5)。判断疾病活动情况,>4 分表示疾病处于活动期。

表 22-5 Bath 强直性脊柱炎疾病活动性指数(BASDAI)

您根据过去 1 周的状态回答以下问题,并在每条 10cm 的标尺上的相应位置标注"×",0 表示没有影响,10 表示程度极重

a ~ e 题采用 10cm 视觉模拟评分法,用 mm 记录

a. 您身体疲倦的总体程度

b. 您的颈部、背部或髋关节的整体疼痛程度

c. 除颈部、背部或髋关节外,您的其他关节疼痛或肿胀的整体程度

d. 您身体的触痛或压痛部位的整体不适程度

e. 您起床时腰背部的整体僵硬程度

f. 从起床开始计算,您腰背部僵硬持续的时间

0h	0.5h	1h	1.5h	>2h

计算公式 0.2×[a+b+c+d+(e+f)/2]

(五)生活质量评估

强直性脊柱炎患者的生活质量评估可以应用简明健康状况调查表(the medical qutcomes study 36-item short-from health survey,SF-36),SF-36 是在 1988 年 Stewartse 研制的医疗结局研究量表(medical outcomes study short from,MOS SF)的基础上,由美国波士顿健康研究发展而来。是国际上普遍认可的生活质量评定工具,可用于强直性脊柱炎患者生活质量的评定。临床上推荐应用以下量表评估强直性脊柱炎患者的生活质量。

1. 脊柱侧凸研究学会 22 项(Scoliosis Research Society questionnaire,SRS-22) 对于强直性脊柱炎患者出现胸腰椎的侧凸,可用 SRS-22 来评价患者的生活质量(表 22-6)。SRS-22 是目前国际上评价脊柱侧凸生活质量最常用的问卷,具有较高的信度和效度。该问卷由 22 道问题组成,共分为 5 个维度:疼痛(1、2、8、11、17 题)、功能状况 / 活动能力(5、9、12、15、18 题)、自我形象(4、6、10、14、19 题)、心理状况(3、7、13、16、20 题)及对治疗的满意度(21、22 题)。每道题得分 1 ~ 5 分:1 分为最差,5 分为最好。各维度得分为对应的题目得分之和,总分为所有题目得分之和。

表 22-6 SRS-22 问卷

提示:我们正在仔细研究您的背部情况,因此问卷上的每一条问题必须由您亲自回答。请在每一条问题所提供的选项中,选出您认为最正确的一个答案。

1. 以下哪一项能够最准确描述您在过去 6 个月所感受到的疼痛程度?
  □无疼痛   □轻微   □中等   □中等至严重   □严重

2. 以下哪一项能够最准确描述您在过去 1 个月所感受到的疼痛?
  □无疼痛   □轻微   □中等   □中等至严重   □严重

3. 总体来说,过去 6 个月期间您感到十分焦虑吗?
  □完全没有   □小部分时间   □有时   □大部分时间   □全部时间

4. 如果您必须在背部维持现状不变的情况下继续生活,您会有什么感受?
  □十分愉快   □某种程度上愉快 □没有愉快或不愉快
  □某种程度不愉快   □十分不愉快

5. 您现在的活动能力如何?
□只限于床上　　　　　　　□基本不活动　　　　　□轻度的运动及劳动,如家务活
□中度的运动及劳动,如骑车　□活动不受限制

6. 您在穿上衣服的外观如何?
□很好　　　　□好　　　　　□可以接受　　　　□差劲　　　　□十分差劲

7. 在过去 6 个月期间您曾感到十分沮丧以至于任何事物也不能让你开怀吗?
□非常频繁　　　□经常　　　　□有时　　　　□很少数时间　　□完全没有

8. 您在休息时背部有疼痛感吗?
□非常频繁　　　□经常　　　　□有时　　　　□很少数时间　　□完全没有

9. 您现阶段在工作单位 / 学校的活动能力为多少?
□正常的 100%　□正常的 75%　□正常的 50%　　□正常的 25%　　□正常的 0%

10. 以下哪一项最能够描述您躯干的外观? (躯干的定义为人的身体除去头部及四肢)
□很好　　　　□好　　　　　□可以接受　　　　□差劲　　　　□十分差劲

11. 下列哪一项最能准确地描述您背部疼痛而所需要服用的药物?
□无
□一般止痛药(每星期服用一次或更少)
□一般止痛药(天天服用)
□特效止痛药(每星期服用一次或更少)
□特效止痛药(天天服用)
□其他:
药物名称　　　　　　　　　　使用程度(每星期或更少或天天)

12. 您的背部疼痛是否影响您做家务的能力?
□没有　　　　□少许　　　　□有时有　　　　□经常有　　　　□非常频繁

13. 总体来说,您在过去 6 个月期间感到安宁和平静吗?
□一直　　　　□大多数时间　□有时　　　　□很少数时间　　□完全没有

14. 您是否感到您背部的状况对您的人际关系构成影响?
□没有影响
□少许影响
□某种程度上有影响
□很大程度上有影响
□非常有影响

15. 您和(或)您的家人是否因为您背部的问题而在经济方面遇到困难?
□极有　　　　□很大程度上有　□某种程度上有　□少许　　　　□没有

16. 总体来说,在过去 6 个月期间您是否感到失落和灰心?
□完全没有　　□很少数时间　□有时　　　　□经常　　　　□绝大多数时间

17. 在过去 3 个月期间您是否因背痛而向学校 / 公司请假? 如有,共有多少天?
□0 天　　　　□1 天　　　　□2 天
□3 天　　　　□4 天或以上

18. 您背部的状况是否阻碍您和家人 / 朋友外出?
□从来没有　　□很少数时间　□有时
□经常　　　　□绝大多数时间

19. 您现在背部的状况是否让您觉得自己仍有吸引力?
□是,很有吸引力　　　　　　□是,某种程度上有吸引力
□可能有,也可能没有　　　　□否,没有什么吸引力
□否,完全没有吸引力

20. 总体来说,您在过去的 6 个月里感到愉快吗?

□完全没有　　　□很少数时间　　　□有时　　　　□大多数时间　　　□所有时间

21. 您对背部治疗的成效感到满意吗?

□十分满意　　　□满意　　　□满意,也可能不满意

□不满意　　　□非常不满意

22. 如果您的背部再次遇到同类的情况您是否接受同样的治疗?

□一定会　　　□可能会　　　□不清楚　　　□可能不会　　　□一定不会

2. ASQOL(强直性脊柱炎生活质量问卷) 共 18 项,包括症状、功能和疾病相关的心理,回答是或否(表 22-7)。

表 22-7 强直性脊柱炎生活质量问卷(ASQoL)

1. 目前的身体状况限制了我的活动范围
2. 有时候疾病的痛苦使我想哭
3. 我穿衣服有困难
4. 做家务活有困难
5. 疼痛使我难以入睡
6. 我不能参加家庭或朋友们的集体活动
7. 我一整天都感觉疲倦
8. 我必须停止手头的工作去休息
9. 疼痛使我无法忍受
10. 晨起的僵硬感使我很久才能起身活动
11. 我几乎不能做家务劳动
12. 我很容易疲倦
13. 我经常觉得失落
14. 我感到疼痛一直持续存在
15. 我因为此疾病而失去了很多
16. 我洗头发有困难
17. 我的状况使我感到灰心失望
18. 我担心我让周围人失望

五、康复治疗

尽管目前已有 I b 级别的证据推荐强直性脊柱炎患者的运动疗法,但是在临床应用上还是缺乏详细的信息指导运动处方的制定,对于进行何种方式和强度的运动最能获益,目前尚无定论。

在康复训练中,牵伸、肌力训练、心肺训练这几项训练需要平衡进行。

脊柱活动度训练是强直性脊柱炎功能训练中最重要的部分。要根据患者的功能障碍和设定的康复目标进行具体运动的选择。在疾病的早期阶段,康复目标是保持正常的脊柱活动度和身体姿势,在疾病的晚期阶段,康复目标是维持现有的脊柱活动度。

(一)脊柱活动度的主动训练

操作方法:双手及双膝支撑成四点跪位,头部放松使颈部前屈,向天花板的方向缓慢弓起背部,直到感受到背部的上、中、下段都有牵伸的感觉,维持这一舒适的姿势 15 ~ 30s,回

到起始姿势,交替使腹部下压指向地面,同时头部抬起,颈部略后伸,感受来自脊柱前部的牵伸,维持 15 ~ 30s。重复做 2 ~ 4 次。(图 22-9、图 22-10)

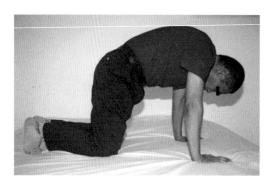 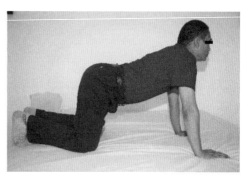

图 22-9　脊柱活动度的主动训练 -1　　　　图 22-10　脊柱活动度的主动训练 -2

(二)牵伸训练

牵伸技术是运用外力(人工或机械 / 电动设备)牵伸短缩或挛缩组织并使其延长,做轻微超过组织阻力和关节活动范围内的运动。目的是重新获得关节周围软组织的伸展性、降低肌张力,改善或恢复关节的活动范围。被动牵伸持续时间为每次 10 ~ 15s,也可达 30 ~ 60s,每次之间要休息 30s 左右。强直性脊柱炎较常发生挛缩的是脊柱和下肢肌群,因此进行这些部位的牵伸应列入日常康复计划中。

1. 脊柱牵伸训练

(1)颈椎的前屈:患者取坐位,治疗师站立位。上方手置于患者枕部,下方手放置于患者胸椎上段部位。下方手固定脊柱,上方手轻柔地向前下压颈部伸肌群,使颈部前屈达到最大的活动范围。(图 22-11)

(2)颈椎的后伸:患者取坐位,治疗师站立位。上方手置于患者前额,下方手放置于患者胸椎上段部位。下方手固定脊柱,上方手在前额轻柔地向后推,牵拉屈颈肌群,使颈部后伸达到最大的活动范围。(图 22-12)

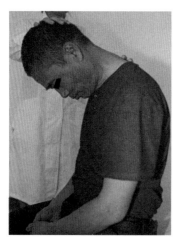 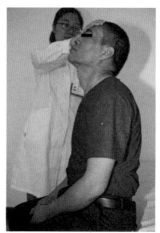

图 22-11　颈椎的前屈　　　　图 22-12　颈椎的后伸

（3）颈椎的侧屈：患者取坐位,治疗师站立位。上方手置于患者颞部,下方手放置于患者对侧肩部。下方手固定肩部,防止肩关节代偿运动,上方手轻缓地推动患者头部向对侧,使颈部侧屈运动达到最大活动范围。（图22-13）

（4）腰椎的前屈：患者取站立位,治疗师站立在患者体侧。上方手放置于患者胸背部,下方手放置于患者腰骶部。下方手固定患者腰骶部,上方手在胸背部轻缓地下压,牵拉腰椎伸肌群,使腰椎前屈达到最大范围。老年人、骨质疏松者要特别注意,低强度,动作缓慢地进行牵伸,避免动作过大导致患者发生椎体压缩骨折。（图22-14）

（5）腰椎的后伸：患者取站立位,治疗师站立在患者体侧。上方手放置于患者胸骨柄处,下方手放置于患者腰骶部。下方手固定患者腰骶部,上方手轻缓地向后推,牵拉腰椎屈肌群,使腰椎后伸达到最大范围,注意动作缓慢,保持患者动态平衡。（图22-15）

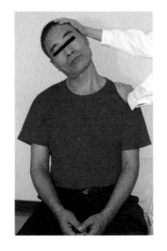

图 22-13　颈椎的侧屈

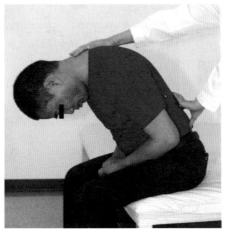

图 22-14　腰椎的前屈

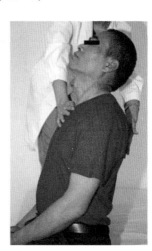

图 22-15　腰椎的后伸

2. 髋部肌肉牵伸

（1）屈膝时髋关节的牵伸：主要牵伸的是臀大肌。患者仰卧位,下肢稍屈髋屈膝,治疗师站在牵伸一侧,帮助患者屈髋屈膝达到最大限度,同时需固定患者对侧大腿,防止骨盆向后方倾斜的代偿运动,使髋部充分屈曲以达到牵拉伸髋肌肉的作用。（图22-16）

（2）伸膝时的屈髋：主要是牵拉腘绳肌。患者仰卧位,治疗师面向患者头部站在牵伸一侧,患者被牵伸一侧下肢放置于治疗师肩上,对侧下肢膝伸直

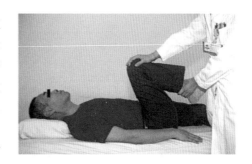

图 22-16　屈膝时髋关节的牵伸

并固定,治疗师帮助患者屈髋达到最大程度,髋内旋时,屈髋的牵拉力量作用于腘绳肌外侧;髋外旋时,屈髋的牵拉力量作用于腘绳肌中间。（图22-17）

（3）髋关节后伸：主要是牵拉髂腰肌。患者俯卧位,牵伸侧下肢稍屈膝,对侧下肢膝伸直,治疗师站在患者牵伸侧,一手固定患者骨盆,另一手托住股骨远端,托起患者大腿离开床面进行牵伸,帮助患者伸髋达到最大程度。

（4）髋关节外展：主要是牵伸内收肌群。患者仰卧位,下肢伸直,治疗师站在牵伸一侧,

上放手放置在非牵伸侧大腿内侧,保持对侧下肢轻度外展来固定骨盆,下方手从腘窝下方托住牵伸侧下肢,帮助患者髋关节外展达到最大程度。(图 22-18)

(5)髋关节内收:主要是牵伸髋外侧肌群。患者侧卧位,牵伸侧在上,下肢伸直,非牵伸侧在下,屈髋屈膝 90°,治疗师站在患者背后,上方手固定髂嵴,下方手放置在牵伸侧大腿远端外侧面,缓慢下压,帮助患者髋关节内收达到最大程度。(图 22-19)

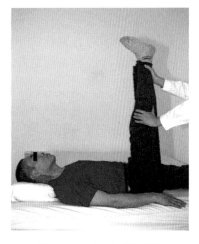 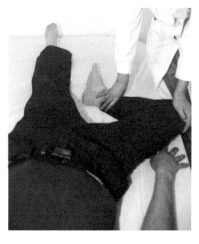 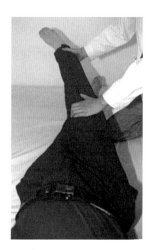

图 22-17　伸膝时的屈髋　　　　　图 22-18　髋关节外展　　　　　图 22-19　髋关节内收

(6)髋关节外旋:主要是牵伸髋内旋肌群。患者俯卧位,伸髋,屈膝 90°,治疗师站在牵伸一侧,上方手放置于骶髂部固定骨盆,下方手放置于被牵伸侧小腿外踝,帮助患者外旋髋关节到最大程度。(图 22-20)

(7)髋关节内旋:主要是牵伸髋外旋肌群。患者俯卧位,伸髋,屈膝 90°,治疗师站在牵伸一侧,上方手放置于骶髂部固定骨盆,下方手放置于被牵伸侧小腿外踝,帮助患者内旋髋关节到最大程度。(图 22-21)

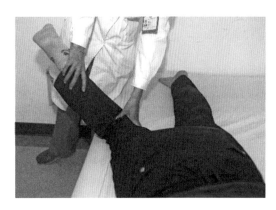 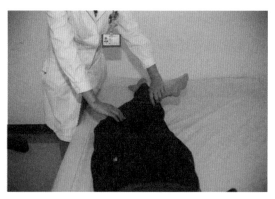

图 22-20　髋关节外旋　　　　　　　　　图 22-21　髋关节内旋

需要注意的是,若患者出现上肢等其他部位的关节活动受限,也需要进行相应的牵伸治疗。

（三）肌力训练

在肌力训练中,慢节奏是非常重要的,因为肌肉在持久的紧绷训练中得到锻炼,而不是大量的重复训练中。注意保持肌肉的收缩。

1. **腹肌训练**

(1)上腹肌力训练:平躺于垫子上两腿自然张开,屈膝90°,双手交叉摆放在胸前,然后略抬起身体,注意腰背部不离开地面,回落身体即完成一次,注意动作缓慢,注意身体姿势的控制。

(2)下腹肌力训练:平躺在垫子上,放松双臂,使之在地板上相互平行,手心向下,不要用手去撑地。从地板上提起臀部,摆成一个屈膝的姿势。使用下腹肌的力量是膝靠近胸部,然后缓慢回到起始位置。

(3)侧腹肌力训练:平躺于垫子上两腿自然张开,屈膝90°,双手交叉摆放在胸前,然后略抬起上身,用双手交替触摸同侧足跟方向,注意动作缓慢,控制良好。

2. **腰背肌训练**　双手双膝支撑在垫上,双手双足与肩同宽,将对侧手足分别向上平举,与身体持平,保持5~10s慢慢放下。尽量保持头部和背部水平,身体尽量减少向两侧晃动,两侧轮换进行。

3. **下肢肌力训练**

(1)股四头肌训练:坐在床边或者椅子上,踝部绑沙袋。从放松的屈膝位一直用力直到伸直膝关节为止。最重要的练习内侧头的有效活动范围是在接近伸直的30度范围之内。

(2)臀大肌训练:俯卧位,双下肢伸直尽量向上抬起到最高点时,主动利用臀大肌收缩力量,而不是靠惯性来抬起身体下部分,然后缓慢下落回到起始位置。

（四）呼吸训练

1. **深呼吸训练**　深呼吸可帮助控制呼吸频率,使更多的气体进入肺部,减少呼吸功耗。

具体方法:由鼻深吸气直到无法吸入为止,稍屏气1~2s(可延长肺内氧气与二氧化碳交换时间,使更多的氧气进入血液中),由口缓慢呼气,尽可能排空肺内气体。每做5次深呼吸后休息一下。(图22-22)

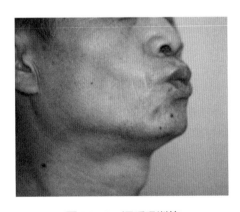

图22-22　深呼吸训练

2. **腹式呼吸训练**　具体方法:治疗师双手放于患者腹部肋弓之下,同时嘱患者用鼻吸气,吸气时腹部向外膨起,顶住治疗师的双手,屏气1~2s。使肺泡完全张开,呼气时嘱患者用口缓慢呼气。

3. 胸式呼吸训练 具体方法:治疗师双手放于患者胸廓左右两侧,同时嘱患者用鼻吸气,吸气时胸廓向外膨起,顶住治疗师的双手,屏气 1 ~ 2s。呼气时嘱患者用口缓慢呼气。

4. 肩胛带肌肉训练 患者屏气,同时配合耸肩动作,指导患者感受肩胛骨相对于胸廓的移动,可在双肩各放置一个沙袋作为阻力,训练辅助呼吸肌群。(图 22-23)

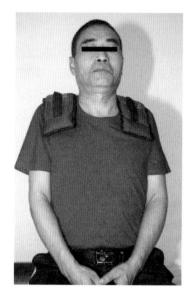

图 22-23 肩胛带肌肉训练

（五）心血管训练

心血管训练和其他训练最大的不同在于要求运动达到一定的强度。对于强直性脊柱炎患者,建议采用北欧式健步走(使用越野手杖辅助的健步走),这一运动有利于保护脊柱和关节,同时能促进脊柱的旋转运动。需要注意,纽约心功能分级Ⅲ ~ Ⅳ级的患者不适合进行这项训练。

患者每周进行 2 次,每次 30min 的北欧式健步走,患者穿戴可移动的心率监测设备,其间维持心率在最大心率的 55% ~ 85%。活动在 2 ~ 6 名患者组成的小组进行,每个小组配有一名物理治疗师进行运动指导。

（六）日常体育运动

日常体育运动在强直性脊柱炎的运动训练中也是重要的一部分,适量、长期规律的体育运动有助于维持患者的身体功能,目前对于哪一种运动优于其他运动,尚没有统一观点,例如游泳、太极、瑜伽等运动都是可以采用的。但需要注意的是,长时间、剧烈的和有身体冲撞的运动,不适合强直性脊柱炎患者,例如足球、搏斗和长距离公路跑等,容易引起跌倒的运动项目也要避免。

（陈亚平）

第二节　肌筋膜疼痛综合征

一、概述

（一）定义

肌筋膜疼痛综合征（myofascial pain syndrome,MPS）是一种常见的引发急性或慢性疼痛的疾病,几乎每个人在一生中都会经历一次或多次疼痛折磨。20 世纪 50 年代,Travell 提出了"肌纤维激痛点"（MTrP）的概念,用来描述特定应激性过高的区域。MPS 被定义为在一块或多块肌肉或肌群上有 MTrP 的慢性疼痛综合征,有局部疼痛和牵涉性疼痛,运动范围减小,肌肉无力,通常伴随自主神经异常症状和其他慢性疼痛,如骨性关节炎、风湿性关节炎、系统性红斑狼疮、慢性腰背痛等。MTrP 位于可触及的肌肉条索带上,当针刺或按压可激活 MTrP,产生局部疼痛、无固定模式的牵扯痛和肌肉抽搐等症状。MTrP 可分为活动性 MTrP 和潜在性 MTrP。活动性 MTrP 可以产生自发性疼痛,而潜在性 MTrP 则没有自发疼痛和牵涉性疼痛,当受到按压时产生触痛。MTrP 高发于颈肩部,特别是斜方肌、肩胛提肌、菱形肌、冈上肌和冈下肌。

（二）发病机制

肌紧张和局部肌肉异常,如 MTrP 的出现,被认为在 MPS 的发病过程中起重要作用。肌肉紧张度的增加是由于肌肉的黏弹性和收缩性的相互作用。MPS 常有多种肌肉病变,包括缺血,自发性放电,降钙素（calcitonin gene-related peptide,CGRP）、P 物质（substance P,SP）、去甲肾上腺素、肿瘤坏死因子 α、白细胞介素 1、白细胞介素 6 浓度的升高和组织的 pH 的降低,另外,还有外周和自主神经的兴奋性升高。除 MPS 外,紧张性头痛,颞下颌关节功能紊乱都与肌肉紧张度增高和 MTrP 有关。

损伤或反复微小损伤可导致肌纤维紧张,从而形成 MTrP。试验已证明 MTrP 对伤害性和非伤害性刺激的敏感性均升高,但升高病理机制至今尚不清楚。目前已发现该处的运动终板的功能异常。乙酰胆碱浓度的增加,乙酰胆碱受体和胆碱酯酶的活性的变化可能导致活动性 MTrP 处运动终板功能异常和终板电位活动增强,引起持续的去极化,从而产生持续性肌节缩短和肌纤维收缩。这种慢性持续收缩将明显增加局部能量的消耗和局部血液循环的减少,而局部缺血和低氧可刺激神经血管反应物质的释放,使 ATP、缓激肽、5- 羟色胺（5-hydroxytryptamine,5-HT）、前列腺素、K^+ 和 H^+ 等浓度增高。这些物质可激活肌肉的伤害性感受器,并使疼痛纤维释放 CGRP,从而增强运动终板的电活动。形成了一个正反馈环的恶性刺激。动物试验已证明,与潜在性 MTrP 相比,活动性 MTrP 处 CGRP 浓度和酸性明显升高。

肌痛是在 MPS 和 FM 患者中最常见的症状,这种症状通常是由于肌肉损伤和炎症,导致伤害性感受器敏感性增高。在伤害性感受器末梢中有多种与疼痛有关的神经递质,如 SP 和 CGRP。这些递质在神经元胞体内合成,逆轴突转运至伤害性感受器末梢释放。当肌肉受到伤害性刺激时,SP 和 CGRP 的大量释放,引起神经源性炎症,因此导致脊髓背角内广动力神经元和伤害性相关神经元生成的炎性介质和神经肽增加。

（三）潜在因素

虽然 MPS 可发生的每一个人的身上，但是仍有一些潜在因素容易导致肌筋膜疼痛的发生。

1. 身体结构性因素　患者身体结构的异常，如驼背、脊柱侧凸、肌力不平衡、姿势不良、长短脚、特定部位肌肉过度使用等。

2. 全身性因素　如营养不均、内分泌疾病、长期睡眠障碍、过敏性疾病等。

3. 心理因素　如忧郁症、强迫症、慢性焦虑状态、过度心理压力等。

二、临床表现

MPS 患者通常有急性软组织创伤史、长期固定姿势工作或劳动强度较大。常见的临床症状包括局部肌肉疼痛、酸胀、沉重、麻木感。疼痛呈持续性，晨起加重，活动后减轻，过度活动后加重。亦可因感染、疲劳、潮湿等因素而加重，遇热可减轻，有时出现弹响感。在疼痛区域内存在激痛点，即压痛最明显点，压迫该点会引发相应区域的牵涉痛。

三、诊断

（一）病史

患者常叙述疼痛是在身体的某一区域，但无法指出一个明确的通道。疼痛通常是一种闷痛，而不是剧痛。除疼痛以外，感觉异常、僵硬、关节的活动角度受限也可能伴随发生。

（二）确认激痛点

诊断肌筋膜疼痛的关键，在于正确确认激痛点，并且找到其位置。确认激痛点有五个主要标准：

1. 局部疼痛：患者会陈述身体某部位的局部疼痛，但不一定能指出特定的痛点。

2. 存在自发性牵涉痛或经常引发牵涉痛。

3. 可触及骨骼肌压痛紧张带（palpable taut band）：沿肌肉走向，可摸到像绳索般肌肉紧绷的区域。

4. 紧张带上有高度敏感点。

5. 关节活动度的受限：因肌肉紧绷导致关节活动度受限。

除上述五个主要标准外，还有三个次要标准：按压激痛点可使症状再现；弹拨紧张带可引起局部抽搐反应；可采用伸展或注射的方法缓解疼痛。

患者符合所有五项主要标准，再加上最少一项次要标准，才是一个活动性激痛点。肌筋膜疼痛常发生的肌肉与其转移痛位置见表 22-8。

表 22-8　肌筋膜疼痛常发生的肌肉与其转移痛位置

有激痛点的肌肉	转移痛位置	症状
头颈部夹肌	枕部	头部侧边头痛，甚至牵扯到眼眶
上斜方肌	后颈、颞部	
胸锁乳突肌	颞部、枕部、胸骨	头痛、眩晕、耳痛、流泪、鼻炎、结膜充血

有激痛点的肌肉	转移痛位置	症状
颞肌、咀嚼肌	牙齿、下颌骨	
前锯肌	腋下	呼吸不顺
胸大肌、胸小肌	前胸、上臂内侧	
肩胛提肌	后颈、上背部	颈部僵硬疼痛、沮丧、焦虑
棘上肌	上臂至肘部	
棘下肌	肩关节至上臂	
腰方肌	下背部至臀部	下背痛
髂肋肌	下腹部至臀部	下背痛
臀大肌	骶椎、尾骨	
股四头肌	髌骨、大腿前侧	大腿和膝盖无力、膝关节活动受限
股二头肌	小腿	走路疼痛
腓肠肌	小腿到脚	
比目鱼肌	脚跟、骶髂关节	足跟痛

（三）体格检查

MPS 多通过体格检查进行诊断，包括骨骼肌生物力学检查、神经系统检查和激痛点检查等。其中通过触诊确定激痛点十分重要，除激痛点外，其余的体格检查均正常，无明显关节肿胀或神经功能缺失，但关节活动度可能因为疼痛及肌肉缩短而减少，另外，疼痛也能使肌力减弱。

（四）辅助检查

至今仍无常规实验室和影像学检查可证实肌紧张带或激痛点，但有些辅助检查可能有一定价值。其中针刺肌电图将针与肌电图仪器相连并缓慢刺入治疗区域，观察到运动单元活动电位（motor unit action potentials，MUAPs）时即表明针位于激痛点区域，其形态与肌束震颤相似，但更复杂。磁共振弹性成像可发现筋膜痛患者紧张带的硬度较周围肌肉组织约高 50%。

四、康复治疗

MPS 的治疗方法是多样化的。除了要解除患者的疼痛和肌肉紧张，还要从其致病因子来矫正。临床常用的治疗方法如下：

（一）药物治疗

临床上已有多种药物被用于 MPS 的治疗。关于 MPS 的病理生理学基础有多种相关的理论与假说，与之相对应的作用靶点药物也有许多种类。目前常用于 MPS 治疗的药物包括肌松药、苯二氮䓬类药物、非甾体抗炎药、抗抑郁药以及外用镇痛药物等。

1. 肌松药 替扎尼定（tizanidine）属于 α_2- 肾上腺素受体激动剂，被应用于多种疼痛综合征的治疗中,近年来作为一种新型的治疗腰背慢性肌筋膜疼痛的药物逐渐被临床应用,同样也应用于 MPS 疼痛的治疗。

2. 苯二氮䓬类药物 氯硝西泮(clonazepam)是一种苯二氮䓬衍生物,具有抗痉挛、肌肉松弛和抗焦虑的作用,是一种治疗 MPS 的传统药物。氯硝西泮对于 MPS 的疼痛缓解是显著的,但同时应注意氯硝西泮的副作用,如抑郁和肝损害。

阿普唑仑(alprazolam)和地西泮(diazepam)均属于强效苯二氮䓬类药物。阿普唑仑或地西泮与布洛芬合用对于 MPS 的治疗效果优于安慰剂阴性对照组。

3. 非甾体抗炎药 阿司匹林、对乙酰氨基酚等非甾体抗炎药(NSAIDs)都具有不同程度的止痛、抗炎、解热以及抗血小板的效果。NSAIDs 是用来治疗不同种类的神经骨骼肌肉症状和疼痛的常用药物。布洛芬与地西泮合用对于面部 MPS 的疼痛缓解效果显著,但布洛芬单独应用时没有显著改善。目前缺少评价阿司匹林、对乙酰氨基酚、萘普生和西乐葆等常见抗炎药物对于 MPS 治疗效果的临床试验证据。

4. 抗抑郁药 阿米替林(amitriptyline)是一种三环类抗抑郁药,被应用于多种疼痛综合征的治疗中。阿米替林对于减少 MPS 疼痛有显著效果。其他抗抑郁药物,包括吗氯贝胺等单胺氧化酶抑制、氟西汀和西酞普兰等选择性 5- 羟色胺(5-HT)再摄取抑制剂以及度洛西汀等 5-HT 和去甲肾上腺素再摄取抑制剂,都在临床上被应用于慢性疼痛的治疗,但尚无足够的证据证实其对于 MPS 的疗效。

5. 其他镇痛药物 托烷司琼(tropisetron)是一种外周和中枢的高选择性 5-HT_3 受体抑制剂,主要用来治疗化疗引起的恶心、呕吐,还具有缓解骨骼疼痛的效果。目前很多观点认为,托烷司琼除具有镇痛效果外,还具有消炎作用,可以抑制疼痛感受器 P 物质以及其他神经递质的释放。Müller 等的临床试验显示,托烷司琼对于 MPS 的镇痛效果比丙胺卡因局部注射持续时间更长。这提示托烷司琼可能会在 MPS 治疗中具有潜力,有待进一步研究。

舒马曲坦(sumatriptan)是一种高选择性 5-HT 受体激动剂,可能作用于 MPS 病理生理过程中。舒马曲坦可显著缓解颞肌 MPS 疼痛效果。

(二)物理因子疗法

1. 神经肌肉电刺激 神经肌肉电刺激治疗有不同类型,多年来临床上一直应用于对疼痛的治疗。经皮神经电刺激(TENS)是一种经典电刺激疗法,被广泛应用于各种疼痛的治疗中,对于 MPS 具有显著的治疗效果。

2. 体外冲击波 体外冲击波治疗(extracorporeal shock wave therapy,ESWT)逐渐被应用于肌肉 - 骨骼系统疾病中。冲击波是一种脉冲声波,具有高压强性、瞬时性和宽频性的特点。冲击波在穿越人体组织时,其能量不易被浅表组织吸收,可直接到达人体深部组织,可明显缓解 MPS 的疼痛。

(三)牵伸与喷剂治疗

主要是将紧绷的肌肉作被动的牵伸,同时于外部喷上冷喷剂,喷在皮肤上会有冰冷的感觉。此方法是利用冷的感觉来抑制疼痛感觉的传导,而且加上被动的肌肉伸展,协助僵直的肌肉恢复正常的长度,减缓肌肉痉挛与减少转移痛,并借此增加身体的关节活动角度。有鉴于上述喷剂有污染环境之虞,现今已经很少使用。

(四)运动治疗

许多研究早已证实运动对于肌筋膜疼痛综合征的正面效益。运动的训练除了要强调在局部的柔软度、肌力与肌耐力的增强以外,也要鼓励患者从事规律的有氧运动,尤其是针对慢性患者。在教导患者时,仍需说明前后两者(局部肌肉群 vs 全身肌肉群)训练方式的不同与两者都需兼顾的重要性。除了原有的运动效益以外,借由运动可以让患者改变原来静态的生活形态,从运动中还可以获得成就感和与外界接触的机会,如此都可以进一步改善患者的心理状态,远离身心交迫的煎熬。

（五）针刺

利用针灸用的细针,在激痛点上作局部穿刺,刺激激痛点产生局部抽动反应,使激痛点去活化(deactivation)。

（六）激痛点注射

在激痛点注射局部麻醉剂(有时会加上类固醇),来抑制疼痛、改善激痛点的活化现象,借此达到缓解疼痛、放松肌肉的效果。激痛点注射的疗效随着患者的严重程度和病程时间有很大的差别,短则数小时,长则几个月。而研究结果显示,如果正确执行激痛点刺激(例如针灸或局部注射),其效果与有无添加麻醉剂并无太大差异。注射的禁忌证包括:对麻醉剂过敏、凝血功能障碍、局部或全身性的感染以及受伤的急性期等。

（七）肉毒杆菌毒素注射

肉毒杆菌毒素的注射在近几年已经成为治疗肌筋膜疼痛综合征的新兴疗法,也是肌筋膜疼痛综合征治疗方式相关研究的热门领域。根据不同的研究,可以初步做出以下的结论,肉毒杆菌毒素注射确实可以帮助抑制激痛点的作用与肌肉紧绷,有些研究显示甚至可以比局部麻醉剂或类固醇的注射有更明显、更持久的效果。但由于注射的剂量(在不同肌肉所注射的单位数)并没有明确的定义,导致在治疗成果的分析呈现很大的差异性,有待日后更多的研究来发展出一套明确的准则。

（八）预后和预防方法

如果是急性发作的肌筋膜疼痛综合征,只要针对激痛点局部治疗,加上肌肉放松方式,并将其潜在致病因子移除(例如,更换符合人体工学的电脑桌),都能有很好的治疗效果。但是如果是针对慢性的肌筋膜疼痛综合征患者,因其致病因子通常都很复杂,而且这些患者通常会因为长期的慢性疼痛而导致严重的心理与睡眠障碍,在治疗上有一定的困难度。

对肌筋膜疼痛综合征来说,预防绝对重于治疗!肌筋膜疼痛综合征主要是因为姿势不良和缺乏运动所引起的,所以预防其发生也是要从这两方面着手。临床医师可以教导患者一些日常生活的小秘诀,就可以让他们就此摆脱肌筋膜疼痛综合征的阴影。常用的预防方法如下:

1. **保持正确的姿势** 避免弯腰驼背与头部过度前倾。随时保持抬头挺胸、两肩胛骨向后收、缩小腹。

2. **维持规律的运动** 运动不一定要出门流汗才叫做运动,即使是每天睡觉前的全身性伸展运动就已经很有帮助。

3. **避免长时间保持固定的姿势** 最少 1h 要改变姿势,伸伸懒腰,活动活动筋骨。

4. 选择符合人体工学的家具。

5. 注意均衡饮食,适度补充维生素。

6. 保持愉快的心情,不要患得患失,给自己心理太大的压力。

7. 如果有疼痛发生时,要转移注意力,不要一直专注在身体的疼痛上面。

8. 不要讳疾忌医,要多与医生讨论,并且积极配合治疗。

（张 杨）

第三节 化脓性脊柱炎

一、概述

(一)概念

化脓性脊柱炎,又称脊柱化脓性骨髓炎,占所有骨髓炎 4%,是一种较少见的疾患,包括椎骨骨髓炎、椎间盘炎和硬膜外脓肿,发病部位以腰椎为最多,占 50% 左右,其次是胸椎,颈椎最少;该疾病好发于青壮年,男性患者占多数,老年或者免疫系统受损伤的患者也容易发生。

(二)病因病理

化脓性脊柱炎通常来自血源性感染,动脉比静脉途径常见,丰富的血供使脊柱极易受感染。通常由皮肤、呼吸道、泌尿系统、胃肠道或口腔引起菌血症。一个节段性动脉可供应较高椎体的下部和相邻较低椎骨的上部。因此,化脓性脊柱炎通常涉及两个相邻椎骨和椎间盘。儿童和成人脊柱感染的病理生理学有所不同。儿童中,脊柱化脓性感染由菌血症通过血液传播引起。而成人由于细菌入侵椎间盘相邻软骨下终末动脉造成感染,通过直接扩散至椎间盘。有时感染可通过静脉系统传播。因脊柱静脉系统位于硬膜及脊柱周围无瓣膜的静脉丛,属腔静脉、门静脉、奇静脉外的独立系统,但又与上、下腔静脉有许多交通支直接联系。脊柱静脉系统内流缓慢,可以停滞,甚至逆流。因此任一静脉系统内有细菌栓子均可到达脊椎内。

在腰椎,由于阴茎背静脉和前列腺静脉丛与脊椎静脉相通,所以泌尿系统感染可合并脊柱感染;颈椎,椎前咽静脉丛是头部和颈部感染细菌传播的潜在途径,也可直接侵犯脊柱,包括直接扩散和医源性感染,前者可能发生于靠近口、咽的高位颈椎。如因鼻咽癌放疗使咽壁变薄,甚至缺陷,导致菌群直接入侵。医源性感染可能发生于侵入性诊断或治疗后,如腰椎椎间盘造影术,占 14% ~ 26%,也有外伤如子弹贯通伤所造成的继发化脓性脊柱感染。

二、康复评定

(一)症状与体征

本病通常发病隐匿,因疼痛和(或)发热而急性发病者少见,多出现局部疼痛,疼痛随活动而加重,发热多伴有乏力,不适和体重减轻,查体见大部分患者有局部椎体的触痛和(或)脊柱两侧肌肉痉挛。晚期可伴有神经损害症状,如神经根受累的放射痛、腹壁痛或腹肌痉挛,酷似腹内病变引起的急性腹痛;少数患者可见明显的脊柱畸形。

局部脓肿形成或溃破形成窦道,腰椎最常受累。其次是颈椎、再次是胸椎,而神经损害的并发症常发生在颈椎表现为颈神经根或颈髓的受压。急性起病急骤,慢性发病缓慢,亚急性发病介于两者之间。根据发病时症状的缓急,分为急性、亚急性和慢性三种类型,以急性常见。

1. **急性期** 多见于儿童,其表现有全身中毒症状和局部症状。主要表现为寒战高热、谵妄、昏迷、恶心、呕吐、颈项强直,或伴有酸中毒、失水、电解质平衡失调;血培养细菌阳性,白细胞数增高,继之贫血,红细胞沉降率快;有腰痛、肾区叩击痛、骶棘肌痉挛,神经根受压时有两侧腹股沟和下肢放射性疼痛。如腰椎受累,则直腿抬高试验阳性,负重时疼痛加重,腰椎生理前凸消失。若腰大肌受累出现屈髋试验阳性。在颈椎感染患者中可表现为斜颈、吞咽困难或发热。X线片在急性期1个月内无明显变化,放射性核素扫描可见局部浓聚现象,有助于早期诊断。

2. 亚急性期 多见于成人,细菌有一定活力,毒性不高。患者有抵抗力,全身毒性症状轻微,有低热。全身和局部体征不明显,但有腰痛、骶棘肌痉挛和脊椎僵硬,活动不便,不能起床。白细胞和中性粒细胞轻度增高,红细胞沉降率快,X线片示椎体骨质增生,但轮廓无改变。

3. 慢性期 病程长,可能由急性转化而来,也可由于全身抵抗力强、细菌毒力低所致。全身和局部症状轻微,有时因软组织脓肿穿破至皮肤外形成瘘管、慢性窦道,久治不愈。可能有小死骨,为脊椎慢性骨髓炎。早期脓肿在胸椎可引起瘫痪,在腰椎有神经压迫症状。

在脊椎骨髓炎后期可形成软组织脓肿,穿破后形成窦道;有些发生病理性骨折和脱位,神经根受压与截瘫等并发症。截瘫大多发生在1~2个月,但也有1周左右发生。尤其病变累及脊椎附件时,截瘫多发生早期。颈、胸椎病变易发生截瘫,腰椎病变常引起神经根痛。

(二)实验室检查

实验室检查多见患者血沉增快,白细胞升高或减少。有些病例碱性磷酸酶也升高。大部分患者血培养,脓培养和病灶穿刺物检查为金黄色葡萄球菌,而假单胞菌属培养阳性常见,因静脉用药而引发的患者,其他培养阳性的菌属有乙型链球菌、干燥棒状杆菌、非溶血性链球菌、星型诺卡霉菌、热带假丝酵母和放线菌等。

(三)放射学检查

1. X线表现 本病X线表现迟发于临床症状,X线常需要几周至几月才有明显表现,故X线呈阴性者不能排除本病的存在,应短期复查。

大约2周内的早期表现仅是椎间隙变窄,接着表现是相邻椎体的骨质疏松,随后表现为穿过椎体终板的骨质破坏,上述表现多在2~8周发生,最终表现是椎旁脓肿,如腰大肌影增宽或消失。慢性感染者其椎体前侧常有骨赘形成和椎体硬化。

2. MRI表现 在炎症活动期T_1像呈低信号,T_2像呈高信号。病灶好转则信号改变范围缩小,并且T_2加权像呈低或无信号。病灶周围的水肿和炎症同时改善和消退,并有肉芽的纤维化、瘢痕化形成,骨赘形成。

(四)诊断标准

PDVO的主要致病菌为金黄色葡萄球菌,通过组织病理学检查可有效地检出致病菌而确诊,是诊断方式的金标准。诊断化脓性脊柱炎可以从以下几个方面作出判断:①病理活检提示致病菌存在;②穿刺活检细菌培养结果阳性;③局部疼痛或有神经系统受损症状;④影像学检查(X线、CT、MRI)至少1项提示椎体或椎间盘破坏,椎旁软组织感染;⑤存在急性炎症反应的证据:CRP > 30μg/L,红细胞沉降率 > 30mm/L,体温 >38℃。同时满足①、②即可确诊;同时满足⑤和①、②中任何1项或同时满足③、④则高度怀疑此病。

单纯X线片所见:感染从椎间盘和椎体软骨终板部位开始,传播累及相邻椎体,感染初期的特征性表现为椎体破坏和椎间盘变窄,转移性脊柱肿瘤和骨质疏松症引起的压缩骨折不伴椎间盘变窄,可作为鉴别诊断依据。随病程发展出现骨赘增生,骨质硬化。罕见因咽肌脓肿和椎旁软组织异常阴影。断层X线拍片或CT扫描能详细看到骨赘和骨质硬化情况,特别是伴有神经损害症状的情况下,有利于判断椎管内的病情。

MRI 可显示椎体有不规则的破坏,在 T_1 加权影像上由于相邻椎体炎症其水含量增加致椎体影像加重和正常软组织影像异常。对于可疑病例,用造影可提高 MRI 的分辨率,脊髓造影术多用在证实神经是否受压的病例中。也可见慢性椎体骨髓炎急性发作显示椎体及附件破坏严重并引起椎体滑脱神经受压。

(五)疗效评价

1. **治愈** 全身及局部症状消失,X 线片显示病变已修复或稳定。
2. **好转** 全身及局部症状好转,X 线片显示病变未继续发展。
3. **未愈** 全身及局部症状未改善,X 线片显示病变继续扩散。

三、康复治疗

有效的治疗应达到以下目的:帮助明确诊断,消除感染,防止复发,防止或恢复神经损伤,缓解疼痛,恢复脊柱的稳定性。由于急性化脓性脊椎炎易与败血症、腰部软组织化脓性感染相混淆,早期诊断常有一定困难,凡疑有化脓性脊椎炎者,均应按本病尽早治疗,边治疗边进一步检查,以免延误有效的治疗时机。

(一)药物治疗

1. **抗生素治疗** 在确诊或疑诊为急性化脓性脊椎炎时,应及时全身使用有效广谱抗生素治疗,待细菌培养及药敏试验找出敏感抗生素后,再及时调整治疗方案,应用两联治疗。如细菌培养阴性用药 3 天无明显效果,应更换抗生素,其疗程应持续到体温恢复正常、全身症状消失后 2 周左右。停药过早,易使炎症复发或使局部病变继续发展而变为慢性炎症。

2. **全身支持及对症治疗** 在早期应用大剂量有效抗生素的同时,患者应严格卧硬板床休息,加强营养给予高蛋白、高维生素饮食。或输液纠正脱水,防止水、电解质紊乱或维持其平衡。根据需要可少量多次输血,给予适量镇静剂、止痛剂或退热剂。对于中毒症状严重者或危重患者应同时配合激素治疗。

3. **其他保守治疗** 可采用如中医药、支具制动、物理疗法和高压氧等综合方法进行治疗。

(二)手术治疗

对保守治疗无效的患者应及时进行手术治疗。有脓肿可进行引流,以尽早解除脊髓受压,防止供应脊髓的血管发生血栓而致脊髓软化,造成不可逆转的瘫痪。若有瘘管和死骨形成,等病情稳定后再作彻底处理。

1. **椎旁脓肿引流术** 化脓性脊椎炎,经椎旁穿刺抽得有脓液或 CT 扫描显示有椎旁有脓肿者,应及时行脓肿切开引流,以控制病变发展,减轻全身中毒症状。

2. **椎板切除硬膜外脓肿引流术** 急性化脓性脊椎炎,一旦出现脊髓压迫症状,如下肢无力,感觉改变或尿潴留等症状,应紧急行 CT 扫描检查。如显示为硬膜外有脓肿压迫脊髓时,立即行椎板切除、硬膜外脓肿引流,以防止截瘫加重,或脊髓营养管栓塞、脊髓软化、坏死等。术后常放管负压引流,或置管行冲洗吸引疗法。待体温正常、症状好转,引流液清净后拔除。

3. **窦道切除及病灶清除术** 慢性化脓性脊椎炎,有窦道形成,经久不愈,保守治疗不能治愈,应根据不同病变部位采用不同切口。首先切除窦道及其周围瘢痕,再显露病灶,扩大骨瘘孔,凿除硬化骨,充分显露病变,吸尽脓液,刮除骨腔内死骨、肉芽组织、坏死组织及纤维包膜等。将病灶彻底清除后,反复用生理盐水冲洗和清理病灶。病灶内放置引流管,或置管行闭式冲洗吸引疗法。术后再给以抗生素治疗。

4. 化脓性脊椎炎的手术适应证　①闭合穿刺活检阴性或穿刺不安全而需要得到细菌学诊断;②临床显示典型的弛张热及脓毒症病程;③脊髓受压引起神经体征,如硬膜外脓肿压迫脊髓;④明显畸形或椎体破坏,特别是颈椎;⑤保守治疗效果不佳的顽固性感染;⑥红细胞沉降率高或持续性疼痛;⑦急性化脓性脊椎炎的二期手术治疗。

5. 化脓性脊柱炎手术目的　清除病灶、缓解疼痛、保存现有或改善神经功能、维持或恢复脊柱稳定性。化脓性脊柱炎一般仅累及前柱、椎间盘,前路手术可以很好地暴露术野,清楚看到病变组织,彻底清除病灶及坏死组织,清创时必须彻底清除血管化组织,这是保证手术疗效的关键。

(三)康复措施

化脓性脊柱炎的康复应遵循骨科康复的基本原则,参考组织愈合过程的三个阶段,骨科康复干预基本也分三期:一期:急性期(伤后或术后 1 周);二期:亚急性期(2 ~ 8 周);三期:中后期康复(8 ~ 12 周以后)。其中急性期与亚急性期康复属于早期康复,时间大约相当炎症期和修复期。通常依赖损伤的程度和类型的不同以及每个人愈合反应的不同,各阶段会相互重叠。每个阶段必须包括明确的目标。

1. 康复的基本原则

(1)基于患者机体的全面评估,制订个体化的康复方案。

(2)开展早期康复或术后康复。

(3)康复训练措施符合骨关节生物力学的基本原则。

(4)护士在康复教育中发挥重要作用。

(5)患者理解最终目标后的返家持续康复训练。

2. 骨科康复治疗的基本方法

(1)物理治疗:主要是运动疗法或治疗性训练,此外,还包括物理因子治疗(冷疗、磁疗、蜡疗、微波等),生物反馈,功能性电刺激、水疗及手法治疗等。

(2)作业疗法:是应用有目的的、经过选择的作业活动,对于身体上、精神上、发育上有功能障碍或残疾进行治疗和训练,使其恢复、改善和增强生活、学习和劳动能力。

(3)药物治疗:镇痛药、抗痉挛药等对症药物治疗。

(4)注射治疗:包括各种封闭疗法。

(5)康复工程:包括假肢、矫形器等。

(6)心理治疗:心理治疗的作用不可忽视。

(7)康复教育:从患者康复伊始,了解康复目的,学习康复方法及注意事项。

(8)文体治疗:强化物理治疗和心理治疗的效果。

(9)康复护理:协助患者在病区内完成力所能及的 ADL 训练,预防并发症。

(10)中医疗法:包括针灸、按摩、药浴等。

化脓性脊柱炎的康复是骨科康复中治疗实例之一,主要康复手段包括运动疗法、作业疗法、物理因子(声、光、电等)疗法及中医推拿按摩等传统康复疗法。其中运动疗法是现代骨科康复治疗的主要手段。运动疗法是对身体的功能障碍和功能低下,起到预防、改善和恢复作用的一种特殊疗法。

（四）预后

化脓性脊柱感染的病死率低于 5%。老年人或伴有全身性疾病的患者危险性比较大,若非胃肠道抗生素应用少于 28 天,复发率可高达 25%。有学者认为化脓性脊柱炎是骨科化脓性炎症中能保守治疗并治愈的,极少数疾病大部分的化脓性脊柱感染无须手术治疗。一些研究报道感染区域自发性椎体间融合的可能性高达 50%。感染越靠近头侧,自发性融合的可能性也越大。其他病例逐渐出现椎体间纤维性强直,从而后凸畸形和疼痛改善。感染后畸形好发于胸腰段,尤其是椎体累及超过 50% 者,而颈椎的畸形较少见。经过前路手术病灶清除,植骨和非胃肠道抗生素治疗后,大部分患者都能恢复,伴有坚强的融合和轻度后凸畸形。年龄超过 50 岁,有糖尿病和类风湿关节炎历史者易发生神经损伤改变。婴儿患者预后很差,复发率高,感染后遗留明显脊柱后突,可伴有死骨,应与先天性脊柱后凸相鉴别。相反,静脉内滥用药物者预后较好,92% 的患者经非胃肠道抗生素治疗后好转,文献未见死亡报道。

（李　刚）

第四节　脊　柱　结　核

一、概述

（一）定义

脊柱结核是疾患常见病之一,其发病率占全身骨与关节结核的 40% ~ 50%. 可见于各个年龄组。在脊柱结核中椎体发病率最高,节段发病率依次为胸椎、胸腰椎、腰骶椎、颈椎、颈胸椎。

（二）病因学

椎体以松质骨结构为主,血管丰富,承受载荷功能。原发结核分枝杆菌菌栓易停留终末血管。

1. 血行传播　原发病灶在尚未接受有效抗结核治疗和机体抵抗力下降时大量的结核菌进入血流,即以血行播散的方式达到全身的组织和器官,形成结核病灶。机体抵抗力强并得到有效的治疗,病灶可被纤维包绕、机化和钙化。反之,可形成慢性活动性病灶。

2. 淋巴途径　腹腔淋巴结结核病灶可通过淋巴管将菌栓运送到脊柱,可形成脊柱结核。

3. 局部蔓延　脊柱邻近组织,如胸膜、淋巴结等结核病灶破溃,结核菌可直接蔓延到椎体。

（三）病理学

脊柱结核可单发或多发,以单发多见。病理改变主要表现为椎体破坏、死骨形成、脓肿形成。早期以骨质破坏、脓肿形成为主,后期主要表现为吸收、死骨形成、纤维化及钙化。

椎体破坏可引起脊柱解剖与形态学方面的改变,即后凸畸形。严重的后凸畸形与椎管内脓肿可导致脊髓的压迫。根据病灶在椎体与相邻组织所处的部位,脊柱结核可分为以下几个类型。

1. 椎体中心型结核　此种类型结核在成人少见,以椎体破坏为主,菌栓经血液循环达到椎体中央引起骨质破坏、楔形变。脓肿穿破终板可产生椎间隙结核及椎旁脓肿。

2. 椎体边缘性结核 边缘性结核临床比较多见,以脓肿形成为主。菌栓经血液循环到达椎体上、下边缘。椎体破坏可产生楔形变。间盘组织破坏可引起椎间隙变窄、脓肿形成。结核性肉芽组织侵袭到椎管内可导致脊髓与神经根受压。

3. 椎体骨膜下结核 此型结核比较少见,多发生于骨膜下、椎体前缘,也可由椎体结核达到骨膜下。其病理改变主要以椎体前缘骨质破坏为主,有骨膜下脓肿,但很少形成死骨。

4. 附件结核 此类型结核比较少见,可发生于椎弓、棘突、横突及椎板。常与椎管内结核同时存在。

5. 结核脓肿 结核脓肿又称为"寒性脓肿",无红、肿、热、痛等急性炎症表现,含结核性肉芽组织、干酪样物质、坏死组织及死骨。脓肿可沿筋膜或组织间隙流注到远隔部位,形成闭合性窦道。颈、胸、腰、骶等不同部位的脓肿有不同的特点。

(1)颈椎结核:脓液可沿着前纵韧带,聚集在颈前肌后方,形成咽后壁脓肿、食管后脓肿,脓肿较大者可引起呼吸困难或吞咽困难。脓肿也可沿筋膜及肌间隙流注,形成颈前肌间隙脓肿。脓肿穿破皮肤可形成开放性窦道。

(2)胸椎结核:胸椎结核可形成病椎两侧的"梭形"脓肿,穿破胸膜可形成脓胸,沿肋间神经流注可形成胸背部脓肿。也可形成椎管内脓肿,引起血管的闭塞或脊髓的压迫。

(3)腰椎结核:当腰椎结核脓肿在脓液压力作用或外力作用下,穿破前纵韧带肌椎前筋膜流注至腰大肌内,形成一侧的腰大肌脓肿;沿腰大肌向下流注形成髂窝脓肿,沿阔筋膜向下流注可形成膝部脓肿。

(4)胸腰段结核:可具有胸腰椎结核的特点,上段形成椎旁脓肿,下段形成腰大肌脓肿。

(5)骶椎结核:骶椎结核临床上比较少见。脓液在骶骨前方聚集,形成骶前脓肿,也可沿坐骨大孔向股骨大粗隆流注。

6. 脊柱畸形 椎体结核可导致脊柱后凸畸形或侧凸畸形,临床上向后凸畸形多见,造成脊柱后凸畸形的原因主要是病椎椎体塌陷,椎间隙变窄或消失,使相邻椎体前缘靠拢;其次是儿童生长期椎体的二次骨化中心被破坏,椎体纵行生长障碍。

7. 脊髓受压 脊髓受压是椎体结核严重的并发症,据相关国内外资料统计,其发生率约占 11%。可导致完全性瘫或不全瘫。病变发生在颈、胸椎。导致脊髓受压的原因主要有以下几种:①椎管内脓肿或干酪样物质的压迫;②死骨或坏死的间盘组织椎管内占位压迫;③椎管内结核性肉芽组织、纤维束带及蛛网膜下隙广泛粘连对脊髓的压迫。

8. 脊髓缺血 椎管内结核可因机械性压迫脓肿及毒素的刺激引起血管的缺血或痉挛,导致相应节段的脊髓缺血,引起截瘫。

二、康复评定

(一)症状和体征

脊柱结核病程较缓慢,早期常不被重视而误诊,有的直到发现寒性脓肿甚至有截瘫症状才到医院就诊。

1. 疼痛 多为轻微钝痛,休息则轻,劳累则重,咳嗽、打喷嚏或持物时加重,但夜间患者多能较好地睡眠,这与恶性肿瘤不同。患者诉说疼痛部位有时和病变不一致,胸腰段病变的患者常诉腰骶部疼痛。如不仔细检查,或拍摄腰骶部 X 线片,往往会漏诊。后凸畸形严重者,可引起下腰劳损,产生疼痛。如病变压迫脊髓和神经根,疼痛可能相当剧烈,并沿神经根放射。

2. **姿势异常**　病变部位不同,患者所采取的姿势各异。颈椎结核病患者常有斜颈畸形,头前斜,颈短缩,一直用双手托住下颌。胸腰椎、腰椎及腰骶椎结核患者站立或走路时尽量将头与躯干后仰,坐时喜用手扶椅,以减轻体重对受累椎体的压力。腰椎结核患者从地上拾物尽量屈膝、屈髋,避免弯腰,起立时用手扶大腿前方,这称为拾物试验阳性。

3. **脊柱畸形**　以后凸畸形最常见,多为角形后凸,侧弯不常见,也不严重。在儿童常为首发症状。

4. **脊柱活动受限**　由于病灶周围肌肉的保护性痉挛,受累脊柱活动受限,运动幅度较大的颈椎和腰椎容易查出,活动度较小的胸椎则不易查出。

脊柱的正常活动有屈伸、侧凸和旋转三个方向。寰枢关节主要是使头旋转,如该关节受累后,头部旋转功能大部丧失。不能合作的较小儿童,可被动活动该关节,以观察活动受限情况。被动活动时不可使用暴力,以免造成脱位、截瘫,甚至突然死亡。检查腰椎活动时,使患儿俯卧,医生用手提起双足,使骨盆离床,观察腰椎后伸情况;然后让患儿伸膝坐于床上,观察腰椎的前屈功能。

5. **压痛和叩击痛**　因椎体离棘突较远,故局部压痛不太明显;叩击局部棘突可引起疼痛。

6. **寒性脓肿**　常为患者就诊的最早体征,有时将脓肿误认为肿瘤。有时脓肿位置深,不易早期发现,因此应当在脓肿的好发部位去寻找脓肿的病灶。

7. **脊髓受压现象**　有的患者因出现截瘫方来就诊。即使患者没有神经障碍的主诉,医生也应常规地检查双下肢的神经情况,以便及时发现早期脊髓受压现象。

(二)影像学检查

脊柱结核发病之初的3~6个月,X线检查难于发现颈胸椎、腰骶椎、椎弓根或椎管内(硬膜内、外)等处小的结核病灶或结核性肉芽肿,易被漏诊。因此,对早期具有临床症状及体征而普通X线片阴性者,应进一步随诊及检查。脊柱结核的X线片主要表现如下:

1. **生理弧度的改变**　颈椎和腰椎的生理前凸常减少、消失或变为后凸。胸椎的后凸在病灶部位增加。少数患者可有侧弯。

2. **椎体形状的改变**　明显的椎体破坏容易确定。受累椎体变窄,边缘不齐,密度不均,常可见死骨形成。有的死骨或大半个椎体都被压挤到附近的软组织中去,有的整个椎体破坏消失。有的两个相邻椎体被压缩到一起。此外也应注意椎体中心骨松质有无磨砂玻璃样改变或空洞形成。空洞应与椎板间隙、肺纹理或肠内气泡阴影相鉴别,必要时重复摄片或做断层拍片。

3. **椎间隙改变**　椎体结核的X线片特点之一是椎间隙变窄或消失。但成人中心型病变也可能在较长时期不侵犯椎间隙。

4. **椎体周围软组织改变**　颈椎可见椎前软组织阴影增大,气管被推向前方或偏于一侧。胸椎可见不同类型的椎旁脓肿阴影。腰大肌影隆起说明有腰大肌脓肿。

MRI对脊柱结核的早期发现具有重要意义,受累椎体的 T_1WI 可呈低信号,T_2WI 为高信号。随着病变的进展,MRI可表现为:①椎体炎症;②椎体炎症并脓肿;③椎体炎症、脓肿并椎间盘炎等不同类型。

(三) 诊断

1. 结核病史 除了掌握患者的一般情况外,还应询问其家庭及其所接触人群中有无发病者。

2. 全身症状 以低热、盗汗等结核中毒症状为主,部分出现轻度营养不良及贫血等。脊髓受压者则可有肢体麻木、四肢无力、大小便障碍等。

3. 局部症状 患椎有压痛及叩击痛。胸、腰椎的椎体较深,压痛不明显,但有叩击痛。

4. 影像学检查 早期摄片对本症的诊断和病情的判定有着重要作用。有条件者可做CT、MRI 检查。CT 可以显示出病灶的破坏程度、范围;MRI 能清晰显示脊髓受累情况。

5. 细菌学与病理学检查 浅在的脓肿可予以穿刺,抽脓行细菌学检查,或者行病灶穿刺取组织病理检查。确诊常需依靠细菌学和病理学检查。

三、康复治疗

脊柱结核的康复治疗也应遵循结核病的基本原则,并按照加强营养、休息与制动、使用抗结核类药物、手术与康复疗法的顺序进行治疗。

(一) 非手术治疗及康复

1. 基本疗法

(1)物理治疗:主要是运动疗法或治疗性训练,此外,还包括物理因子治疗(冷疗、磁疗、蜡疗、微波等),生物反馈,功能性电刺激、水疗及手法治疗等。

(2)作业治疗:是应用有目的的、经过选择的作业活动,对于身体上、精神上,发育上有功能障碍或残疾进行治疗和训练,使其恢复、改善和增强生活、学习和劳动能力。

(3)药物治疗:镇痛药、抗痉挛药等对症药物治疗。

(4)注射治疗:包括各种封闭疗法。

(5)康复工程:包括假肢、矫形器等。

(6)心理治疗:心理治疗的作用不可忽视。

(7)康复教育:从患者康复伊始,了解康复目的,学习康复方法及注意事项。

(8)文体治疗:强化物理治疗和心理治疗的效果。

(9)康复护理:协助患者在病区内完成力所能及的 ADL 训练,预防并发症。

(10)中医疗法:包括针灸、按摩、药浴等。

2. 一般疗法

(1)加强营养:给患者提供足够的蛋白质、糖和维生素 B 及维生素 C 的饮食。可酌情服用中药阳和汤等方剂,以改善患者的症状,增强食欲,增强抵抗力。

(2)制动:卧床休息,在病变活动期应强调卧床休息,减少体力的消耗,有利于健康状况的改善,也可避免脊髓及神经根受压的加重。

(3)保护性支架:颈围、腰围和躯干支架适用于病变已趋稳定或融合术后该处尚未牢固愈合者。

(4)牵引固定:对颈椎或上胸段病变较重者,或脊柱的稳定性受到影响者,可施行头部或骨盆牵引。牵引能使颈部处于相对固定状态,使颈部肌肉松弛,恢复颈椎的生理曲线,减轻颈椎局限水肿、充血及渗出等。

(5)处理原发病灶:采取多种方法治疗原发结核病灶,尤其是肺结核,使之得到有效的控制。

3. 药物疗法 控制感染、消灭结核菌是抗结核药物治疗的目的。必须遵循以下原则。

(1)早期用药一旦确诊,即开始用药。

(2)联合用药 2 种或 3 种药物同时使用,以增强疗效、降低毒性、缩短病程。一般情况下,可使用异烟肼加利福平,或者异烟肼加链霉素。重症者以异烟肼加链霉素加利福平加乙胺丁醇的疗法最佳。对中毒症状重者,可在严密观察下,使用小剂量的激素以提高疗效。

(3)药量足、足疗程初治者可选用 2 ~ 3 种药,量应足够大,连续用药。2 ~ 3 个月后,病情改善则酌情减药、减量。6 个月后,待病情稳定,可单独使用一种药,维持 1 ~ 1.5 年。根据 Tull 提出的中程方案,以维持 18 ~ 24 个月的药物治疗为宜。

(二)手术治疗及康复

脊柱结核外科手术干预目的是清除病灶,解除脊髓及周围神经的压迫。所采取的手术途径及方法以不损害或尽可能少地影响脊柱稳定性为原则。在病灶彻底清除的同时可以适当选择经前、后路内固定及植骨融合术重建脊柱的稳定性。

1. 适应证 ①出现脊髓受压症者,应尽早行病灶减压术,促进脊髓功能的恢复。②骨质破坏明显,有寒性脓肿形成,或伴有巨大死骨存在及窦道形成,非手术疗法难以奏效者。③病灶虽小,但经长期治疗无明显改善者。④需行患椎融合者。⑤后凸畸形需矫形者。

2. 禁忌证 ①患有严重器质性疾病,体质虚弱,难以忍受麻醉及手术的患者,如冠心病、房室传导阻滞、肝硬化、肾功能不全、出血性疾患、严重糖尿病等患者。②有肺部等部位活动性结核病灶,未能被控制者。③幼儿或病情较轻者。

3. 术前准备 先非手术治疗 1 ~ 3 个月,积极进行全身支持疗法,使用合理的抗结核药物以使病灶相对静止稳定。做好术前全面实验室检查,观察红细胞沉降率接近正常或明显下降。术前 2 ~ 3 周卧硬板床。颈椎结核患者的颈枕部用砂袋制动,肩部置棉垫抬高,使颈部后伸、头低位;进半流质,注意口腔及压疮的处理;在床上体疗及大小便;经口腔入路行病灶清除的患者,需练习简单的手势以表达动作。术前 1 ~ 2 天给予青霉素 40 万单位、链霉素 1.5g 雾化吸入,每 2h/1 次。对症治疗夹杂症,严格控制感染。

4. 手术方式选择

(1)前路病灶清除术:适应证:①寒性脓肿较大者。②出现脊髓压迫症者。③X 线上显示有较大的死骨与空洞。④伴有窦道,长期流脓不愈者。

(2)脊柱后路融合术:适应证:①当结核病变稳定,不需要做病灶清除术者。②患者的病情不允许做病灶清除术,可先行后路植骨以维持脊柱的稳定性,择机再行病灶清除术。③估计病灶清除术后颈椎的稳定性受到破坏,可先行后路植骨融合,然后再清除病灶。④前路植骨融合不良或失败者。

(3)脊柱前路融合术:适应证:①病变相对稳定。②椎体破坏较多,病灶清除后脊柱不稳定或残留较大的骨洞。③已行椎板切除,不宜做后路植骨融合术者。

(4)脊髓减压术:①后侧减压:椎板减压术适用于椎弓结核并截瘫或前侧外侧减压失败的病例。②前侧减压:适用于脊椎结核。脊髓受压较轻者可行前路减压,彻底清除椎体和后纵韧带前方的椎体病灶,达到脊髓减压的目的。③前外侧减压:具有减压及病灶清除两种效果。常用于胸椎结核,尤其是上胸段病变合并截瘫者。

5. 术后康复

(1)卧床休息:术后一律卧硬板床。休息 6 ~ 8 周后,脊柱疼痛减轻,脊柱结构稳定者,在原有脓肿缩小或消失、体温趋于正常、红细胞沉降率下降,可佩戴支具起床锻炼。但运动量不能过大。

(2)护理与饮食:术后需积极补充能量及营养。在患者不能进食或进食少的情况下,早期静脉补充营养药物或可鼻饲有营养且易消化的食物,少量多餐。

(3)使用抗生素:术后1周内使用抗生素控制感染。抗结核药物应继续使用12～18个月。外科治疗辅以系统化疗是远期疗效的保证。脊椎结核术后复发与截瘫减压术后恢复不佳者多与短期、无规律、单一用药有关。

(4)康复治疗:步行训练与体育治疗相结合,预防各种并发症。

6. 脊柱结核的治愈标准 全身情况良好,无发热、盗汗等结核中毒症状,食欲正常,体重回升。局部无疼痛。红细胞沉降率在正常范围。X线片显示病变椎体已骨性愈合,植入骨块生长良好。病变区轮廓清楚,无异常阴影。恢复正常活动和轻工作3～6个月,无症状复发。

7. 预后 经使用大量抗结核药物和进行病灶清除术等各种手术,脊柱结核治愈率明显提高,据国内统计治愈率在90%以上,症状复发及恶化者约6%。

(李 刚)

参 考 文 献

[1] Millner JR, Barron JS, Physiotherapy B, et al. Exercise for ankylosing spondylitis: An evidence-based consensus statement[J]. Semin Arthritis Rheum, 2016, 45(4):411-427.

[2] Reimold AM, Chandran V. Best Practice & Research Clinical Rheumatology Nonpharmacologic therapies in spondyloarthritis[J]. Best Pract Res Clin Rheumatol, 2014, 28(5):779-792.

[3] Journal T. Rehabilitation Treatment in Patients with Ankylosing Spondylitis Stabilized with Tumor Necrosis Factor Inhibitor Therapy[J]. The Journal of Rheumatology, 2011, 38(7):1-8.

[4] Lim HJ, Moon YI, Lee MS. Effects of home-based daily exercise therapy on joint mobility , daily activity , pain, and depression in patients with ankylosing spondylitis[J]. Rheumatol Int，2005, 25(3):225-229.

[5] Gitman S, Rosenberg M. Exercise is essential// Swezey RL. Straight talk on spondylitis[M]. Sherman Oaks CA: Spondylitis Association of America, 1992:14–29.

[6] Niedermann K, Sidelnikov E, Muggli C, et al. Effect of Cardiovascular Training on Fitness and Ankylosing Spondylitis[J]. Arthritis Care Res (Hoboken), 2013, 65(11):1844-1852.

[7] Viitanen JV, Heikkilä S, Kokko ML, et al. Clinical assessment of spinal mobility measurements in ankylosing spondylitis: a compact set for follow-up and trials[J]. Clin Rheumatol, 2000, 19 (2):131-137.

[8] Jenkinson TR, Mallorie PA, Whitelock HC, et al. Defining spinal mobility inankylosing spondylitis (AS). The Bath AS Metrology Index[J]. J Rheumatol, 1994, 21:1694–1698.

[9] Sieper J, Rudwaleit M, Baraliakos X, et al. The Assessment of SpondyloArthritisinternational Society (ASAS) handbook: a guide to assess spondyloarthritis[J]. Ann Rheum Dis, 2009, 68(Suppl 2):ii1–44.

[10] Calin A, Garrett S, Whitelock H, et al. A new approach to defining functionalability in ankylosing spondylitis: the development of the bath ankylosing spondylitis functional index[J]. J Rheumatol, 1994, 21:

2281–2285.

[11] Shin JK, Lee JS, Goh TS, et al. Correlation between clinical outcome and spinopelvic parametersin ankylosing spondylitis[J]. Eur Spine J, 2014, 23(1):242-247.

[12] Schwab F, Dubey A, Pagala M, et al. Adultscoliosis: a health assessment analysis by SF-36[J]. Spine, 2003, 28:602–606.

第二十三章

特殊类型脊柱疾病

第一节　特发性脊柱侧凸

一、概述

脊柱侧凸是指脊柱的一个或数个节段在冠状面上向侧方弯曲,形成一个带有弧度的脊柱畸形,通常伴有横断面上椎体旋转和矢状面上生理弧度的改变,是三维的脊柱畸形。国际脊柱侧凸研究学会(Scoliosis Research Society,SRS)对脊柱侧凸的定义:应用 Cobb 法测量站立位全脊柱冠状面 X 线上脊柱的侧方弯曲,如果 Cobb 角大于 10° 则为脊柱侧凸。特发性脊柱侧凸(idiopathic scoliosis,IS)是指原因不明的脊柱侧凸畸形,是最常见的脊柱侧凸,好发于青少年,女性多于男性。

流行病学调查显示,我国中小学生脊柱侧凸患病率为 0.1% ~ 2.52%,女性患病率较高,其中 90% 以上脊柱侧凸患者为特发性脊柱侧凸;国外脊柱侧凸的患病率为 0.64% ~ 4.65%。脊柱侧凸在婴儿中患病率很低,大多出现在 6 个月,男性多于女性。在儿童中,女性脊柱侧凸的患病率比较高,且常出现严重的脊柱侧凸。据国外流行病学研究报道,Cobb 角大于 10° 的 AIS 发病率为 2% ~ 3%,Cobb 角大于 20° 的 AIS 发病率为 0.3% ~ 0.5%,Cobb 角大于 40° 的 AIS 发病率为 0.1%。

目前特发性脊柱侧凸的病因尚不明确,存在多种病因假说,如遗传因素学说、激素学说、结构畸形学说、神经肌肉失调学说、姿势解体学说等。

特发性脊柱侧凸的病理改变主要包括椎体、棘突、椎板及小关节的改变,肋骨的改变,椎间盘、肌肉及韧带的改变。脊柱侧凸凹侧椎体楔形变,并出现旋转,凸侧的椎体和棘突向凹侧旋转。凹侧椎弓根变短、变窄,椎板略小于凸侧。棘突向凹侧倾斜,使凹侧椎管变窄。在凹侧,小关节增厚并硬化而形成骨赘。凸侧的椎体、横突及肋骨后角部向后旋转导致凸侧肋骨移向背侧,使凸侧胸后壁隆起,形成隆凸,严重者称为"剃刀背",并使同侧胸前壁凹陷。凸侧肋骨互相分开,间隙增宽。凹侧肋骨互相挤在一起,并向前突出,使凹侧的胸后壁平坦和胸前壁突起畸形,导致胸廓不对称。凹侧椎间隙变窄,凸侧增宽,凹侧的韧带和小肌肉挛缩,凸侧的韧带和肌肉萎缩。

脊柱侧凸可以是结构性的,也可以是非结构性的。结构性脊柱侧凸是指伴有旋转的结构固定的侧方弯曲,即患者不能通过平卧或侧方弯曲自行矫正侧凸,或虽矫正但无法维持,X 线可见累及的椎体固定于旋转位,或两侧弯曲的 X 线表现不对称,如特发性脊柱侧凸、先天性脊柱侧凸、神经肌肉型脊柱侧凸等。非结构性脊柱侧凸在侧方弯曲像或牵引像上可以被矫正,如姿势不正或腰椎间盘突出等引起的脊柱侧凸。非结构性侧凸的脊柱及其支持组织无内在的固有的改变,两侧弯曲的 X 线表现对称,所累及椎体未固定在旋转位。

特发性脊柱侧凸根据发病年龄分为婴儿型、儿童型、青少年型和成人型。婴儿型 0 ~ 3 岁发病,以男婴多见,侧凸常向左侧,侧凸多位于胸段和胸腰段,多数在生后 6 个月内进展,自限性占所有婴儿型特发性脊柱侧凸的 85%，双胸弯易进展并发展为严重畸形，右侧胸弯的女性患者通常预后不良，常伴发畸形。婴儿型侧凸需与先天性脊柱侧凸、神经肌肉型脊柱侧凸、继发于椎管内病变的侧凸相鉴别。儿童型 3 ~ 10 岁发病，多见于女孩，多为右侧胸弯和双主弯，可以进展为严重畸形，损害肺功能。青少年型 10 ~ 18 岁发病，最为常见，成人型为 18 岁以上。

特发性脊柱侧凸临床常用的分型有 King 分型、Lenke 分型、PUMC（协和）分型、Ponseti 分型和 Rigo 分型。King 分型、Lenke 分型和 PUMC（协和）分型根据侧凸的部位、严重程度、柔韧性、顶椎等因素对特发性脊柱侧凸患者进行分类，并规定了相应融合范围和手术入路，但这些分型只适用于手术治疗，不能指导康复治疗。Rigo 分型是专用于 Cheneau 支具治疗的分型，依据临床标准和影像学标准对脊柱侧凸进行分型，有助于设计和制作更适合的 Cheneau 支具。Rigo 分型中包含 SRS 定义的侧凸类型、过渡点的平衡 / 失衡、$L_4 ~ L_5$ 的相对倾斜。已有研究报道了 Rigo 分型的可靠性。Ponseti 分型是特发性脊柱侧凸最传统的分型，常用于保守治疗和术前分型。该分型是一个二维分型，是基于冠状面上脊柱畸形所在解剖位置进行的分型。Ponseti 分型可以根据清晰的躯干形态简单地进行分型，将特发性脊柱侧凸分为 5 型，包括腰弯、胸腰弯、胸腰双弯、胸弯、颈胸弯。

二、临床特点

（一）躯干畸形

特发性脊柱侧凸会影响人体外观，早期畸形不明显而被忽视。侧凸发展会出现非对称性脊柱，一侧肋骨和肩胛骨隆起，另一侧肩膀部抬高或臀部凸起，身高也会不及同年龄儿。最明显的畸形是脊柱侧凸，严重病例或胸部侧凸尤为明显，而胸腰双侧凸由于畸形相互平衡，没有胸型明显而不易发现，但躯干缩短。侧凸畸形不会由改变姿势而纠正，当躯干向前弯曲时，凸出侧肋骨后隆明显，常称为"剃刀背畸形"，严重者可继发胸廓畸形。

（二）疼痛

胸腰段、腰段和腰骶脊柱侧凸儿童常有不同程度的腰背痛，疼痛部位多见于右侧胸腰段。颈胸段以上的侧凸有时会出现头痛症状。疼痛的严重程度与侧凸的类型有关，与侧凸程度无关。

（三）平衡功能障碍

特发性脊柱侧凸儿童常存在平衡功能障碍，可能与肌梭病变、肌肉弹性障碍破坏本体感觉系统和平衡控制相关。平衡功能障碍表现为足底压力中心位置异常、重心移动范围增大、躯体摆动增大、稳定性降低、跌倒风险增高。

（四）肺功能障碍

轻中度侧凸儿童基础心肺功能不受限制，但最大运动耐量试验时通气量和最大摄氧量显著减少，严重患者可因继发胸廓畸形影响心肺发育，出现易疲劳、运动后气短、呼吸困难、心悸等症状，甚至心肺衰竭。肺功能不全常见于严重侧凸（Cobb 角大于 80°）或者旋转角度较大的儿童，单侧胸弯多见。

（五）心理功能障碍

特发性脊柱侧凸儿童普遍担心自身外观，对自身外观认知改变是他们心理特征变化的应激原，表现为敏感、偏执、抑郁和焦虑，女孩较男孩更易发生心理异常，重度侧凸较中、轻度侧凸儿童更为明显,还会出现自杀意念。

(六) 其他功能障碍

脊柱畸形可出现神经系统牵拉和压迫症状,如会阴区麻木、大小便功能障碍、下肢麻木无力、行走异常和痉挛性瘫痪等。

三、康复评定

(一) 临床评定

1. 病史 病史采集是特发性脊柱侧凸患者临床评定的最初内容。对于初诊患者,需要了解其家族史、既往疾病史、手术史,询问可引起继发性脊柱侧凸的相关因素,还需要了解患者母亲孕期风险因素暴露情况、生产史、患者的生长发育史、月经史、青春期第二性征的出现情况,更需要详细了解患者脊柱侧凸首次发现情况。需要了解患者既往有无热性惊厥、脊柱疼痛、精神发育迟滞等病史。需要询问患者有无食管闭锁等胸部手术史、心脏手术史。对于患者月经史、青春期第二性征的情况的了解有助于判断患者生长潜能。关于脊柱侧凸首次发现情况需要询问是谁发现的,什么时候发现的,如何发现的,是否接收过脊柱侧凸相关治疗,等等。对于定期随访的复诊患者,需要了解其体育活动、运动治疗、支具治疗等情况,应了解运动和支具治疗方法、频率和持续时间等。

2. 体格检查 体格检查时,患者要充分暴露,仅穿短裤及后面开口的宽松外衣。检查者应从患者前方、侧方和背面去仔细观察,观察患者双肩、背部、肩胛骨、腰部的对称情况,还需要观察矢状面生理性前凸、后凸情况,有无皮肤色素改变、咖啡斑、皮下组织肿块、异常毛发及囊性物,了解乳房发育情况,胸廓对称性、畸形和手术瘢痕。此外,可以让患者向前弯腰,观察后背对称性。早期脊柱侧凸的背部征象:两肩和肩胛不等高、一侧腰部皱褶皮纹、前屈时背部不对称,即“剃刀背征”、脊柱偏离中线。检查各关节的可屈性,如腕及拇指可接近,手指过伸,膝或肘关节反曲等。测量儿童身高、坐高、体重、双臂间距、双下肢长度。进行神经系统检查,检查感觉、运动、肌力、肌张力、腱反射、腹壁反射和巴宾斯基征。如果存在明显的肌肉无力,就必须寻找是否存在潜在的神经系统畸形,并不是所有神经系统损害的患者的体征一定十分明显,可能只是轻微的体征,例如腹壁反射不对称、轻微阵挛或广泛的肌无力。这些体征往往提示应详细检查神经系统。每一名患者都应考虑到其存在中枢神经系统疾患的可能性。婴儿型特发性脊柱侧凸要详细体检,了解四肢是否畸形。临床常采用铅垂线评定脊柱侧凸患者,可测量 C_7、L_3 到铅垂线的距离,以了解患者矢状面生理弧度情况,还可以测量脊柱偏离正中线情况,见图 23-1。

Adam 向前弯腰试验,是脊柱畸形的重要检查方法,可评定患者剃刀背情况。检查方法为:嘱患者站立,双足并拢,膝伸直,腰前屈至躯干与水平面平行,双手并齐,两臂下垂,医生从患者的前、后及侧面观察背部两侧是否有一侧高、一侧低和后凸或前凸畸形。若一侧背部隆起,则说明存在肋骨及椎体旋转畸形。脊柱旋转测量尺(Scoliometer)可用于评定躯干旋转角度。使用方法为:让患者弯腰 90°,将脊柱旋转测量尺放在背部的剃刀背畸形最明显的表面,可以直接显示椎体旋转的角度。Adam 向前弯腰试验、脊柱旋转测量尺都只是脊柱侧凸初步的临床筛查手段,只能初步确认患者是否存在脊柱侧凸。有研究证实 Adam 向前弯腰试验的检查者间的可靠性好,比脊柱旋转测量尺更灵敏,但其假阴性率较高。Scoliometer 被认为是一个适当的临床检查工具和结果评定方法,但 Scoliometer 检查者间的测量误差大,影响因素较多,患儿测量时的姿势、所选择的测量部分都会对测量结果造成影响。

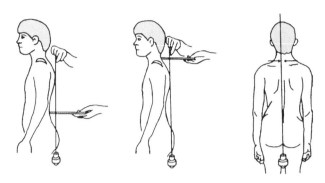

图 23-1 铅垂线测量

（二）影像学评定

1. **X 线** X 线检查 Cobb 角是诊断脊柱侧凸的金标准。对于 Adam 向前弯腰试验阳性或躯干旋转角度 ≥ 5° 的患者,通常建议进行 X 线检查。对于特发性脊柱侧凸患者,临床上常用 X 线检查测定 Cobb 角来评定侧凸的程度、监测侧凸的进展和治疗效果,对侧凸进行分类。

在特发性脊柱侧凸患者的整个病程中,站立位全脊柱正侧位片的评定非常重要。摄片时,需注意站立位全脊柱正位像拍摄采用后前位方式,X 线片图像需包括双侧股骨头,还需要注意保护患者的性腺、甲状腺和乳腺,婴儿可采用卧位全脊柱片。全脊柱正侧位片可以确定侧凸类型、部位、严重程度、柔韧性、骨骼成熟度、椎体旋转情况、矢状面生理性弯曲的变化等,并可排除先天性椎体畸形。

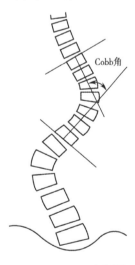

图 23-2 Cobb 角测量

2. **脊柱侧凸角度测量** 在测量脊柱侧凸角度前,首先要确定上端椎、下端椎和顶椎。端椎是指脊柱侧凸弯曲发生中最上端和下端的椎体。顶椎是侧凸畸形最严重、偏离垂线最远的,顶椎可能为椎体,也可能为椎间盘。主侧弯(原发侧弯)是最早出现的弯曲,也是最大的结构性弯曲,柔韧性差。次侧弯(代偿性侧弯或继发性侧弯)是最小的弯曲,弹性较主侧弯好,可以是结构性也可以是非结构性,位于主侧弯上方或下方,作用是维持身体的正常力线,椎体通常无旋转。当有三个弯曲时,中间的弯曲常是主侧弯,有四个弯曲时,中间两个为双主侧弯。

Cobb 法:确定上端椎和下端椎后,在上端椎的椎体上缘画一横线,再在下端椎的椎体下缘画一横线,以此两横线为标准各作一垂直线,两条垂线的交角即为 Cobb 角。若端椎上、下缘不清,可取椎弓根上、下缘的连线,然后取其垂线的交角即为 Cobb 角,见图 23-2。观察者间的 Cobb 角测量误差为 6° ～ 7°。

（1）旋转度测量:脊柱侧凸椎体旋转畸形通常采用 Nash-Moe 旋转、Cobb 旋转法测定。

Nash-Moe 旋转,根据正位片椎弓根的位置,将其分为 5 度,如图 23-3 所示。在正位片上,将椎体纵分为 6 等份,自凸侧至凹侧为 1 至 6 段。0 级(无旋转):椎弓根卵圆形,两侧对称,并位于外侧段。1 级:凸侧椎弓根两侧缘稍变平,轻度内移,但仍在外侧段。凹侧椎弓根向外移位,外缘影像渐消失。2 级:凸侧椎弓根影像移至第 2 段,凹侧椎弓根基本消失。3 级:凸侧椎弓根影像移至椎体中线或在第 3 段。4 级:凸侧椎弓根越过中线至第 4 段,位于椎体凹侧。

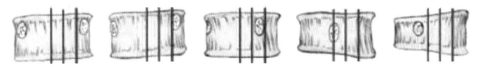

图 23-3　Nash-Moe 旋转角度

Cobb 旋转,根据正位片棘突的位置,将其分为 5 度,如图 23-4 所示。在正位片上,将椎体纵分为 6 等份。0 级:棘突位于正中线。1 级:棘突位于第 1 段。2 级:棘突位于第 2 段。3 级:棘突位于第 3 段。4 级:棘突超出椎体。

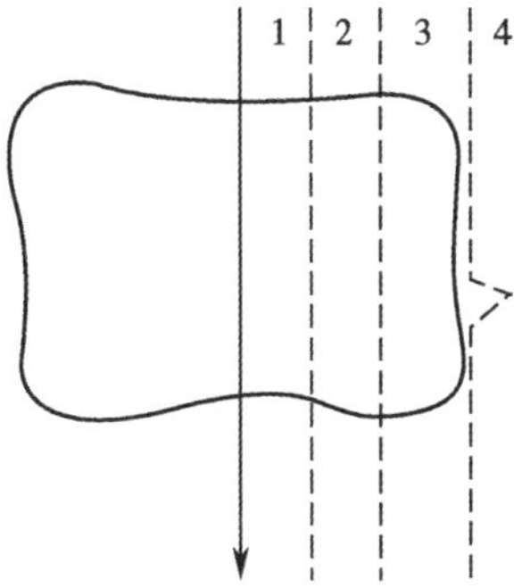

(2) 脊柱侧凸分型:根据脊柱侧凸顶椎所在解剖位置分类:颈弯,顶椎在 C_1 ～ C_6 之间;颈胸弯,顶椎在 C_7 ～ T_1 之间;胸弯,顶椎在 T_2 ～ T_{11} 之间;胸腰弯,顶椎在 T_{12} ～ L_1 之间;腰弯,顶椎在 L_2 ～ L_4 之间;腰骶弯,顶椎在 L_5 或 S_1。

根据脊柱侧凸角度分类:轻度,Cobb 角 5°～ 24°;中度,Cobb 角 25°～ 44°;重度,Cobb 角 45°～ 59°;极重度,Cobb 角 ≥ 60°。

图 23-4　Cobb 旋转角度

(3) 骨骼成熟度测量:Risser 征:将髂棘分为 4 等份,骨化由髂前上棘向髂后上棘移动,没有骨化为 0 度,骨骺移动 25% 为 1 度,50% 为 2 度,75% 为 3 度,移动到髂后上棘为 4 度,骨骺与髂骨融合为 5 度(图 23-5)。

(4) 肋椎角差测量:婴儿型特发性脊柱侧凸常测量肋椎角差。1972 年 Mehta 发现进展性婴儿型特发性脊柱侧凸与自限性侧凸在椎体和肋骨间所形成角度存在差异。测量方法:胸椎顶椎凹侧肋椎角减去凸侧肋椎角,如果差值大于 20°,侧凸易进展;如果差值小于 20°,则侧凸有可能消退(图 23-6)。

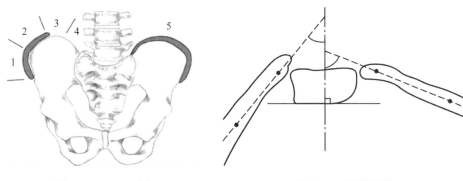

图 23-5　Risser 征　　　　　图 23-6　肋椎角差

3. MRI　MRI 可排除椎管内病变,如脊髓空洞症、Chiari 畸形、脊髓栓系和脊髓纵裂等。对"非典型性"特发性脊柱侧凸,如胸椎左侧凸,伴有局部感觉或运动的缺失,腹壁反射异常,病理反射阳性,异常的皮肤表现等,应行 MRI 检查。在幼儿期,脊柱侧凸可能是潜在的神经轴畸形的最初体征之一。有专家主张对于所有幼儿型脊柱侧凸儿童,应行 MRI 检查。

（三）进展风险评定

根据国际脊柱侧凸矫形外科康复和治疗协会（International Society on Scoliosis Orthopedic Rehabilitation and Treatment，SOSORT）指南，特发性脊柱侧凸进展风险由儿童实足年龄、Cobb 角和 Risser 征决定。计算进展风险大小的方法：进展风险（百分比）=（Cobb 角 − 3 × Risser 征）/ 实足年龄。

（四）平衡功能评定

特发性脊柱侧凸患者多存在平衡功能异常，需要进行平衡功能评定。临床常采用 Romberg 试验、Fukuda 试验检查患者的平衡功能。Romberg 试验可检查立位时视觉补偿的作用，对于判断感觉性共济失调非常重要。试验进行时，检查者应该一直站在患者身旁保护他，以免跌倒。试验分 3 步进行。第一步，嘱患者双足并拢站立。若站立不稳或足不能并拢，提示为小脑功能障碍或严重的前庭神经病变。第二步，若患者能站稳，则要求其向前平伸手臂。若左右摇晃以维持身体平衡，提示有小脑和前庭神经损害。第三步，嘱患者保持上述姿势，并闭眼。若站立不稳，为 Romberg 试验阳性，提示关节位置觉障碍。患者可以通过视觉进行补偿，但闭眼后补偿作用消失，出现站立不稳。Fukuda 试验，即原地踏步试验，在平衡功能检查中有重要临床价值。试验方法为在地上画三个同心圆，圆的半径分别为 0.5m、1m 和 1.5m，画 6 条直线以 30° 将圆等分，患者闭目直立于圆心上，在消除声光源刺激情况下，嘱患者以常速进行原地踏步，要求大腿抬平，踏步 100 次，约 60 ～ 70s 后停止，观察患者的自转角，原地偏转角及移行距离等，见图 23-7。大多数正常人步行结束后躯体无偏移，为试验阴性。前庭功能低下者步行结束后有明显偏移，或者不能完成规定的动作与踏步次数，为试验阳性。

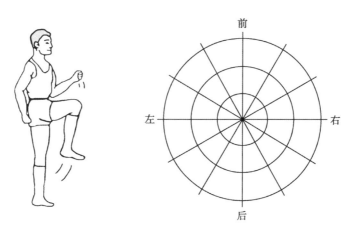

图 23-7　Fukuda 试验

（五）肺功能评定

特发性脊柱侧凸患者常表现为限制性通气功能障碍，需行肺功能测试，包括肺活量和肺总量。肺活量用预测正常值的百分比来表示。80% ～ 100% 为肺活量正常，60% ～ 80% 为轻度限制，40% ～ 60% 为中度限制，低于 40% 为严重限制。第 1 秒肺活量（FEV_1）与总的肺活量比较，正常值为 80%。特发性脊柱侧凸患者的肺总量和肺活量减少，而残气量多正常。肺活量的减少与侧凸的严重程度有关。研究发现只有胸椎的侧凸才影响肺功能。胸弯角度大于 50° 时，即可导致肺活量的减小。如果胸弯大于 100°，用力肺活量通常下降到预期值的 70% ~ 80%。

(六) 心理评定

青少年时期是个人心理成熟的敏感时期,而对自身外观认知的改变是脊柱侧凸患者心理特征变化的应激原。脊柱侧凸畸形会对患者心理造成影响,因此心理问题应该成为康复医师常规评定内容。评定方法包括临床访谈、自评量表等。有关特发性脊柱侧凸患者的心理健康问题目前还有争议。有一个非对照的研究指出胸弯角度 40° 或更大的女性患者有心理障碍倾向。有研究报道年老者比少年更能容忍自生的畸形,并且其健康问题尚不需要心理干预。

(七) 生活质量评定

随着医疗模式的改变及与健康相关的生活质量(health-related quality-of-life,HRQL)量表的发展,越来越多的专家开始关注特发性脊柱侧凸患者对畸形的感知以及脊柱畸形对患者生活质量的影响。在临床上常用的评估特发性脊柱侧凸患者 HRQL 的量表有脊柱侧凸研究学会患者问卷表(scoliosis research society outcomes instrument,SRS-22)问卷和 SF-36。SRS-22 问卷是脊柱侧凸研究学会在全球重点推荐使用的量表。SRS-22 问卷是一种简单、实用的特发性脊柱侧凸患者专用 HRQL 量表,患者易于接受,可实时提供 AIS 患者 HRQL 信息,被广泛用于评估脊柱侧凸的影响和疗效。而使用 SF-36 评估脊柱侧凸患者缺乏特异性,SF-36 中部分问题存在重复,而且测试时间较长。SRS-22 问卷先后在意大利、土耳其、西班牙、德国等多个国家进行修订,显示出在评估脊柱侧凸患者 HRQL 方面具有良好的信度和效度。2007 年我国赵黎教授等对 SRS-22 问卷进行了跨文化修订,发表了中文简体版 SRS-22 问卷。SRS-22 问卷共 22 个项目。内容涉及 5 个维度,包括功能活动(第 5、9、12、15、18 项)、疼痛(第 1、2、8、11、17)、自我形象(第 4、6、10、14、19 项)、心理健康(第 3、7、13、16、20 项)以及和对治疗的满意程度(第 21、22 项)。各个项目均为 1 ~ 5 分,5 分代表极好,1 分代表极差。治疗的满意程度维度的总分为 2 ~ 10 分,其他四个维度的总分都为 5 ~ 25 分。每个维度的结果通常用均值来表达,即每个维度的总分除以项目数。

四、康复治疗

(一) 康复目标

2005 年 SOSORT 发表了脊柱侧凸康复治疗共识,提出脊柱侧凸保守治疗目的包括美观、生活质量、残疾、背部疼痛、心理健康、成年侧凸进展、呼吸功能、侧凸角度、成年后进一步治疗。脊柱侧凸康复治疗目标主要为形态学和功能学两方面的目标。

1. 在青春期尽可能阻止或减少侧凸进展:目前为止,没有一种康复方法可完全治愈脊柱侧凸,但可阻止其进一步发展和减轻侧凸发展程度。

2. 预防或治疗呼吸功能障碍:形态学的改变会影响功能,侧凸畸形的角度大小和部位会能影响儿童呼吸功能,尤其是胸弯畸形,因此要进行呼吸功能训练。

3. 预防或治疗脊柱疼痛:脊柱部位疼痛的发生率高,因此要早期预防和干预。

4. 改善外观和形体。

(二) 康复治疗方法

特发性脊柱侧凸病因至今不明,但随着其病理学的研究进展,康复治疗方法也在不断进步,主要分为物理治疗和支具治疗。物理疗法包括运动疗法、手法治疗、电刺激等,其中电刺激已被证实无法有效阻止侧凸的进展而较少应用。支具根据侧凸位置高低,可分为颈胸腰骶支具和胸腰骶支具。

1. 运动疗法 运动疗法长期以来一直被用于特发性脊柱侧凸的治疗。脊柱侧凸的运动疗法可追溯至公元前 500 年 Hippocrates 以运动的形式来保持胸壁的弹性。20 世纪初,Klapp 等首次以科学的方法对运动疗法进行了探究,此后大量的运动疗法应用于脊柱侧凸的报道出现于欧洲各国,出现了很多不同的学派和方法。特发性脊柱侧凸的运动治疗方法主要包括热身、肌力训练、Theraband 牵引、脊柱矫正体操、呼吸模式纠正等。目前运动疗法作为单一的保守治疗、支具治疗的辅助治疗、术前康复治疗和术后康复治疗被广泛应用。很多专家将一般运动疗法和脊柱侧凸特定运动疗法相混淆。一般运动疗法通常包括低强度的牵伸和身体运动,如瑜伽、普拉提等,而脊柱侧凸特定运动疗法(physiotherapeutic scoliosis-specific exercises,PSSE)则包含专门针对脊柱侧凸的特定运动训练方案,且根据患者个体的侧凸位置和程度制定的。由于特发性脊柱侧凸病因未明、病理改变复杂、分类多样,其运动疗法上存在很大差异。

大部分的 PSSE 的原则都是基于特定主动矫正模式和运动训练,同时进行稳定性训练,包括神经运动控制、本体感觉训练和平衡训练等,很多还结合日常生活活动,让患者开展家庭康复。在国际上 PSSE 有众多的学派,包括脊柱侧凸科学训练方法(scientific exercises approach to scoliosis,SEAS)、Schroth 疗法、DoboMed 疗法、Side shift 疗法、Lyon 疗法、脊柱侧凸功能性个体化治疗(functional individual therapy of scoliosis,FITS)。患者参与治疗的形式也有不同分类,常见的为门诊治疗、住院强化训练、家庭康复、门诊 - 家庭结合康复等形式。

(1)SEAS 法:SEAS is scientific exercise approach to scoliosis 的简称,起源于 Lyon 疗法,最早创立于 20 世纪 70 ~ 80 年代,随着对特发性脊柱侧凸病理学发展,它的治疗理念和方式不断更新,以达到使用最科学最合理的治疗策略进行保守治疗。例如,自我矫正是 SEAS 的理论基础和核心理念,在 20 世纪 70 年代,自我矫正的方式就是简单的主动牵伸,而随着对脊柱侧凸三维方向畸形的认识,主动牵伸被三维方向的自我矫正所取代。SEAS 法区别于其他治疗方法的理念是脊柱侧凸的自我矫正不仅是从生物力学的原理去考虑,是从神经生理学的角度,实现真正的"积极自我矫正",即通过反复的正确的姿势训练,促进大脑皮层皮质记忆的产生,形成正确的姿势,达到矫形目的。SEAS 法可改善脊柱侧凸患者运动控制、生物力学和心理等多方面功能缺陷,SEAS 法可以延缓或阻止轻度患者侧凸进展、可以预防支具治疗副作用。SEAS 疗法通过患者自身的深层椎旁肌的锻炼来达到脊柱矫正的效果。主要内容包括:三维方向上的主动自我矫正;在矫正姿势下进行肌肉力量训练;提高矫正姿势下的身体平衡功能;自我矫正姿势和运动日常模式化;提高心肺能力的有氧运动训练;支具佩戴患者的针对性训练(呼吸训练)。已经有大量研究验证了 SEAS 疗法的有效性。

1)自我矫正:三维方向上自我矫正是最主要的治疗方法,包括以下几个步骤:①冠状面上侧凸顶椎附近椎体向凹侧侧移矫正训练;②矢状面异常弧度矫正,主要加强胸椎后凸和腰椎前凸训练,侧凸儿童可对着镜子自己进行训练;③矢状面和冠状面联合矫正。由于脊柱在冠状面和矢状面同时矫正,水平面上畸形也会得到矫正,因此要强化侧凸儿童进行冠状面和矢状面上的矫正训练。

2)在矫正的姿势下进行肌力训练:在自我矫正姿势下,通过等长收缩,训练椎旁、腹部、下肢和肩胛带肌力,尽可能长时间维持自我矫正姿势并用力收缩对应肌群,达到稳定姿势和肌力训练目的。

3）提高平衡功能：通过此静、动态平衡功能训练，在自我矫正姿势下，提高训练难度，改善平衡功能，如图23-8所示。

4）运动控制模式化：训练侧凸儿童在矫正和平衡的姿势下进行日常活动，逐渐形成正确的姿势模式，如行走姿势训练，类似"猫步"的姿势可以提高矢状面的矫正。

5）有氧运动训练：虽然这不是针对性治疗，但不少侧凸儿童身体瘦弱、运动量减少，尤其是佩戴支具儿童，适量的有氧训练，可提高运动能力，改善心肺功能，有利于身体健康。

6）支具治疗儿童针对性训练：支具治疗儿童要减少制动或支具带来的副作用，如肌力减弱、矢状面弧度减少、呼吸障碍等问题，治疗方法如下：①支具治疗前训练：脊柱各个方向关节活动度训练，使支具治疗达到最大矫正角度；②支具治疗期间训练：进行矢状面训练，增加胸部后凸和腰部前凸；支具佩戴间隙，进行运动和呼吸训练，防止肌力和呼吸功能下降。

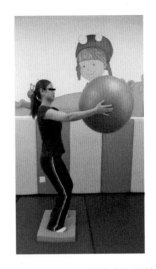

图23-8 SEAS法模式化训练

SEAS法可有效减少Cobb角、减少支具治疗时间、提高支具疗效、改善平衡，对于Cobb角较小或准备进行支具治疗的儿童，可使用此法进行训练。

（2）脊柱侧凸三维矫正疗法（Schroth法）：1921年德国Katharina Schroth研制了一套以镜面监督、呼吸功能矫正、姿势认知结合特定矫正训练的早期Schroth疗法。2001年，Hans-Rudolf Weiss医生和西班牙Manuel Rigo医生完善Schroth疗法。目前，Schroth疗法已在很多国家被广泛应用。

Schroth认为脊柱侧凸的椎体和脊柱三维方向存在畸形和异常，同时引起躯干发生相应变化，躯干一个部位改变，其他部位由于姿势调整和平衡反射也会出现代偿性改变。Schroth将身体分成了三个虚构的模块，由下至上依次为：腰-骨盆模块、胸模块、颈肩模块，三个模块的功能和姿势在三维方向上相互影响和代偿。正常人体三个模块在冠状面对称成矩形、矢状面有正常的生理弧度、水平面无相对旋转，而胸右弯患者，胸部模块在冠状面偏向右侧，从头部向下看，水平面顺时针旋转，而腰-骨盆带在冠状面偏向左侧，水平面相对于胸部模块逆向旋转，颈肩带与腰-骨盆带发生类似变化，三个模块在冠状面成梯形变化，因此整个躯干发生相应扭曲。由于是脊柱和椎体的畸形引起躯干的相应变化，Schroth指出如果能重建躯干的平衡状态，可以反向传导至脊柱，改善脊柱畸形。根据侧凸不同类型，Schroth法将脊柱侧凸分为"三弧模式"和"四弧模式"两个主要模式，利用身体模块相互运动，重建躯干的平衡状态，矫正平衡的趋势和力量可以通过身体姿势的改变传导至脊柱，同时借助"镜面反馈""治疗师引导"等手段将矫正运动整合到患者的"姿势记忆"中，反复强化训练，从而改善脊柱畸形。其主要的方法和步骤为：身体轴向拉伸；根据模块分型反向矫正、反向旋转；易化、稳定矫正姿势的训练；特殊的呼吸训练技术。Schroth法的独特呼吸训练方法称为旋转角度呼吸训练，是通过呼吸对肺部产生力量，在内部对侧凸和身体姿势产生矫正作用。这种呼吸训练对胸廓畸形、形体塌陷、姿势易化和稳定都起到重要的作用。

Schroth疗法非常复杂，需在专业治疗师指导下进行。在德国，通常采用脊柱侧凸强化康复（scoliosis intensive rehabilitation，SIR），要求患者在首次治疗时需要住院强化学习和治疗，按照治疗方案进行每天4～6h，连续4～6周的治疗，使患者能脱离治疗师指导和镜面反馈，能在日常活动中维持矫正姿势后，出院继续进行家庭康复。

1）身体轴向拉伸：尽可能伸展身体，保持骨盆稳定，防止运动中身体过度伸展或屈曲，激活脊柱两侧肌肉，为自我矫正姿势做准备。

2）根据模块分型反向矫正和旋转：针对不同模块在冠状、矢状、水平面上畸形方向，反向矫正和旋转身体模块，使身体模块相互作用，尽量形成正确的位置和姿势，同时矫正脊柱畸形，如图 23-9 所示。

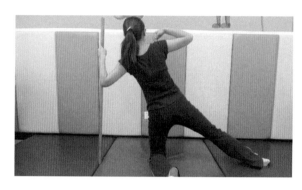

图 23-9　Schroth 法训练

3）姿势矫正易化和稳定训练：肌肉进行等长等张收缩，通过视觉反馈、平衡训练、本体感觉刺激增加脊柱神经生理学自我矫正能力，使正确姿势得以强化和稳定，达到自我姿势矫正目的。

4）呼吸训练：Schroth 法有独特呼吸训练方法，通过呼吸对肺产生的力量在内部对侧凸和姿势产生矫正作用，并对胸廓畸形、形体塌陷、姿势易化和稳定都起到重要作用，针对性呼吸训练配合运动训练进行。

（3）DoboMed 疗法：DoboMed 疗法创立于 1979 年，1982 年开始在波兰得到广泛的使用。DoboMed 疗法强调三维方向的脊柱和姿势自我矫正，通过将骨盆和肩带摆放在一对称姿势位置后，对侧凸主弧进行自我矫正，同时特别强调对胸椎矢状面后凸的闭链训练，并对矫正后的正确姿势进行强化训练，从而形成正确姿势习惯，达到矫正目的。这一治疗方法可有效降低侧凸进展和改善呼吸功能，常使用于单弯患者，可单一进行治疗，也可配合支具治疗每天训练 1 ~ 2h，同时也可用于侧凸患者术前康复。

脊柱侧凸患者会出现胸椎矢状面移位，导致胸椎正常生理弧度减小，冠状面侧凸和水平面旋转畸形都与其相关，DoboMed 疗法矫正方法（以胸椎右侧凸为例），进行四点撑位、坐位、跪位，以及站位等不同体位脊柱矢状面矫正运动和姿势纠正，配合呼吸训练。四点撑位上的矫正，可将矢状面上的生理弧度恢复，当矢状面和水平面畸形得到纠正后，冠状面侧凸也会得到一定程度纠正，同时通过闭链训练提高脊柱和躯干稳定性，进一步达到矫形目的。

（4）Side shift 疗法：1985 年，Mehta 首次提出 Side shift 疗法。该疗法借助向弯曲凹侧移动躯干的动作，达到脊柱积极的自动矫正的目的，适用于发生在任何脊柱节段的单弯和双弯。Side shift 疗法要求患者向弯曲的凹侧移动躯干并维持 10s，之后恢复至中立位，重复此动作至少 30 次 / 天。训练过程中要求患者排除躯干旋转和屈曲，如为坐位练习，则训练时间应尽可能长。对于腰段、胸腰段侧凸的患者，在 Side shift 疗法治疗中还需进行 Hitch 训练：患者于站立位抬起弯曲凸侧的足跟（即凸侧踮起），同时保持髋与膝的伸直。对于同时存在两个主要弯曲的患者，可选择 Hitch shift 训练：患者于站立位抬起下段弯曲凸侧的足跟，并用手对低位的弯曲加以固定,躯干向高位弯曲的凹侧移动,保持 10s 之后回到中立位。

(5)Lyon 疗法:20 世纪 50 年代,法国医生 Pierre Stagnara 发明了 Lyon 支具和 Lyon 疗法。Lyon 疗法需结合 Lyon 支具共同应用。Lyon 疗法首先通过对患者进行身体评估,同时让患者意识到自己的躯干畸形,然后教授患者穿戴 Lyon 支具的脊柱伸展体操训练以及日常训练,纠正患者一些需要避免的习惯。Lyon 疗法包括:呼吸训练、脊柱三维矫正、髂骨 - 腰椎角度松动(腰椎脊柱侧凸)、患者教育(饮食控制、避免石膏综合征、皮肤护理等)、坐姿控制。

(6)FITS 疗法:2003 年,波兰 Marianna Bialek 和 Andrzej Mhango 两位物理治疗师提出。FITS 疗法是基于大量其他疗法的基础上建立起来的,它是一个诊断和治疗特发性脊柱侧凸的方法,可作为单独的脊柱侧凸运动疗法、支具治疗的辅助治疗、手术治疗前或者手术后骨盆和肩带的矫正方法。FITS 疗法主要内容为:患者教育;放松紧张的肌筋膜;改善矢状面生理弧度;改善足部和骨盆负重线;提高腰和骨盆的稳定性;促进三维方向自我矫正;促进三维方向矫正的呼吸训练;平衡功能训练;矫正步态和日常异常姿势。

2. 手法治疗 临床上常见通过关节松动、软组织松动技术等手法合并运动疗法治疗脊柱侧凸,但作为单一疗法进行治疗的机制和疗效尚不明确,手法治疗对侧凸引起的肌肉、韧带、筋膜等软组织异常和疼痛等症状,可以起到一定的疗效,也有利于姿势的矫正。

3. 支具治疗 是脊柱侧凸最常用的保守治疗方法,目的是预防脊柱侧凸进展和促进其稳定在一个可接受范围内。根据矫正侧凸位置高低,可分为颈胸腰骶支具和胸腰骶支具。颈胸腰骶支具是指带有颈托或上部金属结构的支具,如 Milwaukee 支具和改良 Boston 支具,可矫正颈椎范围的脊柱侧凸;胸腰骶支具是指不带颈托、高度只达腋下的支具,也称腋下型支具,如 Boston 支具、Charleston 支具,此类支具只限于侧凸顶点在 T_7 以下的脊柱侧凸。各种支具疗效评价不一,总体来说支具是有效的保守治疗脊柱侧凸方法,可以阻止或减缓侧凸进展,尤其对小年龄、自身配合治疗程度较差的儿童,支具相比运动疗法对侧凸的疗效要好,支具疗效与佩戴时间相关。但支具长时间佩戴会影响肌肉、呼吸等功能,因此建议佩戴支具要同时配合合理的运动治疗。

2005 年国际脊柱侧凸研究学会年会对支具治疗的有效性标准进行了统一,认为评价支具治疗的有效性应包括:侧凸进展≤ 5° 和发育成熟时进展≥ 6° 患者的百分比;发育成熟时侧凸超过 45° 患者的百分比和被建议或已行手术治疗患者的百分比;发育成熟后随访 2 年,需行手术治疗患者的百分比。同时专家认为,患者脊柱活动度、支具治疗后的矫正程度及患者支具治疗的生活质量等因素,都应纳入支具疗效评价范围内。

支具的使用主要是根据脊柱侧凸进展风险大小和严重程度决定。一般认为进展风险大于 40%,Cobb 角 25° ~ 40° 的患者需要支具治疗。支具类型应根据患者侧凸部位、类型等进行选择。

(1)Milwaukee 支具:1946 年 Bleunt 等发明了 Milwaukee 支具。该支具由三部分组成:骨盆围、上部结构和侧方衬垫。此后有一些设计改良,如将骨盆围改为热塑材料。上部结构由一前二后三根竖条,加上颈环组成。侧方衬垫施压于顶椎。主要适用于胸椎侧凸,特别是胸廓尚未发育好的患者,对胸廓和乳房的发育干扰小,能有效维持躯干平衡,以主动力矫正畸形。有研究显示该支具能有效控制脊柱侧凸的进展,但在特别注重自身形象的今天,Milwaukee 支具的颈环往往令人不能接受,使用范围越来越小。

(2)Boston 支具:1971 年 Hall 和 Miller 发明了 Boston 支具。矫形师依照患者脊柱全长 X 线片,以患者为模子,由热塑预制成的胸腰骨盆围,并在凸侧加压力衬垫,而在其对侧开窗。侧方衬垫产生被动的侧方力使弯曲的脊柱在支具内轴向牵伸。肌肉的运动使躯干离开侧方衬垫靠向开窗区,由此产生主动的矫正力进一步改善支具内矫正。Boston 支具是目前最常用的胸腰骶支具,其疗效已获较广泛肯定。该支具可治疗单或双弯患者,对上弯顶椎位于 T_7 或以下者有效。由于该支具可被衣服掩盖,所以患者的接受度高。

(3) Wilmington 支具:20 世纪 70 年代 Wilmington 儿童医院发明了该支具。Wilmington 支具被设计为夹克形式,上至腋下,下达骨盆,开口于前方并用尼龙搭扣缚紧。在整个治疗期间至少需要更换一次支具。

(4) 色努支具:20 世纪 70 年代法国色努博士开发了该支具,色努支具又称为 CTM 矫形器,通过压力垫和释放空间引导患者的脊柱运动,呼吸运动和脊柱伸展,被称为主动形抗旋转侧凸矫形支具。由塑料板在阳模上整体塑造而成,为了获得较强的矫正力,阳模的修整中削减较多,制作技术的关键在于修型。其作用除了像波士顿支具那样,利用压力垫减少水平面上的扭转,利用腹托提高腹内压以产生对脊柱的牵引力之外,还在穿戴中通过前面的窗口进行呼吸,起到调整胸廓,脊柱形状的主动矫正作用,矫正范围最高可达第六胸椎,而且抗旋转效果较好。色努支具适用于 T_6 以下、Cobb 角 < 45° 的特发性脊柱侧凸患者。

(5) Charleston 支具:Charleston 支具依据部分时间使用即可能有效的概念发展而成。Charleston 支具使患者处于最大侧屈矫正,并只需在夜间穿戴 8 ~ 10h。由于该支具所产生的侧屈矫正力使躯干处于一种非直立位,患者卧位时才最适合,所以白天使用 Charleston 支具受到限制。Charleston 支具适用于 Cobb 角 < 35° 的单个腰弯或胸腰弯患者。

(6) Sforzesco 支具:2007 年 Negrini 和 Marchini 等人发明了 Sforzesco 支具,提出了一个全新的挑战传统脊柱侧凸三点矫正模式支具的新支具理念,基于 "SpoRT" 治疗理念:对称性的、患者主动参与的、三维矫正的理念。Sforzesco 支具有望取代传统脊柱侧凸支具。

(三)康复治疗方法选择

特发性脊柱侧凸有着长期、复杂的病理变化和发展过程,康复治疗在其不同阶段、根据不同的临床症状、儿童的不同需求等因素,选择不同的治疗方法。脊柱侧凸的治疗方法主要包括手术和非手术两大类,Cobb 角 > 50° 侧凸严重患者建议进行手术治疗,症状相对较轻或进展风险较小的患者则进行非手术治疗,又称保守治疗、康复治疗。青少年时期的手术指征为骨骼成熟后,胸弯 ≥ 50°,骨骼成熟期胸腰弯曲 50° ~ 60° 也可能会考虑手术。但其他侧凸类型的手术指征还不明确。手术治疗方法包括内固定术和关节融合术,以重排和稳定受影响的脊柱,约 40% 的患者可获得持久的手术疗效。手术治疗的风险与其他大手术一样,6% ~ 29% 的患者需要再次手术,手术可能出现疼痛、急性或延后的深感染、假关节、植入物突出等问题。康复治疗多是根据患者的病情程度、年龄与未来侧凸进展等因素制定相应的治疗方案,需要根据病情适时调整。康复治疗对于 AIS 患者生理、功能以及心理等各方面的恢复中起着重要的作用。2012 年 SOSORT 发布的指南对临床治疗方法选择进行了推荐,见表 23-1。

表 23-1　特发性脊柱侧凸临床实践治疗方法推荐表

		Cobb角(°) 0~10+剃刀背	11~15	16~20	21~25	26~30	31~35	36~40	41~45	46~50	>50
婴幼儿	最小强度治疗	每6个月观察	每6个月观察	每3个月观察	软支具	软支具	软支具	软支具	软支具	部分时间硬支具	全天硬支具
	最大强度治疗	每3个月观察	每3个月观察	部分时间硬支具	全天硬支具	全天硬支具	全天硬支具	全天硬支具	全天硬支具	手术	手术
少年	最小强度治疗	每3个月观察	每3个月观察	每3个月观察	软支具	软支具	软支具	部分时间硬支具	部分时间硬支具	部分时间硬支具	全天硬支具
	最大强度治疗	特定运动疗法	特定运动疗法	全天硬支具	全天硬支具	全天硬支具	全天硬支具	全天硬支具	全天硬支具	手术	手术
Risser0	最小强度治疗	每6个月观察	每6个月观察	每3个月观察	特定运动疗法	特定运动疗法	软支具	部分时间硬支具	部分时间硬支具	部分时间硬支具	全天硬支具
	最大强度治疗	每3个月观察	特定运动疗法	部分时间硬支具	全天硬支具	全天硬支具	全天硬支具	全天硬支具	全天硬支具	手术	手术
Risser1	最小强度治疗	每6个月观察	每6个月观察	观察3个月	特定运动疗法	特定运动疗法	软支具	部分时间硬支具	部分时间硬支具	部分时间硬支具	全天硬支具
	最大强度治疗	观察3个月	每6个月观察	部分时间硬支具	全天硬支具	全天硬支具	全天硬支具	全天硬支具	全天硬支具	手术	手术
Risser2	最小强度治疗	每8个月观察	每6个月观察	每3个月观察	特定运动疗法	特定运动疗法	软支具	软支具	软支具	软支具	全天硬支具
	最大强度治疗	每6个月观察	每6个月观察	部分时间硬支具	全天硬支具	全天硬支具	全天硬支具	全天硬支具	全天硬支具	手术	手术
Risser3	最小强度治疗	每12个月观察	每6个月观察	每6个月观察	每6个月观察	特定运动疗法	软支具	软支具	软支具	软支具	全天硬支具
	最大强度治疗	每6个月观察	特定运动疗法	部分时间硬支具	全天硬支具	全天硬支具	全天硬支具	全天硬支具	全天硬支具	手术	手术

青少年

续表

		Cobb角(°)	0~10+剃刀背	11~15	16~20	21~25	26~30	31~35	36~40	41~45	46~50	>50
青少年	Risser4	最小强度治疗	无须治疗	每6个月观察	每6个月观察	每6个月观察	每6个月观察	每6个月观察	每6个月观察	每6个月观察	软支具	全天硬支具
		最大强度治疗	每12个月观察	特定运动疗法	部分时间硬支具	全天硬支具	全天硬支具	全天硬支具	全天硬支具	全天硬支具	手术	手术
	Risser 4-5	最小强度治疗	无须治疗	每6个月观察	每6个月观察	每6个月观察	每6个月观察	每6个月观察	每6个月观察	每6个月观察	软支具	全天硬支具
		最大强度治疗	每12个月观察	特定运动疗法	部分时间硬支具	全天硬支具	全天硬支具	全天硬支具	全天硬支具	全天硬支具	手术	手术
成人	无疼痛	最小强度治疗	无须治疗	无须治疗	无须治疗	无须治疗	无须治疗	无须治疗	无须治疗	无须治疗	每12个月观察	每12个月观察
		最大强度治疗	每12个月观察	每12个月观察	每12个月观察	每12个月观察	每12个月观察	每12个月观察	每12个月观察	每12个月观察	每6个月观察	每6个月观察
	慢性疼痛	最小强度治疗	无须治疗	特定运动疗法	特定运动疗法	特定运动疗法	特定运动疗法	特定运动疗法	特定运动疗法	特定运动疗法	特定运动疗法	特定运动疗法
		最大强度治疗	部分时间硬支具	部分时间硬支具	部分时间硬支具	部分时间硬支具	部分时间硬支具	手术	手术	手术	手术	手术
老年人	无疼痛	最小强度治疗	无须治疗	无须治疗	无须治疗	无须治疗	无须治疗	无须治疗	无须治疗	无须治疗	每12个月观察	每12个月观察
		最大强度治疗	每12个月观察	每12个月观察	每12个月观察	每12个月观察	每12个月观察	每12个月观察	每12个月观察	每12个月观察	每6个月观察	每6个月观察
	慢性疼痛	最小强度治疗	无须治疗	特定运动疗法	特定运动疗法	特定运动疗法	特定运动疗法	特定运动疗法	特定运动疗法	特定运动疗法	特定运动疗法	特定运动疗法
		最大强度治疗	部分时间硬支具	部分时间硬支具	部分时间硬支具	部分时间硬支具	部分时间硬支具	部分时间硬支具	部分时间硬支具	部分时间硬支具	手术	手术
	失代偿	最小强度治疗	部分时间硬支具	部分时间硬支具	部分时间硬支具	部分时间硬支具	部分时间硬支具	部分时间硬支具	部分时间硬支具	特定运动疗法	特定运动疗法	特定运动疗法
		最大强度治疗	部分时间硬支具	部分时间硬支具	部分时间硬支具	部分时间硬支具	部分时间硬支具	部分时间硬支具	部分时间硬支具	部分时间硬支具	手术	手术

446

特发性脊柱侧凸是一种复杂的神经肌肉性疾病,其康复诊疗是一个长期的过程,国际上存在众多不同的治疗理念。目前大量的研究已经证实了,康复治疗对特发性脊柱侧凸患者的生理功能、心理、生活质量等方面改善起到非常重要的作用。相信随着对特发性脊柱侧凸病因学研究的不断深入,特发性脊柱侧凸的康复诊疗也会不断完善,并得到更加广泛的认可和应用。

(杜 青)

第二节 脊柱韧带骨化病

一、概述

脊柱韧带骨化性疾病是一类临床常见的多因素迟发性疾病,起病隐匿,常引起脊髓和神经根病变,以多种脊柱韧带骨化为特征,包括后纵韧带骨化(ossification of the posterior longitudinal ligament,OPLL)、黄韧带骨化(ossification of the ligamentum flavum。OLF)和弥漫性特发性骨肥大症(diffuse idiopathic skeletal hyperostosis,DISH)。亚洲人群中 OPLL 尤其多见,日本的发病率为 1.9% ~ 4.3%,美国、欧洲等地发病率仅为 0.01% ~ 1.7%。OLF 多发生于中老年人,以下胸椎最为常见,男女的发病率之比约为 3 : 2,男女平均发病年龄约为 61 岁和 68 岁。DISH 常见于老年男性,欧美报道较多,男女发病率约为 2 : 1。OPLL 和 OLF 的发病率、发病部位、发病年龄、病理变化等相似,具有较高的合并发生率,并且发病机制目前还不甚清楚.仍处于探索阶段。

(一)韧带骨化机制

脊柱韧带骨化是一种多基因累及、多因素共同作用导致的疾病,其确切发病机制尚不明确。可能的机制有以下几种。

1. **遗传因素** 在分子生物学分析的遗传学研究基础上,发现了和脊柱韧带骨化相关的许多基因和相关位点。近十几年的遗传学研究进展,与脊柱韧带骨化相关的基因包括骨形态发生蛋白 2(BMP-2)、骨形态发生蛋白 4(BMP-4)、核苷酸变种 COL6A1、COL17Al 基因、转化生长因子 β 受体 2(TGF-βR2)、PTCH1 蛋白、和核苷酸焦磷酸酶磷酸二酯酶 1(NPP1)基因、Runx2 蛋白等基因,上述基因中的 SNPs 位点被相继证实。

2. **内分泌激素因素** 脊柱骨化性疾病的发生和发展经大量研究证明与人体内分泌激素水平的变化有关,合并各种代谢紊乱的患者,比普通人更易发生韧带骨化。如甲状旁腺素、雌激素、胰岛素、1,25- 二羟维生素 D、碱性磷酸酶(alkaline phosphatase,ALP)等一些内分泌激素在骨骼的成长过程中起调控作用。同时,许多脊柱骨化性疾病患者被发现合并与上述激素相关的代谢性及内分泌疾病.如甲状旁腺功能亢进、2 型糖尿病、佝偻病及肥胖等易发生韧带骨化。瘦素是一种由脂肪组织分泌的肽类激素参与诱导细胞的成骨性分化,而肥胖者多伴有高瘦素血症,因此肥胖也是脊柱韧带骨化性疾病发生的一个重要危险因素。

3. **细胞因子因素** 结缔组织生长因子 Hcs24 是胰岛素样生长因子结合蛋白超家族的一员,可提高体外培养的后纵韧带骨化的韧带细胞的碱性磷酸酶表达,这可能是细胞骨化的起始因素。另外一些因子,诸如:血管生长因子、肿瘤坏死因子、骨桥蛋白等参与韧带骨化过程。

4. **机械应力刺激因素** 后纵韧带骨化常伴有椎间盘突出,可能因椎间盘变性、突出、椎间各韧带和小关节囊松弛等变化致椎体失稳,牵拉附着于椎体上的纤维环或周围韧带,引起骨膜下出血,血肿渗入后纵韧带,同时伴随炎症因子的影响促使韧带钙化或骨化。

(二)好发部位

脊柱相关韧带包括前、后纵韧带,黄韧带,棘间韧带,棘上韧带,横突间韧带。但在脊柱相关韧带骨化中以后纵韧带、黄韧带的骨化最常见,其中尤以后纵韧带骨化常见。

(三)脊柱韧带骨化的自然过程

韧带骨化是一个复杂而连续的过程,概括起来脊柱韧带骨化的自然过程可分为三个阶段:

1. 形成期 当机体局部或系统的多方面因素影响到人体骨形成和骨吸收过程的各种激素、生长因子的调控,使之骨形成和骨吸收平衡被打破,引起脊柱韧带的异位骨化,骨化方式主要是通过软骨内或膜内骨化。OPLL 的早期在 CT 扫描和 MRI 检查时可能呈点状骨化,组织学检查部分患者有不同程度的斑点状钙化灶。

2. 进展期 韧带骨化形成后,可沿两个方向生长,即椎管上下方向的纵向和椎管内的横向发展,当异位骨化的韧带以原始厚度沿椎管上下生长可不引起脊髓压迫症状,而向椎管内生长则可威胁到脊髓。黄韧带骨化物导致椎管狭窄压迫脊髓。

3. 转归期 有两种可能:①无脊髓压迫症状。②出现脊髓压迫症状。骨化组织的出现、韧带的增厚使脊髓受到直接压迫而致脊髓出现一系列病理性改变。

二、临床表现

后纵韧带、黄韧带这两部分韧带构成椎管的前后壁,多以脊髓受压产生根性、脊髓症状为首发临床表现。

(一)颈椎后纵韧带、黄韧带骨化常见临床表现

1. 颈椎后纵韧带骨化 颈椎后纵韧带骨化症的发生与发展通常较缓慢,患者早期可不出现任何临床症状,当骨化块增厚增宽到一定程度引起颈椎椎管狭窄时,或是病变进程较快后纵韧带骨化虽不严重但伴有发育性椎管狭窄症或遇有外伤时则可造成对脊髓或脊髓血管的压迫出现症状,因此患者多在中年以后出现症状。

(1)颈部症状:病变早期,颈部可无痛或仅出现轻度酸痛及不适;颈椎活动正常或有轻度受限,以头颈后伸受限为明显;当被动活动超出其正常活动范围时,可引起颈部疼痛或酸胀感。

(2)神经症状:当骨化程度逐渐加重可出现脊髓压迫。但其特点是不同程度的、可有间歇期的、慢性进行性、痉挛性四肢瘫痪。常先从下肢开始,逐渐出现上肢症状。胸腹部可有束带感,少数病例亦可先出现上肢症状或四肢同时发病。

尿道括约肌功能障碍,表现为排尿困难或小便失禁。排便功能亦多低下,每 3 ~ 5 天一次,常有便秘及腹胀。

颈椎后纵韧带骨化达到压迫脊髓的程度出现颈髓受压的临床表现与脊髓型颈椎病相似。

2. 颈椎黄韧带骨化 颈椎黄韧带骨化常见于中、下颈椎,以 $C_5 \sim C_6$ 与 $C_6 \sim C_7$ 多见,病变范围多为 1 ~ 2 个椎节,多节段黄韧带骨化少见。

颈椎黄韧带骨化症在临床上表现为颈椎管狭窄引起的脊髓压迫症状,感觉障碍表现不尽相同,可出现脊髓节段平面性感觉障碍,神经根分布的区域性感觉障碍和脊髓半侧损伤综

合征等。早期椎管矢状径较宽者可无任何症状,但椎管矢状径发育性狭小者则易出现脊髓受压征,临床表现局部可出现僵硬、疼痛、酸胀、活动受限等。脊髓受压时可,根据受压的部位、程度将出现相应的感觉障碍和运动功能障碍以及大小便功能障碍。还可出现锥体束征,如锥体束征阳性,表现为腱反射亢进、肌张力增高、膝踝阵挛阳性、病理征阳性等。

(二) 胸椎后纵韧带、黄韧带骨化常见临床表现

1. 胸椎后纵韧带 胸椎后纵韧带骨化症是一种因胸椎后纵韧带发生骨化从而压迫脊髓和(或)神经根,产生肢体感觉和运动障碍及内脏自主神经功能紊乱的疾病。本病病因未明、起病隐匿、病程漫长,常呈进展性。国人胸椎后纵韧带骨化症的患病率为 0.44% ~ 8.92%。

胸椎后纵韧带骨化症的临床表现复杂多样。因其病程、疾病严重程度、狭窄节段的平面而表现出多样性。可表现为:

(1)胸背部疼痛:可有持续性背部模糊痛,其病史可持续数月至数年。因其无特异性,常常被忽视。

(2)脊髓受压:胸椎后纵韧带骨化症引起的胸髓病变可出现不完全性或完全性瘫痪。

常出现下肢远端麻木及感觉异常,逐渐向上发展,伴有下肢无力、僵硬或脊髓源性间歇性跛行,有足踩棉花感,易跌倒。可有胸腹部感觉异常,如束带感等。

(3)胸腰段椎管狭窄:则可同时存在上、下运动神经元性或神经根性损害。

(4)大小便功能障碍:大小便功能异常视病变程度不同,可有大小便无力,亦可出现大、小便失禁。

2. 胸椎黄韧带骨化 胸椎黄韧带骨化症多表现为胸椎管狭窄而引起的一系列脊髓、神经根压迫的症状和体征,病程长短不一。起初始症状一般为双下肢麻木、僵硬、无力以及感觉异常,常伴有胸部束带感、胸部扩张受限及背部僵硬,间歇性跛行也是临床常见症状。病变在中、上胸段可有明显的上运动神经元损害的体征;但在下胸段,常表现为上下神经元同时损害的体征。少数患者甚至表现为膝以上硬瘫,膝以下软瘫。感觉障碍可为横断性或神经根性。

(三) 腰椎后纵韧带、黄韧带骨化常见临床表现

1. 腰椎后纵韧带骨化 本病多见于颈椎,其次为胸椎,而腰椎发病率很低。腰椎后纵韧带骨化的临床表现与腰椎退变相似,可有腰痛、下肢放射性疼痛、麻木、间歇性跛行,严重者可出现马尾综合征等。因解剖学上的特点上腰椎发病率较下腰椎发病率高。

2. 腰椎黄韧带骨化 腰椎黄韧带骨化相当于腰椎椎管狭窄来说对马尾神经和神经根的压迫更为严重。可有间歇性跛行、下肢放射性疼痛、麻木、腰痛等,更多患者可能出现肌力下降、括约肌功能障碍。

三、康复评定

(一)影像学评定

由于本病临床表现常与颈、胸、腰椎病、颈、胸、腰椎管狭窄症等类似,不具特征性,故诊断主要依靠影像学检查,包括 X 线、CT、MRI 等的评定。

1. 颈椎后纵韧带骨化影像学

(1)分类

1)矢状面分类:依据 X 线、CT 和 MRI 检查 Hirabayashi 将后纵韧带骨化在矢状面分为

局限型、分节型、连续型和混合型四个类型(图 23-10)。①局限型:骨化仅局限在椎间隙水平,骑跨 2 个椎体后缘的上、下方。②分节型:分别于 1 个或 2 个椎体后方出现骨化物,但不连续,是早期的骨化类型。③连续型:骨化物连续于几个椎体后方穿越数个椎间隙,可呈条梭状。④混合型:为分节型与连续型两者混合存在。

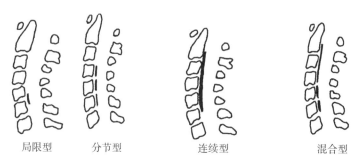

局限型　　　分节型　　　连续型　　　混合型

图 23-10　后纵韧带骨化在矢状面分型

2)横断面分类:依据 CT 检查 Hirabayashi 将后纵韧带骨化在横断面分为三型:矩形、卵圆型和带蒂型。

3)椎管狭窄率:采用普通 X 线摄片和侧位断层片来测量椎管的狭窄率:骨化面积(骨化物矢状面的厚度)/ 椎管面积(椎管矢状径)× 100%。

(2)X 线检查:颈椎后纵韧带骨化的 X 线片主要特征为椎体后缘异常的高密度条状阴影。

(3)CT 扫描:颈椎 CT 扫描已成为目前诊断 OPLL 的一项常规检查。横切面可显示骨化物的形态、大小,对脊髓的压迫程度。CT 值可显示骨化的成熟程度。

(4)MRI 检查:可根据脊柱韧带的形态和信号变化判断韧带的正常或异常情况,在 MRI 的 T_1 加权、T_2 加权图像上,骨化的后纵韧带常呈低信号强度凸入椎管,并可见硬膜囊外脂肪减少及硬膜囊受压。在相应横断面上,可见椎体后缘呈低信号的后纵韧带骨化影从椎管前方压迫脊髓及神经根。

2. 颈椎黄韧带骨化影像学　X 线摄片、CT 扫描和 MRI 检查可以发现椎管后方的骨化压迫程度,多数颈椎黄韧带骨化范围较局限,一般不超过 3 节,少数病例可呈长节段。

3. 胸椎后纵韧带骨化影像学

(1)X 线片:对胸椎后纵韧带骨化的临床诊断相对有限。胸椎正位片对严重的韧带骨化可显示椎管后方局限或广泛的高密度影。

(2)CT 扫描:平扫及三维重建对胸椎后纵韧带骨化的临床诊断有非常高的价值,可明确诊断,且对后纵韧带骨化的类型、累及节段数量、椎管侵占率、骨化灶与硬膜囊之间的关系均有较好的显示。

(3)MRI 检查:对明确脊髓受压程度与受压范围具有良好的临床意义。影像学诊断参见颈椎部分。

4. 胸椎黄韧带骨化影像学

(1)X 线片:可对胸椎黄韧带骨化做出初步诊断。

(2)CT 扫描:是本病诊断最为理想的影像学检查方法。可显示骨化物的部位、大小、形态和继发性椎管狭窄的程度,并可对细微的小关节骨化、增生性病变均较为敏感。

(3)MRI 检查:即可对矢状面大范围进行观察,又可便于发现其他病变,但对骨化的韧带横断面显示欠佳,对早期、较小或偏侧性病变容易漏诊。

5. 腰椎后纵韧带骨化影像学 腰椎后纵韧带骨化可以通过 X 线和 CT 扫描明确诊断。X 线侧位片于椎间孔处椎体后缘的水平,可见沿后纵韧带解剖形态走行的骨化影。与颈椎、胸椎后纵韧带骨化不同,腰椎后纵韧带骨化多位于椎间隙水平。CT 三维重建可较明确的诊断后纵韧带的位置、形态、范围。

6. 腰椎黄韧带骨化影像学 在 X 线片较难发现腰椎黄韧带骨化,CT 扫描可以明确诊断。腰椎黄韧带骨化早期多位于单侧或双侧的小关节囊附近。随着疾病的发展骨化程度可扩展至整个椎板下黄韧带,甚至与椎板融合。MRI 可以明确黄韧带骨化对马尾神经和神经根的压迫程度和范围。

综上所述,就诊断准确率来说,MRI 与 CT 扫描两者之结合是诊断本病的最佳选择。

(二) 运动功能评定

运动功能评定的内容包括:肌张力、肌力、关节活动度、平衡功能、步态等功能的评定。

1. 关节活动度(ROM)的评定 ROM 的评定主要评定颈椎和腰椎的活动度。韧带骨化常影响脊柱的活动范围,通常以屈伸受限为多,当黄韧带骨化影响到关节突关节时便可影响脊柱的旋转能力。ROM 评定的方法参见相关章节。

2. 肌力的评定 不同节段、不同部位脊柱韧带骨化可致不同部位肌力的改变,在评定时注意相应节段所支配区域肌力的评估。评定方法参见相关章节。

(1)肌力评定:常用徒手肌力评定(Lovett 分级检查法):MMT 分 6 级,3 ～ 5 级为抗重力体位检查,0 ～ 2 级为去除重力检查。

(2)器械评定

1)握力测试:临床中测试握力的仪器多种多样,通常将手握至适当宽度,测 3 次,取最大值,正常握力是体重的 50%。

2)捏力测试:令拇指与其他手指相对,捏压捏力器的指板,测得其捏力的数值,一般为握力的 30%。

3)等速肌力测试:等速肌力测试主要是抗阻运动,受试者肌力必须是 MMT4 级以上肌力,测试前受试者先进行简单的准备活动热身,然后在仪器上进行小负荷运动体会测试过程。

测试肌力时,如进行等长肌力测试,选择运动速度 ≤ 0° /s,一般肌力测试选择速度在 60 ～ 180° /s 之间,运动速度 ≤ 60° /s,又称慢速测试,运动速度 ≥ 180° /s 为快速测试,通常用于肌力耐力测试。

测试次数根据测试的目的有所不同,测试最大肌力时重复次数为 5 次,每次测试间隔时间为 60s,使肌肉得到短暂的休息;测试耐力时重复次数为 20 ～ 25 次,测试间隔时间为 90s 以上;而两侧肢体测试应间隔 3 ～ 5min。

3. 肌张力的评定 脊柱韧带骨化压迫脊髓主要见于后纵韧带和黄韧带的骨化。当脊髓受压可出现锥体束征,而出现相应部位肌肉张力的变化。

(1)肌张力增高的评定:肌张力增高的评定主要采用改良 Ashworth 痉挛评定方法评定。

1)肌肉饱满,触之较硬。

2)被动活动关节时有明显的阻力。

3)肢体随意运动受限。

4)腱反射亢进。

（2）肌张力降低的评定

1）腱反射弱。

2）被动活动关节拉伸肌群时几乎感受不到阻力。

3）不能进行关节全范围运动，或运动困难。

4）肌肉不丰满，松懈。

5）难以维持肢体固定的姿势。

4. 平衡功能评定 脊髓受压可导致本体感觉功能的障碍、肌张力的改变、肌力的变化均可以影响到平衡功能。评定的方法常用有两类：

（1）徒手评定

1）三级平衡：平衡功能分三级，分坐位和站位。三级平衡测定是最简单最基本的测试方法，可用于评估患者是否能够独立坐立或站立、对他人的依赖程度及是否存在跌倒风险等。

2）Berg 平衡量表的使用及风险评估：Berg 平衡量表主要适用于具有一定平衡能力，但在完成某些动作时存在一定的风险，此种方法评定由易到难，多用于评定服务对象在完成日常生活活动时存在哪方面的困难。

（2）器械评定：目前临床常用的平衡功能测试仪器有很多种，包括静态平衡测试仪和动态平衡测试仪。

1）静态平衡测试：通过传感器，利用计算机技术，将人体质心微小的移动距离以图形的方式显示在电子屏幕上，并计算其平衡得分。

2）动态平衡测试：通过模拟各种运动，如接球、滑雪、摘苹果等。患者可进行前后、左、蹲站等活动，评定其动态平衡的能力。

5. 步态评定

（1）徒手评定

1）Holden 步行能力评定：该方法简单适用，可直接评估服务对象是否能行走、如何方式行走、行走能力如何。（表 23-2）

表 23-2 Holden 步行功能分级

分级	步行能力
0 级	卧床，或需要轮椅，或需要 2 人以上帮助才能行走（无行走功能）
1 级	使用双拐，或需要 1 人搀扶才能行走（需大量持续性帮助）
2 级	能行走但需要1人持续或间断的帮助，或需使用膝 - 踝 - 足矫形器（KAFO）、踝 - 足矫形器（AFO）、单拐、手杖等以保持平衡（需少量帮助）
3 级	行走时需要 1 人监护或语言指导，但不接触身体（需要监护）
4 级	可平地行走，但上下楼梯、走斜坡及凸凹不平的路上时行走困难（平地独立）
5 级	能独立行走

2）Hoffer 步行能力分级：Hoffer 评定方法主要突出行走的方式，其中非功能性步行没有功能价值，但可预防压疮，改善血液循环障碍预防骨质疏松等作用（表 23-3）。

表 23-3　Hoffer 步行能力分级

行走形式	内容
不能行走	卧床,或需要轮椅
非功能性步行 (治疗性步行)	使用 KAFO、拐杖在室内行走,耗能大、速度慢、距离短,又称治疗性步行
家庭性步行	用 AFO、手杖等可以在室内行走自如,但不能在室外长久进行
社区性步行	使用 AFO、手杖或不用,可以在室外和社区内行走,但时间不长,需要轮椅

(2)器械评定:步态分析的器械评定是指借助于专用设备对人体的步态进行运动学及动力学分析,包括步态的基本参数、关节活动模式、地反应力、关节力矩、人体质心及肌电活动等,主要用于步态的定量分析。

(三)疼痛评定

韧带骨化早期通常不产生疼痛,当骨化程度加重可刺激窦椎神经、神经根等部位而出现疼痛。

评估疼痛感觉时临床上最快捷、应用最广泛的方法是评价疼痛的强度,主要的方法有以下几种。

1. **视觉模拟评分法**(visual analogue scale,VAS)　是用一张画有一条 10cm 长直线的卡,卡上带有游动标尺,直线两端分别标有数字 0 和 10,0 表示无痛,10 表示想象中无法忍受的痛,患者把标尺移动到自己认为的疼痛程度的相应位置上。该法的优缺点与数字分级评分法相似。

2. **语言分级评分法**(verbal rating scale,VRS)　给患者提供一系列形容疼痛强度的词,把这些词按疼痛强度等级排列,如无痛、轻微痛、中度痛、重度痛、无法忍受等。通常将最轻程度的词记录为 0 分,每增加一级即增加 1 分。

3. McGill **疼痛问卷**(McGill pain questionnaire,MPQ)　该表将描述疼痛的词分为 4 大类 20 个亚类,4 大类为疼痛感觉、疼痛情绪体验、疼痛整体感受评价、疼痛多因素描述,每个亚类有 2 ~ 6 个词,1 ~ 10 亚类描述疼痛感觉,11 ~ 15 亚类描述疼痛情绪体验,16 描述患者对疼痛的整体感受评价,17 ~ 20 亚类描述疼痛的多方面细节。此外,该表还包括疼痛位置和疼痛时间属性、现时疼痛强度。

(四)感觉功能评定

脊柱韧带骨化患者中,常因脊髓受压导致感觉功能障碍。感觉功能评定包括浅感觉、深感觉功能评定。常用 FUGL-meyer 感觉功能评定(表 23-4),其他评定方法参见相关章节。

表 23-4　FUGL-meyer 感觉功能评定

内容	计分	内容	计分
轻触觉		本体感觉	
上肢		肩	
手掌		肘	
大腿		腕	

续表

内容	计分	内容	计分
足跟		拇指	
		髋	
		膝	

评分标准:①轻触觉,0分:无感觉、感觉麻木;1分:感觉过度/异常;2分感觉正常;最高分8分。②本体感觉,0分:无感觉;1分:与健侧比,75%的回答正确;2分:全部回答正确,与健侧相比没有或只有少许差异;最高分:16分。

(五) 精神心理功能评定

慢性疼痛及肢体功能受累,病程长使患者心理产生改变,出现抑郁、焦虑等。心理功能障碍的评定通常采用焦虑自评量表(self-rating anxiety scale,SAS)和Zung抑郁自评量表(self-rating depression scale,SDS)进行评定。评定方法参见相关章节。

(六) 神经电生理检查

1. 表面肌电图检查 表面肌电图(surface electromyography,sEMG)又称为动态肌电图或运动肌电图。是临床检查、评价、研究、治疗技术的一种新兴方法,逐渐在康复医学及多个相关专业领域得到应用和推广。

表面肌电图是用表面电极采集肌肉活动的生物电信号,即肌肉兴奋时所产生的电变化。其特点是将电极置于皮肤表面,使用方便,可对较大范围的肌电信号进行测试,并能很好地反映运动过程中肌肉生理、生化等方面的变化。测试时不需要刺入皮肤即可获得肌电活动的电信号,可以在静止状态下测定肌肉电信号,也可以在运动过程中持续观察肌肉活动的电信号变化。它可以对运动功能进行评判,也是目前一种常用的、较好的生物反馈治疗技术。

常用于评定肌力、肌张力、步态、平衡等,同时还用于指导和评价康复训练。

2. 肌电图检查 评估神经肌肉接头、脊髓前角细胞、轴索、神经纤维的功能。同时可以结合神经诱发电位的检查分析,了解运动神经和感觉神经纤维通路及病变部位,对神经肌肉功能作出定性、定位的诊断和功能评定。

(七) 日常生活活动(ADL)能力

常用Barthel指数评定量表进行评定。

(八) 独立生活能力评定

对于韧带骨化压迫脊髓的患者尤其是颈髓受压严重的患者,还应进行独立生活能力的评估。通常采用量表法,即功能独立性量表(functional independence measurement,FIM),是对患者日常生活、认知功能及社会参与能力进行综合的评估,与Barthel指数的区别是,FIM不仅包括日常生活活动能力的评定,还包括交流及社会参与能力的评定。

四、康复治疗

纵韧带骨化症的治疗包括保守治疗和手术手术治疗。

(一) 非手术治疗

对于症状轻微,或症状明显但经休息后能得到缓解者,以及年龄较大有器质性疾病者,均可采用非手术疗法。

1. 一般治疗 卧床休息、颈托固定。

2. **药物治疗**　①消炎镇痛剂：非甾体抗炎药（NSAIDs）是目前最有效的预防异位骨化形成的药物。选择 COX-2 抑制剂，通过抑制 COX 活性，减少局部血管生成而发挥作用，对韧带骨化有预防和控制反复的作用。②肌肉松弛剂。③改善神经症状的神经营养类药物。④外敷药：可缓解局部疼痛。⑤活血化瘀药物。

3. **牵引治疗**　对于颈、腰椎韧带骨化可用持续性牵引方法，但以选择局限型和分节型为宜，连续型和混合型的不适宜牵引治疗。报道使用颈椎间歇性牵引法与推拿疗法，有引起症状加重，应慎重选用。牵引方法与颈椎、腰椎疾病类同。

4. **物理因子治疗**　宜用温和的温热疗法，如：红外线疗法、蜡疗法、温热磁疗法。不宜使用强刺激的治疗方法。

5. **运动疗法**　重点为脊旁肌的强度和协调性训练为主，如：悬吊技术等。肌张力增高者使用降张力方法；平衡功能出现障碍需进行平衡训练以及肌力训练。

（二）手术治疗

对韧带骨化患者应首先采取保守治疗，若经过一段时间的保守疗法仍无效时考虑手术治疗。

1. **手术适应证**　①临床症状重，骨化明显，椎管狭窄明显。②症状进行性加重。③非手术治疗无效。④合并有椎间盘突出、脊髓型颈椎病脊柱不稳。

2. **手术方式的选择**　根据病情、骨化的程度等因素进行术式的选择。手术治疗的基本原则是减压、解除骨化韧带对脊髓的压迫，以重建脊柱生理曲度和高度，为神经、脊髓恢复提供良好的生物力学环境。手术方式有前路手术和后路手术两类。

3. **术后骨化进展的预防**　手术引起的机械性刺激和后柱结构的不稳可以促使骨化的进展。严格掌握手术适应证及选择安全有效的手术方式是预防术后骨化进展的关键。对于病情稳定，长时间未出现脊髓、神经受压症状者，应进行非手术治疗并定期随访。手术方式的选择应充分考虑减压和脊柱稳定这两方面的问题，有条件尽可能采用微创的治疗方法。术后结合非甾体药物的使用。

（杨少华）

第三节　脊柱滑脱

一、概述

（一）概念

椎体间因骨性连接异常而发现上位椎体在下位椎体上滑移者称为脊柱滑脱。分为先天性、峡部裂性、退行性、创伤性及病理性滑脱（图 23-11）。1854 年 Killan 首先提出脊柱滑脱的名称。1855 年 Robert 首先指出神经弓的缺陷是此症的基本病变。至 1884 年 Neugebauer 提出脊柱滑脱是由于先天性神经弓的缺陷，此后此诊断即被公认。

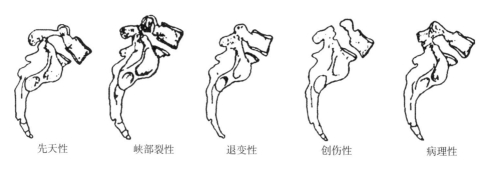

先天性　　　峡部裂性　　　退变性　　　创伤性　　　病理性

图 23-11　脊柱滑脱分类

脊柱滑脱最常见的部位在 L_5/S_1。正常的腰骶角使 L_5 有向前下方滑动的倾向,但为其下方的上关节突(S_1)抵消,腰骶间的椎间盘也是阻挡其向前滑动的重要结构。因此,当峡部崩裂,尤其是两侧峡部崩裂者,如同时有椎间盘退行性变,则易发生椎体滑脱。滑脱产生以后,躯干的重心发生改变,使腰椎前凸增加,腰骶部过度后凸,更使向前滑动的力量加大。成年人腰椎滑脱的发病率约为 3% ~ 4%,男女间比例为 2：1,20 岁左右的青年人易发生腰椎滑脱。腰椎滑脱常发生于一个脊椎,一些外伤性滑脱和退行性腰椎滑脱,可多节段同时发生。发生部位以 L_5 最多(占 75% ~ 80%),L_4 次之(占 17% ~ 20%),极少数发生于 L_3(占 3% ~ 5%),其他腰椎少见,偶见于颈椎、胸椎。

（二）发病机制

1. 先天性脊柱滑脱　通常发生在 L_5/S_1,指 S_1 上关节突和(或)L_5 下关节突先天发育异常引起的腰骶滑脱,常伴脊柱裂。本型发病率相对较低,女孩的发生率高于男孩,有较高的家庭遗传倾向。最终往往导致较严重的脊柱滑脱。

2. 峡部裂性脊柱滑脱　椎弓上、下关突之间的部分称为峡部,椎弓峡部骨质连续性中断者称为峡部不连或峡部裂。若双侧峡部断裂之后,椎体、椎弓根及上关节突和横突在下位椎体上向前滑移者称为峡部裂性脊柱滑脱,又称真性滑脱。最常见的部位是腰骶部。因腰椎有正常生理前凸、骶骨有生理后凸,两个弧形在 L_5/S_1 处连接。该处成为一转折点,称为骶骨角。躯干的重力加在骶骨角上,有一向前的分力,形成腰骶间的剪力,使 L_5 和 L_4 有向前滑脱的趋势。正常上椎体的下关节突与下椎体的上关节突相互交锁,防止脊柱向前滑动。如两侧椎弓峡部不连,腰椎失去了正常的稳定,即使轻度的外伤,或积累性劳损,也可使腰椎的椎体连同以上的脊柱向前滑脱移位。这种滑脱可压迫硬脊膜、马尾或神经根,而产生腰痛或腰腿痛。

3. 退行性脊柱滑脱　由于长期的椎间盘、关节突关节,以及周围韧带的退变、松弛而导致的椎间关节出现的不稳定,表现为上位脊椎向前、向后或向侧方发生滑脱。因 $L_4 \sim L_5$ 比 $L_5 \sim S_1$ 小关节面更趋于矢状位,加之 $L_4 \sim L_5$ 椎间盘退变的概率更大,故 $L_4 \sim L_5$ 节段的发病率为其他节段的 6 ~ 9 倍,若伴腰椎骶化,发病率更高。此型滑脱一般在 40 岁以后发病,男女比例约为 1：5 ~ 1：6,糖尿病患者发病率高。此类型脊柱滑脱滑移程度大多在 I 度之内,由于关节突的阻挡,少有 II 度者,发生神经受压症状者亦很少见。由于脊椎峡部完整,又称假性滑脱。

4. 创伤性脊柱滑脱　指在脊柱解剖结构正常基础上,因急慢性创伤发生骨折引起的滑脱。可进一步分为:

（1）急性创伤骨折引起的脊柱滑脱：急性骨折导致的脊柱滑脱几乎只发生在 L_5。其引起的创伤性滑脱常为轻度滑脱。因腰骶连接部的力学性能十分稳定，但当强大的后前方向暴力作用于下腰部时，仍可发生创伤性脊柱滑脱。其典型的骨折部位不是在峡部而是在小关节突和横突，常伴有其他重要的脏器合并伤并因此造成本型的早期漏诊、误诊。

（2）应力骨折引起的脊柱滑脱：骨钩的应力性骨折常常发生在体操和举重运动员中，很多学者指出运动员在其运动生涯起始阶段都有完整的 L_4、L_5 椎体，数年后峡部裂和腰椎滑脱的发生率则增高。

5. 病理性脊柱滑脱　各种疾病引起骨、椎间盘、韧带结构病变，破坏局部稳定性，造成的继发性滑脱。总体而言，此型滑脱极罕见，在影像学上往往表现为平移滑脱，程度不重且不易进展。

二、康复评定

（一）症状

脊柱滑脱不一定有症状，不少患者系因其他原因做检查时无意发现。临床上以腰腿痛来就诊的患者，即使 X 线片上发现有脊柱滑脱，也不一定是引起该症状的原因。滑脱者的腰痛发生率并不比一般人群高，滑脱患者是从事激烈运动的运动员，也未出现频繁腰痛。腰腿痛可表现为以下某一模式或其组合，故较为复杂。

1. 腰痛　常为最早出现的症状，一般在 20 ~ 30 岁时缓慢出现腰痛并可伴臀部及大腿后部放射痛，多为间歇性钝痛。症状大多并不严重，也不影响日常生活及一般劳动。峡部病变不明显者，在向前弯腰触地时可不出现疼痛，但在恢复直立体位过程中，会有瞬时痛。站立、行走、弯腰、过度活动或负重时症状加重，卧床休息时疼痛减轻或消失。脊柱不稳休息时会意识到疼痛和下肢僵硬感，活动可稍缓解，长时间站立、活动会加重，再休息又会缓解。以后腰痛为持续性，劳动、弯腰、伸腰等均痛，甚至休息时也出现疼痛。

2. 马尾神经痛　因神经弓完整，故在退变性脊柱滑脱等无峡部裂性滑脱患者中最常见。典型症状为间歇性跛行，于行走一段距离后出现腿疼、肌力下降、肢体刺痛、麻木，停步弯腰休息后可缓解，或上山比走平路更舒服，能骑自行车但却不能步行走远路、有些患者有夜间痛，可能是脊柱伸直、黄韧带折叠使椎管狭窄加重的缘故。此类患者在查体时常无明确的发现，特点为"主诉重于体征"，在有些患者中也可发现小腿或足部局域性感觉障碍。

3. 根性神经痛　有很多患者同时有根性神经痛，最初位于大腿或臀部，向骶髂部及小腿放射，一般无感觉、运动异常、膝、跟腱反射正常。一般情况下，L_5 ~ S_1 滑脱引起 L_5 神经根受累，L_4 ~ L_5 滑脱引起 L_4 受累，前者常有膝关节以下向足部的放射痛，后者症状主要表现在大腿。但患者若伴有椎间盘纤维环破裂，除有胀痛及根性神经痛外，下肢相应的神经支配区域皮肤麻木，弯腰活动受限，直腿抬高试验阳性，膝、跟腱反射减弱或消失。此时疼痛节段定位更为复杂。

（二）体征

1. 视诊　滑脱达到 50% 时就可见身体外形的改变，患者有腰段脊柱过度前凸、臀部后凸形成心形骨盆、上半身前倾缩短、肋弓前凸、腹部下垂形成皮褶、膝部屈曲、腘绳肌紧张、蹒跚步态。

2. 触诊　滑椎游离的椎弓棘突明显后突、左右移动度增大，有压痛和左右推挤痛，滑椎上一脊椎的棘突则向前滑移,两者形成台阶状,特别是当患者极度向前弯腰时更为明显;峡部不连处可有深压痛、腰部后伸痛;棘上韧带和骶棘韧带劳损者可有棘上棘间压痛。

(三)影像学检查

1. X线片 除了观察脊椎的滑脱部位和程度,还要确定滑脱节段的稳定性,这对于判断病情和治疗选择十分重要。对于不稳定的脊柱X线片,需在前屈-后伸侧位片上测量滑脱程度的变化和上下终板间夹角的变化,滑脱变化≥3mm称为矢状面水平不稳定;角度变化≥15°者称为矢状面旋转不稳定,多数情况两者并存。另外,椎间隙的高度也是一个重要指标,主要反映椎间盘退变、塌陷的程度。当椎间隙塌陷严重、脊椎硬化、牵张性骨刺增生明显时,脊柱滑脱不易进展。

(1)正位片:常难以显示椎弓根崩裂和脊柱滑脱,在椎弓根阴影下有一密度减低的斜行线或水平裂隙,多为两侧,其宽度约为2mm,如有明显滑脱,滑脱的椎体高度减低,倾斜及下滑,其下线模糊不清,局部密度加深,与两侧根相连可出一"弓形影",称为Brailsford弓形线。

(2)侧位片:在大多数病例的椎弓根后下方,可见到一个由后上方伸向前下方的透明裂隙,其宽度随滑脱程度而异,滑脱越明显裂隙越清晰,但不能确定双侧或单侧,有时可见到峡部延长。

常见滑脱程度测定方法如下:

1)Meyerding分级:用侧位X线平片对脊柱滑脱的椎体对应其下椎体滑移的百分比:①Ⅰ度脊柱滑脱小于25%;②Ⅱ度脊柱滑脱介于25%~49%;③Ⅲ度脊柱滑脱在50%~74%;④Ⅳ度脊柱滑脱在75%~99%(图23-12)。

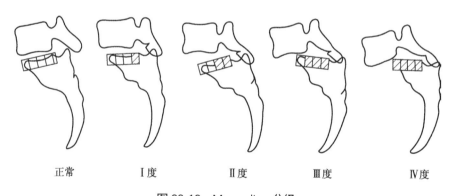

正常　　　　Ⅰ度　　　　Ⅱ度　　　　Ⅲ度　　　　Ⅳ度

图23-12　Meyerding分级

2)Garlang法:自S_1前上缘与其上面作垂线,正常L_5前下缘在此线之后方约1~8mm,如L_5前下缘在此线接触,或向前超过此线为滑脱。

在侧位上可鉴别真假性滑脱。真性滑脱时,椎体前滑,棘突留在原位不动,因而椎体骨的前后径(自椎体前缘至棘突后缘距离)大于上下椎骨前后径。假性椎骨滑脱时椎体椎弓未分开,因而前后径距离不变。

(3)斜位片:有时正、侧位X线片难于看到峡部崩裂,则可拍摄下腰和骶部斜位片。正常斜位片椎弓图像如狗形,其狗颈指峡部,如有椎弓崩裂,则狗颈上显示有裂隙阴影,狗颈戴上"项链",典型者可见其上方脊椎的下关节突和下方椎体的上关节突部分进入峡部裂隙,似两把"尖刀"将"颈"部切断一样。若峡部无裂隙,也可表现为峡部细长。且其上方脊椎的下关节突和下方椎体的上关节突均紧靠峡部,似有将要切断"颈"部的趋势,故称为椎弓崩裂前征。

2. 骨扫描 应用于:①诊断急性的峡部应力骨折;②评价脊柱融合区的急性骨折或假关节形成。阳性者表现为核素的浓集。

3. CT 应采用薄层扫描以充分显示峡部,可有以下峡部裂征象:

(1)峡部裂隙及双关节征:峡部骨质不连表现为峡部低密度带,宽窄不一,走行方向不定呈锯齿状。双关节征是由于椎弓峡部裂断面形似关节间隙,并列于关节突关节的内侧,如同2个小关节。

(2)双边征:为滑脱椎体后下缘于下一椎体后上缘出现在同一断层上。

(3)双管征:峡部裂时,滑脱水平椎管前后径增大呈双管状,硬脊膜囊亦因前后径增大呈纺锤形。除此之外,可见滑脱椎体后下缘及下一椎体前上缘对称性突出的椎间盘纤维环影像。

显示椎管及神经根:退行性滑脱时,常见椎管前后径狭窄、侧隐窝狭窄和小关节退变。冠状位和矢状位 CT 重建可以清晰得显示神经根在椎管内外是否受到骨组织或者软组织压迫。

4. 椎管造影 主要用于观察硬膜囊、神经根袖的充盈情况,明确椎管狭窄及神经受压的部位和程度,并可排除椎管内肿瘤、先天性畸形(脑基膜膨出、脊髓膨出等)及蛛网膜炎等。椎管造影的 CT 还可以排除椎管内肿瘤或者其他占位性病变,通过椎管造影还可以观察滑脱对椎管内、外的影响,对手术方案的设计有很大的帮助。

5. 椎间盘造影 应用椎间盘造影可判断滑脱椎上下位椎间盘是否变性及其是否为疼痛的来源。注入造影剂后出现腰部剧烈痛及显示纤维坏破裂者,即为椎间盘退变的部位和引起腰痛的原因。以此来决定减压及融合的节段。

6. MRI 主要用于:

(1)显示椎管狭窄部位。旁正中矢状位可显示椎间孔处神经根,若受到骨性或椎间盘压迫,则神经根周围脂肪信号减少。轴位可显示小关节的方向,神经根压迫是由于下关节突还是上关节突,以及估计解除侧隐窝神经根压迫而需切除的小关节量。

(2)通过评估邻近椎间盘退变程度,了解脊柱滑脱进展趋势,确定是否行椎体间融合及手术患者融合区上端平面。

(3)因 MRI 对骨组织的分辨率较差,故难以直接显示峡部裂,但若矢状椎管比率增大,则间接提示峡部裂。

(4)排除其他脊柱及椎管内病变。

三、康复治疗

鉴于脊柱滑脱的复杂性,目前有许多治疗方法,并存在争议。临床合理选择治疗方法,应根据脊柱滑脱的全面诊断制定个体化的治疗策略。

(一)非手术治疗及康复

对于症状不严重、滑脱程度在Ⅰ~Ⅱ度的患者而言,按照以下措施治疗一段时间往往能够获得满意的疗效。

1. 减少负重及腰部活动

(1)峡部新鲜骨折者:如急性腰痛发作发生在体操等需反复过伸脊柱的运动后,核素扫描呈"热"像提示峡部新鲜骨折,通过支具或者石膏制动 3 ～ 6 个月有望骨折愈合。

(2)腰腿痛症状严重者:卧床休息 2 ～ 3 天。如果症状持续存在,每天戴腰骶部支具 3 ～ 6 周。

(3)一般患者:减少腰部旋转、蹲起等活动,可行低强度有氧运动锻炼,肥胖(尤其腹型肥胖)者减轻体重以减小对不稳定节段的剪应力。

2. 物理因子治疗

物理治疗在脊柱滑脱的非手术治疗中是不可缺少的治疗手段。临床应用证明,对减轻因神经根受压而引起的疼痛、改善患部微循环,消除神经根水肿,减轻因神经刺激而引起的痉挛,促进脊柱及患肢功能的恢复起着非常重要的作用。

(1)治疗作用:镇痛、消炎、促进组织再生、兴奋神经肌肉和松解粘连等作用。

(2)应用原则:针对病理改变及病程变化确定治疗方法。

(3)常用方法

1)中药离子导入疗法:中药离子导入治疗本病对缓解疼痛有显著的疗效,对于局部力学失衡所致的韧带、筋膜、肌肉的劳损性水肿、炎症改变也能起到消炎散肿的作用。尤其对腰痛初次发作、病轻及时间较短者配合其他保守疗法可获得满意效果。

用药液将小块绒布垫浸透,置于腰部痛处,上置铅板衬垫与电疗机阳性连接,而阴极衬垫置于疼痛的一侧肢体委中穴。一般通电 30min,电流量 10 ～ 15mA,每日 1 次,10 次为 1 个疗程,3 ～ 5 天再做第 2 疗程。

2)超声波:沿脊柱方向移动法,1.0 ～ 1.5W/cm²,每次 12 ～ 15min,每日 1 次,15 ～ 20 次为 1 个疗程。可加入药物导入,常用维生素 B 等。

3)磁疗:①脉冲磁疗　每次 20min,每日 1 次,20 次为 1 个疗程。②磁热震 40 ～ 53℃,Ⅰ ～ Ⅲ挡,每次 20min。

4)热疗:以湿热敷为宜,水温 70 ～ 80℃,每天 3 次,每次 3 ～ 5min,可松弛腰背部肌肉,缓解患处疼痛。

3. 药物治疗

(1)对于神经根症状,体征较重,发病较急的病例,可在发作早期,静脉给予激素脱水治疗,有利于抑制神经根的炎性反应,消除神经根的水肿,可选用20% 甘露醇 125ml 加地塞米松注射液 10mg 或甲泼尼龙注射液 40 ～ 80mg,1 日 2 次,连续 5 日,后改用 1 日 1 次,2 日即可。

(2)非甾体抗炎药:口服药一般选择性应用 COX-2 抑制药,该类药物不良反应较轻,疗效可靠,如西乐葆胶囊 100mg,1 日 1 ～ 2 次,一般应用 3 ～ 4 周;外用药一般建议在热敷之后再涂擦效果更好,如双氯芬酸乳胶剂等。

4. 牵引疗法

在药物治疗的基础上,牵引是非手术治疗脊柱滑脱的主要辅助手段,目前在临床上已得到广泛应用。目前最常使用的是骨盆牵引。有学者采用仰卧腰椎牵引加臀部垫枕疗法治疗 Ⅰ 度腰椎滑脱 26 例,总有效率 92.3%。由此认为采用仰卧臀部垫枕牵引治疗腰椎滑脱,符合生物力学的作用原理,能够增加腰椎后凸的力量,减少骨盆前倾。另外,可使腰椎间隙,特别是 L_5、S_1 之间的后侧间隙明显增大,腰骶角变小,可减少 L_5 滑脱的剪力。同时,由于腰椎持续后凸,对骶棘肌可产生牵引作用缓解骶棘肌的反射性痉挛和减轻软组织的无菌性炎症,有利于减轻腰椎滑脱的剪力,并且还可减轻黄韧带的折叠、粘连及其对椎管和神经根的影响,故能取得良好疗效。

5. 针灸治疗 椎弓峡部不连和脊椎滑脱出现临床症状时,针灸治疗对症状的缓解有一定作用,但症状呈进行性加重并见下肢神经肌肉功能障碍者,应采用其他治疗方法。

本病常见腰痛和下肢痛多表现在足太阳经和足少阳经循行部位。因此,选穴时,应以足太阳经和足少阳经腧穴为主,并注意选取其他有关经脉的腧穴。

针灸治疗本病,当以补肾强腰、舒筋活络为法。

(1)毫针:①取穴:主穴:肾俞、命门、腰阳关、关元俞、小肠俞、环跳、委中。配穴:上髎、腰眼、昆仑、阳陵泉。②方法:每次选 3 ~ 5 穴,每日针治 1 次。③手法:肾俞、命门用补法,其余腧穴用中等刺激或强刺激。关元俞、小肠俞均直刺 0.8 ~ 1 寸,使局部及骶髂部酸胀,环跳穴直刺,针尖向外生殖器方向,深 2 ~ 3.5 寸,局部酸胀并向下肢放射。

(2)梅花针:①取穴:阿是穴周围、腰部膀胱经第 1 侧线、疼痛循经部位。②方法:自上而下叩刺,以局部皮肤红晕而无出血为度。

(3)耳针:①取穴:腰椎、骶椎、神门。②方法:用中强刺激捻转数秒后,留针 20 ~ 30min。留针期间每隔 10min 捻转 1 次每日或间隔 1 日治疗 1 次。

(4)头皮针:①取穴:躯干感觉区、足运动感觉区。②方法:患者取坐位或卧位,每日或隔日针 1 次,10 次为 1 个疗程。③手法:快速进针,刺入一定深度后快速捻转,不提插。持续捻转 2 ~ 3min,留 5 ~ 10min 后再重复捻转。反复捻转 2 ~ 3 次即可起针。

(5)电针:①取穴:同毫针。②方法:每次选 1 ~ 2 对穴,一般用疏密波,下肢肌肉软弱者用疏波。调节电流应从小到大,腰部穴位电流输出量宜小,每日 1 次,每次 10 ~ 15min。

(6)灸法:①取穴:同毫针。②方法:有用艾条灸、艾炷灸、温针灸、温灸器灸。每次选 3 ~ 5 穴,灸 10 ~ 20min 或 5 ~ 7 壮,每日 1 次,10 日 1 个疗程,间隔 2 ~ 3 天行第 2 疗程。③禁忌:孕妇腰骶部不宜施灸。

6. 推拿治疗 推拿是通过手法作用于人体体表的特定部位来防止疾病的一种中医疗法。推拿可使局部气血通畅,肌肉痉挛缓解,则因脊柱滑脱而致的腰痛诸症亦随之而解。

治疗原则为舒筋活络、温通经脉、理筋整复。

(1)推拿手法及操作

1)用轻柔的按、揉、摖法、一指禅推法在腰部治疗,使紧张的肌肉逐渐放松。

2)点按腰夹脊、肾俞、大肠俞、八髎、腰眼等穴,以酸胀为度。

3)用较重的按压、弹拨、拿法在腰部治疗,施术时沿骶棘肌纤维行走的垂直方向,连续性按压、弹拨。

4)用轻柔的摖、按揉、拿捏等手法施与腰部,再按肌纤维行走的方向理顺,最后用擦法,以透热为度,可涂擦适量的润滑油或配制药膏,通过药物的渗透加强疗效,或可用热敷。

(2)注意事项:推拿疗法对消除本病的临床症状治疗较为满意,在应用时需要注意以下几点:

1)推拿治疗本病多与中药内治法配合使用,达到标本兼治的目的。

2)推拿也可与针灸、牵引、理疗等配合使用。

3)在治疗期间,要指导患者适当地休息、加强腰部保护(如使用腰围)以及进行腰背部锻炼以配合。

7. 运动疗法

(1)疼痛期:急性疼痛发作的阶段,必须改变生活习惯,减少活动量,停止运动及体力劳动,以卧床休息为主。并根据情况适当佩戴腰围保护。

1）腰肌等长收缩：保持 30s 为 1 次，10 次／组，2 ～ 3 组／日。

2）腰背肌等长收缩练习：保持 30s 为 1 次，10 次／组，2 ～ 3 组／日。

3）双桥练习：保持 30s 为 1 次，10 次／组，2 ～ 3 组／日。

以上肌力练习在不增加疼痛的前提下尽可能多做，以对抗卧床造成的肌力下降。同时应练习上肢的肌力，为恢复日常活动打下良好体能基础。

上肢肌力练习：练习量以疲劳为标准，2 次／日，必须在床上卧位练习。

下肢肌力练习：练习量以疲劳为标准，2 次／日。

（2）恢复期：此阶段使用中负荷进行肌力练习，逐渐改为等张动力性肌力练习，逐渐恢复日常生活活动。注意：所有练习中都是肌肉用力收缩，但不产生动作，以免加重脊柱滑脱。

1）腹肌仰卧举腿：保持至力竭为 1 次。间歇 5s，5 ～ 10 次／组，2 ～ 3 组／日。

2）"空中自行车"练习：20 ～ 30 次／组，间歇 20s，3 ～ 4 组连续进行，2 ～ 3 次连续／日。

3）屈腿仰卧起：保持 10 ～ 30s／次，间歇 5s，5 ～ 10 次／组，2 ～ 3 组／日。

4）坐位转体：保持 10 ～ 30s／次，间歇 5s，5 ～ 10 次／组，2 ～ 3 组／日。

5）俯卧四点支撑：保持 10 ～ 30s／次，间歇 5s，5 ～ 10 次／组，2 ～ 3 组／日。

6）抗阻侧屈：保持 10 ～ 30s／次，间歇 5s，5 ～ 10 次／组，2 ～ 3 组／日。

注意：在功能练习的同时，还必须注意日常生活中对脊椎的保护，才能巩固练习和治疗效果，避免复发。

（二）手术治疗及康复

对于脊柱滑脱明显，滑脱程度 > 30% ～ 50%，滑脱角 > 45°，腰骶区有明显后凸畸形，脊柱失稳者。或有持续性腰痛，影响正常活动和生活，有神经根或马尾受压的症状或体征，经非手术治疗不能减轻症状者，可施行手术治疗。手术的目的主要是加强脊柱的稳定性，解除神经根或马尾的压迫。

1. 常用手术治疗方式　包括修复手术、减压手术、复位固定术、融合手术 4 类。临床上应综合考虑患者的年龄、滑脱原因、滑脱程度、进展趋势、腰椎不稳的程度、疼痛类型、骨质条件、邻近节段情况、手术入路等因素，合理组合使用以上 4 种基本手术方式。

（1）修复手术：主要是对峡部裂进行的峡部缺损修复术（包括峡部清创、假关节自体骨移植及对骨折相对面间的加压），使峡部能骨性愈合。一般适用于年龄 16 ～ 30 岁、双侧峡部裂、峡部裂间隙 < 5mm 伴有轻度滑脱、无椎间盘退变者和严重关节突关节退变者。具有简便、符合腰椎生理特点等优越性，对于多节段椎弓峡部裂患者尤为适合。为利于植骨融合并使卧床时间相应缩短，可以应用内固定如螺钉、钢丝、钩状螺钉、峡部夹等。

（2）神经减压手术：1955 年 Gill 报道通过切除滑脱水平的脊柱后部结构并进行双侧神经根减压来治疗脊柱滑脱者的背痛及下肢放射痛。这种方法后称之为 Gill 术式。实际上就是全椎板完整的切除减压，Crock 更将减压范围扩大至小关节突。减压是否彻底，是决定手术成败的关键因素之一。

手术的相对适应证为有明确的椎管狭窄和神经根压迫症状及影像学表现者，或者全身情况欠佳不允许进行其他复杂手术者。手术的相对禁忌证为明显滑脱节段不稳、儿童或者青少年等有滑脱进展和加重等高危因素的患者。目前 Gill 术式主要作为整个手术治疗中的一部分，单独应用的很少。

脊柱滑脱手术是否需要减压、减压范围尚存争论。有学者认为经脊柱滑脱复位内固定后，椎管容量自动扩大，可达到一定间接合理减压效果，过多减压反而破坏脊椎稳定性和影响植骨融合率。

（3）复位固定术：脊柱滑脱是否复位，目前仍无统一意见。一方面，复位手术较原位融合手术风险增加；另一方面，复位较原位融合具有潜在的优势。故应对有复位相对手术指征的患者权衡利弊后选择是否复位。

（4）融合手术：需要考虑是否融合、融合节段、融合方式。如果相邻节段椎间盘已有严重退变、不稳、高度丧失。则融合延伸到此阶段；否则融合滑脱椎体及其下位椎即可。在 X 线片和 MRI 上判断滑脱相邻节段的稳定性和椎间盘的含水量、高低；有无相邻节段椎管狭窄及根性症状；有无骨质疏松，骨质疏松程度如何。

2. 术后康复训练

（1）术后第 1 天：卧床休息，观察伤口有无渗血，检查双下肢的感觉运动情况，嘱患者进行双踝关节屈伸训练及股四头肌的等长收缩训练。

（2）术后第 2 天：除第 1 天的活动外可做双下肢直腿抬高训练及翻身训练，直腿抬高每天 3 组，每组 10 ~ 20 次，预防下肢肌肉萎缩和腰骶神经根的粘连；翻身训练建议 2h 1 次，侧卧位时肩背部应垫枕，双膝间也应垫枕，以松弛背部及下肢肌肉，缓解疼痛。

（3）术后 1 周：除上述康复措施外，可做髋、膝、踝关节屈伸训练。

（4）术后 2 周：如伤口愈合良好，选择前路椎间融合和后路椎弓根系统内固定联合固定的患者可在腰围或胸背支架的保护下下床行走锻炼，每天 3 次，每次 30 ~ 60min。

（5）术后 3 ~ 4 周：方法同术后 1 周。

（6）术后 6 周至 3 个月：因植骨已有纤维性连接，患者均可在胸背支架的保护下下床锻炼，每天 3 ~ 5 次，每次 60min，逐渐练习站立位抬腿，下蹲活动。

（7）术后 3 个月以上：可以参与正常的工作，同时去除胸背支架保护，逐步练习腰背肌功能。

（李　刚）

第四节　骨质疏松症

一、概述

随着人类寿命延长和老龄化社会的到来，骨质疏松已成为人类的重要健康问题。目前我国 60 岁以上的人口约 1.73 亿，是世界上老年人口绝对数量最多的国家。骨质疏松的严重后果是发生骨质疏松性骨折，即脆性骨折，是在受到轻微创伤或日常活动中即可发生的骨折。骨质疏松性骨折的常见部位是脊椎、髋部和前臂远端。骨质疏松性骨折危害性大，会导致病残率和死亡率的增加。

骨质疏松症（osteoporosis，OP）是一种退化性疾病，是一种以骨量低下、骨微结构破坏、导致骨脆性增加、易发生骨折为特征的全身性骨病，以骨强度下降、骨折风险性增加为特征的骨骼系统疾病。骨强度反映骨骼的两个主要方面，即骨矿密度和骨质量。

骨质疏松症分类可为原发性和继发性两大类。原发性骨质疏松症又分为绝经后骨质疏松症（Ⅰ型）、老年性骨质疏松症（Ⅱ型）和特发性骨质疏松（包括青少年型）3 种。绝经后骨质疏松症一般发生在妇女绝经后 5 ~ 10 年内；老年性骨质疏松症一般指老人 70 岁后发生的骨质疏松;继发性骨质疏松症指由任何影响骨代谢的疾病或药物所致的骨质疏松症;而特发性骨质疏松主要发生在青少年,病因尚不明。妊娠妇女及哺乳期女性所发生的骨质疏松也可列入特发性骨质疏松,以便引起人们的重视。继发性骨质疏松症是由于疾病或药物等原因所致的骨量减少、骨微结构破坏、骨脆性增加和易于骨折的代谢性骨病。引起继发性骨质疏松症的病因很多,临床上以内分泌代谢疾病、结缔组织疾病、肾脏疾病、消化道疾病和药物所致者多见。

骨质疏松性骨折是由于老年人患骨质疏松症后,造成骨密度下降、骨强度减低,受到轻微暴力甚至在日常活动中即可发生的骨折,为脆性骨折,是骨质疏松症最严重的后果。常见的骨折部位是脊柱、髋部、桡骨远端和肱骨近端,其他部位也可发生。患骨质疏松骨折并卧床后,将发生快速骨丢失,又会加重骨质疏松症,形成恶性循环。骨质疏松性骨折愈合缓慢,内固定治疗稳定性差,内固定物容易松动、脱出甚至断裂,且其他部位发生再骨折的风险明显增大,致残率、致死率很高,骨折即使愈合后康复也很缓慢。因此骨质疏松性骨折已严重威胁了老年人的身心健康、生活质量和寿命。随着社会的老龄化骨质疏松的患者越来越多,如何预防和治疗骨质疏松是医生必须要注意的问题,随着医学的发展,骨质疏松也越来越受到大家的重视。

值得强调的是,骨质疏松性骨折是可防、可治的,而尽早预防是可避免骨质疏松及其骨折。即使是发生过骨折,只要采用适当合理的治疗仍可有效降低再次骨折的风险。因此,普及骨质疏松知识,做到早期诊断、及时预测骨折风险并采取规范的防治措施是十分重要的。

二、临床特点

骨质疏松症的主要临床表现和体征为:疼痛,身高缩短、驼背、脆性骨折及呼吸受限等。

(一)疼痛

疼痛是骨质疏松症的最常见的、最主要的症状,以腰背痛多见,约占疼痛患者中70%~80%。其原因主要是由于骨转换增高,骨吸收增加,骨吸收过程中,骨小梁破坏、消失,骨膜下皮质骨破坏等均会引起全身性骨痛。老年骨质疏松症时,可导致椎体压缩变形,脊柱前屈,肌肉疲劳甚至痉挛,产生疼痛。引起疼痛的另一个重要原因是骨折,即在受外力压迫或非外力性压迫脊椎压缩性骨折,扁平椎、楔椎和鱼椎样变形而引起的腰背痛。因为疼痛,患者常常卧床,运动减少,常常导致随后出现的周身乏力感,并加速骨量丢失。

(二)身长缩短、驼背

在无声无息中身高缩短,或者驼背是继腰背痛后出现的重要临床体征之一,有时身高缩短5~20cm不等。脊椎椎体前部负重量大,尤其第11、12胸椎及第3腰椎,负荷量更大,容易压缩变形,使脊椎前倾,形成驼背,随着年龄增长,骨质疏松加重,驼背曲度加大。

(三)脆性骨折

骨质疏松患者的骨骼脆而弱、骨强度又降低,骨折阈值明显下降,因此,受轻微的外力作用就容易发生骨折。骨折是骨质疏松症最重的后果,严重影响患者的生活质量,甚至缩短寿命。好发部位为胸腰段椎体、桡骨远端、肱骨近端、股骨近端、踝关节等。各种骨折的发生,分别与年龄、女性绝经时间长短及骨质疏松的程度有一定的关系。有些脆性骨折,X线检查可见,有些脆性骨折产生的是微骨折,X线检查难以发现,磁共振检查往往可见骨挫伤表现。

（四）呼吸障碍

严重骨质疏松症所致胸、腰椎压缩性骨折，常常导致脊柱后凸、胸廓畸形，胸腔容量明显下降，有时可引起多个脏器的功能变化，其中呼吸系统的表现尤为突出。脆性骨折引起的疼痛，常导致胸廓运动能力下降，也可造成呼吸功能下降。虽然临床患者出现胸闷、气短、呼吸困难及发绀等症状较为少见，但通过肺功能测定可发现呼吸功能受限程度。

三、康复评定

（一）骨密度的评定

骨矿密度（BMD）简称骨密度，它仅能反映大约70%的骨强度，是目前诊断骨质疏松、预测骨质疏松性骨折风险、监测自然病程以及评价药物干预疗效的最佳定量指标。骨折发生危险与低BMD有关，若同时伴有其他危险因素会增加骨折危险性。

1. 骨密度测定方法 双能X线吸收法（DXA）是目前国际学术界公认的骨密度检查方法，其测定值作为骨质疏松症的诊断金标准。其他骨密度检查方法如各种单光子（SPA）、单能X线（SXA）、定量计算机断层照相术（QCT）等根据具体条件也可用于骨质疏松症的诊断参考。

2. 诊断标准 建议参照世界卫生组织（WHO）推荐的诊断标准。对于绝经后妇女以及≥50岁的中老年男性，基于DXA测定：骨密度值低于同性别、同种族健康成人的骨峰值不足1个标准差属正常；降低1～2.5个标准差之间为骨量低下（骨量减少）；降低程度等于和大于2.5个标准差为骨质疏松；骨密度降低程度符合骨质疏松诊断标准同时伴有一处或多处骨折时为严重骨质疏松。现在也通常用T-Score（T值）表示，T值=（测定值-骨峰值）/正常人骨密度标准差。即T值≥-1.0为正常，-2.5<T值<-1.0为骨量减少，T值<=-2.5为骨质疏松。而对于未绝经妇女以及<50岁男性，以上标准并不适用，国际临床骨测量学会（the International Society for Clinical Densitometry，ISCD）推荐使用Z值，Z值=（测定值-同龄人骨密度均值）/同龄人骨密度标准差。Z值≤-2.0则被认为是"骨量低于该年龄预期范围"状态。

（二）骨代谢标志物

骨密度定量分析作为骨质疏松症诊断的主要手段，测量精度显著提高。但是骨代谢不断变化，即使骨密度相同，代谢的状态不同，病理学意义也不同。骨密度测量作为一个变化的标记，重新测量前必须等待6个月至1年的观察期，而骨代谢指标能准确地反映每一个测量时间点的骨代谢状态。骨代谢调控激素和骨转换标志物分3类。一般生化标志物主要指血钙、血磷、尿钙和尿磷等；骨代谢调控激素主要包括维生素D及其代谢产物、甲状旁腺素（PTH）和成纤维生长因子23（FGF23）等；骨转换标志物（BTMs）则指骨骼细胞活性可反映骨代谢状态，是协助代谢性骨病的诊断、鉴性与骨基质代谢水平的生化产物，通常作为骨形成鉴别诊断、治疗以及疗效评价的重要指标。

1. 血钙 血钙分为血清总钙和游离钙，是反映钙和磷稳态变化的基本指标。血液中约50%的总钙与白蛋白及球蛋白结合，因此，血清总钙受血清白蛋白的影响，而未与蛋白质结合的钙称为游离钙。游离钙受钙调节激素（如甲状旁腺素、维生素D和降钙素）的严密调控，能更准确地反映钙代谢状态。

2. 血磷 血清中的无机磷约12%与蛋白结合，绝大多数以离子状态存在。引起血磷升高的主要原因包括慢性肾功能衰竭等肾滤过磷障碍性疾病、维生素 D 中毒和甲状旁腺功能减退症等。

3. 尿钙　临床上常用 24 h 尿钙排出量或尿钙/尿肌酐比值反映尿钙排泄水平。

4. 维生素 D　是调节钙磷代谢的重要激素。其生理作用主要包括：① 促进小肠的钙磷吸收；② 促进肾小管钙磷重吸收；③ 促进骨矿物质动员。除了调节钙磷代谢之外，维生素 D 还对免疫系统、神经系统、心血管系统、骨骼肌运动系统、生殖系统和皮肤功能等有重要调节作用。

5. 甲状旁腺素　甲状旁腺主细胞合成和分泌的 PTH 含 84 个氨基酸残基。主要生理功能包括：① 增加尿钙重吸收、抑制尿磷重吸收并调节维生素 D 在肾脏的活化和代谢；② 刺激骨形成和骨吸收，但通常情况下以刺激骨吸收占主导地位。循环血液中的活性 PTH 浓度较低，半衰期仅 2 min，而大量无活性的 PTH 片段可干扰 PTH 测定。

6. 骨形成标志物　反映成骨细胞功能状态的直接或间接产物。

成骨细胞中含有大量的 I 型前胶原，骨形成时 I 型前胶原被分泌到细胞外，裂解为 I 型前胶原 N 端前肽（P1NP）、I 型前胶原 C 端前肽（PICP）和 I 型胶原 3 个片段。而 P1NP 和 PICP 则作为代谢产物，进入血液和尿液中，故检测 P1NP 和 PICP 可以反映骨形成水平。

骨特异性碱性磷酸酶（BALP）将单磷酸酯水解成无机磷，增加局部无机磷的浓度，同时可水解抑制矿化结晶的焦磷酸盐，发挥钙结合蛋白或 Ca^{2+}-ATP 酶的作用。当骨源性碱性磷酸酶升高时，总碱性磷酸酶也相应升高，故后者可部分反映骨形成水平。

7. 骨吸收标志物　反映骨吸收功能状态的指标。

在骨组织中，I 型胶原交联氨基端肽区（NTX）或羧基端肽区（CTX）通过吡啶啉（pyridinoline，Pry）或脱氧吡啶啉（D-Pry）将相邻两个 I 型原胶原分子相连，而羟脯氨酸（HOP）在胶原分子内部通过氢键起稳定胶原纤维的作用。I 型胶原在赖氨酰氧化酶作用下降解后，释放出 HOP、Pry、D-Pry、NTX 和 CTX，因此这 5 个标志物反映了骨吸收过程中的胶原降解水平。

抗酒石酸酸性磷酸酶 -5b（TRAP-5b）是由破骨细胞产生的非胶原蛋白。破骨细胞将降解的胶原代谢产物吞入细胞中，并和含有 TRAP-5b 的细胞囊泡融合，在囊泡中胶原代谢产物被 TRAP-5b 产生的氧化应激产物破坏并和 TRAP-5b 一起从基底外侧细胞膜分泌到细胞外。血清 TRAP-5b 与骨吸收水平呈正相关。

（三）疼痛的评定

疼痛是骨质疏松临床常见的症状，对疼痛进行评估是一项基本的工作，它应该始于治疗开始之前，贯穿于整个治疗过程之中，并持续于治疗之后。

视觉模拟评分法（visual analog scale，VAS）：在纸上划一条 100mm 长的横线，横线的一端为 0，表示没有疼痛；另一端为 100，表示剧烈的疼痛；中间部分表示不同程度的疼痛。患者可以根据自我感觉，在横线上标记出来，即可表示疼痛的程度。根据患者自己标记的疼痛位置，就可以量化疼痛程度。0：表示没有疼痛；30 以下：表示有患者有能忍受轻微的疼痛；40～60：表示患者疼痛稍重，不影响睡眠，尚能忍受；70～100：表示患者有强烈的难忍的疼痛，影响睡眠。

（四）平衡功能评定

平衡反应是人体维持特定的姿势和运动的基本条件，是人体为恢复被破坏的平衡作出的保护性反应。检查可以在不同的体位，如卧位、跪位、坐位或站立位进行。

（五）静态平衡功能

重心移动或摆动测定是目前评定人体在静立状态下姿势的稳定性即静态平衡功能的主要方法。它可以客观、定量地记录身体重心摆动的程度和性质,提供准确的平衡功能评定。

（六）动态平衡功能

人体在保持静态平衡的基础上具有在动态条件下仍能够维持平衡和姿势稳定性的能力,才可能参与实际生活中的各种活动。动态平衡功能所反映的是人体的随意运动控制能力。

四、康复治疗

（一）物理治疗

1. **运动疗法** 运动疗法在骨质疏松的治疗的研究中,获得较多证据支持。但是由于骨质疏松症的轻重存在较大差异,因此,对于伴有严重骨折或明显活动受限而暂时不进行手术治疗的患者,建议优先考虑到医院就诊。

2. **手法治疗** 手法治疗骨质疏松症,目前缺乏足够的证据支持。或许对部分患者有效。对于同时存在其他骨骼肌肉问题而采用手法的情况,参照相关标准或指南进行。

3. **牵伸训练** 牵伸训练可以有效缓解肌肉痉挛,改善软组织长度和柔韧性。但是其对骨质疏松症患者的作用,目前缺乏足够的研究证据支持。

4. **电疗法**

（1）经皮神经电刺激（TENS）:绝大多数疼痛治疗的临床指南中推荐 TENS 作为骨骼肌肉疼痛物理因子治疗的方案。TENS 可有效缓解患者的疼痛,且无严重的不良反应。但是在临床经验中,不能单纯依赖 TENS 来对所有患者进行有效治疗。

（2）超短波透热疗法:国内有大量研究认为超短波对于缓解骨质疏松症的症状具有良好的治疗效果,但是国际上的研究尚不给予推荐。而且其远期治疗效果的研究在国内外均较少。考虑其主要机制为消炎,因此推荐急性期和亚急性期使用。

5. **声疗法** 超声波对缓解疼痛,促进骨折愈合有可靠的治疗效果,但是研究领域给予的证据支持尚不充分。

6. **体外冲击波疗法** 体外冲击波疗法:目前有体外冲击波治疗骨骼肌肉相关疼痛的研究,认为其具有可靠的治疗效果。

7. **光疗法**

（1）低功率激光:目前关于激光治疗骨质疏松的研究证据,尚不推荐其作为骨质疏松治疗的必选方案。

（2）偏振红外线:目前尚无足够证据支持偏振红外线作为骨质疏松治疗的必选物理因子治疗方案。

8. **温度疗法** 大量研究认为热疗法对骨质疏松症具有较好的治疗效果。但是循证研究尚未给出推荐的建议。

9. **磁疗法** 目前低频脉冲电磁场对于骨质疏松症的研究较多,但是大多集中在基础研究领域。临床方面缺乏足够研究证据支持和推荐。

10. **水疗** 目前主要作为运动训练的一种方式进行。其可促进患者早期的运动。但是临床研究证据尚不充分。而对于无症状或无明显功能受限的骨质疏松患者,可根据具体情况推荐其在社区参与游泳等水中运动。

(二) 作业治疗方案

1. 治疗性作业治疗

(1)缓解疼痛的作业治疗:骨质疏松患者常因椎体压缩性骨折和异常姿势等导致疼痛,棋牌类游戏、绘画、书法、泥塑、音乐等可以转移注意力,减轻疼痛,缓解症状;治疗时间20～30min,每日1～2次,每周3～5次。

(2)步行与平衡训练:适当步行及平衡训练可帮助降低跌倒风险,减少因跌倒导致的骨折概率。可在步行及平衡训练中升降级,适当调整训练难度,如增加障碍物及坡度,手中持物等以增加难度;治疗时间20～30min,每日1～2次,每周3～5次。

2. 功能性作业治疗

(1)改善日常生活活动能力的作业治疗:体位转移训练,使用助行器、手杖支持下的步行和上下楼梯训练;洗澡、出入浴盆、上厕所等日常生活活动能力训练;治疗时间20～30min,每日1～2次,每周3～5次。

(2)改善工具性日常生活活动能力的作业治疗:家务活动,如烹饪,洗衣和打扫卫生等训练;社会生活技巧,如购物、使用交通工具等训练;个人健康保健,安全意识,环境设施及工具的使用等训练等;治疗时间20～30min,每日1～2次,每周3～5次。

3. 患者及家属健康教育

(1)疾病相关知识及自我情况认识:向患者及家属普及骨质疏松的相关知识,因为大多骨质疏松患者为老年人,其生活需家属或照顾者陪同。疾病的发病原因及发展过程,了解自身疾病情况,助于增强患者依从性,减少心理负担。

(2)生活习惯:日常生活中,适当运动,晒太阳、补充钙质有利于骨质疏松的预防及减慢老年退行性变的进展。老年人需从膳食中获得足够的各种营养素,尤其是钙等微量元素,老年人和绝经前期的妇女每天需钙量约1000mg,每杯牛奶的含钙量为252mg。

(3)应用良好的身体姿势:保护背部以及双下肢各关节。在工作和日常活动中,安排休息时间节省能量,并预防损伤及意外。

4. 自我管理团体小组 小组形式的患者教育项目可帮助患者及家属建立自助团体,并系统性的学习如何进行长期的自我管理,内容包含疾病病理生理,预防跌倒以及相关风险因素等。小组开展频率:2节/周,1～2节/主题(日常锻炼可按设计动作酌情安排),40～50min/节。

5. 辅具使用 及时使用辅具,如腰、胸围,不仅可以帮助缓解症状,还可以防止关节功能进一步退化;同时拐杖及助行器的使用可帮助提高其转移能力。

6. 院内安全教育

(1)当独立或者在辅助下,完成日常活动时,请遵守医疗团队给您的髋关节禁忌教育;

(2)在准备上下床之前,请确保房间有合适的光线;

(3)如果需要紧急帮助,请使用床边的电铃呼叫护士,如果呼叫器无法使用,请大声喊出;

(4)确保椅子足够高后才可以坐下,可向治疗师咨询所需的椅子高度;

(5)辅具放床边;

(6)所需物品放身侧,避免身体旋转取物;

(7)不要弯腰拾取地上物品,可用取物器;

(8)注意地板和障碍物:电线、错放的家具、地板上的水和可能打滑的物质;

(9)如果治疗师告诉只能用轮椅,请千万不要行走;

(10)如果治疗师告诉行走时需使用助行器或手杖等辅具,请务必每次走路都使用;

(11)如果治疗师告诉必须在帮助下行走,请千万不要独自走动;

(12)请穿防滑并可以包住脚趾和脚后跟的鞋;

(三)药物治疗

1. 钙剂　钙是骨组织主要成分,是人体最基本元素之一,人体总钙量的99%贮存于骨,足量钙的摄入对骨的生长发育起主要作用。我国营养协会制定:成人每日钙摄入推荐量800mg(元素钙)时,绝经后妇女和老年人每日钙摄入推荐量为1000mg,平均每日从饮食中获得钙400mg,故平均每日应补充钙剂约500～600mg。

临床应用碳酸钙因为价格低廉而成为首选,但在服用质子泵抑制剂或H_2受体阻滞剂的患者中,碳酸钙的吸收却很差,所以对这部分患者,我们通常推荐柠檬酸钙作为一线钙制剂。

2. 维生素 D　维生素 D 对肌肉骨骼健康至关重要,因为能它促进肠道钙磷吸收,并在肌肉功能中起重要作用,在改善骨质矿化提高骨密度方面与钙剂具有协同作用,促进钙的吸收、对骨骼健康、维持肌力、改善身体稳定性、降低骨折风险有益。活性维生素 D 在骨质疏松症防治领域内有重要地位,应用最广的是骨化三醇和阿法骨化醇,骨化二醇也被应用于治疗骨质疏松症。

成年人推荐剂量200IU/d;老年人因缺乏日照以及摄入和吸收障碍,作为补充生理剂量的维生素 D 在 1000IU/ 天以内一般很安全,推荐剂量为 400～800IU/d。

骨化三醇:生化指标观察显示,仅 0.25mg 的骨化三醇就可发挥促进肠钙吸收的作用。

阿法骨化醇:生化指标监测可观察到阿法骨化醇 0.5mg/d 即有促肠钙吸收作用,目前国内普遍采用的剂量为 0.5mg/d。

3. 抗骨质疏松的药物治疗　主要包括抑制骨吸收的药物和促进骨形成的药物。抑制骨吸收的药物主要有以下的四种:二磷酸盐、降钙素、雌激素、选择性雌激素受体调节剂。

(1)二磷酸盐:二磷酸盐是骨代谢调节剂,对矿化骨具有高度亲和力,可以选择性的作用于骨骼,能增加骨密度,降低骨降解率,一般认为其作用机制:可改变骨基质特性,抑制破骨细胞生成和骨吸收,可以阻止骨细胞和成骨细胞凋亡,因而具有抗骨质疏松的作用。阿仑膦酸钠,作为第 3 代二磷酸盐类药物,因为治疗效果显著,副作用少,在临床上广泛应用。唑来膦酸是第 3 代二磷酸盐,通过抑制破骨细胞的活性,诱导破骨细胞凋亡从而抑制骨吸收。唑来膦酸静脉注射后可以迅速分布于骨骼当中并像其他双膦酸化合物一样,优先聚集于高骨转化部位,可用于恶性肿瘤引起的骨转移、骨质疏松症、高钙血症等的治疗,其治疗具有给药剂量小,给药方便,依从性好等优点。这两类药物对血钙的降低将产生叠加作用,可导致长期低血钙。

(2)降钙素:降钙素(calcitonin,CT)是甲状腺滤泡旁细胞(C 细胞)分泌的一种 32 肽激素,具有钙 - 磷代谢调节功能:抑制破骨细胞活性,减少骨的吸收,防止骨钙丢失,同时可降低血清钙,对骨质疏松有改善骨强度,骨皮质厚度,骨钙质含量,骨密度等作用,有效缓解骨质疏松患者的骨痛症状。降钙素有中枢的止痛效果,所以对于有骨质疏松患者合并有明显的疼痛,它是比较适用的,如骨质疏松的患者出现的急性的椎体的压缩性骨折,这种情况非常适合运用降钙素。

目前,能够人工合成的降钙素有 4 种,即鲑鱼降钙素、鳗鱼降钙素、人降钙素和猪降钙素,前两种比较常用。2008 年骨质疏松骨折诊疗指南指出:鲑鱼降钙素皮下或肌内注射 50

U/d,根据病情每周 2 ~ 5 次,鼻喷剂 200U/d。

(3)性激素治疗与骨质疏松:女性绝经期之后,卵巢功能减退,内源性雌激素分泌减少,破骨细胞和成骨细胞之间平衡被打破,使骨吸收超过骨形成,从而导致骨质疏松。ER 是成骨细胞中的主要受体,对骨组织代谢过程起到重要作用,雌激素通过 ER 可以直接抑制破骨细胞作用,还可以通过作用于破骨细胞前体,抑制其生长及分化,与绝经后骨质疏松有重要关系。

性激素特别是雌激素的减少,是导致绝经后骨质疏松的主要原因,雌激素的替代疗法可有效防止绝经后妇女骨量丢失,对骨密度的增加有非常好的疗效,可提高骨量,降低 50% 的骨折率,同时对椎体的骨折和非椎体的骨折都有很好的预防作用。

但是,对雌激素预防骨折的作用以及雌激素、孕激素对其他许多组织包括乳腺、子宫、心血管的影响和较少发生的严重深静脉血栓等不良反应,临床上一直存在担忧。

(4)选择性雌激素受体调节剂(SERM)(雷洛昔芬):内雌激素水平下降是引起骨质疏松的重要因素,用雌激素治疗绝经后妇女的骨质疏松症会引发乳腺癌,因而人们使用选择性雌激素受体调节剂(selective estrogen receptor modulator,SERMs)来治疗绝经后妇女骨质疏松。SERMs 可选择的作用于雌激素受体(estrogen receptor,ER),抑制骨吸收、破骨细胞形成而阻止骨质流失。SERMs 是目前比较理想的治疗绝经后妇女 OP 的药物。

(5)甲状旁腺素:促进骨形成的药物有很多种,除了比较熟悉的甲状旁腺素,还有氟化物、胰岛素样生长因子、雄激素、他汀类、骨保护素,但是在临床中比较常用的只有甲状旁腺素。

但是甲状旁腺素是一个双刃剑,在合适的条件下可以治疗骨质疏松,但是过高的情况下可以导致骨质疏松的发生。所以并不是每一个患者都适合使用甲状旁腺素,它经常用于以下的几个方面:曾经发生过骨质疏松性骨折的患者;具有发生骨折的多重危险因素的骨质疏松患者;接受其他的骨质疏松药物治疗效果不好的或者是耐受性不好的患者。

(6)雷尼酸锶:雷尼酸锶是唯一一种既能刺激成骨细胞形成,又能抑制破骨细胞吸收的治疗骨质疏松的药物,由于该药物有很好的生物利用度,耐受性,进一步的研究对骨质疏松症的预防和治疗将会有重要作用雷尼酸锶具有抑制骨重吸收和促进骨形成的双重药理作用。

绝经后骨质疏松症的骨质吸收迅速,骨代谢转换率高,为高转换型,治疗可考虑应用骨吸收抑制剂;部分老年性骨质疏松症为低转换型,可考虑联合应用骨形成促进剂,以改善骨微结构及促进骨量形成,降低再骨折风险。患者具体属于何种转换类型,可通过测定骨代谢指标帮助判定。鲑鱼降钙素能减少急性骨丢失、缓解骨质疏松性骨痛,必要时可采用间歇性重复给药。

(何成奇)

参 考 文 献

[1] Fusco C, Zaina F, Atanasio S, et al. Physical exercises in the treatment of adolescent idiopathic scoliosis: an updated systematic review[J]. Physiother Theory Pract, 2011, 27(1):80-114.

[2] Negrini, et al.2011 SOSORT guidelines: Orthopaedic and Rehabilitation treatment of idiopathic scoliosis during growth[J]. Scoliosis, 2012, 7:3.

[3] DU Qing, ZHOU Xuan, LI Jianan, et al. The differential effects of exercise, brace and combined rehabilitation treatment on patients with adolescent idiopathic scoliosis[J]. 中国康复医学杂志, 2013, 6:507-510.

[4] Qing Du, Xuan Zhou, Stefano Negrini, et al. Scoliosis epidemiology is not similar all over the world a study from a scoliosis school screening on Chongming Island (China) [J]. BMC musculoskeletal Disorders, 2016, 17:303.

[5] 中国老年学学会骨质疏松委员会 . 中国人骨质疏松症诊断标准专家共识(第三稿·2014 版)[J]. 中国骨质疏松杂志, 2014, 20(9):1007-1010.

[6] 张伟, 李石玲 . 骨质疏松症诊断与骨密度测定方法 [J]. 中华生物医学杂志, 2012, 18(1):81-84.

[7] 孔晶, 王鸥, 邢小平 . 2014 版 NOF 防治骨质疏松症临床指南解读 [J]. 药品评价, 2015, 12(15):8-12.

[8] Van Roo JD, Lazio MP, Pesce C, et al. Visual Analog Scale (VAS) for Assessment of Acute Mountain Sickness (AMS) on Aconcagua[J]. Wilderness & Environmental Medicine, 2011, 22:7–14.

[9] 中华医学会骨质疏松和骨矿盐疾病分会 . 原发性骨质疏松症诊治指南(2011 年)[J]. 中华骨质疏松和骨矿盐疾病杂志, 2011, 4(1):2-17.

[10] 中国老年学学会骨质疏松委员会维生素 D 学科组专家委员会 . 维生素 D 与成年人骨骼健康应用指南 (2014 年标准版)[J]. 中国骨质疏松杂志, 2014, 20(9):1011-1030.

[11] 杨卫红, 周建烈 . 补充钙和维生素 D 预防骨质疏松性骨折疗效述评 [J]. 中国骨质疏松杂志, 2008, 14(11):797-802.

[12] 徐东红, 齐燕, 李佩岚, 等 . 骨质疏松症的药物治疗进展 [J]. 医学理论与实践, 2014, 27(11):1428-1430.

[13] 张鑫 . 阿仑膦酸钠临床应用最新进展 [J]. 天津药学, 2014, 26(5):58-61.

[14] 卢宏丽 . 唑来膦酸的临床应用与不良反应 [J]. 中国药物与临床, 2013, 13(3):345-347.

[15] 曹芙萍 . 降钙素药理与临床应用进展 [J]. 安徽医药, 2006, 10(10):777-781.

[16] 欧阳卫东, 陈晓文, 胡开来, 等 . 依降钙素治疗慢性阻塞性肺疾病合并骨质疏松症患者的疗效观察 [J]. 医学临床研究, 2013, 30(7):1352-1353.

[17] 王亚春, 孙绍骞, 王锐, 等 . 雌激素和骨标志物与绝经后妇女骨质疏松的关系 [J]. 中国妇幼保健, 2015, 30(27):4675-4676.

[18] 赵大正 . 激素替代疗法的若干问题 [J]. 浙江临床医学, 2004, 6(3):161-162.

[19] 谭雯, 吴稀 . 临床常用抗骨质疏松药物 [J]. 上海医药, 2013, 34(9):6-9.

[20] 李孟森,周升, 李刚 . 选择性雌激素受体调节剂的作用机制及其治疗绝经后骨质疏松症的研究现状 [J]. 中国临床药理学与治疗学, 2008, 13(2):213-219.

[21] 郑建洪,黄红萍 . 抗骨质疏松新药——雷尼酸锶 [J]. 海峡药学, 2014, 26 (2):111-114.

[22] 裴福兴 , 胡侦明 , 唐佩福, 等 . 中国骨质疏松性骨折诊疗指南(骨质疏松性骨折诊断及治疗原则)[J]. 中华骨与关节外科杂志, 2015, 8(5):371-374.

第二十四章　脊柱疾病围术期康复

第一节　概　　述

一、概念

　　围术期是指以手术治疗为中心，包含手术前、手术中及手术后的一段时间，也就是说从确定手术治疗时起，直到与这次手术有关的治疗基本结束为止，时间约在术前 5～7 天至术后 7～12 天。此期康复必须以有利于机体组织愈合为基础，手术专科医师和康复医师必须了解术后不同组织的愈合过程，以利于合理制订、调整、推进康复流程及确保康复方案的正确执行，避免不合适或过度训练影响组织愈合。常规骨科康复分为 3 期：早期，术后急性期（1～2 周内）；中期，术后亚急性期（3～6 周）；后期，慢性期（7～12 周或以后）。围术期康复相当于早期急性期阶段。近几年欧美极力推广的一种加速康复外科（enhanced recovery after surgery，ERAS）理念，明显改善了术后康复速度，使很多临床疾病的治疗模式发生了很大的变化。该理念采用有循证医学证据证明有效的围术期处理措施，降低手术创伤的应激反应、减少并发症、提高手术安全性和患者满意度，从而达到加速康复的目的。而加速康复外科主要涉及的就是围术期的相关内容，包括术前患者教育、更好的麻醉、止痛及外科技术，减少手术应激反应及并发症、强化术后康复治疗。所以脊柱疾病的围术期康复可以以加速康复外科的理念作为指导而进行。

二、内容

　　脊柱围术期康复目的是控制疼痛和焦虑，预防术后并发症。手术作为骨科疾病康复的重要手段与环节，成功与否，不仅取决于手术操作本身，在相当大程度上与术前准备、术中及术后处理这些围术期的环节密切相关。围术期处理与研究涵盖了各学科的密切协调与合作，如手术医生、麻醉医生、护士、康复治疗师及社会支持系统等，也涵盖了各阶段的评估管理，包括术前准备、术中管理、术后处理，包括麻醉、护理，包括心、肝、肺、肾等各个重要脏器功能的评估与治疗保护，包括营养状态、心理状态、伴发疾病（如高血压、糖尿病等）的处理、术后并发症（伤口与肺部感染、伤口裂开、尿潴留与尿路感染等）的预防与处理，包括促进术后胃肠功能等各种功能的恢复等，术后进食、活动与锻炼、导管的管理等各个环节。

三、原则

　　在以人为本的前提下，医生施治的基本原则就是要以最小的创伤换取最大的获益。尽管在临床术后早期康复被广泛接受，但如果术后 48h 康复过于激进，炎症反应可能被延长。因此术后 24～48h 局部制动是必要的，同时开展对身体非受伤部位必要的早期康复，预防继发性功能障碍。

（一）个性化原则

康复治疗需根据患者情况进行，手术前后对患者进行功能评定，并结合患者现有日常生活活动能力、社会活动能力、体育及工作等方面诉求，制订个性化康复治疗方案。根据患者在康复过程中出现的情况，及时调整康复方案。

（二）整体原则

人体从来就是一个有机的整体，在脊柱骨折的治疗及康复中，绝不能仅仅注意脊柱骨折的局部，还应兼顾到全身各系统、各器官的康复。不仅要进行病变肢体的功能训练，还要进行正常肢体的功能训练；不仅要进行单组肌肉训练，还要进行多肌肉协同训练；同时还应注重心肺功能训练，局部训练与整体训练相结合。

（三）循序渐进原则

康复过程中，各种训练均应该在医务人员的指导下循序渐进地进行，活动范围由小到大，次数由少到多，时间逐渐延长，强度逐渐加大。切忌操之过急，造成新的损伤。治疗强度应以患者无痛或轻度疼痛为宜，即使出现不适感应在次日消失或明显减轻。运动前后应进行适度放松训练。

（四）主动训练原则

康复治疗应以鼓励患者主动参与为主，医师或治疗师告知患者训练项目、目的及动作要领，监督患者自行完成，当患者不能完成时再从旁协助。很多患者往往因为心理及疼痛等原因，仅仅被动接受治疗，虽然被动治疗有助于维持和增加关节的活动度，但远远不够，主动治疗不仅能够通过肌泵作用，促进血液循环，加速肿胀消退，促进肌力恢复，还可以促进脊髓损伤患者低级反射中枢重建，有助于恢复排便和肢体功能，因此应在安全的前提下，尽量劝说患者主动参与。

（五）中西医结合原则

祖国医学是中国人民贡献给人类的两大瑰宝之一，在人类的生存繁衍过程中做出了巨大贡献。脊柱围术期所出现的各种病症，如发热、贫血、腹胀、便秘、恶心、呕吐、咳嗽、气喘、疼痛、肿胀等，运用中医理论都能够给予辨证施治，尤其是合并的神经损伤和排便障碍，中医更是有着现代医学无法比拟的优势。实践证明，中西医结合的两条腿走路方式，比单纯运用中医或西医方法治疗，有着明显的治疗效果。

四、注意事项

（一）安全

进行康复治疗前应对患者心肺等全身功能进行评估，掌握患者基本病情，了解患者手术情况，及是否有骨质疏松、高血压、冠心病等疾病病史。治疗时手法应柔和，不停询问患者感受，避免用力过度造成新的创伤。

（二）早期

在足够坚强的固定后，尽早进行功能锻炼，可以防止肌肉萎缩、肌腱挛缩、关节僵直及废用性骨质疏松等情况的发生。骨科手术后，在局部稳定、疼痛可以耐受的情况下，立刻开始功能训练，不仅可以避免上述并发症，更能够最大限度地促进肢体功能的尽早恢复。

（三）注重患者教育

术前向患者及家属介绍手术情况,减少患者对手术的恐惧。同时向患者介绍术后康复治疗的目的,教会患者基本训练方法、辅助装置使用方法等。告知其相关注意事项及禁忌动作,取得患者及家属的配合。对合并心理障碍者,除积极的心理疏导外,必要时请精神与心理专科医师协助治疗。

（四）制定康复训练终止方案

术后功能训练必须在科学评估的前提下进行,避免错误或过度训练导致局部组织或器官再损伤等情况发生。训练中出现的轻度疼痛多可自行缓解,当出现疼痛剧烈或持久不减退时,应立即停止训练并报告上级医师进行对症处理。长期卧床患者进行坐、站立、行走等训练时应密切观察肢体血运及皮肤颜色,若出现肢体疼痛、肿胀、发热、皮肤紫暗等情况,可给予抬高肢体、局部冰敷等,冰敷时注意防止冻伤。

（五）制订康复治疗目标

根据患者病情,制订阶段性康复计划,逐渐增加训练强度。尤其对合并神经损伤的患者,要适度降低医患双方对康复结果的期望值,时常使患者保持一种超出预期的"欣喜"状态。

五、应急预案

在临床治疗过程中,康复异常情况虽不多见,但我们必须要引起足够重视,否则可能因小意外酿成大事故,尤其是对一些全身体质差、年龄小的患者或敏感部位等治疗,极易出现患者生命体征不稳等现象。为防止医疗事故的发生或一旦发生事故后能及时妥善处理,有必要制定以下预防处置措施。

1. 治疗前,要详细了解患者全身情况,对患者生命体征有一个总体的评估。对于属治疗禁忌证的患者,不能给予康复治疗;对于生命体征不稳的患者,禁止采用影响其生命体征的操作。

2. 治疗前,要详细给患者讲清治疗的方法、作用、可能出现的不良反应,部分精神紧张的患者,应耐心做好沟通,消除顾虑。

3. 治疗过程中,要加强工作责任心,严格遵守操作规程,随时观察患者反应,一旦出现意外情况及征象,及时处理。

4. 治疗过程中,若出现意外情况,应按应急预案及时处理,并同时向科主任或上级医生汇报,科主任或上级医生应按时到达现场,指导进一步处理。

5. 若患者病情变化快,应及时请相关科室急会诊;若出现重大意外情况如心跳呼吸骤停等,应边抢救边向医疗总值班报告。

6. 严格掌握康复的适应证、禁忌证及操作注意事项,严格执行操作规范,治疗过程中患者仍有不适,应立即停止治疗。

常见康复意外情况的应急预案:

1. **休克的急救措施**　就地抢救、不宜搬动,吸氧保暖,平卧或下肢抬高30°,清除病因,补液扩容,正确使用血管活性药物、防止水电解质、酸碱失衡,防止并发症。

2. **心绞痛的急救措施**　立即停止治疗,取自然位置卧床或坐位休息,最好抬高上身。硝酸甘油为首选药物,可用0.3～0.6mg舌下含化,1～2min内生效,能维持20～30min,病情稳定送专科治疗。

3. 心跳呼吸骤停的急救措施　立即停止治疗,去枕平卧,给予基本生命支持,包括清除呼吸道内异物,使用仰头举颏法,打开患者气道,给予人工呼吸,吹气的同时按压心脏,吹气：心脏按压比率为 2 ： 30。在心脏按压的同时,首次静脉注射肾上腺素 1mg,3 ～ 5min 给一次,以后每 5 ～ 10min 重复给药一次。积极抢救的同时,请内科医师出诊。

4. 骨折的急救措施　骨折易发生于脊柱患者坠床或摔倒时,骨折特有体征包括:畸形、异常活动和骨擦音。首先不要着急扶起患者,应先观察跌伤部位,初步评价有无骨折及合并损伤,可在局部夹板或支具外固定的基础上转移至病床,及时拍片确诊,送至专科治疗。

5. 晕针紧急处理预案　立即停止针刺,将针全部起出。使患者平卧,注意保暖。轻者仰卧片刻,给饮温开水或糖水后,即可恢复正常。重者在上述处理基础上,可点按人中、素髎、内关、足三里、灸百会等穴,即可恢复。若仍不省人事,呼吸细微,脉细弱者,可考虑配合其他治疗或采用急救措施。

6. 癫痫发作紧急处理预案　让患者平卧,解开衣领和腰带,吸出口腔内的分泌物,以保持呼吸道通畅,使用压舌板或牙垫防止咬伤舌和颊部,给予低流量氧气吸入。手托患者枕部,以防颈部过伸,抽搐时,可适当约束限制,切勿用力按压患者身体,以防骨折及脱臼。快速、足量地给予抗癫痫药物,尽快控制抽搐发作,可缓慢静脉推注地西泮 10 ～ 20mg。

7. 体位性低血压紧急处理预案　立即放平起立床,让患者平卧,解开其衣扣,测量血压和脉搏。给予吸氧等对症处理。当症状缓解后,停止当天康复治疗,返回病房休息。次日无症状继续治疗,但需要将起立床的站立角度较前一日减小。

8. 断针紧急处理预案　断端还在体外,可用手指或镊子取出。断端与皮肤相平,可挤压针孔两旁,使断端暴露体外,用镊子取出。针身完全陷入肌肉,应在 X 线下定位,用外科手术取出。

六、康复评定

(一) 术前

应对患者进行手术耐受力及麻醉风险评估,尤其对心脑血管系统等做系统评估。并做适当调整、治疗和准备。避免手术禁忌证,如:心功能Ⅲ级以上,严重心力衰竭;新发心肌梗死 3 个月以内;长期卧床、生活无法自理;严重骨质疏松不能进行内固定;重要器官功能衰竭无法缓解。

(二) 术后

1. 日常生活活动能力评估　常采用改良 Barthel 指数(见表 6-3)和 SCIM 脊髓损伤独立性评估(表 24-1)。

表 24-1　SCIM 脊髓损伤独立性测量项目及评分等级

	分项		评分等级	总分
自我照顾	1. 进食		0、1、2、3	20分
	2. 淋浴	A. 上半身	0、1、2、3	
		B. 下半身	0、1、2、3	
	3. 穿脱衣服	A. 上半身	0、1、2、3、4	
		B. 下半身	0、1、2、3、4	
	4. 修饰		0、1、2、3	

分项		评分等级	总分
呼吸和括约肌管理	5. 呼吸	0、2、4、6、8、10	40分
	6. 括约肌管理 - 膀胱	0、3、6、9、11、13、15	
	7. 括约肌管理 - 肠	0、5、8、10	
	8. 使用厕所	0、1、2、4、5	
移动	9. 床上移动和预防压疮的活动	0、2、4、6	40分
	10. 床 - 轮椅转移	0、1、2	
	11. 轮椅 - 厕所 - 浴盆转移	0、1、2	
	12. 室内移动	0、1、2、3、4、5、6、7、8	
	13. 适度距离的移动(0 ~ 100m)	0、1、2、3、4、5、6、7、8	
	14. 室外移动(100m)	0、1、2、3、4、5、6、7、8	
	15. 上下楼梯	0、1、2、3	
	16. 轮椅 - 汽车间转移	0、1、2	
	17. 地面 - 轮椅间转移	0、1	

2. **疼痛评估**　常采用简化 McGill 疼痛问卷、VAS 等。

3. **运动功能评估**　包括周径(表 24-2)、关节活动度、肌力(见表 6-1)、肌张力(见表 4-5)。

表 24-2　周径的测量评定量表

左侧			部位	体位	测量点	右侧		
1	2	3				1	2	3
			四肢围度的测量	上臂 肘外展位	肱二头肌膨隆部			
				上臂 肘屈曲位				
				前臂 最大围度	近端膨隆部			
				大腿 膝伸展位	髌上 10cm			
				小腿 膝外展位	最粗部			
			躯干围度的测量	颈围 坐位	喉结			
				胸围 坐位	胸中点和肩胛下角点,绕胸一周			
				腹围 坐位	脐和髂前上棘连线中点的水平线			
				臀围 站立位	大转子和髂前上棘			

4. **平衡功能评估**　包括简易三级平衡评定(表 24-3)、脊髓损伤受试者的平衡测试(表 24-4)和 Berg 平衡量表(见表 6-2)。

表 24-3　简易三级平衡评定

姓名：　　　　　性别：　　　　　年龄：　　　　　床号：　　　　　住院号：

临床诊断：

	Ⅰ	静态维持自身平衡 10s 以上
坐	Ⅱ	自身动态平衡 10s 以上（上肢主动活动）
	Ⅲ	轻外力作用下维持平衡
	Ⅰ	静态维持自身平衡 10s 以上
站	Ⅱ	自身动态平衡 10s 以上（上肢主动活动）
	Ⅲ	轻外力作用下维持平衡
	Ⅰ	单纯行走维持自身平衡 10s 以上
走	Ⅱ	行走伴上肢和头颈、躯干活动并维持平衡 10s 以上
	Ⅲ	行走中轻外力作用下维持平衡

表 24-4　脊髓损伤受试者的平衡测试

姓名：　　　　　性别：　　　　　年龄：　　　　　床号：　　　　　住院号：

临床诊断：

等级评定标准
0——不能　根本不能采取坐位
Ⅰ——差　能在极短时间内采取坐位，但不能维持
Ⅱ——尚可　能采取坐位，但手不能上举，不能抗推
Ⅲ——良　双上肢向前上方举起时能保持平衡，轻推则不能保持平衡
Ⅳ——优　轻推能保持平衡，用力推则不能保持平衡
Ⅴ——正常　能对抗各个方向的作用力，并保持平衡

5. 导尿评估　见表 24-5。

表 24-5　导尿评分

姓名：　　　　　性别：　　　　　年龄：　　　　　床号：　　　　　住院号：

临床诊断：

导尿评分：

标准
7 分　不需要导尿
6 分　需要使用与排尿有关的药物
5 分　需要帮助导尿，少于每周 1 次
4 分　自己尿＋自己导尿＞由别人导尿
3 分　自己尿＋自己导尿＝由别人导尿
2 分　自己尿＋自己导尿＜由别人导尿
1 分　全由别人帮助导尿

第二节　术前康复

一、早期处理

脊柱骨折早期,尤其是颈椎外伤,需做以下紧急处理:

1. **病情评估**　要迅速了解受伤的原因、时间、部位等。严密观察患者生命体征,判断是否存在颅脑损伤、脏器破裂、血管损伤等合并症,快速检查患者的四肢活动、感觉及反射,判断有无脊髓损伤。查明合并伤的部位和脏器损伤情况,再根据各部位伤情的缓急需要,安排处理好先后顺序。

2. **积极对症处理**　颈椎外伤后优先抢救生命,保持呼吸道通畅,建立静脉通道。根据病情对症处理,合并脊髓损伤者必要时气管切开,有伤口可能感染时给予抗生素,高热者给予物理降温,膀胱充盈尿潴留时,应留置导尿管。

3. **搬运**　对怀疑脊柱脊髓损伤的患者,应按骨折处理,给予局部制动,不能随意搬动,尤其是严禁强行搬动头部,防止因搬动和放置伤员不当而加重脊柱脊髓的损伤。正确的搬运方法是:保持原位固定伤员,3～4人蹲在伤员的同一侧,1人呼口号,一同将伤员抬起,保持其身体呈一直线,送到硬木板或硬质担架上,绝不可用帆布软担架抬运伤员。对颈椎骨折四肢瘫痪的患者,还应有一人牵拉其头部,在其头的两侧置沙袋或衣卷固定,不使伤员头部摇摆。怀疑有胸、腰椎骨折时,应使患者取俯卧位,胸部稍微垫高。

4. 对于脊柱疾病,如颈椎病、腰椎间盘突出症、椎管狭窄症等慢性非感染性疾病,手术前应给予脱水、消肿、扩管、营养神经、运动、手法、针灸等正规保守治疗3个疗程,每个疗程10～14天,疗效不显再考虑手术。根据西安市红会医院郝定均教授多年临床实践总结出的脊柱病评分表,为腰椎间盘突出症是否手术提供了非常实用的评判标准,具体如表24-6所示:

表 24-6　腰椎间盘突出症评分分型方法

分类		表现	评分
临床表现	疼痛	(1)腰腿痛较轻,不需服镇痛药,可忍受	1
		(2)疼痛较重,需服止痛药方可忍受	2
		(3)疼痛严重,需服止痛药仍不可忍受	3
	直腿抬高试验	(1)阳性(≤70°)	1
		(2)阳性(≤60°)	2
		(3)阳性(≤50°)	3
CT 断层表现	中央型突出	(1)突出<椎管矢状径的30%	1
		(2)突出>椎管矢状径的30%	2
		(3)突出>椎管矢状径的50%	3
	偏旁突出	(1)突出物使侧隐窝狭窄<50%	1
		(2)突出物使侧隐窝狭窄>50%	2
		(3)突出物完全填塞侧隐窝	3

续表

分类		表现	评分
	极外型	(1)突出物使椎间孔狭窄 < 50%	1
		(2)突出物使椎间孔狭窄 > 50%	2
		(3)突出物完全填塞椎间孔	3
MRI 表现		(1)突出物使硬膜囊呈 C 型压迫	1
		(2)突出物移行至相邻椎体的后方	2
		(3)突出物游离,或使椎管完全堵塞	3
椎管造影		(1)硬膜囊呈 C 型压迫,椎管狭窄 < 30%	1
		(2)椎管狭窄 < 50%	2
		(3)椎管狭窄 > 50%	3

使用方法:分型时,只选一项明显的临床症状和一项最清晰且最严重的影像学表现进行评分和分型。
Ⅰ型 =2 分;Ⅱ型 =3 分;Ⅲ型 =4 分;Ⅳ型 =5 分;Ⅴ型 =6 分

对Ⅰ型、Ⅱ型患者宜采取保守治疗,Ⅵ型、Ⅴ型进行手术治疗;Ⅲ型先保守治疗,无效再转手术治疗。

二、患者教育

针对患者不同的性格和心理状态,根据具体病情,做出耐心细致的解释、安慰工作,使患者及家属对疾病和手术有一个基本了解,可缓解患者的恐惧、焦虑情绪,减轻生理应激反应,使患者平稳度过围术期,减少手术并发症的发生。包括介绍疾病知识、治疗方法、目的和意义,说明治疗方法的步骤和各阶段所需的时间。介绍可能发生的疼痛和疼痛评估方法及处理措施,消除患者对疼痛的恐惧。了解患者的需求,鼓励患者树立战胜疾病的信心。教会患者自我照料,保持不至于加重病情,又能舒适的床上良姿位。教会轴位翻身,保持脊柱稳定性,防范继发性损害。

三、术前镇痛

围术期镇痛理念不仅是指术后镇痛,还包括了多模式的预防性镇痛,这对预防痛觉敏化有积极地干预作用。患者常伴有焦虑、紧张情绪,需要重视对患者的术前教育,与患者充分沟通,同时配合物理治疗及自我行为疗法,以达到理想的疼痛控制。

(一)非药物治疗

1. 疼痛宣教 介绍可能发生的疼痛和疼痛评估方法,重点介绍处理措施,消除患者对疼痛的恐惧。

2. 行为疗法 教会患者采取分散注意力、放松疗法及自我行为疗法。

(二)药物治疗

术前疼痛者应给予镇痛治疗,选择不影响血小板功能的药物,如对乙酰氨基酚、非甾体抗炎药、阿片类药等,其中对乙酰氨基酚易与其他药配伍,对中枢和周围神经性疼痛均有效,适合早期中枢未敏化者,而中枢已经敏化者宜选用精神类药物和肌松剂。对失眠或焦虑患者选择镇静催眠或抗焦虑药物,如苯二氮䓬类药物(地西泮或氯硝西泮),或非苯二氮䓬类药物(唑吡坦或扎来普隆)等。围术期使用塞来昔布具有超前镇痛作用,术前使用可明显减轻骨科脊柱术后早期疼痛,减少术后止痛药用量,加快功能康复,从而增加患者对手术的满意度。

四、体格准备

(一)体能锻炼

术前一般建议有氧运动。

(二)肺功能训练

方法有吹气球、肺功能锻炼器、深呼吸和有效咳嗽练习等,呼吸煅炼包括腹式呼吸、缩唇呼吸、全身性呼吸体操。

(三)术前禁食方法及营养

传统手术当晚进流食,术前 6 ~ 8h 禁饮食,禁食的主要目的是为了防止麻醉后呕吐引起吸入性肺炎。近年来有关加速康复的多项临床研究证明,在胃功能正常的情况下,进食固体食物 6h 后胃可排空,液体食物 2h 内即可排空。术前口服碳水化合物还有促进术后肠道功能恢复、提高免疫力、降低术后胰岛素抵抗等作用。建议采用术前一天早、中、晚餐均正常进食,22∶00 再进流食 500 ~ 800ml,术前 3h 饮清饮料(指清水,例如白开水、碳酸饮料、糖水、清茶和不加奶的黑咖啡、没有渣的果汁。值得注意的是,含酒精的液体、牛奶及配方奶,不属于清饮料)300 ~ 500ml 的方案。

(四)盆底肌训练及排便管理

脊柱手术患者经常存在早期排尿、排便障碍问题,为使患者顺利度过术后早期的排便排尿阶段,应早期进行盆底肌肉锻炼。通过反复行提肛锻炼等,训练盆底肌肉、韧带的张力及逼尿肌的稳定协调性,以锻炼排尿排便控制能力。饮食清淡,防止术后大便干结,影响排便。

(五)营养管理

维持患者的良好营养,这是保证手术顺利进行、促进病体康复的必要条件。为此,对于非急症手术的患者,一般都要针对患者的具体情况,采取相应措施,抓紧时间补充营养,尽早改善其营养状况,争取在手术前创造一个较好的营养条件。对消瘦患者应给予高热量、高蛋白饮食,使其体重增加;对肥胖病则给予低热量、低脂肪饮食,使体重适当降低,因为身体脂肪过多会影响伤口愈合。一般情况下,饮食应以低脂肪、低纤维、少食多餐为原则。

五、合并症管理

(一)高血压处理

对于需急诊手术,血压 > 180/110mmHg 的患者,可在严密的监测下,行控制性降压,调整血压至 140/90mmHg 左右。情况较为复杂的患者,可请心血管内科医师共同商议解决办法。既往有高血压病史的患者,在实施脊柱手术前,应予以详细的术前检查,衡量手术与麻醉的耐受性,并给予积极的术前准备与处理。权衡是否需要延迟手术,美国心脏协会(ACC/AHA)在 2007 年发表的指南中指出,轻至中度高血压(< 180/110mmHg)可以进行手术,因为它不增加围术期心血管并发症发生的危险,但建议重度高血压(≥ 180/110mmHg)应延迟择期手术,争取时间控制血压。择期手术降压的目标:中青年患者血压控制 < 130/85mmHg,

老年患者 < 140/90mmHg 为宜。对于合并糖尿病的高血压患者,应降至 130/80mmHg 以下。高血压合并慢性肾脏病者,血压应控制 < 130/80mmHg 甚至 125/75mmHg 以下。但降压宜个体化,不可过度,以免因不适应低血压而导致脑缺血或心肌缺血。

(二)高血糖处理

围术期血糖应控制在 6.1 ~ 10.0mmol/L,接受中大型手术者,原口服药物控制血糖患者,停口服药,改胰岛素控制,原用混合胰岛素或长效胰岛素者,改为三餐前短效人胰岛素加睡前中效人胰岛素皮下注射或胰岛素泵强化治疗方案。术前血糖很高,有酮症酸中毒或高渗性昏迷等,但不手术危及生命者,在准备手术的同时给予小剂量人胰岛素持续静脉输入,同时补液、补钾、抗感染、纠正酸中毒,密切监测血糖,力求平稳下降,3 ~ 5h 内将血糖控制在 13.9mmol/L 以下。

(三)心脏病的处理

围术期心脏功能评估对于患者安全至关重要。对于择期手术,风险评估可以对手术的选择和操作进行指导,为治疗的更改做出决策。多数稳定性心脏病患者均能耐受低危和中危手术,对于心血管病高危者,建议多学科专家组进行围术期心血管病风险率评估及治疗。

第三节　术中管理

手术的目的是去除病灶,修复组织与重建功能,是机体先经过病变所造成的损害后,再一次接受治疗所致的创伤 - 应激,然后进入修复、康复的阶段。无疑,康复是否顺利、迅速,与手术创伤及围术期医疗护理处理所致的应激直接相关。良好的术中管理是指通过更好的麻醉、止痛和微创手术技术以减少机体应激反应、疼痛及不适反应,控制机体不良的病理生理学反应,促进患者康复。虽然手术操作轻柔、细致,可以减轻应激的程度,但仍有伤害信息经神经传导至下丘脑发生神经内分泌(neurohormonal)反应,减少这些信息的传导,设法阻断传入神经的应激信号,是减轻应激反应的一种措施。因此,围术期的加速康复不是简单的手术操作快捷,而是应用现在临床上已成熟的理论与方法来减少与阻断对患者机体的应激,降低患者机体由此而产生的反应,尤其是负效应的反应,以加快患者从手术创伤中恢复过来,更快地康复。此期康复医师能做的只是了解手术的方式,做好与主刀医师的沟通。

一、麻醉选择

在全麻时采用起效快、作用时间短的麻醉剂如地氟烷、七氟烷,以及短效的阿片类药如芬太尼等,可保证患者在麻醉后能快速清醒,有利于术后尽早进食及早期活动。而局麻、硬膜外给药技术不仅可以止痛而且还有其他优点,包括有利于保护肺功能,减少心血管负担,减少术后肠麻痹,术后持续止痛等。局麻常用于较小或微创的手术,然而局麻对炎性反应的抑制作用不大,微创手术技术可以减少疼痛及减轻炎性反应,但对控制神经内分泌代谢反应及分解代谢的优势较小,故在小手术术前给予单一剂量的糖皮质激素,如地塞米松,可以减少恶心呕吐和疼痛,也可以减轻炎性反应,可以促进患者从小手术中加速康复,然而,此方法对大手术的效果并不肯定。

二、保温

手术室温度较低、麻醉药的使用引起机体散热加快、术中长时间术野暴露、用低温的液体冲洗术野、大量或快速输注低温的液体或血制品,均可导致机体温度降低。机体在复温过程中产生应激,影响凝血机制以及白细胞功能、增加心血管负担。术中及术后早期的保温,如血浆及液体适当加温后使用、保持适合的室温、手术床铺加热毯、患者戴加热帽等,可保持患者体温,具有减少术中出血、术后感染、心脏并发症、降低分解代谢的作用,可促进机体加速康复。

三、液体量

全麻时肌松药的使用或硬膜外麻醉均可引起外周容量血管扩张,导致血管内容量相对不足及低血压,正确的处理应该是应用升压药,而不是短时间内输入大量液体。在维持生命体征正常的情况下,手术日及术后减少液体输入量,有利于减少术后心血管系统并发症的发生。

四、微创操作理念与止血

微创技术是 20 世纪后半叶兴起的一项新的外科技术,自从 1985 年英国泌尿外科医生 Payne 和 Wickham 首次提出"微创外科(minimally invasive surgery,MIS)"的概念,1987 年法国医生 Mouret 成功施行了世界首例腹腔镜胆囊切除术以后,"微创外科"才逐渐被广泛接受。目前微创外科技术还没有确切的定义,通常是指以最小的侵袭和最小的生理干扰达到最佳外科疗效的技术,它不是独立的新学科或新的分支学科,而是一种比现行的标准外科手术具有更佳的内环境稳定状态、更小的手术切口、更轻的全身反应、更少的瘢痕愈合、更短的恢复时间、更好的心理效应的手术,所以,它并不单指一个小的手术入路切口,更重要的是保护组织血供,有利组织康复及功能恢复。随着 X 线、超声波、MRI 和关节镜及内镜的配合,随着骨科器械如内固定、外固定改进,随着电脑定位介入、机器人介入、3D 成像和打印技术介入,加上医生良好的解剖学知识及可行微创技术和知识的支持,微创技术在骨科领域中应用会越来越广泛。

五、减少手术应激

手术后由于内分泌系统及炎性应激反应被激活,增加了机体对器官功能的需求,可能导致术后器官功能的障碍,所以,减少手术应激成为保障术后康复的必需措施。有研究显示,除选用局麻和微创技术外,药物治疗如皮质激素、β 受体阻滞剂或促合成药可以减少交感神经兴奋,减轻心血管负担,从而减少心脏并发症,特别是在老年患者中,是有效减少术后应激的措施。

六、引流管的使用及切口皮肤缝合

尽管放置引流管对术后产生积液积血等并发症有很好的防治作用,但其可引起疼痛、增加患者术后心理障碍、影响患者早期活动,从而延缓术后康复。如果手术技术精细、微创、缝合、止血技术可靠,大多数患者可以避免积血或积液的发生。加速康复外科主张各类引流管应选择性地使用,不应作为常规使用。即使根据术中情况需放置引流管者,也应根据引流液的量、性质的改变而尽早给予拔除,避免放置时间过长引起感染、引流口瘘等情况。皮肤缝合主张采用可吸收的缝线作切口的皮内缝合,不常规使用丝线或皮缝钉缝合皮肤,避免为了拆线而延迟出院,或拆线时引起的疼痛等不适。

七、术中电生理监护

随着电生理仪器及监测水平的不断提高,其在脊柱手术中的运用越来越得到医生的青睐,它可以根据运动和感觉传导系统的电生理信号的改变,客观的、有效地评估处于手术危险状态下患者神经功能的完整性。由于它能即时反映术中神经的功能情况,在术中神经出现损伤时便可提醒医生暂缓手术或采取弥补措施。由于尽管手术中监测技术还不是非常完善,在某些个别情况下,受各种因素(麻醉、电干扰、机器故障等)的影响,还不能做到100%准确地预报神经功能的状态,也可能出现假阴性或假阳性的报告,但是,随着检测人员监测水平的提高,监测仪器的改进,监测技术方法的改进,术中监护也会随之进一步发展完善。

术中神经监护的目的

1. 手术中神经系统监测的主要目的就是尽可能早的发现和辨明由于手术造成的神经损害,并迅速纠正损害的原因,避免永久性的神经损伤。大多数造成暂时性神经损伤的原因都是很容易纠正的。比如血液循环受阻,过度或过久的牵拉神经组织,出血对神经系统造成的压迫,植入的金属器械压迫神经等。

2. 迅速发现手术中系统性的变化,如由于缺氧或低血压而引起的系统性改变。一般来说,神经电生理监测信号的变化,多数要早于系统性变化出现之前,有时甚至在生命体征改变之前。脑电图、体感诱发电位、肌电图的明显变化有助于鉴别系统性的变化是否对机体有害。此外,脑电图和肌电图还可以帮助了解麻醉深度。

3. 协助手术医师鉴别不明确的组织,特别是那些穿过或围绕在组织或肿瘤上的神经纤维。

4. 协助手术医师鉴别神经受损部位、节段,并检查受损的神经或神经束是否还有功能。

5. 提供给手术医师神经电生理检测的依据,使手术中明确正在进行的手术步骤会不会造成神经的损伤。比如椎弓根植入的金属螺丝钉是否离脊髓或神经根太近,植入椎板的金属钩是否对脊髓构成压迫,矫正脊柱侧凸的程度是否过度。

6. 手术中神经监测在心理上给患者和家属一种安全感,消除患者的疑虑和恐惧心理,有助于患者的术后恢复。

第四节 术 后 康 复

一、基于 ICF 的康复评定

(一) 疼痛

《国际功能、残疾和健康分类》(ICF)将疼痛分为全身性疼痛、身体单一部位疼痛、身体多部位疼痛和皮节或区域上辐射状疼痛等。脊柱术后的疼痛,根据其疼痛部位,可分为术区局部疼痛和皮节辐射痛。对于疼痛程度的评定,临床上最常用的疼痛评定方法是视觉模拟评分法(VAS),适用于需要对疼痛的强度和强度变化进行评定的被评定者,不适用于对感知直线和准确标定能力差或对描述词理解力差的老年人。包括直线法和数字分级评分法(NRS),数字分级评分法相对更为常用:以无痛的 11 个点描述疼痛强度,0 表示无痛,疼痛较强时增加点数,依次增强,10 表示最剧烈的疼痛。

(二) 运动评定

人体的运动按部位分为全身运动和局部运动,按用力方式分为主动运动和被动运动,按肌肉收缩分为静态收缩和动态收缩。脊柱手术术后早期的运动以脊柱的静态收缩及四肢的有限动态运动为主。术后的运动功能的评定主要包括肌力、肌张力、关节活动度、上肢的感觉运动功能及下肢的步行功能、步态和髋膝踝关节的稳定性等。肌力评定多采用 MMT 法,肌张力评定多采用 Ashworth 痉挛量表,关节活动度评定注意区分主动和被动活动范围。根据评定结果确定功能障碍的部位和程度,制订适宜的术后康复目标和计划,为选择适当的康复治疗方法提供客观依据。

(三) 平衡

平衡是指在一定的环境和情况下维持身体于一定姿势的能力。可分为静态、动态和反应性平衡。前庭系统、视觉系统、躯体感觉系统三个感觉系统在维持平衡的过程中各自扮演着不同的角色。脊柱脊髓原有的损伤加上脊柱术后术区局部的躯体感受器受损,躯体平衡系统受到破坏,生物力学平衡失调,对于术后转移、起坐、站立及步态稳定性都有着直接影响。所以术后有必要进行平衡功能的评定,确定障碍的水平或程度,寻找和确定平衡障碍的发生原因,指导制订康复治疗计划,并进行跌倒风险预测。尤其是在脊柱侧凸矫形术后,要仔细评估矢状面和冠状面的平衡,并与术前进行对比,分析躯体失平衡的原因,包括侧凸本身畸形因素和手术矫正技术因素,进行有针对性的训练。如后路矫形的青少年特发性脊柱侧凸,术后躯干失平衡、三维矫形术后躯干失代偿的发生可能主要与融合节段尤其是下方融合节段选择不当有关。骨骼成熟度较低的患者,术后发生躯干失平衡的可能性大大增加。

(四) 心肺功能

心肺功能是人体心脏泵血及肺部吸入氧气的能力,整个过程,牵涉心脏储血及泵血功能、肺部摄氧及交换气体能力、血液循环系统携带氧气至全身各部位的效率,以及肌肉使用这些氧气的功能。而两者的能力又直接影响全身器官及肌肉的活动,要评估心肺功能,最好进行运动测试,因为人体运动时对氧气的需求量十分大,故最能反映心脏及肺部的活动能力。评估内容包括患者的血压、血液的循环速度、心跳的次数及节律强弱、肺部的容量及次数、呼吸困难程度、气道炎症、吸烟指数、肺功能检查等。脊柱术后心肺功能评估可明确患者是否能耐受康复训练及预防术后并发症,必要时可行心肺运动试验,有助于选择康复治疗项目、识别高危患者,同时可作为制定患者运动负荷量的依据。

（五）日常生活活动能力

日常生活活动(activities of daily living,ADL)能力指人们在每日生活中,为了照顾自己的衣、食、住、行,保持个人卫生整洁和独立地在社区中生活所必需的一系列的基本活动能力,因而是康复医学中很基本和很重要的研究对象。一是指躯体的或基础性ADL(physical or basic ADL,PADL or BADL):即在每日生活中与穿衣、进食、保持个人晚上等自理活动和坐、站、行走等身体活动有关的基本活动。二是指工具性ADL(instrumental ADL,IADL):是在社区中独立生活所需的关键性的比较高级的技能,如购物、家庭清洁和整理、使用电话和电器设备、付账单、烹饪、洗衣等,这些活动多需借助或大或小的工具。提高躯体基本的ADL能力是脊柱术后早期康复评估的重要项目、康复治疗的主要目标,也是术后出院的基本标准。

常用的ADL量表有:改良Barthel指数和功能独立性量表(functional independence measure,FIM)(参见表6-3 ～表6-5)。

二、伤口管理

手术切口的术中术后的管理对于术后患者的活动能力的恢复有着直接的影响。伤口渗液、出血影响伤口愈合,易致术后伤口感染,延长卧床时间,影响康复速度。术中应清除皮下脂肪颗粒,使切口边缘呈渗血,有良好的纤维间隔,以利于伤口愈合;术后应使用氨甲环酸减少伤口内出血,同时抑制炎症反应,并注意切口的清洁及监测,及时发现并处理切口并发症如血肿、伤口裂开及伤口感染等。脊柱手术创面愈合一般需要1 ～ 2周,但具体要根据患者年龄、营养状况、切口部位、局部血供等决定缝线拆除时间。

关于引流管的安置,脊柱术后安置引流管可以减轻局部的肿胀及瘀斑,缓解疼痛。但安置引流管会加重患者的心理负担,造成患者行动不便以及增加意外脱落的风险和增加感染风险,不利于患者的早期功能锻炼,降低患者的舒适度及满意度。不安置引流或于手术当天拔除引流管明显有利于术后的加速康复,缩短住院时间。术中应根据术式和出血情况选择性应用,尽量减少使用或尽早拔除,有助于减少感染等并发症,减少对术后活动的影响及患者术后康复的心理障碍。拔除引流管指征为出血趋于停止(引流管无明显出血或引流管血清分离),可于手术当日或术后48h拔除。

三、感染管理

由于脊柱部位解剖的特殊性,无菌手术的条件要求更高,手术感染可在椎管内引发脑炎、在椎间盘部位引起难治性椎间隙感染、在椎间关节引起顽固性小关节感染等,结果往往是非常严重的。

（一）围术期预防用药的基本原则

1. **预防用药目的**　主要是预防切口感染、手术所涉及的器官和腔隙感染。

2. **预防用药指征**　根据手术野有否污染或污染可能,决定是否预防用抗菌药物。Ⅰ类切口为清洁手术,通常不需预防用抗菌药物,仅在下列情况时可考虑预防用药:①手术范围大、时间长、污染机会增加。②手术涉及重要脏器，一旦发生感染将造成严重后果者。③异物植入手术（如有植入物的腹股沟疝修补术）。④高龄或免疫缺陷者等高危人群。Ⅱ类切口和Ⅲ类切口手术，一般需要预防用抗菌药物。

（二）围术期预防用抗菌药物的选择

一般骨科手术，选用头孢唑林或头孢拉定；应用人工植入物的骨科手术（骨折内固定术、脊柱融合术、关节置换术），选用头孢唑林、头孢拉定、头孢呋辛或头孢曲松。

1. Ⅰ类切口手术常用预防抗菌药物为头孢唑林或头孢拉定。

2. Ⅰ类切口手术常用预防抗菌药物单次使用剂量：头孢唑林 1 ~ 2g；头孢拉定 1 ~ 2g；头孢呋辛 1.5g；头孢曲松 1 ~ 2g；甲硝唑 0.5g。

3. 对 β- 内酰胺类抗菌药物过敏者，可选用克林霉素预防葡萄球菌、链球菌感染，可选用氨曲南预防革兰氏阴性杆菌感染。必要时可联合使用。

4. 耐甲氧西林葡萄球菌检出率高的医疗机构，如进行人工材料植入手术（如人工心瓣膜植换、永久性心脏起搏器置入、人工关节置换等），可选用万古霉素或去甲万古霉素预防感染。

（三）围术期预防用抗菌药物的给药方法

1. 接受清洁手术者，应在术前 0.5 ~ 2h 内给药或麻醉开始时给药（静脉给药可在术前 0.5h，肌注在术前 0.5 ~ 2h），一般在手术室完成。如果手术时间超过 3h，或失血量 > 1500ml，可在术中给予第二剂（使用长半衰期抗菌药物者除外）。总的预防用药时间不超过 24h，个别情况可延长至 48h。手术时间较短（< 2h）的清洁手术，术前用药一次即可。

2. 接受清洁 - 污染手术者，预防用药时间亦为 24h，必要时可延长至 48h。

3. 污染手术可依据患者情况酌量延长。

四、静脉血栓

骨科围术期进行积极的深静脉血栓防治已成为共识，深静脉血栓无特异性的临床表现，诊断需依靠影像学和实验室检查。所以入院后就应立即进行血栓的 Caprini 风险评估，对于有血栓风险者行 DD 检查，3 天后复查 DD，术前常规行下肢血管彩超检查，并再次复查 DD。在围术期间如下肢出现异常的肿胀、疼痛则随时行 DD 和彩超检查。住院后进行 Caprini 风险评估，对存在深静脉血栓风险者的栓前期患者，住院后就开始进行预防。脊柱骨折术后预防抗凝一般为术后两周，大手术或合并脊髓损伤者为术后 35 天。

根据《中国骨科大手术预防静脉血栓栓塞指南》中抗凝血药的使用原则：①术前 12h 内不使用低分子肝素，术后 12 ~ 24h（硬膜外腔导管拔除后 4 ~ 6h）皮下给予常规剂量低分子肝素。②术后 6 ~ 10h（硬膜外腔导管拔除后 6 ~ 10h）开始使用利伐沙班 10 mg/d，口服，每日 1 次。③术前或术后当晚开始应用维生素 K 拮抗剂（华法林），监测用药剂量，维持 INR 在 2.0 ~ 2.5，切勿超过 3.0。

长期服用阿司匹林者围术期处理：手术前一周应停用阿司匹林，改为低分子肝素。手术后继续单独使用低分子肝素 5 天。然后再恢复使用阿司匹林。出院后应继续抗凝治疗，根据患者的病情和经济条件进行选择：如果是短期抗凝可选择 X a 抑制剂（利伐沙班）；如果需长期抗凝且经济条件不允许，应选择维生素 K 拮抗剂（华法林），但应坚持长期监测，以防抗凝强度不够或太强。

当患者出现不明原因的胸痛、胸闷、呼吸困难、气促及心动过速、低氧血症或神志障碍、嗜睡、昏迷,应立即查找有无皮下或眼结膜点状出血,及早发现栓塞征象。

五、早期护理

术后护理需要很好地计划与组织,制订护理计划表,确定每天的康复治疗目标。

1. **体位护理** 患者全麻未清醒前,应保持平卧位,头偏向一侧,保持呼吸道通畅。麻醉清醒及生命体征平稳后即给予患者轴位翻身,一般每2h1次,翻身时要保持头、颈、躯体呈一条直线,防止椎体的过度屈伸,以保持手术部位椎体的稳定性。保护骨隆突处,侧卧位保持45°,腰后部与两膝间放软枕。给予患者舒适体位及功能位,防止压疮。

2. **基础护理** 术后患者生活多难以自理,需护理协助洗脸、擦身、洗脚等,保持床单的整洁,预防压疮。鼓励患者多进食,根据患者情况,给予饮食指导,可多进食新鲜蔬果和粗纤维丰富的食物,多饮水,预防便秘。而这些护理措施都会增加患者的舒适度,减轻刺激,从而减轻患者的症状,减低并发症的发生概率。

3. **呼吸护理** 术后注意预防肺部并发症,及时指导患者在床上作深呼吸锻炼,鼓励患者进行咳嗽,排出痰液,必要时给予雾化吸入,预防肺部炎症。当痰液难以咳出时,可轻轻拍击患者的背部或教会家属腹部推痰法,以协助痰液的排出。由于切口疼痛,可能会出现咳嗽困难。护士可将双手放在患者脊柱两侧,同时向内侧按压,以减少切口的张力,帮助其减轻咳嗽时造成的疼痛加重。通过锻炼,促进肺扩张,提高有效肺通气,改善肺功能。后路矫形加胸廓成形的患者术后常规胸带固定胸廓,防止出现反常呼吸。

4. **尿管护理** 术后6h夹闭尿管,每3～4h放开1次,尽早拔除尿管;合并排尿功能障碍者,每日用0.05%的碘伏消毒尿道口,每天清洗会阴部2～3次,保持会阴部清洁干燥,每三天更换集尿袋一次,并固定好,禁止集尿袋高于膀胱或低可触及地面,防止发生感染,每一周更换尿管一次。观察尿液的颜色及性质,鼓励患者多饮水,每日定时开放和夹闭导尿管,训练膀胱的排尿功能。

5. **引流管护理** 手术切口引流管堵塞,是引发硬膜外血肿的重要原因。因此,脊柱术后应保持引流管通畅,避免引流管折叠、扭曲。观察引流液的颜色、性质、引流量,若＜50ml/d,及时通知医生,给予对症处理。患者需离开病房行检查或康复治疗时,应先将引流管夹闭,并妥善固定,检查完毕返回病房后,及时通知医生固定引流管位置,并开放引流管。安放管路安全标识,防止引流管脱出。

6. **伤口护理** 随时观察切口敷料情况,保持敷料清洁、干燥,如敷料有渗液、渗血应及时通知医生,给予对症处理。翻身要慢,防止敷料脱落。对于皮肤胶布过敏患者,应更换防过敏纸质胶布或弹力带固定。

7. **下肢静脉血栓的预防** 鼓励患者加强肢体功能锻炼,嘱患者及家属肢体活动时用力勿过猛,速度勿过快,以免损伤关节肌肉。协助患者穿弹力袜,预防下肢深静脉血栓形成的发生。严密观察患肢有无深静脉血栓形成的症状,如红肿、疼痛、发热等,如发现异常立即报告医生,遵医嘱给予处理。

8. **睡眠护理** 此类患者常伴有睡眠的紊乱。表现为昼夜不眠或昼夜颠倒,这样加大了患者的消耗,不利于康复。因此,要提供好的睡眠环境,同时要卧位舒适,还可采取一些措施,如睡前用热水泡、饮用牛奶或蜂蜜水、按摩涌泉穴等,必要时给予镇静药物。针对昼夜颠倒者,应告知家属白天与患者多沟通,让其多讲话,减少白天睡眠时间,调整睡眠时间,保证每天睡眠时间 6 ~ 8h。

9. 心理护理　手术对患者会产生较强烈的生理与心理应激反应,不健康的心理会通过神经内分泌的改变削弱机体免疫力,使患者手术耐受性降低。护理人员应耐心倾听患者主诉,关注患者及其家属的感受,甚至感同身受,理解和支持患者战胜病痛,保证患者的人身安全,避免自伤或伤人。运用沟通技巧,多使用解释、鼓励性的语言,与患者建立良好的护患关系并产生信任感。还可通过文字、图片、真实案例等多种方式给患者讲解疾病相关知识及手术前后需配合的注意事项,使其对疾病和手术有所了解,鼓励患者积极配合治疗,增强战胜疾病的信心。通过专业、有效、人性化的护理,提高患者及家属的满意度,避免患者术后精神心理障碍。

六、康复治疗方法

术后患者不应该长期地卧床休息,因为这将增加肌肉丢失、降低肌肉强度、损害肺功能及组织氧化能力、加重静脉淤滞及血栓形成。

急性期脊柱康复计划的目标:①训练和保护受伤的组织。②控制疼痛和减轻炎症。③及早对关节和软组织结构进行活动和生理性负重。④实施治疗性锻炼,进行除损伤节段之外的脊柱其他部位和上下肢无痛范围内的运动。⑤尽快恢复患者的日常生活活动能力。

康复的方法按不同阶段采取的方法不同,现以腰椎融合术为例,将围术期分为以下三个阶段:

(一) 术后 1 ~ 3 天

1. 康复目标　控制疼痛和肿胀,学会床椅转移。

2. 训练地点　床上—病室内。

3. 训练内容

(1)床上体位摆放:颈椎术后可取侧卧或仰卧,仰卧枕头的高度为其本人的拳头高度,侧卧时,枕头的高度应为一侧肩膀的高度。头颈部、胸腰部保持生理曲度,双髋及双膝呈屈曲状,翻身要轴位翻身。腰椎术后采取床头摇高 30° 位置卧位,肢体功能位。瘫痪患者需卧气垫床。

(2)脊柱支具的使用:传统上手术医师会指导患者及家属佩戴护具的正确方法、佩戴时间,一般腰围、颈托佩戴 3 个月,围领佩戴 1 个月;术后 1 个月、3 个月、6 个月定期复查。但是美国神经外科医师协会(AANS)2014 年发表腰椎融合术治疗腰椎疾病的最新指南指出:不推荐支具用于腰椎融合术,因为有证据显示无论是否使用支具,临床疗效是相等的。所以对于脊柱融合术术后是否使用支具,目前尚有争议。

(3)转移训练:术后 24 ~ 48h 可根据全身状况逐渐学习床上翻身、坐起及扶助步器下地在病室内步行训练。

(4)下地负重训练:应积极鼓励患者从术后第 1 天开始下床活动并完成每日制定的活动目标,如术后第 1 天下床活动 1 ~ 2h,至出院时每天下床活动 4 ~ 6h。

(5)肌力训练:术后鼓励并指导患者做躯干肌肉的等长收缩训练,四肢的等张收缩锻炼,进行四肢的抬举及各关节的屈伸活动训练,10 次 / 组,3 ~ 5 组 / 天,完全瘫痪者除外。肌力的训练应每组集中训练至肌肉有酸胀感、疲劳感,充分休息后再进行下一组。练习次数、时间、负荷等,根据自身条件调整,但必须出现疲劳感,过多过少都很难达到效果。肌力练习中应注意均匀呼吸,不得屏气。

(6)预防并发症训练:卧床期间,鼓励患者腹式呼吸,主动咳嗽咳痰,吹气球或鼓腮等锻炼,并叩背拍胸,呼气末时,双手在肋弓下缘用力向后上方按压,促进呼吸功能恢复,预防肺部感染。

(7)日常生活活动能力训练:指导患者自主或在协助下进行体位转移、穿脱衣服、洗漱、用餐及如厕等日常能力训练。

(二)术后 3 ~ 7 天

1. 康复目标　增加肌力,无协助下上下床,助步器辅助下离床活动。

2. 训练地点　病区走廊—训练室。

3. 训练内容

(1)肌力训练:继续根据患者情况指导患者做项背肌等长收缩锻炼,四肢的等张收缩锻炼。逐渐进行四肢肌肉的坐位或垫上抗阻训练及躯干核心肌群的等长收缩训练。

(2)平行杠内平衡训练:患者在助步器辅助下从病室内转移至康复训练室训练。完成肌力训练后可在双杠内进行平衡训练和步行适应性训练。

(3)步行训练:在助步器辅助下及治疗师的监护下进行训练室内的步行训练,训练时间和距离需根据患者全身状况和机体对运动耐受力决定训练量。

(三)术后 7 ~ 14 天

1. 康复目标　疼痛得到有效控制,坐位坚持 30min,独立进行治疗性家庭康复训练计划,提高日常生活活动能力和耐受性。从助步器移动到扶拐移动。逐步开展户外活动。

2. 训练地点　康复训练室内—室外。

3. 训练内容

(1)移动训练:由杠内步行到训练室内助步器辅助下训练,出院前过渡到扶拐步行训练。

(2)肌力训练:臀肌训练,股四头肌训练,髂腰肌训练,背屈神经滑动训练,脊柱核心肌力训练,同时加强静态和动态稳定性训练。

(3)上下台阶训练:室内步行训练能力提高后,可更换为双拐辅助下步行训练,逐渐扶双拐进行上下台阶训练,以适应出院后的日常生活需要。

(4)进行治疗性家庭康复训练计划学习:出院前告知患者出院后的家庭训练计划,并进行训练学习,熟悉家庭训练方法。饮食以高维生素、高蛋白食物为主,多饮水;术后 3 个月内术区范围内避免屈伸扭转活动,下床活动前要先佩戴好外固定支具,功能锻炼要遵守循序渐进的原则,以利于脊柱损伤节段的植骨融合,降低内固定松动的发生率和骨不愈合率。

(5)学习使用功率自行车训练:术后根据患者心肺功能情况,进行功率自行车训练,在机体耐受的情况下,坚持每天进行有氧训练,加强心肺功能和肢体运动功能,逐渐提高患者生活自理能力。

(6)教育患者增加其对家庭康复计划和应用辅助装置(弹性鞋带,长柄鞋拔及把手等)的依从性。

七、优化尿管应用

术后留置尿管可以缓解脊柱术后尿潴留等并发症,促进膀胱功能恢复。但术后留置尿管明显增加尿路感染的发生率、不利于早期功能锻炼、降低患者满意度、延长住院时间,因此不推荐常规安置尿管。手术时间长、术中出血量多、发生尿潴留的风险高,应安置尿管预防尿潴留,但不应超过 24h。由于细菌感染加膀胱免疫力低下,脊髓损伤患者常出现反复的泌尿系感染,此类患者留置尿管后要严格执行无菌操作等诊疗技术规范。

八、疼痛管理

疼痛是患者术后主要的应激因素之一,可导致患者术后早期下床活动或出院时间延迟,阻碍外科患者术后康复、影响患者术后生活质量。所以应按照 ERAS 的理念,提倡建立由麻醉医师、外科医师、护理与药剂人员组成的术后急性疼痛管理团队,以提高术后疼痛治疗质量,提高患者的舒适度和满意度。镇痛目标包括:良好的镇痛效果、较小的不良反应和并发症、维护良好的器官功能、有利于患者术后康复、较高的性价比及减少术后并发症。

术后疼痛治疗的评估:应及时采用视觉模拟评分法、数字等级评定量表、语言等级评定量表等对患者静息与运动时的疼痛强度进行评估,同时评估术后疼痛治疗的效果,评估并积极治疗恶心呕吐、瘙痒、肠麻痹等不良反应。

围术期多模式镇痛:

1. 冰敷以减轻伤口局部肿胀和炎性反应,早期下地活动以减轻患者心理负担。

2. NSAIDs 类药物,包括口服药物(塞来昔布、双氯芬酸钠、洛索洛芬钠等)或注射用药(帕瑞昔布、氟比洛芬酯等)。

3. 根据情况选择 PCA 镇痛。

4. 疼痛严重时应调整镇痛药物或加用弱阿片类药物,包括曲马多、羟考酮。

5. 镇静催眠药物,如氯硝西泮、地西泮、唑吡坦等。在术中和术后预防性镇痛措施下,术后定时评估患者静息痛和运动痛的程度,及时给予镇痛药物控制疼痛,以达到耐受程度。

此外,一些物理因子、针灸及运动疗法治疗对术后疼痛也有一定的缓解作用,如冷冻疗法,经皮电神经刺激(TENS),中频电疗,激光治疗,腰椎稳定性训练、针灸及肌筋膜触发点治疗等都有助于缓解术后疼痛。

九、营养支持

营养支持治疗是指在饮食摄入不足或不能摄入的情况下,通过肠内或肠外途径为机体提供全面、充足的各种营养素,以达到预防和纠正患者营养不良,增强患者对手术创伤的耐受力,促进患者早日康复的目的。合理的营养支持应充分了解机体各种状况下的代谢变化,正确进行营养状况评估,选择合理的营养支持途径,提供合适的营养底物,尽可能地避免或减少并发症的发生。术后患者应尽快恢复经口进食,可降低感染风险及术后并发症发生率,缩短住院时间。

十、睡眠管理

失眠是围术期患者最主要的睡眠障碍,根据 WHO 制定的国际疾病分类(international classification of diseases,ICD)-10 标准,按照失眠形成原因的不同分为境遇性失眠、慢性失眠、抑郁障碍性失眠、焦虑障碍性失眠、重性精神障碍性失眠等。

根据不同的失眠类型,参照《中国髋、膝关节置换术加速康复——围术期疼痛与睡眠管理专家共识》中围术期患者失眠用药原则进行治疗。失眠症状的改善可以明显缓解术后疼痛,促进早期下地活动及功能锻炼,提高患者舒适度及满意度,加速康复。

1. 环境因素导致的单纯性失眠者,推荐使用镇静催眠药物,如苯二氮䓬类药物(氯硝西泮或阿普唑仑)或非苯二氮䓬类药物(唑吡坦或扎来普隆)。

2. 习惯性失眠或伴明显焦虑情绪者,推荐使用选择性 5- 羟色胺再摄取抑制剂(SSRIs)类药物(帕罗西汀、舍曲林、西酞普兰)及苯二氮䓬类药物(地西泮、氯硝西泮、阿普唑仑)。

3. 既往有其他精神疾病病史者,推荐按原专科方案用药或请专科会诊或转诊。

十一、预防术后恶心、呕吐

脊柱手术往往需要全身麻醉,全身麻醉患者术后恶心、呕吐(postoperative nausea and vomiting,PONV)的发生率为 20% ~ 30%,高危患者发生率为 70% ~ 80%,PONV 降低患者术后的舒适度和满意度,影响早期功能锻炼,减慢康复进程。以下措施能有效降低 PONV 的发生率,且不增加消化道并发症及其他并发症。

1. 术后保持头高 40° ~ 50°、脚高 30° 的预防体位;

2. 前 2 ~ 3h 口服莫沙必利 5mg,术后每次 5mg,每日 3 次;

3. 术中静脉注射地塞米松 10mg,术后 4 ~ 6h 及次日清晨 8 点再次给予地塞米松 10mg 或联合昂丹司琼。

十二、支具

脊柱矫形器在脊柱骨科康复领域中作为一种以减轻、改善或重建、代偿骨骼肌肉系统的功能障碍为目的,符合人体生物力学原理,用来限制、改善肢体运动功能或调节身体某一区域的负荷状况的体外支撑装置,在国内外已得到广泛应用。根据病情可分为矫正性矫形器(如:特发性脊柱侧凸矫形器)、固定式矫形器(如:脊柱骨折手术后佩戴的胸腰骶矫形器)和功能代偿性矫形器(如:截瘫步行器)。脊柱术后常用矫形器多具有稳定、支持和保护功能,控制脊柱病患节段的运动范围,促进病患部位康复愈合,辅助站立和行走的功能。使用时需根据脊柱病患不同部位和相应病情选择使用,对于颈椎骨折脱位术后或融合术后可选用颈椎固定式矫形器。对于严重的颈椎骨折脱位可选用颈胸段矫形器(CTO),将头枕、颌部及颈部与胸部或躯干相连接,进一步限制颈椎活动。对于胸腰椎段脊柱的骨折、滑脱、结核等术后需免荷和限制运动的,可选用胸腰段矫形器(TLO)。对于腰骶部骨折、滑脱、椎弓裂及椎管狭窄等退变现象术后可选用腰骶段矫形器(LSO)。但脊柱稳定后就不应再穿戴矫形器,防止肌肉萎缩。对于创伤后耻骨联合愈合障碍和骶髂关节不稳定者,常采用骶髂骨段矫形器(SO)。对于严重的脊柱多处骨折或脊柱侧凸多阶段矫形或融合术后,可选用颈胸腰骶段矫形器(CTLSO)。截瘫患者可根据截瘫部位定制相应的截瘫步行矫形器,以改善患者的身体功能、减少并发症,使患者感到能与正常人在同等高度上对话交流,增加患者信心,减轻心理障碍,增加患者社会活动能力和社会活动空间。

十三、理疗

物理因子治疗有助于术后疼痛肿胀的控制和并发症的预防。

1. **低频电疗法**　如神经肌肉电刺激疗法、经皮神经电刺激疗法、脊髓电刺激疗法及功能性电刺激疗法等可止痛、促进血液循环及兴奋神经肌肉。用来缓解术后肢体疼痛、促进局部血液循环,预防废用性肌萎缩、改善肢体运动功能。但不可用于伤口局部及周围。

2. **中频电疗法**　主要用于镇痛,促进局部组织血液循环和淋巴回流,刺激骨骼肌收缩,锻炼肌肉,防止肌肉萎缩,提高平滑肌张力,作用于神经节和神经节段,可产生反射作用,调节自主神经功能。

3. **磁疗**　磁场产生的微电流对软骨细胞和骨细胞有直接促进生长的作用,可促进骨折愈合,改善骨折部位的血液循环,改善局部营养和血供,有利于骨组织细胞的新生和愈合。

4. **冷疗法**　具有降低组织温度、收缩小血管、降低组织代谢率、降低感觉神经末梢兴奋性、降低神经传导速度等作用。故术后可使用冰袋、冰块或冷喷雾等方法降低伤口肿胀疼痛反应。但治疗时需严格控制温度和时间,防止冻伤,注意保护正常皮肤。

5. **气压疗法**　可用于减轻组织水肿、神经反射性水肿、预防下肢深静脉血栓形成。但禁用于肢体重症感染未得到有效控制、近期下肢深静脉血栓形成、大面积破溃性皮疹。

6. **光疗法**　光疗法中的紫外线照射常用于术后伤口出现延迟愈合或不愈合,甚至感染,或有压疮形成。红外线常用于促进血液循环,增强肌肉对炎症的吸收能力,促进软组织伤愈合。

十四、合并症管理

脊柱手术患者很多为老年患者,常合并呼吸功能障碍、心血管疾病、骨质疏松、疼痛等。处理好这些合并症对于术后康复效果有很重要的影响。

1. **糖尿病**　据统计,中国住院患者已明确诊断糖尿病的比例为 15.1%,76% 冠心病患者合并糖尿病,合并糖尿病患者术后感染率为 7 ~ 11%。故围术期应避免血糖过高过低,术前应给予筛查诊疗处理,应严密监测血糖,将空腹血糖控制在 7 ~ 10mmol/L。此外,因手术应激反应术后也会出现应急性高血糖。血糖控制的好坏与手术质量和预后相关,尤其老年人手术风险大,对血糖大幅度的波动反应较差,对老年患者术后血糖的处理,不宜将血糖降至过低或短时间内快速降低。术后一旦出现嗜睡,意识丧失,抽搐等表现,要考虑到严重的低血糖引起的昏迷或脑水肿。

2. **心血管疾病**　脊柱患者围术期常见心血管合并症有冠状动脉供血不足,心律失常,心功能不全等。术前应给予心脏风险和心脏功能评估。修正的心脏风险指数(RCRI)是心脏风险评估的首要工具。对于高危患者术前术后48 ~ 72h进行肌钙蛋白检测及静息12导联心电图检查。术后进行运动试验和心脏影像学检查评估心肌缺血情况,以决定术后康复治疗方案。

3. **骨质疏松**　脊柱退变性疾病患者多合并骨质疏松,术后卧床限制活动后会出现急性骨量丢失,每周丢失量约占总量的1%,相当于正常情况下一个人一年的生理性骨丢失,钙吸收负平衡以每天 150 ~ 200mg 的速度丢失骨钙。故术后应积极预防治疗,合理选择药物。鲑鱼降钙素在脊柱围术期使用可抑制骨吸收,鼻喷剂每天 1 ~ 2 喷,或注射剂 50 ~ 100IU/

日,连续四周。

十五、中医中药

中医药是中医康复治疗的主要方法,在脊柱术后康复中,根据损伤"专从血论""恶血必归于肝""肝主筋,肾主骨"及"客者除之,劳者温之,结者散之,留者攻之,燥者濡之"等基本理论辨证论治,归纳为三期辨证治疗:早期宜破,中期宜和,后期宜补,使用时根据病情,采用先攻后补或攻补兼施,不可机械使用。在术后早期以气血受损、瘀滞脉络为主证,术后常见疼痛、肿胀、神经损伤、发热、腹胀、便秘、贫血及尿潴留等症状,可辨证施治,给予中医药治疗或预防。

1. **疼痛**　多辨证为气滞血瘀,以行气活血、消肿止痛为治则,内服方药复元活血汤(柴胡、天花粉、当归、穿山甲、桃仁、红花、酒大黄、制川乌等)加减。针灸治疗可取局部阿是穴,结合阳明经穴,针刺以泄法。

2. **肿胀**　对于局部软组织肿胀,多为气滞血瘀,可内服桃红四物汤,加酒大黄、制乳香、制没药、制川乌。针灸可选四缝、阴陵泉等穴位。

3. **神经损伤**　常见神经损伤包括脊髓损伤和周围神经损伤,可采用针灸有镇痛、改善神经损伤功能、促进神经修复的功效,已是临床常用方法之一。对于脊髓损伤,主穴选损伤脊髓段椎体上下 1 ~ 2 节段两侧夹脊穴和背俞穴,结合相应肢体阳明经穴;周围神经损伤取损伤肢体的阳明经穴。针刺、电针治疗每天 1 次,10 次为 1 个疗程。一般治疗 1 ~ 3 个疗程以后,症状都有不同程度的改善。中药内服:用中医理法方药进行辨证论治运用较多的方剂有补阳还五汤,黄芪桂枝五物汤等。可促进周围神经损伤和再生、局部的毛细血管增生、改善微循环、促进神经损伤后的结构重建和轴浆运输等。

4. **术后发热**　发热是术后最常见的症状,约 72% 的患者体温超过 37℃,41% 高于 38℃。术后发热一般不一定表示伴发感染。非感染性发热通常比感染性发热来得早。常用的中医药方法有针灸和中药。

针灸以清热泻火为治则,主穴选大椎、曲池、合谷、外关。气分热盛加十二井、内庭、支沟等以通腑泻热;热入营血加曲泽、委中、神门、中冲等以清营凉血。中药内服:术后常见非感染性发热证型:阴虚发热予以滋阴清热,方用犀角地黄汤加减;血虚发热予以益气养血,方用归脾汤加减;气虚发热予以益气健脾,甘温除热,方用补中益气汤加减;血瘀发热,方用:血府逐瘀汤加减。对于感染性发热,为热毒内蕴,予以清热解毒,方用黄连解毒汤加减。

5. **术后腹胀**　主要是由于肠道内存在的气体或液体,或是由于腹水、腹腔积血、术后血肿、腹腔积气、术后尿潴留等原因引起。随着胃肠道蠕动的恢复一般情况下可自行缓解。应先排除肠梗阻等急重症,方可采用针灸、按摩、中药等治疗。中药方选补中益气汤合泻心汤或承气汤加减,以温通经络,行气活血,消瘀散结,调理胃肠气机,扶正祛邪,使气血调和,胃肠传化通畅,蠕动正常,则腹胀得解。针刺用针灸疗法可使肠蠕动及早恢复,有利于排气。选用足三里、上巨虚、下巨虚、三阴交、合谷、支沟,均取双侧。毫针刺,留针 30min/ 次,5 次 1 个疗程。推拿可采用腹部手法,取中脘、神阙、天枢、下腹部,以一指禅推法施于中脘、天枢、神阙,每穴约 1 ~ 2min,用掌摩法以顺时针方向摩腹约 10min。

6. **术后便秘**　术后早期便秘与胃肠道蠕动差、术中禁食有关。随着胃肠道蠕动的恢复、术后饮食渐渐正常,一般情况下可自行缓解。排除其他器质性病变后,单纯的术后功能性便秘可选用中医疗法治疗。常用的中医药方法有针灸、拔罐、推拿、中药等。针灸:以通调腹气、润肠通便为治则。针灸选穴:大肠俞、天枢、上巨虚、照海、支沟。以大肠的俞、募下合穴为主。热秘加合谷、曲池;气秘加中脘、太冲;冷秘加灸神阙、关元;虚秘加脾俞、气海。推拿:腹部取中脘、天枢、大横、下腹部,以一指禅推法、摩法施于中脘、天枢、大横,背部取肝俞、脾俞、胃俞、肾俞、大肠俞、八髎、长强,以一指禅推法或擦法沿脊柱两侧从肝俞、脾俞到八髎穴往返操作,约 5min;用揉或按法在肾俞、大肠俞、长强、八髎操作,每穴约 1min。中药内治:根据不同证型选方,热秘:麻子仁丸加减。气秘:六磨汤加减。气虚秘:黄芪汤加减。血虚秘:润肠丸加减。阴虚秘:增液汤加减。阳虚秘:济川煎加减。另外,对于胸腰段骨折后腹胀便秘,可内服复元活血汤加酒大黄、生大黄、生黄芪、枳实、厚朴等。外伤性脊髓损伤截瘫患者便秘者,可予以承气汤加黄芪、红参、乌梢蛇、蜈蚣、全虫等。

7. 术后贫血 贫血在中医中称为血虚。中医认为心主血、脾统血、肝藏血,故血虚之中以心、脾、肝的血虚证多见。常用的中医药方法是中药治疗。治则:补血养血。方药:四物汤加减。心血虚证,治则:养血宁心。方选:养心汤加减。心脾血虚,治则:补益心脾。方选:归脾汤加减。肝血虚,治则:补血养肝。方选:四物汤加减。

8. 尿潴留 是指膀胱内充满尿液而不能排出,属中医"癃闭""淋浊"范畴。其主要病变在膀胱,治宜调畅三焦气机,通利膀胱。中药内治方药为通脬汤加减(黄芪、红参、乌梢蛇、蜈蚣、全虫等)。以下为中医外治法,简单有效。按摩:取仰卧位,在神阙穴与曲骨穴中间的阿是穴上撒少许滑石粉。按摩者站在患者右侧,用右手中指腹,在阿是穴上逆时针方向转动,每秒点击一下,一般转动 60 次左右;用右手掌轻压膀胱底部,使尿液排出。针灸:取中极、关元、阳陵泉、足三里、三阴交穴,行捻转提插法,以得气为度,留针 15 ~ 30min 后排尿。或以艾炷灸肾俞、足三里、气海、关元等穴,也有效果。

总之,任何脊柱疾病或创伤的围术期治疗,都需通过康复医生的综合管理才能达到最佳的康复效果,每个患者都需要依据康复评定结果制订个性化的康复目标和方案,早期介入可以起到事半功倍的效果,循序渐进的实施可持续改进的康复治疗手段,并争取患者及家属的配合是实现康复目标必需的措施。加速康复外科是一个多学科协作的过程,不仅包括外科医生、麻醉师、康复治疗师、护士,也包括患者及家属的积极参与。良好而完善的组织实施是保证其成功的重要前提。

(孙银娣)

参 考 文 献

[1] 裴国献, 任高宏 . 21 世纪骨科领域新技术—微创外科 [J]. 中华创伤骨科杂志, 2002, 4(2):89-95.

[2] 吕厚山 . 努力探索, 严格把关, 积极推广微创技术在骨科的临床应用 [J]. 中国微创外科杂志, 2002, 2(4):197-198.

[3] 王亦璁 . 骨折治疗的微创术式 [J]. 中华骨科杂志, 2002, 22(3):190-192.

[4] 陈百成 . 开拓关节镜技术在新领域的应用 [J]. 中华骨科杂志, 2002, 22(8):465-466.

[5] 李明, 倪春鸿, 侯铁胜, 等 . 特发性脊柱侧凸术后躯干失平衡及其原因分析 [J]. 颈腰痛杂志, 2003, 6:327-330.